皮膚疾患診療
最新ガイドライン

第2版

編集 **石河 晃**
東邦大学医学部 皮膚科学講座 教授

総合医学社

序　文

　現代の情報社会において，医師にはエビデンスに基づいた診療が求められています．しかし，日常診療の多忙さの中で常に最新の知見を把握し，それを実践することは容易ではなく，並々ならぬ努力を要します．診療ガイドラインは法的拘束力を持つものではなく，必ずしも厳守しなければならないものではありません．しかし，その内容を十分に理解しないまま，あるいは合理的な理由なく逸脱した治療を行った場合，患者に不利益をもたらし，医療過誤として問題視される可能性があります．

　すべてのガイドラインを詳細に把握することが困難である現状を踏まえ，2023 年に本書はガイドラインへのガイドとして発刊されました．皮膚疾患に関する数多くの診療ガイドラインの概略を，コンパクトに把握できることを目的としたものです．それから 2 年が経過しようとする今，医療の進歩はさらに加速しています．新規作用機序を有する外用薬，アトピー性皮膚炎に対する新たな生物学的製剤，円形脱毛症に対する革新的な治療薬の登場など，皮膚疾患の治療に携わる医師は，常に最新の情報をアップデートする必要に迫られています．

　この短期間にも，薬剤性過敏症症候群診療ガイドラインおよび家族性良性慢性天疱瘡診療ガイドラインが新たに発表され，さらにアトピー性皮膚炎診療ガイドライン，円形脱毛症診療ガイドライン，結節性硬化症診療ガイドライン，メラノーマ診療ガイドラインなどが改訂されました．本書では，これらの改訂内容について各専門家が加筆し，最新の情報を一目で把握できるよう工夫しています（「ガイドラインの現況」の変更点を　　　　　で明示）．

　また，今回の改訂では，巻頭に 4 つのトピックスを新たに加え，最近使用可能となった薬剤の解説を追記することで，より時代に即した内容としました．さらに，今回新に各項目にカラーの臨床写真を加え，皮膚科専門医でない医師にも理解しやすいよう配慮しました．

　本書の執筆陣は，それぞれの領域を代表する専門家です．本書が，皮膚科診療に携わるすべての医師にとって，ガイドラインに基づいた最適な治療を実践するための一助となることを願っています．

東邦大学医学部 皮膚科学講座 教授

石 河 晃

執筆者一覧

● 編集

石河　晃　　東邦大学医学部 皮膚科学講座 教授

● 執筆者（掲載順）

井川　健　　獨協医科大学医学部 皮膚科学講座

辻　　学　　九州大学病院 皮膚科・油症ダイオキシン研究診療センター

大山　学　　杏林大学医学部 皮膚科学教室

出月　健夫　NTT 東日本関東病院 皮膚科

高山かおる　済生会川口総合病院 皮膚科

矢上　晶子　藤田医科大学ばんたね病院 総合アレルギー科

加藤　則人　京都府立医科大学北部キャンパス

原田　和俊　東京医科大学 皮膚科学分野

常深祐一郎　埼玉医科大学 皮膚科

橋爪　秀夫　静岡社会健康医学大学院大学 ウエルネスみらい講座

中村晃一郎　埼玉医科大学病院 皮膚科

山本　俊幸　福島県立医科大学 皮膚科

小寺　雅也　JCHO 中京病院 皮膚科

浅野　善英　東北大学大学院医学系研究科 神経・感覚器病態学講座 皮膚科学分野

長谷川　稔　福井大学医学部 皮膚科

植田　郁子　大阪大学大学院医学系研究科 皮膚科学教室

藤本　学　　大阪大学大学院医学系研究科 皮膚科学教室

沢田　泰之　東京都立墨東病院 皮膚科

吉岡　勇輔　東京都立墨東病院 皮膚科

川上　民裕　川上皮膚科クリニック

福永　淳　　大阪医科薬科大学医学部 感覚器機能形態医学講座 皮膚科学

佐藤　貴浩　防衛医科大学校 皮膚科

山上　淳　　東京女子医科大学 皮膚科

岩田　浩明　岐阜大学大学院医学系研究科 皮膚科学

村上　正基　宮崎大学医学部 解剖学講座 組織細胞化学分野

山中　恵一　三重大学医学部 皮膚科

葉山　惟大　日本大学医学部 皮膚科学系 皮膚科学分野

武市　拓也　名古屋大学大学院医学系研究科 皮膚科学分野

米田　耕造　十条武田リハビリテーション病院 皮膚科

馬渕　智生　東海大学医学部専門診療学系 皮膚科学

梅澤　慶紀　東京慈恵会医科大学 皮膚科学講座

藤田　英樹　日本大学医学部 皮膚科学系 皮膚科学分野

河野　通良　かまがや河野皮膚科

大磯　直毅　近畿大学奈良病院 皮膚科

種村　篤　　大阪大学医学部 皮膚科

船坂　陽子　池袋西口病院 美容皮膚科

森脇　真一　大阪医科薬科大学医学部 皮膚科学

吉野雄一郎　下村皮ふ科クリニック

磯貝　善蔵　国立長寿医療研究センター 皮膚科

渡邉　裕子　横浜市立大学大学院医学研究科 環境免疫病態皮膚科学

山口　由衣　横浜市立大学大学院医学研究科 環境免疫病態皮膚科学

浅田　秀夫　奈良県立医科大学 皮膚科学教室

武居　慎吾　新潟大学大学院医歯学総合研究科 分子細胞医学専攻細胞機能講座 皮膚科学分野

濱	菜摘	新潟大学大学院医歯学総合研究科 分子細胞医学専攻細胞機能講座 皮膚科学分野
阿部理一郎		新潟大学大学院医歯学総合研究科 分子細胞医学専攻細胞機能講座 皮膚科学分野
高橋	勇人	慶應義塾大学医学部 皮膚科
金澤	伸雄	兵庫医科大学 皮膚科学
吉田	雄一	鳥取大学医学部 感覚運動医学講座 皮膚科学分野
金田	眞理	大阪大学大学院医学系研究科 保健学専攻 神経皮膚症候群の治療 法の開発と病態解析学寄附講座
並木	剛	東京科学大学大学院医歯学総合研 究科 皮膚科学分野
帆足	俊彦	日本医科大学付属病院 皮膚科
吉野	公二	がん研究会有明病院 皮膚腫瘍科
福島	聡	熊本大学病院 皮膚科
藤澤	康弘	愛媛大学大学院医学系研究科 皮膚科学
濱田	利久	国際医療福祉大学医学部 皮膚科学教室

佐藤	友隆	帝京大学ちば総合医療センター 皮膚科
福田	知雄	埼玉医科大学総合医療センター 皮膚科
北見	由季	牧田総合病院 皮膚科
盛山	吉弘	土浦協同病院 皮膚科
玉城善史郎		埼玉県立小児医療センター 皮膚科
石地	尚興	すぎのこ皮ふ科クリニック
渡辺	大輔	愛知医科大学 皮膚科
川瀬	正昭	東京慈恵会医科大学葛飾医療セン ター 皮膚科
吉住	順子	吉住皮膚科クリニック
夏秋	優	兵庫医科大学 皮膚科学
林	伸和	虎の門病院 皮膚科
山﨑	研志	ALOOP CLINIC & LAB
福山	雅大	杏林大学医学部 皮膚科学教室
伊藤	泰介	浜松医科大学 皮膚科
藤本	智子	池袋西口ふくろう皮膚科クリニック
室田	浩之	長崎大学大学院医歯薬学総合研究科 皮膚病態学

目　次

トピックス

アトピー性皮膚炎の生物学的製剤および JAK 阻害薬 ―――― 井川　健　1
アトピー性皮膚炎の新規外用薬の特徴と使い分け ―――― 辻　学　9
重症円形脱毛症に対する JAK 阻害薬内服治療 ―――― 大山　学　15
下腿潰瘍 ―――― 出月　健夫　22

1. 湿疹皮膚炎群

接触皮膚炎 ―――― 高山かおる　28
手湿疹 ―――― 矢上　晶子　34
アトピー性皮膚炎 ―――― 加藤　則人　39
脂漏性湿疹 ―――― 原田　和俊　45
皮脂欠乏症 ―――― 常深祐一郎　50

2. 紅斑症

多形滲出性紅斑 ―――― 橋爪　秀夫　57
Behçet 病 ―――― 中村晃一郎　63
結節性紅斑 ―――― 山本　俊幸　70

3. 膠原病

全身性エリテマトーデス ―――― 小寺　雅也　74
全身性強皮症 ―――― 浅野　善英　82
限局性強皮症 ―――― 長谷川　稔　89
皮膚筋炎 ―――― 植田　郁子 他　94

4. 血管病変

下腿潰瘍（末梢動脈疾患，静脈血栓塞栓症，下肢静脈瘤） ―――― 沢田　泰之 他　101
皮膚血管炎（IgA 血管炎，皮膚動脈炎） ―――― 川上　民裕　109

5. 蕁麻疹・痒疹類

蕁麻疹 ―――― 福永　淳　116
痒疹 ―――― 佐藤　貴浩　126

6. 水疱症

天疱瘡群 ―――― 山上　淳　131
類天疱瘡群 ―――― 岩田　浩明　137
家族性良性慢性天疱瘡 ―――― 岩田　浩明　142

7. 膿疱症・膿皮症

掌蹠膿疱症 ——————————————————— 村上　正基　148
壊疽性膿皮症 ——————————————————— 山中　恵一　154
化膿性汗腺炎 ——————————————————— 葉山　惟大　158

8. 遺伝性角化症

魚鱗癬 ————————————————————————— 武市　拓也　163
掌蹠角化症 ————————————————————— 米田　耕造　169

9. 炎症性角化症

尋常性乾癬 ————————————————————— 馬渕　智生　177
乾癬性関節炎 ——————————————————— 梅澤　慶紀　183
膿疱性乾癬（汎発型）————————————————— 藤田　英樹　189
扁平苔癬 ——————————————————————— 河野　通良　196
硬化性苔癬 ————————————————————— 長谷川　稔　201

10. 色素異常症

眼皮膚白皮症 ——————————————————— 大磯　直毅　208
尋常性白斑 ————————————————————— 種村　篤　213
肝斑・日光黒子 ————————————————— 船坂　陽子　221

11. 物理化学的皮膚障害

色素性乾皮症 ——————————————————— 森脇　真一　226
熱　傷 ————————————————————————— 吉野雄一郎　232
褥　瘡 ————————————————————————— 磯貝　善蔵　239

12. 薬　疹

薬　疹 ————————————————————————— 渡邉　裕子 他　245
Stevens-Johnson 症候群 ————————————————— 浅田　秀夫　251
TEN ————————————————————————————— 武居　慎吾 他　256
薬剤性過敏症症候群 ——————————————— 高橋　勇人　262

13. 肉芽腫症

サルコイドーシス ——————————————— 金澤　伸雄　269

14. 母斑症

神経線維腫症Ⅰ型（NF1）——————————————— 吉田　雄一　276
結節性硬化症 ——————————————————— 金田　眞理　281

15. 皮膚悪性腫瘍

有棘細胞癌 ————————————————————— 並木　剛　288

基底細胞癌	帆足　俊彦	293
乳房外 Paget 病	吉野　公二	299
メラノーマ	福島　聡	304
皮膚血管肉腫	藤澤　康弘	311
皮膚リンパ腫	濱田　利久	317

16. 真菌感染症

足白癬・爪白癬	佐藤　友隆	324
皮膚粘膜カンジダ症	福田　知雄	328
癜風・マラセチア毛包炎	北見　由季	332

17. 細菌感染症

| 蜂窩織炎・丹毒・壊死性筋膜炎 | 盛山　吉弘 | 336 |
| 伝染性膿痂疹 | 玉城善史郎 | 342 |

18. スピロヘータ感染症

| 梅毒 | 石地　尚興 | 347 |

19. ウイルス感染症

| 帯状疱疹 | 渡辺　大輔 | 352 |
| 疣贅 | 川瀬　正昭 | 358 |

20. 寄生虫

| 疥癬 | 吉住　順子 | 362 |
| コラム　トコジラミ | 夏秋　優 | 368 |

21. 付属器疾患

痤瘡	林　伸和	372
酒皶	山﨑　研志	378
円形脱毛症	福山　雅大 他	383
男性型および女性型脱毛症	伊藤　泰介	389
限局性多汗症	藤本　智子	394

22. 皮膚瘙痒症

| 皮膚瘙痒症 | 室田　浩之 | 399 |

| 索引 | | 403 |

[読者の皆様へ] 処方の実施にあたりましては，必ず添付文書などをご参照のうえ，読者ご自身で十分な注意を払われますようお願い申し上げます．

トピックス

アトピー性皮膚炎の生物学的製剤およびJAK阻害薬

井川　健
<small>（いがわ　けん）</small>

獨協医科大学医学部 皮膚科学講座

▶ はじめに

　アトピー性皮膚炎（atopic dermatitis：AD）の治療を考えるときに，頭においておくべき治療指針のあらましは，確実な根拠をもってADと診断された患者に対して，重症度にみあった適切な薬物治療を，増悪因子対策ならびにスキンケアの励行とあわせて行っていく，ということになる．実際の臨床の現場では，まず抗炎症外用薬（ステロイド，タクロリムス）を基本薬物と考える標準的な治療が行われるが，すべての患者で良好な治療効果を発揮できるとは限らず，治療に難渋する患者との遭遇は稀なことではない．そのような場合は，機械的に治療薬の変更という選択肢に飛びつく前に，治療指針の最初に戻って再検討することが必要である．すなわち，診断に間違いないがないのか，重症度にみあった治療方法を選択しているのか，あるいは薬物が正しく使用されているのか，さらには見落としている増悪要因が存在してはいないか，スキンケアもしっかり行われているのか，といったことである．このように，現時点における治療行為全体の見直しを図ってもなお，良好な治療効果を得ることが難しい症例（中等症以上をキープ）において

は，患者との相談のうえ，全身療法の導入を検討してよい，と考える．

　多様性に富むADの病態形成メカニズムのなかで，ある程度すべての患者において共通するだろう因子が抽出されてきて，いくつかに集約されるようになってきた．皮膚におけるバリア機能にかかわる因子の障害と，Th2型免疫反応の亢進はそのなかでも重要と考えられる要素であり，それに加えて，ADにおける重要な自覚症状である，痒みがこれら二つと連動している[1]．なお，この三つの要素は独立しているようにみえて，実はそれぞれが相互に関係をもち，ADの病態形成にかかわる[1]．

　近年のADの治療薬開発には大きな進歩がみられるが，それは，上述のように，ADの病態形成機序において，ある程度共通する事象が明らかになったことにより，そこをターゲットとして新規の治療薬を開発する方向性が現実のものとなったためといえる．ここ数年で一気にラインナップの充実が図られてきたADの治療薬物については，特に新規に登場した薬物の最適な使い方（対象や期間，出口戦略など）がまだまだ手探りで検討されている段階ではあ

表1 2018年以降のADに対する新規全身療法薬の年齢別適用状況（各添付文書から．2025年2月現在）

薬物	デュピルマブ	トラロキヌマブ	レブリキズマブ	ネモリズマブ	バリシチニブ	ウパダシチニブ	アブロシチニブ
年齢	6か月以上	15歳以上	12歳以上	6歳以上	2歳以上	12歳以上	12歳以上

るが，高い治療効果をもつこれらの薬物の恩恵をできるだけ安全に患者に還元できるよう，多くの皮膚科医が試行錯誤をしながら検討しているところである．本稿では，これら新規AD治療薬のなかで，特に全身療法薬である生物学的製剤と小分子化合物製剤（JAK阻害薬）について解説する．なお，**表1**に各薬物の2025年2月現在における年齢別適用をまとめた．

▶ 生物学的製剤によるアトピー性皮膚炎の治療の実際

多くの新規治療薬は病態に特異的な分子を標的として開発が進み，前項で述べたように，バリア機能障害，Th2型免疫反応の亢進，痒みの三つの要素を標的にした薬物開発の流れがある．そのうち，現在臨床の現場で使用可能な生物学的製剤として，IL-4/13というTh2サイトカインをターゲットにした三種類の抗体製剤とIL-31という痒みに強いかかわりをもつサイトカインをターゲットにした一種類の抗体製剤がある．以下，現時点におけるデータ，あるいは私見をもとに簡潔まとめてみたい．

1 抗IL-4受容体抗体

デュピルマブは，完全ヒト型抗IL-4受容体α鎖抗体であり，IL-4とIL-13という，Th2型免疫を代表するサイトカインの細胞内へのシグナル伝達を阻害する．すなわち，本薬を含有する注射薬であるデュピクセント®は，Th2型免疫反応を抑制することによってADに対する治療効果を発揮する薬物であり，複数の臨床試験でプラセボと比較して皮疹や瘙痒などの臨床症状を有意に改善させ，睡眠を含むQOLを向上させることが示された[2,3]．このような背景をもって，本邦では2018年からADの治療薬として使用可能となった．

当初成人（本邦では15歳以上）にのみ保険適用であったが，2023年より小児にも適用が拡大し，現在の添付文書には以下のように記載されている[4]．

効能又は効果は既存治療で効果不十分なアトピー性皮膚炎であり，用法及び用量は，通常，成人にはデュピルマブ（遺伝子組換え）として初回に600mgを皮下投与し，その後は1回300mgを2週間隔で皮下投与する．また生後6カ月以上の小児にはデュピルマブ（遺伝子組換え）として体重に応じて以下を皮下投与する．

5 kg 以 上 15 kg 未 満：1 回 200 mg を 4 週間隔

15 kg 以 上 30 kg 未 満：1 回 300 mg を 4 週間隔

30 kg 以上 60 kg 未満：初回に 400 mg, その後は 1 回 200 mg を 2 週間隔

60 kg 以上：初回に 600 mg, その後は 1 回 300 mg を 2 週間隔

良好な治療効果とともに，結膜炎を代表とする眼部の炎症反応（後述）が出現する以外に重篤な副反応がほとんどみられず，現状では非常に優れた AD 治療薬であると評価されている．治療効果発現の特徴として，一般的には顔面頭頚部の皮疹の改善には多少弱点をもつ，という評価がある（部位による効果発現に差なし，とする報告もある）[5,6]．

現時点で，使用法について私見を述べれば，抗体製剤であることや長期使用による重篤な副反応が目立たないこと，アトピー性皮膚炎が慢性の炎症性皮膚疾患であることなどを考慮したうえで，現時点では，一回使用を開始して良好な効果が得られたのであれば，早い時期の中止，再開を繰り返すようなことをせず，できるだけ長期間使うという形がよいのでは，と考えている．すなわち，寛解導入から引き続いて寛解維持期の薬物としても使う，ということである．治療効果と安全性からは導入を進めやすい薬物であるが，長期で使うことを考えると，経済的な問題など解決すべき問題も少なくない．

●眼周囲，結膜への影響

デュピルマブによる AD 治療ではプラセボと比較して結膜炎や眼周囲の炎症反応の頻度が有意に高い[2,7]．喘息や副鼻腔炎など他の疾患においてはプラセボとこれらの発現頻度に差はない[7,8]．使用開始早期にみられることが多く，また，症状は軽症から中等症であることが多く，ほとんどの症例は通常のアレルギー性結膜炎の治療によりコントロール可能である[7,8]．ただし，重症の場合は，デュピルマブを中止せざる得ない場合もあり，また眼科専門医による治療を要することもある．機序はさまざまに想定されているが，デュピルマブ投与によるサイトカインバランスの偏りが起こることにより（Th1/Th17 に偏る場合がある），結膜における胚細胞の数，機能に影響を与えるのではないか，とする考察[9]が有力である．

2 抗 IL-13 抗体

IL-4/IL-13 は Th2 サイトカインを代表し，アレルギー性炎症反応に重要な役割を果たすと考えられているが，IL-13 やその受容体は皮膚などの末梢組織に過剰発現し，IL-4 とその受容体はリンパ組織など，中枢において主に発現していることが報告されている[10]．この事実より，AD の皮膚炎症反応を抑制することを目的にしたとき，IL-13 のみをターゲットにする，という選択肢が検証されることとなった．現在，IL-13 をターゲットにした生物学的製剤は 2 種類（トラロキヌマブ，レブリキズマブ）上梓されており，どちらも複数の臨床試験でプラセボと比較して有意に皮疹，痒み，睡眠障害，QOL を改善することが示され[11~14]，実臨床においても良好な治療効果を発揮している．

表2 Th2 阻害生物学的製剤間の IL-4/13 受容体の阻害状況（×：阻害，〇：阻害しない）

	IL-4Rα/common γ	IL-4Rα/IL-13Rα1	IL-13Rα2
デュピルマブ	×	×	〇
トラロキヌマブ	〇	×	×
レブリキズマブ	〇	×	〇

　トラロキヌマブは完全ヒト型抗 IL-13 抗体であり，レブリキズマブはヒト化抗 IL-13 抗体である．トラロキヌマブを含有する注射薬がアドトラーザ®であり，レブリキズマブを含有する注射薬がイブグリース®である．どちらも Th2 型免疫を代表するサイトカインである IL-13 の作用を抑制することによって AD に対する治療効果を発揮する薬物である．2023 年（アドトラーザ®），2024 年（イブグリース®）に本邦における AD 治療薬として使用可能となった．これら 2 薬物とデュピクセント®との作用機序の違いを受容体レベルで表2[15) に示す．

　トラロキヌマブが結合した IL-13 は IL-13 受容体 α 1 ならびに IL-13 受容体 α 2 との相互作用を阻害することによって，IL-13 の情報伝達を完全に遮断すると考えられている．一方，レブリキズマブが結合した IL-13 は，IL-13 の各受容体に結合するが，IL-13 受容体 α 1 と IL-4 受容体 α の重合を阻害することによって，IL-13 の情報伝達の主要と考えられる経路を遮断する，とされている．

　デュピルマブは前述のように，IL-4 受容体 α に対する抗体であり，IL-13 の主要な情報伝達経路を遮断するとともに，IL-4 の情報伝達を遮断する[15)．

　このように，IL-4/IL-13 を治療ターゲットとするものの，各薬物で作用機序が少しずつ異なっており，このあたりが実臨床に与える影響についてはまだわかっていない．

　また，抗 IL-13 抗体の 2 薬物とデュピルマブとの最大の相違点は，IL-4 の情報伝達抑制の有無であるが，こちらについても実臨床に与える影響については今後の検討が必要，という段階である．結膜炎など，眼周囲の副反応について，抗 IL-13 抗体のほうが低頻度でないか，と考えられている向きがあるが，解析したデータとして，これらに差を認める報告はまだない．一方，顔面頭頸部の皮疹については，抗 IL-13 抗体について，他部位との治療効果発現に関して違いが少なく，良好な治療効果を示す，といった報告がある[16)．両薬物とも，デュピクセント®に比して実臨床におけるデータがまだ少なく，今後これら三つの薬物の治療効果の違いの有無など，注意深い観察，データ収集が必要である．

　なお，2025 年 2 月現在，トラロキヌマブは 15 歳以上，レブリキズマブは 12 歳以上と使用可能年齢に相違があり，注意が必要である．両薬物とも，デュピルマブと同様，2 週に一回の皮下投与が基本であるが，レブリキズマブは初回と 2 回目投与時に維持容量の倍量である 500 mg/ 回の投与を行い，3 回投与以降は 4 週に一回の投与を選択可能である．外用療法で寛解導入

が困難な中等症から重症のアトピー性皮膚炎の寛解導入および寛解維持に有用である.

③ 抗 IL-31 受容体抗体

IL-31 は,痒みと関係性の深いサイトカインとして知られている[17].ネモリズマブはヒト化抗 IL-31 受容体 A(IL-31RA)抗体であり,IL-31 の細胞内シグナル伝達を阻害し,AD の症状に対する治療効果を発揮する薬物である.臨床試験でプラセボと比較して瘙痒を早期より有意に改善させ[18],皮疹改善も同様であったが,その効果発現は緩やかであった[18].また,睡眠,労働生産性を含む QOL の向上も示されている[18].このような背景をもって,ネモリズマブを含有する注射薬であるミチーガ®が,2022 年に本邦で AD の治療に使用可能となった.2025 年 2 月現在,6 歳以上の AD に対して使用可能である(6 〜 13 歳未満で 30 mg/4 週,13 歳以上で 60 mg/4 週).総合的な抗炎症効果も期待できるが,なにより,痒みを抑制する効果については迅速かつ強力である.上述したいわゆる Th2-blockers の抗体薬が 2 週に一回の注射を基本とする(薬物間で少々違いがあ

る)のに対して,本薬は 4 週に一回の注射であり,利便性の面で優れる.得意とする病型について私見を述べると,Th2-blockers がタイプを選ばないことに比して,本薬は痒疹タイプの AD を最も得意とすると思われる.

上述したように,本薬物は痒みの抑制に大きな特長をもっており,それに比して早期の皮疹抑制効果については不得意とする印象があり,これらをあらかじめ患者にお話しておくことが重要である.また,外用薬の併用を必須とすることもお伝えしておく必要がある.さらに注意する事項として,AD の病勢を測るバイオマーカーとして有用とされる TARC について,本薬物投与によって一過性に上昇することが知られている[19].多くは再び正常値(本来あるべき値)に戻るが,注意深い観察が必要である.また,使用中に,特に使用して早い時期に,新規で紅斑の出現,あるいはもともとあった AD の皮膚症状の増悪をみることがあり[19],この事象については,さまざまな研究グループで機序についての検討がなされている.

▶ 小分子化合物薬(JAK 阻害薬)によるアトピー性皮膚炎の治療の実際 ━

JAK(Janus kinase)は,多くのサイトカインの細胞内情報伝達に重要な役割を果たすことが知られている.サイトカインが受容体に結合し受容体が活性化したあと,引き続き JAK が活性化し,その情報を STAT(Signal Transducers and Activators of Transcription)へ伝達し,一連の遺伝子発現が引き起こされる

(JAK-STAT 情報伝達経路).AD の病態にはさまざまなサイトカインが重要な役割を果たしていることが明らかになっているが,その多くは JAK-STAT 情報伝達経路を利用しており,JAK を阻害することは AD の治療に有効であることが予想された.

現時点で本邦において AD 治療に使用可能な経口 JAK 阻害薬は,JAK1/2 阻害

薬であるバリシチニブ，JAK1阻害薬であるウパダシチニブとアブロシチニブであり，いずれも，複数の臨床試験の結果，明らかなADの皮膚症状改善，瘙痒の改善を示しており，また，早期から（〜2週間）有意な治療効果を発揮することも示している[20〜22]．

1 バリシチニブ

バリシチニブはJAK1/JAK2の選択的かつ可逆的阻害薬である．これらを介して行われるサイトカインの細胞内シグナル伝達を阻害することで，炎症，免疫反応を抑制する[23, 24]．

成人にはバリシチニブとして4mgを1日一回経口投与する．なお，本薬物は代謝排泄経路が腎であり（他の2JAK阻害薬は肝），中等度の腎機能障害がある患者の状態に応じて2mgに減量する（重度の場合は投与しない）．2歳以上の患者には体重に応じバリシチニブとして以下の投与量を1日一回経口投与する．30kg以上では，通常4mgとし，患者の状態に応じて2mgに減量する．30kg未満では，通常2mgとし，患者の状態に応じて1mgに減量する[20]．

最適使用推進ガイドラインでは，投与の継続については，投与開始から8週後までに治療反応が得られない場合は，本剤の投与を中止することとされている[20]．また，治療効果が認められた際には，本剤2mg1日一回投与への減量を検討し，さらに，ステロイド外用薬やカルシニューリン阻害外用薬などとの併用によりある程度の期間（6ヵ月を目安とする）寛解の維持が得られた場合には，これら抗炎症外用薬や外用

保湿薬が適切に使用されていることを確認したうえで，本剤投与の一時中止等を検討すること，とされている[20]．ただし，実際には，寛解を維持するために本剤の投与継続を要する場合も多いと考えられ，その場合は継続して投与できる．

2 ウパダシチニブ

ウパダシチニブはJAK1の選択的かつ可逆的阻害薬である．これを介して行われるサイトカインの細胞内シグナル伝達を阻害することで，炎症，免疫反応を抑制する[23, 24]．

12歳以上かつ体重30Kg以上の小児ならびに成人にはウパダシチニブとして15mgを1日一回経口投与する．なお，患者の状態に応じて30mgを1日一回投与することができる[21]．

3 アブロシチニブ

アブロシチニブはJAK1の選択的かつ可逆的阻害薬である．これを介して行われるサイトカインの細胞内シグナル伝達を阻害することで，炎症，免疫反応を抑制する[23, 24]．

成人および12歳以上の小児には，アブロシチニブとして100mgを1日一回経口投与する．なお，患者の状態に応じて200mgを1日一回経口投与することができる[22]．

3薬物とも，注意を払うべきは，副反応の問題である．ADの臨床試験においては，あまり重篤な有害事象が報告されてはいないが，単純ヘルペス感染症や痤瘡，上気道感染症などは用量依存性の発症が報告されている[20〜22]．また，機序ははっきり

しないようであるが，クレアチンキナーゼ（creatine kinase：CK）がこれも用量依存性に上昇する例があることや，頻度は少ないものの，深部静脈血栓症，心血管系事象などの発症が報告されている[20〜22]．肝機能障害も時折みられる．したがって，本薬物をADに使用する際には，事前のスクリーニング検査と投与中のモニタリング検査を定期的に施行することが日本皮膚科学会から推奨されており，詳細はそれぞれの最適使用推進ガイドライン[20〜22]をよく理解しておくべきである．

▶ おわりに

ADの治療薬開発は現在も世界中で進んでおり，数年のうちに臨床の現場に複数が登場してくる可能性がある．このようなADに対する新規薬物の開発が多数進行中であることは素晴らしいことである反面，利用する我々医療者側のADという病気，あるいは薬物そのものに対する理解を十分に深めていく必要があると思われる．

どの患者に，どのタイミングでどの薬物を使用することが最適か，また，その使用方法は？ といったことを考える必要があり，また，そのうえで個々の患者と情報を共有し，双方で十分に検討したうえで治療計画を立案，遂行していくことが重要となるだろう．

文 献

1) アトピー性皮膚炎診療ガイドライン作成委員会：アトピー性皮膚炎診療ガイドライン2024. 日皮会誌 134(11)：2741-2843, 2024

2) Simpson EL, Bieber T, Guttman-Yassky E et al；SOLO 1 and SOLO 2 Investigators：Two Phase 3 Trials of Dupilumab versus Placebo in Atopic Dermatitis. N Engl J Med 375(24)：2335-2348, 2016

3) Thaçi D, Simpson EL, Beck LA et al：Efficacy and safety of dupilumab in adults with moderate-to-severe atopic dermatitis inadequately controlled by topical treatments：a randomised, placebo-controlled, dose-ranging phase 2b trial. Lancet 387(10013)：40-52, 2016

4) デュピクセント®皮下注 添付文書 2024年9月改訂（第9版）

5) Blauvelt A, Rosmarin D, Bieber T et al：Improvement of atopic dermatitis with dupilumab occurs equally well across different anatomical regions：data from phase III clinical trials. Br J Dermatol 181(1)：196-197, 2019

6) Vittrup I, Krogh NS, Larsen HHP et al：A nationwide 104 weeks real-world study of dupilumab in adults with atopic dermatitis：Ineffectiveness in head-and-neck dermatitis. J Eur Acad Dermatol Venereol 37(5)：1046-1055, 2023

7) Akinlade B, Guttman-Yassky E, de Bruin-Weller M et al：Conjunctivitis in dupilumab clinical trials. Br J Dermatol 181(3)：459-473, 2019

8) Beck KM, Seitzman GD, Yang EJ et al：Ocular Co-Morbidities of Atopic Dermatitis. Part II：Ocular Disease Secondary to Treatments. Am J Clin Dermatol 20(6)：807-815, 2019

9) Fukuda K, Kishimoto T, Sumi T et al：Biologics for allergy：therapeutic potential for ocular allergic diseases and adverse effects on the eye. Allergol Int 72(2)：234-244, 2023

10) Bieber T：Interleukin-13：Targeting an underestimated cytokine in atopic dermatitis. Allergy 75(1)：54-62, 2020

11) Wollenberg A, Blauvelt A, Guttman-Yassky E et al；ECZTRA 1 and ECZTRA 2 study investiga-

tors：Tralokinumab for moderate-to-severe atopic dermatitis：results from two 52-week, randomized, double-blind, multicentre, placebo-controlled phase III trials（ECZTRA 1 and ECZTRA 2）. Br J Dermatol 184(3)：437-449, 2021

12) Silverberg JI, Toth D, Bieber T et al；ECZTRA 3 study investigators：Tralokinumab plus topical corticosteroids for the treatment of moderate-to-severe atopic dermatitis：results from the double-blind, randomized, multicentre, placebo-controlled phase III ECZTRA 3 trial. Br J Dermatol 184(3)：450-463, 2021

13) Silverberg JI, Guttman-Yassky E, Thaçi D et al；ADvocate1 and ADvocate2 Investigators：Two phase 3 trials of lebrikizumab for moderate-to-severe atopic dermatitis. N Engl J Med 388(12)：1080-1091, 2023

14) Blauvelt A, Thyssen JP, Guttman-Yassky E et al：Efficacy and safety of lebrikizumab in moderate-to-severe atopic dermatitis：52-week results of two randomized double-blinded placebo-controlled phase III trials. Br J Dermatol 188(6)：740-748, 2023

15) Moyle M, Cevikbas F, Harden JL et al：Understanding the immune landscape in atopic dermatitis：The era of biologics and emerging therapeutic approaches. Exp Dermatol 28(7)：756-768, 2019

16) Navarro-Triviño FJ, Salazar-Nievas M, Sanz-Cabanillas JL et al：Efficacy and safety of tralokinumab in the treatment of head and neck pattern atopic dermatitis：a multicentre study of 12 patients. Australas J Dermatol 65(3)：260-265, 2024

17) Sonkoly E, Muller A, Lauerma AI et al：IL-31：a new link between T cells and pruritus in atopic skin inflammation. J Allergy Clin Immunol 117：411-417, 2006

18) Kabashima K, Matsumura T, Komazaki H et al；Nemolizumab-JP01 Study Group：Trial of Nemolizumab and Topical Agents for Atopic Dermatitis with Pruritus. N Engl J Med 383(2)：141-150, 2020

19) 佐伯秀久，秋山真志，安部正敏 他：アトピー性皮膚炎における生物学的製剤の使用ガイダンス. 日皮会誌 133：1817-1827, 2023

20) 厚生労働省：最適使用推進ガイドライン　バリシチニブ～アトピー性皮膚炎～. 2020

21) 厚生労働省：最適使用推進ガイドライン　ウパダシチニブ～アトピー性皮膚炎～. 2021

22) 厚生労働省：最適使用推進ガイドライン　アブロシチニブ～アトピー性皮膚炎～. 2021

23) O'Shea JJ, Plenge R：JAK and STAT signaling molecules in immunoregulation and immune-mediated disease. Immunity 36：542-550, 2012

24) 佐伯秀久，秋山真志，安部正敏 他：アトピー性皮膚炎におけるヤヌスキナーゼ（JAK）阻害内服薬の使用ガイダンス. 日皮会誌 132：1797-1812, 2022

トピックス

アトピー性皮膚炎の新規外用薬の特徴と使い分け

辻　学
九州大学病院 皮膚科・油症ダイオキシン研究診療センター

はじめに

アトピー性皮膚炎（atopic dermatitis：AD）は，IL-4/IL-13などの2型サイトカインによるType II炎症による炎症性皮膚疾患であり，その病態は皮膚バリア障害，Th2型免疫応答，痒みの3要素が相互に作用しながら形成されると考えられている．その主要な免疫軸は，2型サイトカインによるJAK-STAT経路の活性化であり，これを標的とした治療戦略として，生物学的製剤（抗IL-13中和抗体，抗IL-4/IL-13受容体抗体，抗IL-31受容体抗体）や内服JAK阻害薬が用いられる．ADの炎症シグナルには，JAK依存性（IL-4/IL-13，TSLP，IL-31，IL-22，IL-24）とJAK非依存性（TNF-α，IL-25，IL-33，細菌・真菌，外的刺激）の経路が存在し，AD治療においてはJAK依存性経路の阻害に加え，JAK非依存性経路の抑制も重要となる．全身療法は主にJAK依存性経路を標的とするが，外用療法によってJAK非依存性経路を抑制することも大切である（図1）．外用療法ではステロイド

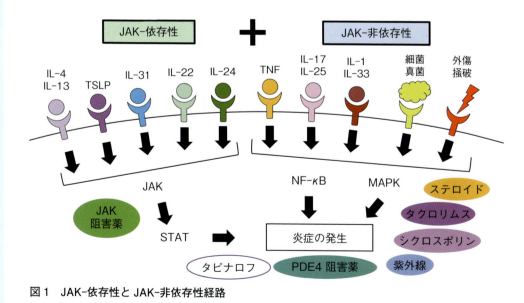

図1　JAK-依存性とJAK-非依存性経路

表1 コレクチム®軟膏・モイゼルト®軟膏・ブイタマー®クリームの特徴

	コレクチム®軟膏	モイゼルト®軟膏	ブイタマー®クリーム
薬効成分	デルゴシチニブ	ジファミラスト	タピナロフ
薬理作用	JAK阻害薬	PDE4阻害薬	治療用AhR調節薬
年齢	生後6ヵ月～	生後3ヵ月～	12歳～
用法	1日2回	1日2回	1日1回
1回あたり塗布量	5gまで	制限なし	制限なし
効果判定	4週間	4週間	8週間
注意を要する有害事象	皮膚感染症	少ない	毛包炎・痤瘡頭痛

が中心となるものの，長期使用による皮膚萎縮や毛細血管拡張，皮膚感染症などの有害事象を抑えながら，長期寛解の維持を目指すことが求められる．また，外用ステロイドの効果が不十分な場合も課題となる．このような背景のもと，非ステロイドの新規外用薬の開発が進み，2024年10月時点ではコレクチム®軟膏，モイゼルト®軟膏，ブイタマー®クリームがAD治療に使用可能となった．本稿では，それぞれの製剤の特徴に基づき，その適切な使い分けについて概説する（**表1**）．

▶ コレクチム®軟膏

1 作用の概要

コレクチム®軟膏（デルゴシチニブ）は，Pan-JAK阻害薬としてJAK1，JAK2，JAK3，TYK2を幅広く抑制し，ADの病態に関与するJAK-STAT経路の過剰な活性化を抑える．特に，ADのキーサイトカインであるIL-4/IL-13を介したType II炎症の制御により，ADに対する治療効果を発揮する．また，ADの一部では，乾癬の主要な免疫経路であるIL-23/IL-17軸が関与する乾癬様病変がみられる．コレクチム®軟膏は，TYK2の阻害を通じてIL-23を介したTh17型免疫応答を抑え，ADと乾癬様病変を有する患者での有効例が報告されている．さらに，表皮肥厚に働くIL-22もJAK-STAT経路を介するため，苔癬化を軽減する可能性も示唆されている．

2 ADの病態における効果

①皮膚バリア機能障害

ADでは，フィラグリンやロリクリンの発現の低下といった皮膚バリア機能障害を生じる．この要因としてIL-4/IL-13によるJAK-STAT経路の活性化が挙げられる．さらに，TSLPやIL-31といったサイトカインもJAK-STAT経路を介して皮膚バリア機能障害に関与することが報告され

ている．コレクチム®軟膏はJAK-STAT
経路を広範に抑制することで，フィラグリ
ンやロリクリンの発現の発現を回復し，皮
膚バリア機能を改善する．

② Th2 型免疫応答

IL-4/IL-13 は表皮細胞に作用すると
TSLP の遺伝子発現が増加し，TNF-α存
在下ではタンパク質レベルで産生される．
また，表皮で産生された TSLP は樹状細
胞を活性化し，Th2 細胞の分化を促進し，
結果的に IL-4/IL-13 の産生がさらに誘導
され，AD の慢性炎症が悪化する．これに
対して，コレクチム®軟膏はJAK-STAT
経路を阻害することで，IL-4/IL-13 誘導
性の TSLP の産生抑制，TSLP シグナルの
抑制によって，Th2 型免疫応答の過剰な
活性化を防ぐ．

③痒み

AD の痒みのメカニズムとして，IL-4/
IL-13，IL-31，TSLP といったサイトカイ
ンが神経終末に存在する受容体を直接刺激
する経路が着目されている．この経路は，
JAK-STAT 経路を介しているため，コレ
クチム®軟膏はこれらのサイトカインによ
る痒みの伝達を遮断する．また，IL-31 は
神経伸長を促進し，痒み過敏に関与する可
能性が指摘されており，この現象に対して

コレクチム®軟膏の成分であるデルゴシチ
ニブは抑制することが報告されている．さ
らに，最近では新たな痒み誘導物質とし
て，ペリオスチンが同定された．ペリオス
チンは IL-4/IL-13 によって産生が促進さ
れ，この経路は JAK-STAT 経路に依存す
るため，コレクチム®軟膏はペリオスチン
の産生抑制によって痒みを軽減する可能性
がある．

3 臨床における使いどころ

臨床試験では，コレクチム®軟膏は，外
用後 1 週間目より皮疹を改善し，4 週まで
比較的急速に効果を示す．その後，52 週
にわたり効果は徐々に増加する．また，日
中・夜間の痒みも外用後 1 週間目より抑制
する[1]．作用機序より考えると，AD の皮
疹に加えて，特に痒みの強い部位や苔癬化
局面に有効であることが想定される．ま
た，AD の乾癬様病変にも有用である．し
かし，有害事象として，痤瘡・伝染性膿痂
疹・伝染性軟属腫といった皮膚感染症の増
加があり，JAK 阻害に伴う免疫低下の関
与が考えられている．したがって，コレク
チム®軟膏は，皮膚感染症に伴う皮疹の悪
化を危惧する場合には，慎重に用いる必要
がある．

▶ モイゼルト®軟膏

1 作用の概要

モイゼルト®軟膏（ジファミラスト）
は，ホスホジエステラーゼ 4B（PDE4B）
阻害薬である．PDE4B は cAMP（cyclic
AMP）を分解する酵素であり，AD の皮
疹部は発現が増加している．モイゼルト®

軟膏による PDE4B の阻害は，細胞内
cAMP レベルを上昇させ，CREB（cAMP
response element-binding protein）の活
性化を介して皮膚バリア機能タンパクの発
現を増加させる[2]．さらに，モイゼルト®
軟膏は IL-33 の働きを抑制する Soluble

アトピー性皮膚炎の新規外用薬の特徴と使い分け　**11**

ST2 の産生を誘導する[3]．このようにモイゼルト®軟膏は，PDE4B 阻害によって，主に非 JAK 依存性の炎症シグナルを阻害し，治療効果を発揮する．

2 AD の病態における効果

①皮膚バリア障害

モイゼルト®軟膏は，培養表皮細胞・3次元培養皮膚において，フィラグリン，ロリクリンの発現を増加させることが報告されている．この機構は，PDE4B 阻害によるcAMP レベルの増加に伴う CREB のリン酸化によって誘導される．まず，リン酸化した CREB は，フィラグリン，ロリクリンの発現に重要な KPRP の発現を増加させる．そして，KPRP 依存性にフィラグリン，ロリクリンの発現が増加する．

② Th2 型免疫応答

Th2 型免疫応答を誘導する IL-4 の供給源として好塩基球が注目されている．好塩基球は，IL-3 と IL-33 の刺激によって，PDE4B の発現が増加し，IL-4 を産生する．オキサゾロン誘導性 AD モデルマウスにおいて，モイゼルト®軟膏は皮疹の重症度を改善した．この機序には，モイゼルト®軟膏による PDE4B 阻害が好塩基球由来の IL-4 産生の抑制することが寄与する．

さらに，モイゼルト®軟膏は，IL-33 のシグナル伝達を抑制する Soluble ST2 の産生を誘導する．表皮細胞にモイゼルト®軟膏を添加した細胞培養液は，IL-33 刺激に伴う免疫細胞由来の TNF-α，IL-5，IL-13 の産生を抑制し，IL-33 による Th2型免疫応答を阻害する可能性が示唆されている．

③痒み

痒みに対する皮膚の掻破は，表皮においてCXCL8 を産生させ，これによって表皮側へ好中球が浸潤する．好中球由来のCXCL10 は神経終末における CXCR3 を介して痒みを生じることが報告されている．PDE4B ノックアウトマウスでは好中球の遊走能が低下するため，モイゼルト®軟膏による PDE4B 阻害は，好中球浸潤を抑制し，CXCL10 による痒みを軽減する可能性がある．さらに，IL-33 も AD の痒みを増強するサイトカインであり，上述のモイゼルト®軟膏による Soluble ST2 の産生は，IL-33 による痒みを抑える方向に働く．

3 臨床における使いどころ

軽症から中等症の AD を対象とした臨床試験では，モイゼルト®軟膏は，外用後1 週間目より皮疹を改善し，4 週目以降も52 週にわたり効果は増加した．塗布面積・塗布部位に制限がなく，毛包炎などの治療関連の有害事象が少ないことが特徴であり，全身の皮疹に使用しやすい．また，JAK 阻害をターゲットとした治療に抵抗性の皮疹に対しても効果が期待される．臨床試験では皮膚感染症の頻度が低く，痤瘡が併存する皮疹などステロイド・コレクチム®軟膏などの使用が躊躇される際に有用な場合がある．基礎研究より，フィラグリン・ロリクリンの発現を増加させることが示されており，長期外用によって皮膚バリア機能が高まる効果が期待されている．さらに，IL-33 は AD に加えて乾燥肌における痒み物質とされ，皮脂欠乏症による痒みの抑制の可能性も示唆されている．

▶ ブイタマー® クリーム

1 作用の概要

　ブイタマー® クリーム（タピナロフ）は，芳香族炭化水素受容体（aryl hydrocarbon receptor：AhR）を活性化する新規外用薬であり，AD と乾癬（psoriasis：PS）の治療に用いられる．AhR はリガンドが結合することによって活性化する転写因子である．AD と PS の病変部では，内因性 AhR リガンドの不足に伴った AhR シグナルの低下が指摘されている．タピナロフによる AhR の活性化は，皮膚バリア機能の回復，炎症性サイトカインの産生抑制，NRF2 による抗酸化作用を介して，AD と PS の病態の改善に寄与する．

2 AD の病態における効果

①皮膚バリア障害

　基礎研究ではタピナロフは AhR を活性化することでフィラグリン・ロリクリンの発現を増加させ，IL-4 による皮膚バリア障害を回復させた．また AD 患者を対象とした臨床試験では，タピナロフの外用により，経表皮水分蒸散量が低下し，皮膚バリア機能の改善が確認された．

② Th2 型免疫応答

　ヒト表皮細胞においてタピナロフは，IL-13 が JAK-STAT 経路を介して誘導する CCL26 の産生を抑制し，AhR を活性化することで JAK-STAT 経路の一部を制御することが示されている．また，AD の皮疹部では IL-4/IL-13 による酸化ストレスが炎症を促進するが，タピナロフは AhR を介して NRF2 を活性化し，この酸化ストレスを軽減する．AD 患者では，NRF2

の活性が低下していることも確認されている．

　さらに，AhR の活性化は TSLP の産生を抑えることで，Th2 型免疫応答の偏りを防ぐ．前述の皮膚バリア機能障害に関連して，抗炎症性サイトカイン IL-37 はフィラグリンと共発現し，AD ではその発現が低下するが，タピナロフはフィラグリンと同時に IL-37 を増加させ，IL-1 ファミリーサイトカイン（IL-1，IL-18，IL-36）による炎症を抑制する可能性がある[4]．

③痒み

　AD の強い痒みの一因として，表皮側への神経伸長による神経過敏が考えられている．この神経伸長は神経反発因子である Semaphorin 3A（SEMA3A）の発現によって抑制されている．ヒト表皮細胞においてタピナロフは，AhR を介して SEMA3A の発現を促進し，神経伸長を抑制することで，痒みの軽減に寄与する可能性が示唆されている[5]．さらに，タピナロフは IL-4 による IL-33 の産生も抑制し，これも痒みを抑える方向に働く．

3 臨床における使いどころ

　中等症の AD を主に対象にした臨床試験では，ブイタマー® クリームは，外用後8週間目の時点でプラセボに対して有意な皮疹の改善を示した．また，痒みスコアは外用後1日ごとに低下傾向を示し，外用後29日までその効果は持続した．ブイタマー® クリームの特徴は長期外用による皮疹に対する高い治療効果である．外用後24週の時点で EASI90 達成率は 34.3 %，

52週の時点で57.0％であった．ブイタマー®クリームは，クリーム製剤であり軟膏よりもベタつきが少なく，さらに1日1回の用法であるため，患者の外用アドヒアランスが高くなることが期待される．塗布面積・塗布部位に制限がなく，全身のADの皮疹に使用しやすい製剤と考えられる．ただし，重篤な有害事象の報告はないものの，コレクチム®軟膏やモイゼルト®軟膏と較べると有害事象の頻度がやや高い．代表的な有害事象としては，毛包炎（16.7％），痤瘡（12.9％），頭痛（12.5％）が報告されているが，いずれも軽症であった．特に，頭痛に関しては外用後3日前後に出現し，経過観察で自然軽快する傾向にあった．これらの有害事象の詳細な発症機序は今のところ明らかになっていない．

▶ 今後の課題

コレクチム®軟膏，モイゼルト®軟膏，ブイタマー®クリームは，外用ステロイドの長期使用に伴う有害事象を軽減するうえで非常に有用な薬剤であり，それぞれ異なる薬理作用をもつことから，既存治療に抵抗性の皮疹に対しても効果が期待される．一方で，生物学的製剤や内服JAK阻害薬などの全身療法とどの外用薬を組み合わせるべきか，皮疹の部位や性状に応じた適切な外用薬の使い分けなど，臨床的な使用方法に関しては十分な知見が得られていないのが現状である．今後の臨床研究の進展などを通じて，より具体的かつ実践的な治療戦略が確立されることが望まれる．

文 献

1) Nakagawa H, Nemoto O, Igarashi A et al：Delgocitinib ointment, a topical Janus kinase inhibitor, in adult patients with moderate to severe atopic dermatitis：a phase 3, randomized, double-blind, vehicle-controlled study and an open-label, long-term extension study. J Am Acad Dermatol 82(4)：823-831, 2020. doi：10.1016/j.jaad.2019.12.015. Epub 2020 Feb 3. Erratum in：J Am Acad Dermatol 85(4)：1069, 2021. doi：10.1016/j.jaad.2021.07.010. PMID：32029304.

2) Tsuji G, Hashimoto-Hachiya A, Yumine A et al：PDE4 inhibition by difamilast regulates filaggrin and loricrin expression via keratinocyte proline-rich protein in human keratinocytes. J Dermatol Sci 110(2)：61-68, 2023

3) Tsuji G, Yumine A, Kawamura K et al：Difamilast, a Topical Phosphodiesterase 4 Inhibitor, Produces Soluble ST2 via the AHR-NRF2 Axis in Human Keratinocytes. Int J Mol Sci 25(14)：7910, 2024

4) Tsuji G, Hashimoto-Hachiya A, Matsuda-Taniguchi T et al：Natural Compounds Tapinarof and *Galactomyces* Ferment Filtrate Downregulate IL-33 Expression *via* the AHR/IL-37 Axis in Human Keratinocytes. Front Immunol 13：745997, 2022.

5) Tsuji G, Yumine A, Yamamura K et al：The Therapeutic Aryl Hydrocarbon Receptor-Modulating Agent Tapinarof Regulates SEMA3A Expression in Human Keratinocytes through NRF2. J Invest Dermatol 144(3)：710-713.e8, 2024

トピックス

重症円形脱毛症に対する
JAK 阻害薬内服治療

大山　学
杏林大学医学部 皮膚科学教室

▶ POINT

　円形脱毛症の治療に関する診療ガイドラインは 2010 年に初めて日本皮膚科学会から公開され，2017 年にアップデートされていた．これまで良質のエビデンスに支持された治療法のなかった円形脱毛症であるが，その重症化・慢性化の背後にある病態が免疫学的に解明され 2022 年 6 月には Janus kinase（JAK）1/2 阻害薬であるバリシチニブ，2023 年 9 月には JAK3/TEC ファミリーキナーゼ阻害薬であるリトレシチニブトシル塩酸塩（以下，リトレシチニブ）の重症円形脱毛症に対する保険適用が承認された．国際共同治験で有用性・安全性が検証され，良質なエビデンスに支えられた新規治療法の登場を受けるようなかたちで，ガイドライン最新版の策定作業が進み日本皮膚科学会から円形脱毛症ガイドライン 2024[1] が公開されるに至った．このガイドラインではいくつかの治療法に関する Clinical Question（CQ）が推奨度 1（行うよう勧める）とされたが，なかでも注目すべきはやはり JAK 阻害薬内服に関する CQ（CQ6）である．ただし，この CQ にはいくつか使用の際に留意するべき条件が記載されており注意が必要である．

▶ 円形脱毛症の病態と JAK 阻害薬

　円形脱毛症は，典型的には円形から類円形の脱毛斑を呈する後天性非瘢痕性の脱毛症であり，毛包を標的とする細胞障害性 T 細胞が，毛を産生する成長期毛の毛球部を傷害し脱毛に至る自己免疫疾患である[1]．軽症では自然軽快もありうるが，重症化すると全頭・全身に脱毛が生じ，しばしば治療抵抗性となる．このような症例ではアピアランスの障害から疾病の精神的・社会的な負担は大きく治療への切実なニーズが存在する．

　円形脱毛症でも軽症例では自然軽快傾向がみられる．また，急速に全頭の脱毛に至るような症例であっても，ある一定の割合で症状改善が見込まれる症例が存在することが知られている[1]．その一方で，広範囲の脱毛が慢性的に続き，ついには症状が固定し治療抵抗性となる症例もあり，その最重症型として全頭型や汎発型（全身に脱毛）が知られる[1]．

円形脱毛症では毛包が本来有する免疫学的特権（不要な免疫応答などから逃れる仕組み）が先行感染などを契機として破綻し，そこに発症しやすい素因（遺伝的なもの，併存疾患などの環境因子など）を背景として生じた毛包を標的とする細胞障害性T細胞（主としてNKG2D＋CD8＋）による自己免疫応答により成長期毛包の毛球部が傷害された結果，脱毛に至るとされる[2]．治療抵抗性の慢性期の症例では円形脱毛症に特徴的とされる毛球部周囲の密な炎症性細胞浸潤こそ目立たないものの，自己免疫応答が遷延し脱毛症状が続いていることが次第に明らかにされてきた．

患者検体や疾患モデルマウスを用いた研究の成果として自己免疫応答が遷延する機序として，自己反応性細胞障害性リンパ球が分泌するインターフェロン（IFN）-γと，それに反応して毛包上皮細胞から産生されるインターロイキン（IL）-15，さらにそれに応答して細胞障害性リンパ球が産生するIFN-γからなるサイトカインのループが存在することが明らかになった[2]．こ

れらのサイトカイン受容体のシグナルを伝達するのがJAK-signal transducer and activator of transcription（STAT）経路でありIFN-γではJAK1/2，IL-15ではJAK1/3がシグナル伝達にかかわる．したがって，それらの阻害は重症円形脱毛症の治療につながると考えられた．そこで重症円形脱毛症に対するJAK1/2阻害剤バリシチニブ，JAK3/TECファミリーキナーゼ阻害剤リトレシチニブの重症円形脱毛症に対する国際共同臨床試験（無作為化・二重盲検・他施設共同）が実施され[3,4]，それらの有用性と安全性が確認されため，バリシチニブ4mg/2mg錠，リトレシチニブ50mgカプセルがそれぞれ「円形脱毛症（ただし，脱毛部位が広範囲に及ぶ難治なものに限る）」を効能・効果として適応追加され実臨床で処方可能となった．これまで良質のエビデンスのなかった重症円形脱毛症に対して複数の治療選択肢が一気に増えたかたちとなり患者，その家族，そして医療者にとって大きな転換期となったことは記憶に新しい．

▶ 円形脱毛症診療ガイドライン2024

2024年度版の診療ガイドライン[1]では円形脱毛症の病態，疫学，評価，診断について最近の研究の成果を反映させ内容が大きく刷新された（詳細はガイドラインを参照されたい）．

いずれのガイドラインであっても最も注目を集めるのはCQであろう．2024年版では，これまでの推奨度のみを記載したものと異なり推奨度とエビデンスレベルが併記されている．エビデンスレベルが高くと

もさまざまな理由により現実的に日本では実践できない治療法があること，エビデンスレベルは高くなくとも本邦ですでに広く普及している治療法がある現状や他の診療ガイドラインにおける記載を考えると適切な判断といえる．

最新版のガイドラインのCQを見るとこれまでと同様の推奨度レベル（これまでの版ではA-C2の表記法，最新版では1-3の表記法）の治療法が多くを占めるが，ステ

ロイド局所注射，ステロイド外用，ウイッグの使用，そして本稿のトピックであるJAK阻害薬が推奨度1の治療法として挙げられている[1]．

また，このガイドラインの特徴として，円形脱毛症ではいわゆるフローチャート式の治療法のアルゴリズムではなく，円形脱毛症の治療の考え方の概略を3次元のグラフィックで示していることが挙げられる[1]．円形脱毛症の特徴として，患者の脱毛症状の受け止め方や罹患部位などの違いによって同一の脱毛面積であってもさまざまな治療の考え方がありうる．円形脱毛症の治療は一般に症例の①年齢，②重症度，③病期を考慮して決定される（図1）．3次元の空間的な広がりをうまく利用することで，フローチャートでは表しきれない治療選択の幅が示されうると考えられる．

2024年版のガイドラインではCQ6に"経口JAK阻害薬またはJAK3/TECファミリーキナーゼ選択的阻害薬は脱毛部位が広範囲に及ぶ難治のAAに有用か"というかたちでJAK阻害薬内服による重症円形脱毛症治療が取り上げられている[1]．推奨度は1（行うよう勧める）ではあるが，推奨文には例外的に使用条件についての記載がある．それらの条件とは，「(1) AAの診断および治療に熟練した医師が在籍し，かつJAK阻害薬等を用いた治療環境が整った施設であること，(2) 添付文書に明記された適応をすべて満たした症例であり，治療上の有益性が危険性を上回ると判断されること，(3) 治療の開始，継続，中止について，治療的意思決定（TDM：therapeutic decision making）を患者自身と繰り返し共有できる状況を維持できること」である[1]．これらの条件と，日本皮膚科学会安全使用マニュアルに記載の要件を満たした，慢性期の重症円形脱毛症（半年以上改善傾向なし，概ね50％以上の脱毛面積）においてJAK阻害薬による内服治療が推奨されることとなる（図1）．

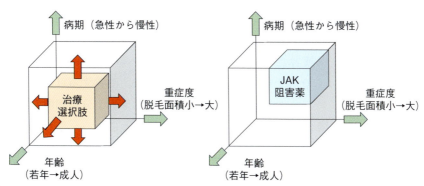

図1　診療ガイドラインにあるAlopecia areta（AA）cubeのもととなる考え方
左パネル：円形脱毛症では①年齢，②重症度，③病期の三つの要素を鑑みて治療選択肢を考える．この三つをX，Y，Zの軸にとった立方体空間のなかで治療選択肢がどの空間を占めるかを図示することで視覚的にどのような患者がある治療の対象となるかを示すことができる．右パネル：JAK阻害薬は成人，慢性期，重症の症例に適応があることが直感的に理解される．

▶ JAK 阻害薬による重症円形脱毛症治療の実際

1 投与前準備

まず診断を確定することが何よりも大切である．ヘアプルテストで萎縮性の毛根を有する成長期の毛の易脱毛性がみられる，トリコスコピーで感嘆符毛があるなど円形脱毛症に特徴的な所見があったとしても，トリコチロマニアの合併など慎重に鑑別する必要がある．次いで導入基準を満たすか，再度確認する．半年以上自然軽快傾向がみられないことに加え，Severity of Alopeica Tool（SALT）スコアを算定し50以上ある重症例であることを確認する．これらの情報は症状詳記にも必要となるためしっかりカルテに記録したい．

次いで患者（あるいは保護者に）薬剤の特性，特に全例に有効な薬剤ではないこと（大切なポイント），速効性のある薬剤ではないこと，上気道感染やヘルペス再燃の可能性など考えられる副作用，経済的負担（これも重要），治療の有効性の評価までの期間などについて IC サポートツールや患者指導箋などを活用し十分に説明し治療を受けるか否か意思を確認する．意思確認は複数回するとよく，リトレシチニブで小児の症例の場合であっても保護者だけでなく，できるだけ患者本人にも意思を確認するとよい．

治療開始の希望がある場合には，メーカーより配布されている投与前チェックリストなどを適宜利用にしながら，採血（結核検査，ウイルス性肝炎などを含む），検尿，胸部 X 線撮影など投与前に必要な検査を実施する．

2 投与開始後のマネジメント

投与開始後のマネジメントは大きく治療に対する①反応性評価と②有害事象の有無の確認（安全性の検証）の二つにわけられる．

①反応性評価

反応性の評価はシンプルにいえば再発発毛の程度の評価である．毛包が本来もつ毛周期の特性のためと考えられるが JAK 阻害薬内服治療において再発毛がみられるまでには時間がかかる．それはバリシチニブの国際共同臨床試験では SALT スコア20以下（脱毛面積が頭部の20％以下）を36週で達成すること[3]，リトレシチニブのそれにおいては24週で達成すること[4]が主要評価項目となっていることからもわかる（図2）．

しかし，最近の臨床試験の事後解析結果や実臨床での筆者も含めた諸家の経験を合わせて考えると，臨床試験での主要評価項目判定期間はバリシチニブ，リトレシチニブともに短か目であることが明らかとなってきた．つまり，効果判定をメーカーから配布されている IC サポートツールなどにあるデータのみを参照して行った場合には，その後，改善する可能性のある症例であっても効果不十分と判断してしまう可能性があることになる．これは実際に治療にあたる場合にきわめて大切なポイントである．あくまでもエキスパートオピニオンの域を出ないが，両剤とも少なくとも1年程度は治療を継続した後に有効性を判断する必要があると考えられる．

また，両剤の臨床試験結果の事後解析に

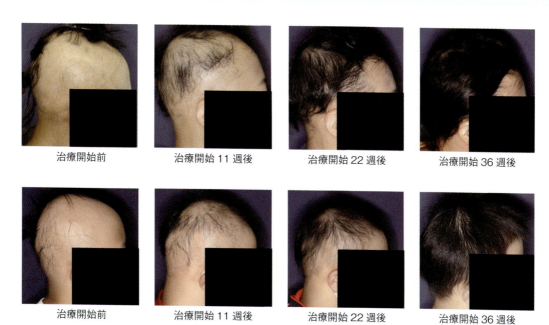

図2 バリシチニブ,リトレシチニブ内服による重症円形脱毛症治療の実際
上列はバリシチニブ,下列はリトレシチニブ実臨床での内服治療における good responder の治療経過.
2例とも臨床試験の主要評価項目を達成している.(承諾を得て掲載)

おいて,治療応答性によって症例は大きく,1)早期に効果が得られる群(early responder),2)徐々にしかし確実に改善していく群(gradual または middle responder),3)治療抵抗性であるがしばらくして(主要評価項目での評価期間を超えた頃)から改善がみられる群(late responder),4)治療抵抗群(non-responder)に分けられることが明らかとなった[5,6](図3).1),2)群は経過を丁寧に追うことで判断しやすく,患者本人も治療効果を実感できるが,問題となるのは3)の late responder の症例である.この群ではバリシチニブでは36週,リトレシチニブでは24週を超えてから急に改善し始め,投与後1年を超えてから SALT スコア20以下を達成する(脱毛面積が全頭の20%以下)症例もみられるため見極めが難しい(図3).筆者も数例典型的な late responder を両剤で経験している.これも私見となってしまうが,こうした症例では半年程度して,どこかに明らかに改善した発毛部位(黒色の硬毛)があり,かつこうした部位にトリコスコピー上,黒点や断裂毛がみられず,全頭性に軟毛の再発毛がみられる印象がある.今後,症例の集積が進み,この群の臨床的特徴が明らかにされることが期待される.

②有害事象の有無の確認(安全性の検証)

長期臨床試験の解析結果が両剤において報告され,少なくとも円形脱毛症を対象とした治療においてにおいて,上気道症状,痤瘡,ヘルペスウイルス感染症などの有害事象は散見されるものの,通常の対応で対処可能なものがほとんどであり,重篤な有害事象はほぼみられないことが報告されて

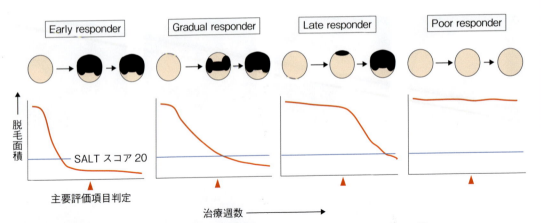

図3 重症円形脱毛症に対するJAK阻害薬内服治療に対する応答パターンのイメージ
(文献5, 6を参考に筆者作図)

症例がどのパターンにあてはまるかを考えながら治療にあたるとマネジメントしやすい．特に注意すべきは late responder であり，臨床試験での主要評価判定のポイントを超えてから改善するため治療中止の判断を急いではならない．

いる．筆者も重篤な有害事象は現在に至るまで経験していない．

しかしながら，経口JAK阻害薬では高脂血症，血清CK値上昇などが比較的よくみられる．食生活や運動習慣などにより，ときにきわめて高値となることもあるため，必ず定期的（2～3ヵ月に一度程度）にモニタリングするよう注意が必要である．特に投与開始後比較的早期に肝酵素や血清CK値上昇がみられる場合もあるため，初回の採血検査は早期に一度実施すると安心である．バリシチニブは腎排泄でありその薬理的作用から eGFR 値が低下することもありうるため注意するとよい．

▶ JAK阻害薬による重症円形脱毛症治療の今後の課題

実臨床において，患者からよく受ける質問の一つに「いつまで内服を続けるか」がある．長期臨床試験のデータが出てきてはいるが，まだ両剤とも実臨床で使用されはじめて2～3年程度しか経ておらず，中止，減量が与える影響（効果が持続するのか？など）は明らかにされてはいない．投与を継続していても再燃する症例もあり，また有害事象のため減量した症例における症状の増悪がみられるといった臨床的観察から判断する限り，完全に再発毛している症例であっても減量あるいは中止して治療のベネフィットが持続するとは明言できないのが現状である．

高額な薬剤であり患者の経済的負担も大きい．また妊孕性に与える影響なども明らかとはいえず，特に女性において治療との兼ね合いが問題となる．

最近のバリシチニブの臨床試験結果の解析によって，ほぼ完全な発毛（SALTスコア5以下）を52週で達成していた症例では4mg/日から2mg/日への減量後も

治療効果が維持されやすい傾向があったことが明らかにされている[7]．今後さらなる症例の蓄積によって，患者負担を軽減するために治療によるベネフィットを維持しつつ減量，中止する方法論が確立されることを期待したい．

おわりに

これまで，特に重症例に対して良質なエビデンスに支持された治療法がなかった円形脱毛症であったが，基礎研究で明らかにされた病態に基づき開発された薬剤が実臨床で使用されはじめ，アップデートされた診療ガイドラインでその使用が裏づけされたことの意義は大きい．しかし，JAK阻害薬に不応の症例では信頼性の高い治療の選択肢がないこと，さらには疾病負荷が大きいとされる25〜49％の脱毛面積をもつ症例では依然としてアンメットニーズがあることなど今後解決するべき多くの課題が残されている．さらなる病態解明と新規薬剤の開発が求められるといえよう．

文　献

1) 大山　学，伊藤泰介，天羽康之 他：円形脱毛症診療ガイドライン2024．日皮会誌 134：2491-526, 2024

2) Fukuyama M, Ito T, Ohyama M：Alopecia areata：Current understanding of the pathophysiology and update on therapeutic approaches, featuring the Japanese Dermatological Association guidelines. J Dermatol 49：19-36, 2022

3) King B, Ohyama M, Kwon O et al：Two Phase 3 Trials of Baricitinib for Alopecia Areata. N Engl J Med 386：1687-1699, 2022

4) King B, Zhang X, Harcha WG et al：Efficacy and safety of ritlecitinib in adults and adolescents with alopecia areata：a randomised, double-blind, multicentre, phase 2b-3 trial. Lancet 401：1518-1529, 2023

5) King B, Shapiro J, Ohyama M et al：When to expect scalp hair regrowth during treatment of severe alopecia areata with baricitinib：insights from trajectories analyses of patients enrolled in two phase III trials. Br J Dermatol, 2023

6) King B, Mirmirani P, Lo Sicco K et al：Patterns of clinical response in patients with alopecia areata treated with ritlecitinib in the ALLEGRO clinical development programme. J Eur Acad Dermatol Venereol, 2025

7) King B, Ohyama M, Senna M et al：Outcomes of down-titration in patients with severe scalp alopecia areata initially treated with baricitinib 4-mg：Week 152 data from BRAVE-AA2. J Am Acad Dermatol 92：299-306, 2025

トピックス

下腿潰瘍

出月健夫
NTT東日本関東病院 皮膚科

▶ POINT

日本皮膚科学会により2023年,「創傷・褥瘡・熱傷ガイドライン」のうち,「下腿潰瘍・下肢静脈瘤ガイドライン」の第3版が策定された.本稿では下腿潰瘍のうち,静脈性潰瘍についてガイドラインの4つのCQに沿って解説する.各CQのRCTはいずれもバイアスリスクがあることから推奨度はいずれも弱い推奨となっているが,実臨床ではCQ1～CQ3はまさに基本であることは強調しておきたい.さらに,2022年の診療報酬改定で新設された下肢創傷処置料・下肢創傷処置指導管理料についても解説する.

▶ はじめに

高齢化社会を迎え,また欧米型の食生活に伴う肥満の増加により,皮膚科医が下肢のうっ滞症状に悩む患者を診察する機会は増えていくと思われる.下腿の皮膚潰瘍はその8割が静脈性,1割が動脈性,1割が血管炎など他の疾患といわれている.静脈うっ滞による皮膚症状は,うっ滞性皮膚炎,うっ滞性脂肪織炎（脂肪皮膚硬化症）,うっ滞性潰瘍があるが一連のものであり,症状が進むにつれ同時に存在する.一方,下肢の静脈高血圧を生じる要因には,弁不全による一次性下肢静脈瘤（図1),深部静脈血栓後遺症,高齢者の下腿筋ポンプ機能低下,高度肥満,長時間の立ち仕事などがあり,病態は多様であるが臨

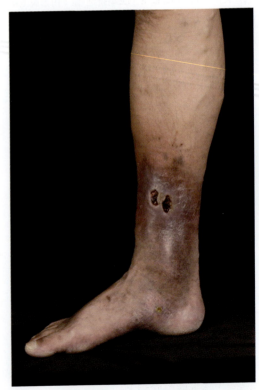

図1 大伏在静脈の一次性下肢静脈瘤による,うっ滞性潰瘍

床像は似てくる．治療は圧迫療法が基本で共通の部分も多いが，一次性下肢静脈瘤は外科的治療で改善，また潰瘍の再発が少なくなるので鑑別が必要である．下肢静脈瘤は大伏在静脈，小伏在静脈に生じるものが主である．鑑別のための検査としては超音波検査（カラードプラ）がゴールドスタンダードで，臨床的には皮膚のうっ滞症状の上部に，静脈瘤がないかを観察する．圧迫療法には弾性ストッキングや弾性包帯を用いるが，高齢者では動脈性の下肢虚血を伴っていないか確認する必要がある．潰瘍部の洗浄も重要である．下腿潰瘍患者で自宅で処置が困難な場合は，入院加療や訪問看護導入を考える．一次性下肢静脈瘤の治療は，日帰り局麻手術の血管内焼灼術が主流となっており，血管内塞栓術も行われている．下腿潰瘍の治療は漫然と外用療法を行うことなく，病態を理解し，患者指導に結びつけることが大切である．

▶ ガイドラインについて

■ CQ1　静脈性下腿潰瘍の診断のために超音波検査は有用か？

→静脈性下腿潰瘍の診断において，超音波検査を行うことを提案する．

慢性静脈不全症は病歴や臨床像，潰瘍部位によってどの静脈に異常があるか，ある程度予測できる．このため，一次性下肢静脈瘤による表在静脈不全を考えた場合，大・小伏在静脈の走行部位と下腿での側枝の分布は理解しておく必要がある．大伏在静脈は主に下腿内側に分布する複数の側枝が膝下で合流して1本となり，鼠径部の大伏在-大腿静脈合流部へと向かう．大伏在-大腿静脈合流部からは副伏在静脈も分枝する．このため大伏在静脈の弁不全で下肢静脈高血圧となると，下腿内側遠位に潰瘍ができることが多い．一方，小伏在静脈は下方で内側外側の両側に分枝するため，下腿内側だけでなく外側にも潰瘍ができることがある．

下腿潰瘍をきたす慢性静脈不全には上記の一次性下肢静脈瘤と，深部静脈血栓後遺症がある．原因静脈を探すためには基本的に超音波検査を用いる．一次性下肢静脈瘤ではカラードプラを併用したduplex法がゴールドスタンダードで，立位で測定部位末梢のミルキング負荷もしくはバルサルバ負荷による血流誘発法を行い，逆流時間を計測することで評価を行う[1]．ドプラ聴診器も外来診療で手軽に行える有用なスクリーニング法である．深部静脈血栓症の超音波検査は，プローブで圧迫して血栓の有無をみる圧迫法で行う．診断が確実でない場合は造影CTや静脈造影検査を行う．

下肢静脈瘤や深部静脈血栓症に対する超音波検査の有用性はすでに標準的な検査として確立されたものであり，診断のためには必ず行うべき検査である．CQ1では弱い推奨となっているが，その理由としては，確立された検査法であり前向きのRCTが行われる点がない点や，検査の内容的に盲検が行えない点などが挙げられている．

下腿潰瘍　23

2 CQ2　一次性あるいは二次性静脈瘤による下腿潰瘍に圧迫療法は有用か？

→一次性あるいは二次性静脈瘤による下腿潰瘍に圧迫療法を行うことを提案する．ただし虚血肢においては，過圧迫にならないように注意が必要である．

静脈瘤により下肢静脈高血圧の状態が続くと，下腿潰瘍は難治となる．下肢静脈高血圧の改善のため，弾性包帯や弾性ストッキングなどで圧迫することが，静脈性下腿潰瘍の治療に重要とされている．静脈性下腿潰瘍に対して圧迫療法を行うと，行わなかった場合と比較してより早く潰瘍が改善し，治癒率が上昇する[2]．また静脈性下腿潰瘍の治癒後に圧迫療法を継続すると再発率が低下する[3]．さらに，患者の圧迫療法に対するコンプライアンスが低下すると，下腿潰瘍再発率が上昇する[4]．圧迫療法の作用機序としては，筋と圧迫の反発力によるポンプ作用の増強，静脈径の減少と静脈流速の上昇，静脈逆流の減少，漏出減少と再吸収増加による浮腫・微小循環の改善，周囲細胞からの炎症性サイトカイン減少などが挙げられる[5]．臥位での就寝時は，潰瘍部の静脈圧が中心静脈圧程度に低下するため，圧迫を解除してよい．深部静脈血栓後遺症では，より強圧で圧迫療法を行う必要がある．

圧迫療法は静脈性下腿潰瘍に対する治療において，できる限り行うべき基本的な治療である．ただし，末梢動脈疾患を合併している場合は，圧迫療法を行うと下肢がさらに虚血に陥る可能性がある（**図2**）．そのため，ABI（ankle brachial index）やSPP（skin perfusion pressure）を測定し，動脈血流障害が認められる場合には，過圧

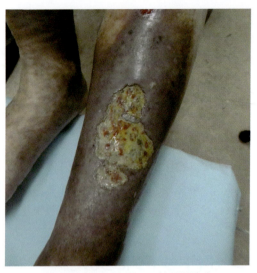

図2　重症下肢虚血が合併した静脈性潰瘍

迫や不均一にならいないように注意して圧迫療法を行う必要があり，ABI 0.8未満では適応を慎重に判断する[1]．下腿潰瘍を改善し，その再発を予防するためには，患者教育により圧迫療法の必要性を繰り返し説明することがもっとも重要である．

3 CQ3　一次性静脈瘤による下腿潰瘍に手術療法は有用か？

→一次性静脈瘤による下腿潰瘍の治療に伏在静脈の抜去切除術・高位結紮術，血管内焼灼術（レーザー，高周波）を行うことを提案する．

一次性下肢静脈瘤に対する，各種外科治療の有効性は確立されている．さらには下腿潰瘍に対する外科治療の有用性はどうであろうか．ガイドラインでは，抜去切除術・高位結紮術について圧迫療法単独群と比較，また血管内焼灼術についても圧迫療法単独群と比較されている．この結果，抜去切除術・高位結紮術を行うことで，潰瘍の治癒率に統計学的な有意差は認められな

かったが，下腿潰瘍再発率は有意に改善した[6]．長期的には下腿潰瘍の罹患期間を短縮させる点で効果が期待できるといえよう．血管内焼灼術については，治療開始6ヵ月後の潰瘍治癒率に関して圧迫療法単独群と比較したところ，治療介入群で有意に潰瘍治癒率が高かった[7]．ガイドラインでは，圧迫療法を行っても改善の少ない一次性静脈瘤による下腿潰瘍や，圧迫療法を行えない下腿潰瘍，あるいは下腿潰瘍治癒後の再発リスクを軽減したい場合には，外科的治療を推奨する[1]，とされている．実臨床では静脈性下腿潰瘍を考えた場合，静脈瘤の有無をよく観察し，超音波検査を行い，一次性下肢静脈瘤であれば外科的治療の適否を考え患者と相談していく，という流れになる．2019年に保険適用になった血管内塞栓術に関しては，下肢静脈瘤に対する効果は他の外科的治療と同等であるという報告があるが，下腿潰瘍に対してどの程度有用かまでの知見は得られていない[1]．以上は伏在静脈に対するアプローチであるが，下腿潰瘍は不全穿通枝によっても生じる．不全穿通枝に対しては結紮・切離などが行われている．

4 下肢静脈瘤による下腿潰瘍に硬化療法は有用か？

→下肢静脈瘤による下腿潰瘍に硬化療法を行うことを提案する．

硬化療法は従来，くもの巣状，網目状静脈瘤や，伏在型静脈瘤治療後の側枝型静脈瘤に行われてきた．本邦で硬化療法に使用されるポリドカノールは，添付文書に，液状硬化療法については直径8mmを超える，またフォーム硬化療法については直径12mmを超える一次性静脈に対する有効性および安全性は確認されていない，との記載があることからその使用は限定的である[1]．海外で行われた対象研究では，潰瘍治癒率について圧迫療法単独群と圧迫療法に硬化療法を追加した群を比較した報告があり，24週後の治癒率に統計学的な有意差は認めなかった[8]．外科的治療と硬化療法を比較したRCTはなく[1]，現状では静脈性潰瘍には硬化療法よりも外科的治療が優先されると考えられる．

▶ 下肢創傷処置料・下肢創傷処置指導管理料

保険診療上，皮膚科の処置点数が低いことは皮膚科医であれば実感するところである．静脈性潰瘍をはじめとした下腿・足の潰瘍の処置は従来，創傷処置として保険請求されてきた．厚生労働省により主に糖尿病患者，透析患者などの動脈虚血による足潰瘍を想定して，2008年に足潰瘍の予防，早期発見を目的として糖尿病合併症管理料（糖尿病内科等で算定）が設定された．さらに同様の趣旨で，2016年に下肢末梢動脈指導管理加算（人工透析施設で算定）が設定された．これまで，実際にこれらの患者の治療，処置を行う皮膚科等には特別な加算がなかったが，2022年に下肢創傷処置料，下肢創傷処置指導管理料が新設された．

下肢創傷処置料は下腿の潰瘍には適用されず，足に限定されるが診療科，診療施設

下腿潰瘍　25

を問わず，特筆すべきは糖尿病や透析患者に限らず，静脈性潰瘍や血管炎，膠原病など疾患に区別なく請求できる点である．施設基準を満たせば，月1回の下肢創傷処置指導管理料500点も請求ができる．下肢創傷処置料は，足部（踵を除く.）の浅い潰瘍135点，足趾の深い潰瘍又は踵の浅い潰瘍147点，足部（踵を除く.）の深い潰瘍又は踵の深い潰瘍270点と，これまでの創傷処置料と比較し高い点数となっている．足部とは足関節以遠およびアキレス腱を指し，浅い潰瘍とは潰瘍の深さが腱，筋，骨又は関節のいずれにも至らないものをいい，深い潰瘍とは潰瘍の深さが腱，筋，骨または関節のいずれかに至るものをいう，とされている．下肢創傷処置料は，軟膏を外用するだけでなく，洗浄や壊死組織の除去といった処置を行ったうえで算定する必要がある．

下腿・足の虚血による動脈性潰瘍では，傷の治療や創傷処置の方法の指導だけでなく，予防を含めたフットケア，虚血の評価，免荷の指導や装具の作成まで，初診時から目を配っていきたい．

▶ 専門医からのアドバイス

皮膚科医が日常診療で下腿・足の潰瘍を診察する機会はとても多いと思われる．皮膚科専門医であれば血管炎や膠原病，悪性腫瘍や感染症，壊疽性膿皮症といった疾患を鑑別していくことは腕の見せどころで，皮膚生検から病理組織診断，さらには個々の疾患に沿った検査を行い，迅速に治療に結びつけていくであろう．では下腿潰瘍で頻度の高い静脈性潰瘍や動脈性潰瘍で，患者を前に見逃していることや先延ばしにしていることはないだろうか．

静脈性潰瘍を疑ったら，まず外用薬を考えるのではなく一次性下肢静脈瘤や深部静脈血栓後遺症による二次性静脈瘤がないかよく観察する．実際，血管外科領域では外用は白色ワセリンでよいとする意見もよく耳にする．浮腫が強いと静脈瘤がわかりづらい場合もあり，下肢静脈瘤の有無をまず超音波検査を用いて確認することから始める．超音波検査は自分で自信がなければ病院であれば生理検査室に依頼すればよい

し，クリニックであれば近隣施設に依頼し早い段階で必ず確認したほうがよい．一次性静脈瘤であれば，伏在静脈等に蛇行拡張と静脈血の逆流がみられる．静脈瘤があるにもかかわらず，逆流がなければ深部静脈血栓後遺症を考える．下肢静脈瘤がないか超音波検査で判断することは比較的簡単であるが，血栓の有無は習熟した検者でなければ難しい．末梢性でなく，中枢に及ぶ深部静脈血栓症をみた場合は，造影CTを行い肺塞栓の有無も確認する．一次性下肢静脈瘤があれば，静脈瘤に対する外科的治療を考える．外科的治療は現在，血管内焼灼術が行われることが多く，潰瘍がある状態でも構わずなるべく早期に予定する．血管内焼灼術は日帰り手術で30分程度，抗凝固薬を内服している場合でも中止せずに施行でき，術後の疼痛はほとんどない．静脈瘤がなければ，下腿筋ポンプ機能低下や肥満，長時間の立ち仕事など他の要因を考える．稀に骨盤内腫瘍が静脈還流を妨げてい

る場合もある．実臨床では，静脈瘤のない静脈性潰瘍はとても多く，高齢者で肥満があり，足が悪いなどの理由で長時間椅子に腰かけている患者をよく経験する．

静脈性潰瘍の治療の基本は圧迫療法である．潰瘍がある場合，弾性ストッキングの着用は難しく，弾性包帯を使用することが多い．患者自身で圧迫を行うことが難しければ，家族にも指導を行う．看護師に圧迫療法の方法，重要性を認識してもらうことも大切である．弾性包帯による圧迫療法が難しければ，ベルクロ式の圧迫装具もあるが圧迫圧がやや弱くなる．潰瘍の処置を行う場合は，壊死組織を除去し，必ずシャワーで毎日よく洗浄することも重要なポイ

ントであることを患者に理解させる．あとは適切な外用薬を使用すればよいが，外用薬を長期間使用すると感作され接触皮膚炎を生じる可能性があることを気にとめておく．

自宅での適切な処置が難しい場合は，ある程度軽快するまでの入院加療も有効である．軽快しない場合は，下腿潰瘍治療に慣れた施設に紹介するのもよい．家庭の事情で入院できない場合は，訪問看護の導入も積極的に考えるとよい．下腿潰瘍が治癒するまでには長期間かかることも多く，信頼できる病診連携の構築が必要なケースもある．

--------------------- 文　献 ---------------------

1) 前川武雄，伊藤孝明，出月健夫 他：創傷・褥瘡・熱傷ガイドライン（2023）―5下腿潰瘍・下肢静脈瘤診療ガイドライン（第3版）．日皮会誌 134：225-272，2024

2) O'Mmeara S, Cullum NA, Nelson EA et al：Compression for venous leg ulcers. Cochrane Database Syst Rev 11：CD000265, 2012

3) Nelson EA, Bell-Syer SEM：Compression for preventing reccurence of venous ulcers. Cochrane Database Syst Rev 9：CD002303, 2009

4) Moffat C, Kommala D, Dourdin N et al：Venous leg ulcers：patient concordance with compression therapy and its impact on healing and prevention of reccurence. Int wound J 6：386-393, 2009

5) 佐久田　斉，孟　真，八杉　巧 他：特集―保険

適用となった圧迫療法．日本静脈学会弾性ストッキング・圧迫療法コンダクター養成委員会報告 圧迫療法：基礎と理論．静脈学 32：21-28，2021

6) Gohel MS, Barwell JR, Taylar M et al：Long term results of compression therapy alone versus compression plus surgery in chronic venous ulceration（ESCHAR）：randomized controlled trial. BMJ 335：83, 2007

7) Gohel MS, Heatly F, Liu X et al：A randomized trial of early endovenous ablation in venous ulceration. N Engl J Med 378：2105-2114, 2018

8) Campos W, Torres I, Silvia E et al：Prospective randomized study comparing polidocanol foam sclerotherapy with surgical treatment of patients with primary chronic venous insufficiency and ulcer. Ann Vasc Surg 29：1128-1135, 2015

1. 湿疹皮膚炎群

接触皮膚炎

<small>たかやま</small>
高山かおる
済生会川口総合病院 皮膚科

POINT

● 接触皮膚炎は外来性のアレルゲンが付着することによって生じる，いわゆる"かぶれ"のことである．

● 発症機序として刺激性接触皮膚炎，アレルギー性接触皮膚炎，光接触皮膚炎，接触皮膚炎症候群・全身性接触皮膚炎がある．

● 原因は多岐におよび，特に職業性の場合には離職を余儀なくされる可能性があり，専門的な対応が必要である．

● 原因の特定にはパッチテストを行う．

ガイドラインの現況

接触皮膚炎診療の標準化された方針を示すために，日本皮膚科学会，旧 日本皮膚アレルギー・接触皮膚炎学会（現 日本皮膚免疫アレルギー学会）から委嘱された委員で構成された委員会にて，2009 年に「接触皮膚炎診療ガイドライン」を策定された．その後9 年の時間が経ち原因抗原，ハプテン，疫学などにも変遷があったため 2020 年に改訂版「接触皮膚炎診療ガイドライン 2020」を発表した．

【本稿のバックグラウンド】 本稿では，2020 年に改訂された「接触皮膚炎診療ガイドライン 2020」を参考に，接触皮膚炎診療についてわかりやすく解説した．

どういう疾患・病態か

接触皮膚炎とは，外来性のアレルゲン（化学物質やタンパク質）が皮膚に接触したときに湿疹反応を起こす疾患のことで，いわゆる「かぶれ」のことである．遅延型アレルギー反応の代表的な疾患であり，同一物質に数回接触の末にその物質に対して感作が成立し，成立後再度同一物質に接触したときに惹起反応が生じる．湿疹病変に対しての治療はステロイドの外用や抗ヒスタミン薬の内服などになるが，根本的には原因となるアレルゲンを特定し，除去をすることが治療の基本である．しかし生活習慣や職業のなかに原因がある場合には，慢性的に続く症状のため，患者本人も医療者も原因を特定できないことも多く，漫然と治療されていることもしばしばある疾患である．特に職業性接触皮膚炎の場合には，職業の継続が困難になる場合もあり，より専門的なアプローチが必要になる．

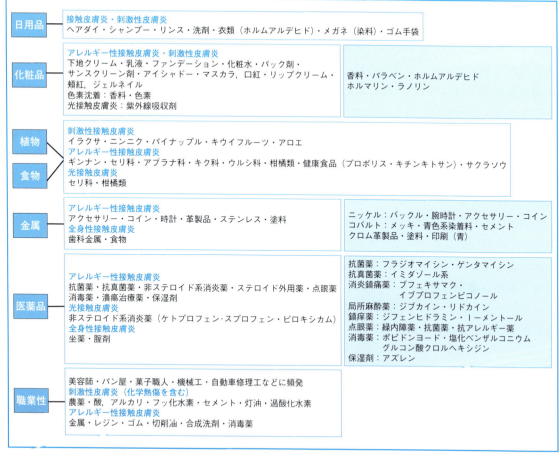

図1 疑うべきアレルゲン問診からの推定
　右の色アミ内はより頻度の高いものについて簡略化して記載されている．
(高山かおる，横関博雄，松永佳世子 他：接触皮膚炎診療ガイドライン2020. 日皮会誌 130：523-567, 2020 より引用)

病態は4つに分類される．原因となるものは多岐に及ぶ（図1）[1]．

1 刺激性接触皮膚炎

遅延型アレルギー反応を介さず，化学物質の特性として角層のバリア破綻をきたし，角層細胞からケモカインなどが放出され，炎症反応を起こす．職業性接触皮膚炎ではもっとも問題となる病型である．代表的な原因物質は界面活性剤である．

2 アレルギー性接触皮膚炎

感作と惹起反応が起こり生じる遅延型アレルギー反応である．原因は多岐に及ぶ．

3 光接触皮膚炎（光毒性接触皮膚炎，光アレルギー性接触皮膚炎）

光毒性とは物質に紫外線が当たると，それによって活性酸素が発生し，組織，細胞傷害をもたらすものである．ソラレンによる乾癬の治療はそれを利用したものである．一方，光アレルギー性接触皮膚炎は，紫外線が当たることで抗原性を持つようになる物質によるアレルギー機序を介した反応である．代表的なものとしてケトプロフェン，セリ科の植物，一部の日焼け止めの成分などがある．

接触皮膚炎　29

4 全身性接触皮膚炎・接触皮膚炎症候群

接触感作の成立後，同一の抗原が繰り返し経皮的に接触し，強い痒みを伴う皮膚病変が接触範囲を超えて全身に出現する場合を接触皮膚炎症候群と呼ぶ[2]．典型的なものは自家感作性皮膚炎様の症状となるが，これは湿疹反応が引き起こされた接触部位から経皮的に抗原が吸収されて血行性に散布されて生じるものと推測されている[3]．うるし，毛染めなど強いかぶれを起こすものなどが原因となる．

接触感作成立後に同一抗原が経口・吸入・注射など非経皮的なルートで生体に侵入することによって全身に皮膚炎を生じたものを，全身性接触皮膚炎と呼ぶ[4]．クロラムフェニコール[5]やクリンダマイシン[6]による例が報告されている．金属が原因の場合に，全身型金属アレルギーと呼ばれることがある．

治療に必要な検査と治療

接触皮膚炎は原因を特定しないと，治療には結びつかないため，重要なのは原因の特定と，もし特定することはできたとしても，職業に関連しているために原因物質を取り除けない場合の対応である．

1 診断手順

症状は体の一部に瘙痒を伴う丘疹や紅斑，鱗屑，痂皮などが混在した湿疹として現れる．そのため湿疹があれば，鑑別診断の一つとして接触皮膚炎を疑う．少しでも疑えば問診のなかから，アレルゲンを推測していく方

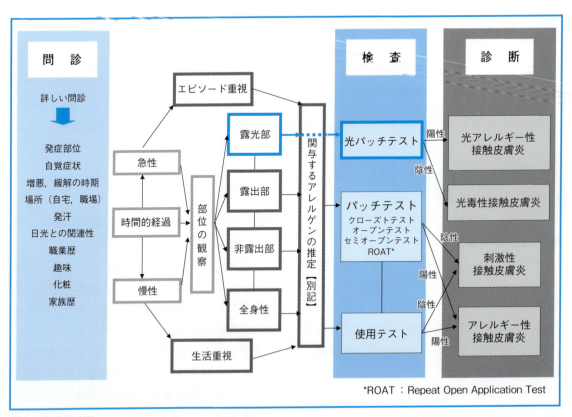

図2　診断の手順
　　（高山かおる，横関博雄，松永佳世子 他：接触皮膚炎診療ガイドライン2020．日皮会誌 130：523-567，2020 より引用）

法がある．湿疹の発症契機が急性か慢性かによって推測するアレルゲンが変わってくる（図2）．急性の発症であればエピソード重視で問診を進める．慢性であれば趣味や仕事など生活環境について問診する．アレルゲンは日用品，化粧品，植物，食物，金属，医薬品，職業に関係するものなどのなかから見つかることが多い．アレルゲンを推定したら，その物質の使用中止を指示し，ステロイド外用などを処方し，2週間程度で治癒するか経過をみるとともに，原因物質のパッチテストを行う．

2 パッチテストの手順

問診で推測したアレルゲンの関与を確定するため，もしくは未知のアレルゲンを探すためにパッチテストを行う．パッチテストは遅延型アレルギー反応を検出する唯一の方法である．背部の傍脊柱部ないし，上腕の外側にアレルゲンを載せたパッチテストテープを貼付し，48時間後にテープをはがす．判定はテープをはがして1時間程度置いた後，貼付72時間後（もしくは96時間後），1週間後に行う．刺激反応とアレルギー反応を見分けるためにICDRG基準を用いる．アレルゲンは患者の問診から推定した実物を感作の生じない濃度に希釈したり，植物であればすりつぶしたり，繊維であればほぐしたりして行う．また日本人がかぶれやすい物質（金属，ゴム関連，樹脂関連，化粧品関連，防腐剤，植物）を集めたジャパニーズベースラインシリーズがあり，それを一緒に貼付する．これらの試験を経てアレルゲンを特定し除去する．

治療の実際

原因除去のうえ，症状と部位に合ったステロイド外用を行うのが治療の基本である．痒みや症状の強さによって，抗ヒスタミン薬の内服を追加する．接触皮膚炎症候群など症状の範囲が広い場合には，ステロイドを短期間内服することもある．原因が職業に関連するもので，除去が難しい場合には，産業医に相談のうえ配置転換することが望ましいが，それも難しい場合に免疫抑制薬（保険適用外）の内服をやむを得ず進める場合もある．

症例呈示

症例：40代，女性．
現病歴：数日前に買ったばかりの下着を着けたところ痒みを伴う発疹が出現したため来院（図3）．
現症：体幹の下着の当たっていたと思われる部位に一致して，丘疹が集簇した紅斑局面がみられた．

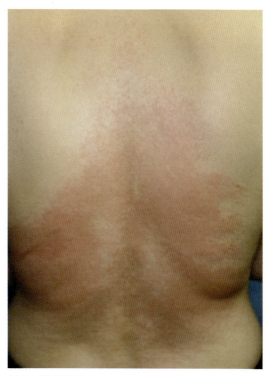

図3　臨床写真
40代女性，購入後着用した新しい下着による接触皮膚炎．

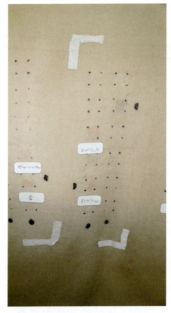
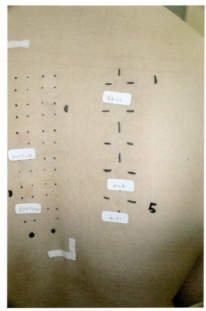

図4　パッチテスト
パッチテストの結果，ゴムに含まれる加硫促進剤の一種であるカルバミックスと防腐剤のイソチアゾリノンが陽性．ゴムと新しい下着に混入していた防腐剤による接触皮膚炎と診断．

　パッチテスト：着けていた下着のゴム，レース，胸のカップの部分と，ジャパニーズベースラインシリーズを貼付した．その結果，ニッケル，ロジン，ペルーバルサム，金，カルバミックス，イソチアゾリノン，下着のゴム，レース，カップに72時間と1週間でICDRG基準＋の反応がみられた（図4）．
　診断：着けた下着に含まれるゴム加硫促進剤，新品の下着だったためについていたと思われる防腐剤であるイソチアゾリノンによる接触皮膚炎と診断した．
　経過：同じ下着は着けないように，また新たな下着などを購入したときには，使用前に洗浄するように，そしてゴムが皮膚に直接ふれないように指導した．治療は，ステロイド外用薬を1日2回外用し1週間で治癒．その後再燃はない．

> **処　方　例**
> 処方A　アンテベート®軟膏　1日2回外用
> ●痒みの強いときは
> 処方B　タリオン®　1回1錠　1日2回内服
> 　　　　を追加

専門医に紹介するタイミング

　顔面に生じた接触皮膚炎は脂漏性皮膚炎，酒皶など，鑑別診断をする必要があるため，難治性のものは専門医にご紹介いただきたい．また慢性的に経過している湿疹病変は接触皮膚炎の可能性があり，そのうち職業に関するものでは特にパッチテストで原因を特定したほうが望ましく，専門医へご紹介いただきたい．

専門医からのワンポイントアドバイス

　湿疹病変がステロイド外用薬で治らない，
または繰り返す場合には，外用薬の強さが適
切ではない，外用薬の量や塗り方が適切では
ない，外用期間が適切ではないといったこと
のほかに，接触皮膚炎を鑑別していただく必
要がある．

──────── 文　献 ────────

1) 高山かおる，横関博雄，松永佳世子 他：接触皮膚炎
　診療ガイドライン 2020. 日皮会誌 130：523-567,
　2020

2) 須貝哲郎：接触皮膚炎症候群. 綜合臨牀 52：477-
　479, 2003

3) 大砂博之，池澤善郎：接触皮膚炎症候群と全身性接
　触皮膚炎. 皮アレルギーフロンテ 2：217, 2004

4) 足立厚子，堀川達也：接触皮膚炎　その多彩な臨床
　像と検査法　金属接触アレルギーと全身型金属アレ
　ルギー　臨床・検査・診断および治療について（解
　説）. 日皮会誌 117：2354-2356, 2007

5) 松井珠乃，小野友道，木藤正人：クロラムフェニ
　コールによる Systemic Contact Dermatitis─点眼液
　で感作され腟錠で発症した 1 例─. 西日皮 57：
　1157-1159, 1995

6) 松田亜依，佐藤絵美，石橋侑花 他：クリンダマイシ
　ン塩酸塩カプセルによる全身性接触皮膚炎の 1 例.
　西日皮 83：406-410, 2021

1. 湿疹皮膚炎群

手湿疹

矢上晶子
藤田医科大学ばんたね病院 総合アレルギー科

POINT
- ●手湿疹は，日常診療でよく遭遇する疾患である．スキンケアの実施やステロイド外用薬の塗布により皮疹は改善するが，手湿疹の原因物質を回避しないと皮疹を繰り返し慢性化する．
- ●原因物質を同定するための検査としてパッチテスト，プリックテストを行う．
- ●ステロイド外用薬などを処方するのみではなく，原因物質の回避，保湿剤やバリアクリームなどによるスキンケアやゴム手袋による防御など，日常生活や就業中の配慮などを適切に指導することが大切である．

ガイドラインの現況

わが国では，「手湿疹診療ガイドライン」[1] が 2018 に日本皮膚科学会，日本皮膚アレルギー・接触皮膚炎学会（現　日本皮膚免疫アレルギー学会）から委嘱された委員らにより策定された．本ガイドラインは現時点におけるわが国の手湿疹の基本的，標準的治療の目安を示すものである．

【本稿のバックグラウンド】　本稿は，2018 年に策定された日本皮膚科学会「手湿疹診療ガイドライン」を参考に，手湿疹の診療についてわかりやすく解説した．

どういう疾患・病態か

手湿疹は，刺激物質や接触アレルゲンが皮膚に接触することによって発症する湿疹であり，男性より女性に多い．職業性皮膚疾患として起こる頻度が高く，発症しやすい職業として，理・美容師，看護師，調理・炊事・皿洗い業が挙げられる．Thyssen JP らの一般集団における手湿疹の疫学調査では，手湿疹の罹患率はおよそ 4%，生涯有病率は 15%，

その発症率は 1,000 人に 5.5 人（女性 9.6 人，男性 4.0 人）で，発症要因として女性，接触皮膚炎，アトピー性皮膚炎，ウェットワークを挙げている[2]．

手湿疹を起こすもっとも頻度の高い要因は接触する刺激因子であるが，接触アレルゲン，即時型接触アレルゲン（食物などの蛋白質抗原）などの外因性因子とともに，アトピー的な因子や原因が明らかにできない内因性の因子も存在するとされる．

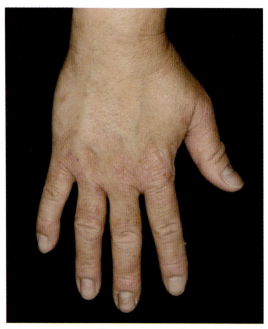

図1 ヘアカラー剤によるアレルギー性接触皮膚炎（美容師）
特にヘアカラーが付着する部位に慢性化した湿疹病変を認める．

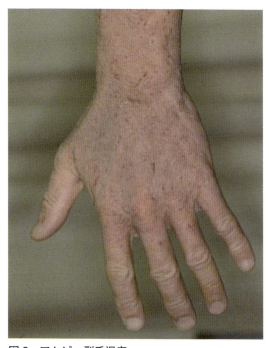

図3 アトピー型手湿疹
手指，手背全体に乾燥と苔癬化病変，色素沈着を認める

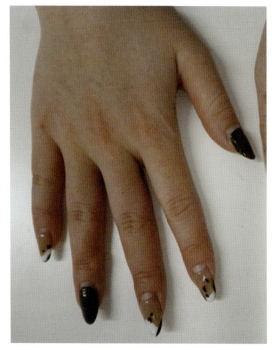

図2 ジェルネイルによるアレルギー性接触皮膚炎
爪周囲に湿疹病変を認める．

その発症機序から，①刺激性接触皮膚炎，②化学物質（単純化学物質，ハプテンなど）によるアレルギー性接触皮膚炎，③蛋白質接触皮膚炎（protein contact dermatitis），④アトピー型手湿疹の4つに分類される[3]．これらの機序が重なっていることも少なくない．

1 刺激性接触皮膚炎

物理的，化学的な刺激が直接皮膚を傷害して生じる皮膚炎で，手湿疹の約7割を占める．刺激が加わる部位から始まり，一般には利き手側の指先や手掌，爪周囲などに好発する．

2 化学物質によるアレルギー性接触皮膚炎[4]（図1，2）

刺激性接触皮膚炎に比べて，紅斑や小水疱といった湿疹症状や痒みが強いことが多い．アレルゲンが接触した部位から始まる．指先

表1　手湿疹診療のステップ

STEP1	●原因抗原，刺激因子からの回避 ●保湿剤，グローブを用いたスキンケア ●炎症を伴う症例に対してステロイド外用薬（断続的使用） 　（※4週間以内にステロイド外用薬の効果判定を行う）
STEP2	●ステロイド外用薬のランク増強，使用頻度の見直し ●痒み対策として抗ヒスタミン薬内服を加える
STEP3	●紫外線療法（PUVA，UVB，エキシマランプ）
STEP4	●全身的治療（ステロイド，シクロスポリンなどの内服） 　（※4週間以内を原則とする）

（文献1を参照して作成）

や母指球，手背側などが好発部位であるが，アレルゲンが長く残りやすい指間や指の側面にもよくみられる．また手だけでなく，アレルゲンと接触した手首や前腕にも皮疹がみられることがある．金属によるアレルギー性接触皮膚炎（金属アレルギー）の全身型として，汗疱状湿疹（異汗性湿疹，汗疱）を起こすことがある．発汗で増悪することが多く，手掌・足蹠を主体とする湿疹病変である．

③ 蛋白質抗原に対する接触皮膚炎（protein contact dermatitis，蛋白質接触皮膚炎）

皮膚に触れたアレルゲンに対する即時型アレルギーを主な発症機序とする手湿疹である．多くはアレルゲンに接触した直後に著しい痒みが生じ，数分から数時間以内に紅斑，膨疹，血管浮腫，続いて小水疱を生じ，湿疹が慢性化する．職業との因果関係が明らかで，肉，魚，野菜など主に食物に含まれるタンパク質が原因アレルゲンとなり，接触した部位に生じる反復再発性のアレルギー性接触皮膚炎は，職業性 protein contact dermatitis と呼ばれる．

④ アトピー型手湿疹（図3）

アトピー性皮膚炎の患者は，フィラグリンの発現低下など皮膚バリア機能が低下しやすい素因があるため，刺激性の手湿疹を起こしやすい．手首から手背指背の苔癬化を伴う紅斑局面，小水疱，丘疹，搔破痕などが混在する．

治療に必要な検査と診断

手湿疹にはパッチテストもしくはプリックテストを行う．

① パッチテスト

アレルギー性接触皮膚炎に対する検査法である．手湿疹では，ゴム手袋に含まれる化学物質や外用薬，クリームの成分，ヘアカラー剤，ジェルネイルなどに含まれる樹脂などによるアレルギー性接触皮膚炎が多く，それらの製品や試薬を貼付する．特に，ゴム手袋には，その製造過程で加硫促進剤，老化防止剤などさまざまな化学物質が含まれており，特に加硫促進剤はアレルギー性接触皮膚炎の原因となりやすい物質として知られている．職業性では農薬，切削油・機械油，植物，金属，樹脂（レジン），ゴムなどが主な原因と

して挙げられる.

2 プリックテスト

接触蕁麻疹や protein contact dermatitis など，即時型の反応が関与する場合に実施する.

原因物質との接触歴や症状があり，検査が陽性の場合に確実例とする.

治療の実際

手湿疹の診療は，大きく4つの段階に分けられる（**表1**）.

STEP1では，問診や病歴から推定されたもっとも可能性の高い原因物質を除去し，同時に，細菌，真菌，疥癬などの感染症の検索を行う．そして，保湿剤を用いたスキンケアやグローブを用いた防御対策を含めた生活指導とともに外用薬を用いた治療を行う．外用治療は，まずストロング程度の強さのステロイド外用薬（推奨度A）により治療を行い4週間経過を観察する．軽快した場合は，ステロイド外用薬の減量・ランクを下げ，外用薬を断続的に使用するかアトピー性皮膚炎を合併している場合は，タクロリムス軟膏などに変更する．軽快しない場合はSTEP2として，ステロイド外用薬の増量もしくはランクをベリーストロングまで上げ，痒みが強い場合は抗ヒスタミン薬を追加する．それでも改善しない場合は，STEP3として紫外線療法を行う．紫外線療法でも改善がみられない，もしくは紫外線療法が実施できない施設では，STEP4として短期ステロイド内服療法（プレドニゾロン20mg/日）や免疫抑制薬内服療法などの全身的治療を4週間程度行う．なお，紫外線療法とシクロスポリンは併用できない．また，紫外線療法からシクロスポリンへの移行は期間を設ける必要があるなど，

本段階の治療には注意すべき点がある.

処方例

処方A ヒルドイドソフト® 軟膏 0.3%
1日2回手指全体，手首などにしっかりと塗布する

処方B ボアラ® 軟膏

● **上記で軽快しない場合（亀裂やびらん，滲出液を伴う場合），上記の処方に加えて**

ステロイド外用薬を強いランクのステロイド外用薬に変更する：

処方 ネリゾナ® 軟膏

びらんや亀裂，滲出液を伴う場合：

処方 亜鉛華軟膏（オリーブ油）

痒みが強い場合：

処方 ビラノア® 錠 1日1錠（空腹時）

● **上記の治療に抵抗性を示す重症・最重症例には，ステロイド内服薬を投与してもよいが短期間にとどめる**

処方 プレドニゾロン錠（5mg）
1回2錠 1日1回朝

● **職業性接触皮膚炎などで原因物質を除去できない場合などは，免疫抑制薬（内服）を使用することもある（保険適用外につき条件付）**

処方 シクロスポリン 3mg/kg/日など

● **手湿疹が改善してきた場合は，アトピー性皮膚炎を合併している場合は，ステロイド非含有外用薬を使用する**

処方 タクロリムス軟膏

専門医に紹介するタイミング

原因抗原や刺激因子からの回避や保湿剤によるスキンケアやグローブを用いた防御，ステロイド外用薬を使用し，さらにランクの強いステロイド外用薬への変更や，抗ヒスタミン薬を併用し4週間経過しても軽快しない場合は皮膚科専門医に紹介するとよい.

手湿疹 **37**

専門医からのワンポイントアドバイス

　手湿疹は，原因となる物質が取り除かれなければ繰り返し誘発される．よって，手湿疹の診療の大きなポイントは原因を見きわめ回避することである．発症時期，発症部位，増悪や軽快する時期，自宅，職場，発汗との関連性，職業歴，趣味，日用品（クリーム），家事，家族歴，薬物の治療歴などを詳しく問診することが大切である．それらを基にパッチテストもしくはプリックテスト，特異的IgE 抗体測定などを実施し原因物質の同定に努め，それらの情報から患者に合った治療法を選択し，適切な生活指導を行う．

--- 文　献 ---

1) 高山かおる，片山一朗，室田浩之 他：手湿疹診療ガイドライン．日皮会誌 128：367-386, 2018
2) Thyssen JP, Johansen JD, Linneberg A et al：The epidemiology of hand eczema in the general population—prevalence and main findings, Contact Dermatitis 62：75-87, 2010
3) Coenraads P-J：Hand eczema. New Engl J Med 367：1829-1837, 2012
4) 高山かおる，横関博雄，松永佳世子 他：接触皮膚炎診療ガイドライン 2020. 日皮会誌 130：523-567, 2020

1. 湿疹皮膚炎群

アトピー性皮膚炎

加藤則人
京都府立医科大学北部キャンパス

POINT

● 皮膚バリア機能低下のため，日常生活での軽微な刺激で非特異的な皮膚炎が生じる．

● 痒みを伴う左右対側性の湿疹病変が，年代ごとに特徴的な分布を示して出現し，軽快と悪化を繰り返して慢性に経過する．

● 治療の3本柱は，薬物療法，スキンケア，悪化因子対策だが，特にステロイド外用薬を主とした抗炎症外用薬が重要である．

ガイドラインの現況

日本では，日本皮膚科学会と日本アレルギー学会による「アトピー性皮膚炎診療ガイドライン2024」が作成された．これは，同じく両学会による「アトピー性皮膚炎診療ガイドライン2021」に，国内外で発表されたアトピー性皮膚炎に関する新しい知見（原則として2023年10月末まで）を加えて作成された．

【本稿のバックグラウンド】 本稿では，2024年に改訂された日本皮膚科学会と日本アレルギー学会による「アトピー性皮膚炎診療ガイドライン2024」を参考に，アトピー性皮膚炎の診療について解説した．

どういう疾患・病態か

診療ガイドラインでは，「増悪と軽快を繰り返す瘙痒のある湿疹を主病変とする疾患で，患者の多くは「アトピー素因」を持つ」と定義している．また，アトピー素因を①気管支喘息，アレルギー性鼻炎・結膜炎，アトピー性皮膚炎のうちいずれか，あるいは複数の疾患の家族歴や既往歴，または② IgE抗体を産生しやすい素因としている．

日本の乳幼児から小児，思春期，若年成人

の10％程度にみられるコモンな慢性炎症性皮膚疾患である．

病態形成で重要なのは，表皮，なかでも角層の保湿因子の減少によるバリア機能の低下である．皮膚バリア機能が低下すると，汗や唾液，衣服との摩擦など日常生活での軽微な刺激で非特異的な炎症（皮膚炎＝湿疹）が生じる．皮膚炎に伴う痒みのために皮膚を搔破すると，その刺激で皮膚炎がさらに悪化する．バリア機能が低下した皮膚から侵入した食物やダニ，ホコリなどのアレルゲンによる

アトピー性皮膚炎 **39**

アレルギー炎症で皮膚炎はさらに悪化する．炎症を起こした皮膚では表皮角化細胞のターンオーバーが亢進し，保湿因子を産生する時間が減るため，ますます皮膚のバリア機能が低下し，易刺激性が亢進する．痒みに伴う掻破行為による皮膚への刺激は，皮膚炎をさらに悪化させる．このようなコントロールされていない皮膚炎による，さらなる皮膚炎の悪化の悪循環は，アトピー性皮膚炎の悪化の要因としてきわめて重要である．

アトピー性皮膚炎の皮疹，すなわち湿疹病変は左右対側性にみられる．全身の乾燥皮膚に加えて，乳児期は主に顔にみられる湿疹が，幼小児期には頸や肘・膝関節の屈側などに好発し，体幹，四肢には乾燥皮膚や鳥肌様の毛孔一致性丘疹がみられる．思春期以降には，より広い範囲に湿疹がみられるようになり，頭，頸，胸，背など上半身に皮疹が強い傾向があり，顔にびまん性の紅斑がみられることも増えてくる．

治療に必要な検査と診断

アトピー性皮膚炎は臨床像と経過から診断される．上述の年代ごとに特徴的な分布と性状を呈する痒みを伴う湿疹が左右対側性に現れる臨床像と，乳児では2ヵ月以上，それ以降では6ヵ月以上の期間にわたって悪化と軽快を繰り返す経過から診断する（**表1**）．鑑別すべき疾患として，接触皮膚炎，脂漏性皮膚炎，乾癬，皮膚リンパ腫，疥癬，虫刺症，白癬菌症，全身性エリテマトーデスや皮膚筋炎などがある[1]．

診断に必須の検査はないが，患者の約80％で血清総IgE値が高値になり，診断の参考になる．乳児では卵白など食物アレルゲン，それ以降ではダニやホコリ，ペットなど環境中のアレルゲンに対するアレルゲン特異的IgE抗体価が陽性になることが多い．これらのアレルゲンへの曝露で皮疹が悪化することがあるが，特異的IgE抗体陽性と症状誘発に因果関係がない非特異的な感作である

表1　アトピー性皮膚炎の診断基準（日本皮膚科学会）

1. 瘙痒
2. 特徴的皮疹と分布
① 皮疹は湿疹病変
・急性病変：紅斑，湿潤性紅斑，丘疹，漿液性丘疹，鱗屑，痂皮
・慢性病変：浸潤性紅斑・苔癬化病変，痒疹，鱗屑，痂皮
② 分布
・左右対側性
　好発部位：前額，眼囲，口囲・口唇，耳介周囲，頸部，四肢関節部，体幹
・参考となる年齢による特徴
　乳児期：頭，顔にはじまりしばしば体幹，四肢に下降．
　幼小児期：頸部，四肢関節部の病変．
　思春期・成人期：上半身（頭，頸，胸，背）に皮疹が強い傾向．
3. 慢性・反復性経過（しばしば新旧の皮疹が混在する）
　：乳児では2ヵ月以上，その他では6ヵ月以上を慢性とする．

上記1，2，および3の項目を満たすものを，症状の軽重を問わずアトピー性皮膚炎と診断する．そのほかは急性あるいは慢性の湿疹とし，年齢や経過を参考にして診断する．

（佐伯秀久，大矢幸弘，荒川浩一 他：アトピー性皮膚炎診療ガイドライン2024．日皮会誌134：2741-2843，2024／アレルギー73：1025-1125, 2024 より引用）

ことも多い．特異的IgE抗体が陽性になったアレルゲンと症状の因果関係を判断するときには，そのアレルゲンに曝露するたびに皮疹が悪化するか，そのアレルゲンへの曝露を避けると皮疹が軽快するか，など十分な問診が基本となる．

これまでの末梢血好酸球数，血清LDH値に比べて，アトピー性皮膚炎の病勢をより鋭敏に反映するバイオマーカーとして，血清TARC値と血清SCCA2値がある．血清TARC値は低年齢の小児で高値を示し基準値が異なっている．血清SCCA2値は，年齢によらず単一であるところがメリットで，15歳以下の小児で保険適用である．

治療の実際

「アトピー性皮膚炎診療ガイドライン」の診断治療アルゴリズム（図1）を参考に，診療を進める．確実な診断と罹病範囲・重症度の評価の後に，治療の目標とゴールを説明して患者と共有する．治療の目標は「症状がないか，あっても軽微で，日常生活に支障がなく，薬物療法もあまり必要としない」あるい

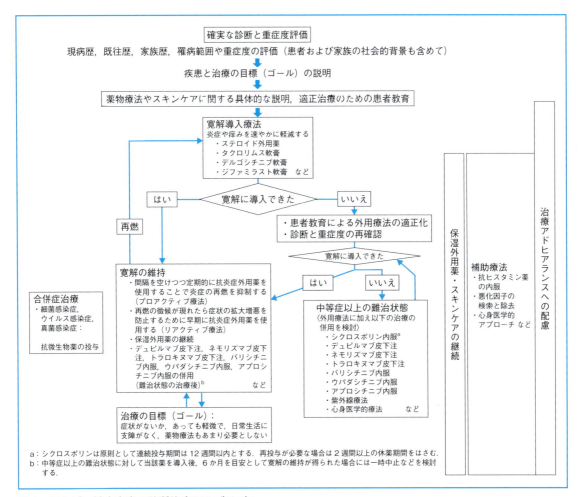

図1 アトピー性皮膚炎の診断治療アルゴリズム
（佐伯秀久，大矢幸弘，荒川浩一 他：アトピー性皮膚炎診療ガイドライン2024．日皮会誌 134：2741-2843, 2024／アレルギー 73：1025-1125, 2024 より引用）

表2 皮疹の重症度と外用薬の選択

	皮疹の重症度	第一選択の外用薬
重症	高度の腫脹/浮腫/浸潤ないし苔癬化を伴う紅斑, 丘疹の多発, 高度の鱗屑, 痂皮の付着, 小水疱, びらん, 多数の掻破痕, 痒疹結節などを主体とする	必要かつ十分な効果を有するベリーストロングのステロイド外用薬を第一選択とする. ベリーストロングでも十分な効果が得られない場合は, その部位に限定してストロンゲストを選択して使用することもある
中等症	中等度までの紅斑, 鱗屑, 少数の丘疹, 掻破痕などを主体とする	ストロングないしミディアムのステロイド外用薬を第一選択とする
軽症	乾燥および軽度の紅斑, 鱗屑などを主体とする	ミディアム以下のステロイド外用薬を第一選択とする
軽微	炎症症状に乏しく乾燥症状が主体	ステロイドを含まない外用薬を選択する

(佐伯秀久, 大矢幸弘, 荒川浩一 他：アトピー性皮膚炎診療ガイドライン2024. 日皮会誌 134：2741-2843, 2024／アレルギー 73：1025-1125, 2024 より引用)

は「軽微な症状は存在するが急性に悪化することは稀で, 悪化しても遷延しない」状態にコントロールすることである. 治療の開始時に「適切な治療によって皮疹が安定した状態が維持されれば寛解が期待される疾患である」ことを伝えて, 段階的に目標を設定していく.

治療は, ①皮膚の炎症に対する抗炎症外用薬を主とする薬物療法, ②皮膚バリア機能の低下に対する保湿や清潔のスキンケア, ③個々の症例ごとの悪化因子の検索と可能な範囲での除去, の3つの柱からなる.

薬物療法の主体は, ステロイド外用薬やタクロリムス外用薬, デルゴシチニブ軟膏, ジファミラスト軟膏などの抗炎症外用薬である. ステロイド外用薬は, 炎症性皮膚疾患の治療の第一選択薬で, 急性病変, 慢性病変のいずれにも有効で即効性が期待できる. 一方で, 長期連用による皮膚萎縮, 毛細血管拡張などの局所性副作用を避けることも大切である. したがって, ステロイド外用薬を使用する際は, 安全性を考慮しつつ高い効果を得るために, 皮疹の部位や性状, 重症度などを考慮して適切なランクのものを選択し適切な期

間使用することが大切である（表2）. ステロイド外用薬は, 日本では一般に5つのランクに分類される. 部位によるステロイド外用薬の吸収率は, 前腕伸側を1とした場合に, 頬は13.0, 頸部は6.0, 陰嚢は42とされる. 顔面, 頸部, 外陰部など皮膚が薄く薬剤の吸収率が高い部位には, 原則としてミディアムクラス（Ⅳ群）以下のものを用いる. 眼瞼周囲では眼圧上昇の可能性にも配慮する必要がある. ステロイド外用薬で湿疹病変が十分に軽快したら, 外用回数を漸減するか, タクロリムス軟膏（2歳以上で使用可能）やデルゴシチニブ軟膏（6ヵ月以上）（ともに, 使用量の制限あり, 感染部位には使用しないよう細心の注意が必要）, ジファミラスト軟膏（3ヵ月以上）に切り替えて寛解を維持する. タクロリムス外用薬は, 外用初期に刺激感やほてり感がみられることがあるが, 皮疹の改善とともに通常1週間程度で軽快するので, あらかじめ説明しておく.

外用量は, 薄く伸ばすのではなく, 皮膚の溝を埋めるイメージ, あるいは示指の先端から第1関節部まで口径5mmのチューブから押し出された量（約0.5g）が英国成人の手

掌で2枚分（成人の体表面積の2%）という目安（finger tip unit）を伝えて，十分な量を塗るよう指導する．

再燃を繰り返す皮疹に対しては，ステロイド外用薬やタクロリムス軟膏を連日塗布して軽快した後も週に1～2回程度のステロイド外用薬やタクロリムス軟膏の塗布を継続するプロアクティブ療法に移行する．

診療ガイドラインに沿ったステロイド外用薬などによる治療でも軽快しない中等症以上の患者には，アレルギー炎症にかかわる interleukin（IL）-4とIL-13を介したシグナル伝達を阻害するIL-4受容体アルファサブユニット（IL-4Rα）に対する抗体デュピルマブ（6ヵ月以上に使用可），IL-13とその受容体IL-13Rα1との相互作用を阻害することでIL-13の活性を中和する薬剤であるトラロキヌマブ（15歳以上），痒みに関係するIL-31の受容体Aに対する抗体ネモリズマブ（13歳以上）などの生物学的製剤や，バリシチニブ（2024年3月から2歳以上），ウパダシチニブ（12歳以上かつ体重30kg以上），アブロシチニブ（12歳以上）などのヤヌスキナーゼ（Janus kinase：JAK阻害薬）を用いることがある．これらは，いずれもアトピー性皮膚炎の診療を専門とする医師によって使用されるべき旨が最適使用推進ガイドラインに記されている．

ヘパリン類似物質などの保湿外用剤による皮膚の乾燥に対する保湿のスキンケアは，皮膚バリア機能の低下を補完し，ステロイド外用薬で湿疹病変が軽快した後も継続して使用することで，皮疹の再燃を予防する効果が期待できる．また，乾燥による皮膚の痒みを軽減する効果もある．

入浴時の清拭には，皮膚バリア機能を低下させるナイロンタオルやボディブラシは使用せず，石鹸や洗浄剤をよく泡立てて，泡を手のひらにのせて優しく洗うよう指導する．石鹸や洗浄剤，シャンプーやリンスのすすぎ残しは，皮膚への刺激になるので，しっかりすすぐことも大切である．発汗後の汗はそのまま放置せず，水道水で汗を洗い流すか濡れたおしぼりで拭くよう指導する．

悪化因子は患者ごとに，あるいは時期によって異なるが，発汗，衣服との摩擦，ストレス，不規則な生活，睡眠不足，食物やダニ，ペット，真菌，花粉などのアレルゲンなど，さまざまな要因が関係する．一般に，室内は適温と適湿を心がけ，規則的な生活を送り夜更かしを避ける，爪は短く切る，チクチクする素材の衣服を避ける，などの生活指導を行う．

これらの治療や生活上の注意によっても期待した効果が得られない場合には，外用薬や日常生活品に対する接触アレルギーなどの悪化因子の検索や心理社会学的アプローチを行うことがある．

処方例

抗炎症外用薬

●体幹・四肢の皮疹

軽症：リドメックス®軟膏　1日1～2回　単純塗布

中等症：リンデロン®-V軟膏　1日1～2回　単純塗布

重症：マイザー®軟膏　1日2回　単純塗布

●顔面・頸部の皮疹

中等症～重症：ロコイド®軟膏　1日2回　単純塗布で軽快したらプロトピック®軟膏（0.03%，0.1%）またはコレクチム®軟膏（0.5%，0.25%）1日1～2回　単純塗布に切り替える．

軽症：プロトピック®軟膏（0.03%，0.1%）またはコレクチム®軟膏（0.5%，

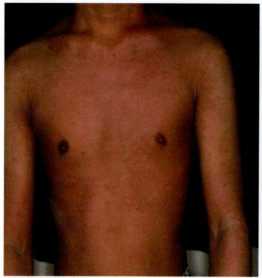
図2　紅斑

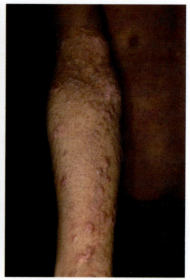
図3　痒疹

0.25％）　1日2回　単純塗布または
モイゼルト®軟膏（0.3％，1％）1日
2回　単純塗布

保湿のスキンケア

処方A　ヒルドイド®ローション　1日1〜2
　　　回　単純塗布（夏期に好適）

処方B　ヒルドイド®ソフト　1日1〜2回
　　　単純塗布

専門医に紹介するタイミング

　アトピー性皮膚炎の診断が確実でない場合，診療ガイドラインに沿った治療を1ヵ月程度行っても皮疹の改善がみられない場合には，専門の医師または施設に紹介するべきである．強い炎症を伴う皮疹が体表面積のおよそ30％以上にみられる場合，著明な紅斑（図2：広範囲に強い紅斑を認める）や掻破痕，びらんが広範囲にみられる場合，著明な苔癬化，痒疹（図3：多数の痒疹を認める）などを認める場合にも，専門の医師に紹介するようにする．伝染性膿痂疹やカポジ水痘様発疹症などの感染症を併発している場合には，すみやかに皮膚科専門医に紹介する．

専門医からのワンポイントアドバイス

　アトピー性皮膚炎にはさまざまな悪化因子があるが，最大の悪化因子は適切にコントロールされていない皮膚炎による悪循環と考えられる．皮疹の重症度に応じた適切な薬物療法で皮膚の炎症を十分に制御することが大切である．

--- 文　献 ---

1) 佐伯秀久，大矢幸弘，荒川浩一 他：アトピー性皮膚炎診療ガイドライン2024．日皮会誌 134：2741-2843, 2024／アレルギー 73：1025-1125, 2024
2) Feldmann RJ, Maibach HI：Regional variation in percutaneous penetration of 14C cortisol in man. J Invest Dermatol 48：181-183, 1967

1. 湿疹皮膚炎群

脂漏性湿疹

原田和俊
東京医科大学 皮膚科学分野

POINT
●脂漏性湿疹は，頭部や顔面，体幹などの皮脂腺が多く分布する部位に好発する慢性の湿疹である．乳児期と中年以降に好発する．
●脂漏性湿疹の発症には，脂質要求性の真菌であるマラセチアが関与する．
●治療には，抗真菌作用と抗炎症作用を有するケトコナゾールクリームやステロイド軟膏を塗布する．抗真菌成分を含有するシャンプーやボディソープも予防に有用である．乳児期の脂漏性湿疹は自然軽快することを説明することが重要である．

ガイドラインの現況

　わが国では，脂漏性湿疹の診療ガイドラインは出版されていない．しかし，日本皮膚科学会から公表されている「アトピー性皮膚炎診療ガイドライン2024」には脂漏性湿疹とアトピー性皮膚炎との鑑別のポイントが記載されている．さらに，日本皮膚科学会「皮膚真菌症診療ガイドライン2019」では，脂漏性湿疹の発症に関与するマラセチアについて解説されている．海外では，デンマークの皮膚科学会からマラセチア関連皮膚疾患の治療ガイドラインが発行されており，脂漏性湿疹の治療法が解説されている．また，コクランライブラリーには，脂漏性湿疹に対する外用療法，小児脂漏性湿疹に対する介入のエビデンスに関する解説が掲載されている．

【本稿のバックグラウンド】　本稿では，コクランライブラリーをはじめとするシステマティックレビューの結果に基づき，治療法について解説した．また，世界的な標準治療法を確認するため，UpToDate® を参照した．さらに，脂漏性湿疹の病態に関しては基礎研究の総説論文も引用した．

どういう疾患・病態か

　脂漏性湿疹は皮脂腺が多く分布する脂漏部位（頭部，顔面，胸骨部，背部正中，腋窩，鼠径部）を中心に出現する慢性再発性の湿疹である（図1）．頭部に鱗屑が付着するフケ

症は脂漏性湿疹と病態は同一であり，脂漏性湿疹との差は炎症の強さの違いによる．脂漏性湿疹の主な皮疹は，比較的厚い白色から黄白色の鱗屑を付着する淡紅色の紅斑である．掻痒はアトピー性皮膚炎や接触皮膚炎などに比較して軽度である症例が多いが，頭部は掻

脂漏性湿疹　**45**

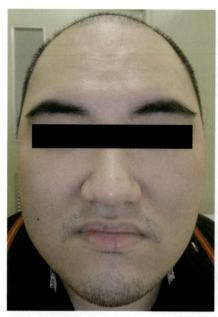
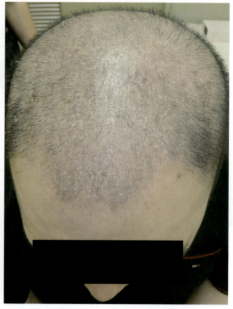

図1 脂漏性湿疹
顔面の眉間，眉毛部，鼻唇溝を中心に淡紅色斑と鱗屑が付着する．頭部にもびまん性に鱗屑が付着した淡紅色斑が認められる．

破しやすい部位であり，難治性のことがある．脂漏性湿疹は皮膚科外来患者の3.3%を占める頻度の高い疾患であり，好発年齢は新生児期から乳児期と中年期以降である．

脂漏性湿疹の発症に関与する要因として皮脂分泌異常，ビタミン代謝異常，皮膚のpHの異常などが示されてきたが，皮膚の常在性真菌であるマラセチアがもっとも重要な因子である[1〜3]．

マラセチアは皮膚の正常真菌叢を構成する真菌のなかでもっとも多く存在する．マラセチアは現在19種類発見されており，そのなかの11種類がヒトから検出される．日本人では *Malassezia globosa* と *Malassezia restricta* が主に検出されるが，脂漏性皮膚炎の病変部では *Malassezia restricta* が優位に存在している[1]．

マラセチアは脂質合成酵素が欠損しており，生存のため，脂質を外部から取り込む必要がある．マラセチアは酵素を分泌し，ヒトの皮脂由来のトリグリセリドを分解することで，産生された脂肪酸を栄養源として生存している．マラセチアが産生した脂肪酸は，表皮角化細胞から炎症性サイトカインの産生を誘導し，脂漏性湿疹を発症させる．マラセチアによって産生された不飽和脂肪酸の一つであるオレイン酸は，表皮角化細胞からIL-1αを誘導することが示されており，オレイン酸を頭皮に塗布するのみでも，皮膚の炎症が惹起される．

また，マラセチアは直接，免疫担当細胞や表皮細胞からIL-1，IL-2，IL-4，IL-6，IFN-γなどのサイトカインの分泌を誘導し，これらの炎症性サイトカインが病態形成に重要な役割を演じている可能性も示唆されている[1]．

近年，皮膚の炎症に関与するアリル炭化水素受容体（aryl hydrocarbon receptor：AhR）が注目を浴びている．AhRは核内受容体であり，ダイオキシンはこの受容体の代

表的なリガンドである．脂漏性湿疹の発症に
も AhR が関与することが報告されている．
脂漏性湿疹患者より分離されたマラセチア
は，トリプトファンアミノトランスフェラー
ゼにより，トリプトファンをピルビン酸誘導
体を経て malassezin へ変換する．Malasse-
zin は AhR のリガンドとなることから，マ
ラセチアは AhR 経路を活性化し，脂漏性湿
疹を引き起こす可能性がある[1]．

乳児に発症する脂漏性湿疹も基本的にはマ
ラセチアが病態形成に関与する．乳児では，
母体由来の男性ホルモンによって脂腺の活動
性が活発化しており，マラセチアが増殖しや
すい環境にある．このことが，乳児脂漏性湿
疹の発症に重要な役割を演じている．しか
し，母体由来の血液中の男性ホルモンの上昇
は一過性であり，乳児の脂漏性湿疹は男性ホ
ルモンが低下するに従い自然に軽快する[4]．

治療に必要な検査と診断

脂漏性湿疹の診断は，皮疹が頭部，眉間，
鼻唇溝などの脂漏部位や腋窩，鼠径部など，
間擦部に出現すること，慢性に経過するとい
う臨床経過から比較的容易である．大部分の
脂漏性湿疹の症例では，紅斑が頭部，顔面に
限局することが多い．しかし，全身に紅斑が
多発し尋常性乾癬と鑑別に苦慮する症例で
は，皮膚生検を行い病理組織学的に鑑別する．

落葉状天疱瘡は比較的稀な自己免疫水疱症
であるが，皮疹は脂漏性湿疹と同様に皮脂の
多い部分に出現する傾向がある．さらに，落
葉状天疱瘡の皮疹は明らかな水疱を形成せ
ず，紅斑と落屑のみであるため，難治性の脂
漏性湿疹として治療されていることがある．
したがって，ステロイド外用に抵抗性を示す
症例は本症を疑い，皮膚生検や血液検査で抗
デスモグレイン1抗体を測定する．

また，頭部の脂漏性湿疹と診断されたもの
の，ステロイド外用によって皮疹が増悪する
症例は，頭部白癬のことがあるので注意が必
要である．近年，ペットを飼う人が増加傾向
にあり，ネコ由来の *Microsporum canis* によ
る頭部白癬は皮膚科外来でしばしば経験する
疾患である．真菌感染症である可能性を疑わ
ずステロイド外用を続けると，ケルスス禿瘡
となり，難治性となる．ステロイドローショ
ンで改善がみられないもしくは増悪傾向にあ
る症例は，白癬である可能性を考え，頭部か
ら鱗屑を採取し KOH 直接鏡検を行う．鏡検
検査で真菌成分を確認できない場合には，サ
ブロー培地などを用いて真菌培養を行うこと
も重要である．頭部白癬は培養の陽性率が比
較的高い．

一方，乳児の脂漏性湿疹はアトピー性皮膚
炎と鑑別が難しい．顔面以外に湿疹病変があ
る場合，皮膚の乾燥がある場合にはアトピー
性皮膚炎を示唆するか，基本的には経過観察
を行いながら鑑別していくことになる．患者
の両親が検査を強く希望する場合には IgE
や TARC などを測定する．問診するうえ
で，アトピー疾患の家族歴の存在は鑑別に有
用である．また，アトピー性皮膚炎は脂漏性
湿疹に比べ罹患期間が長い．生後6ヵ月を超
えて顔面を中心に紅斑が持続する症例では，
アトピー性皮膚炎の可能性が高い．

治療の実際

コクランライブラリーによると，顔面およ
び頭部の脂漏性湿疹に対する治療としては，
ステロイドの外用がプラセボに比較して明ら
かな改善傾向を示している[2]．また，4週間
程度の短期間ではストロングクラス（WHO
による TAC 分類の class Ⅲ と class Ⅳ：リ
ンデロン® 程度からさらに強力なもの）のス

脂漏性湿疹　**47**

テロイドとマイルドクラス（WHOによる TAC分類のclass Iとclass II：ロコイド®程度からさらに弱いもの）のステロイドでは，治療効果に差がないことが示されている．さらにわが国では保険適用がないが，タクロリムスのようなカルシニューリン阻害薬もプラセボと比較して有用性が確認されている[2]．

コクランライブラリーには，顔面および頭部の脂漏性湿疹に対する抗真菌薬の効果をメタアナリシスで解析した結果も掲載されている．4週間の外用で皮疹が完全に寛解しない患者の割合は，プラセボよりケトコナゾールを外用した群のほうが31%（relative risk 0.69）少なかったと結論づけられている[3]．また，ケトコナゾールとステロイドを4週間の外用で皮疹が寛解とならない患者の割合で比較すると，両者には差がなかった．一方，症状が完全に消失するという結果から，ステロイドとアゾール系抗真菌薬の効果を比較しても，両者は同等の効果を示したと記載されている[3]．ミコナゾールとウィーククラスのステロイドの外用とを完全寛解を指標に比較した研究でも，両者に差がないことが示されている．しかし，瘙痒の改善という観点から治療効果を解析すると，ステロイド外用のほうが抗真菌薬より治療効果が高いことが示されている[2]．

上記の結果は顔面や頭部の脂漏性湿疹に対する研究結果であり，体幹部や間擦部に生じた脂漏性湿疹におけるステロイド外用とプラセボを比較した臨床試験は報告されていない．UpToDate®では間擦部の皮疹に対しては抗真菌薬かlow potency（わが国ではウィークからミディアム）のステロイドの外用，体幹部の皮疹にはmedium potency（わが国ではミディアムからストロングの弱いもの）のステロイド外用を推奨すると記載されている．

また，コクランライブラリーには，乳児期の脂漏性湿疹に対する治療介入について検討した結果も報告されている．しかし，臨床試験の数が少なく，試験のクオリティも高くないため，乳児期の脂漏性湿疹における外用薬の治療を評価することは難しいと結論づけられている[4]．

UpToDate®では，乳児の脂漏性湿疹に対しlow potencyのステロイドの外用やケトコナゾールのシャンプーやクリームの使用が推奨されている．また，乳児の脂漏性湿疹で目立つ頭部の鱗屑に対しては，軽度の皮膚疾患であることを保護者に説明することで安心させ，保湿剤や洗髪で対応するように指導すべきであると記載されている．

デンマークの皮膚科学会から公表されているガイドラインにおいても，脂漏性湿疹の治療方針は上記とほぼ同様な内容である[5]．

これらのエビデンスやガイドラインを基にして治療薬を選択すると，脂漏性湿疹による顔面や頭部の皮疹にはウィークからミディアムクラスのステロイド軟膏の外用，もしくは抗真菌薬の外用が適切と考えられる．瘙痒が強い症例では，ステロイドの外用を選択するほうがよい．体幹の脂漏性湿疹の皮疹には，ミディアムからストロングクラスのステロイドを使用する．体幹部では軟膏もしくはクリーム，頭部ではローションを選択する．

また，ステロイド外用によって，寛解導入となった症例や，皮疹が軽度な症例では，抗真菌薬であるケトコナゾールクリームやケトコナゾールローションで加療する．

脂漏性湿疹の発症に関与するマラセチアはタクロリムスによって増殖が抑制される[1]．さらに脂漏性湿疹に対する効果もエビデンスが示されているが，保険適用がない[2]．一方，重症例や頻回に再発する症例にはイトラコナゾールの内服が有用な症例もあるが，保

険適用がない[5].

抗真菌薬である塩酸ミコナゾールを含有したシャンプーが販売されており，ドラッグストアで購入可能である．ミコナゾールは上述したように脂漏性湿疹を改善させるので，シャンプーとしてはやや高価であるが，脂漏性湿疹の再発予防に有効である．

乳児の脂漏性湿疹は自然軽快する疾患であり，基本的に介入は不要である．まず，患児に出現した皮疹は強力な治療は不要であることを両親に説明する．具体的な対処法としては，乳児用のシャンプー，ボディソープで頻回かつ優しく皮膚を洗浄し，付着した鱗屑を除去すればよい．これらの対処で皮疹が改善しない場合でもウィークから弱めのミディアムクラスのステロイド外用でコントロール可能である．

処方例

処方A ニゾラール®ローション2% 1日2回 頭部へ外用

処方B リンデロン®-Vローション 1日2回 頭部へ外用

処方C ニゾラール®クリーム2% 1日2回 顔面へ外用

処方D ロコイド®軟膏 1日2回 顔面へ外用

処方E メサデルム®軟膏 1日2回 体幹へ外用

専門医に紹介するタイミング

脂漏性湿疹は寛解と増悪を繰り返し慢性に経過するが，ミディアムクラスのステロイド軟膏やケトコナゾールクリームの外用で皮疹のコントロールは可能である．これらの治療で改善しない場合には，安易にステロイドのランクアップを行わず，専門医へ紹介すべきである．顔面に紅斑が出現する皮膚疾患は，アトピー性皮膚炎，接触皮膚炎，乾癬，酒皶など数多く，皮膚科専門医でも診断に苦慮することは稀でない．

専門医からのワンポイントアドバイス

HIV感染症患者は脂漏性湿疹の罹患率が高く，症状も重症化しやすい．さらに治療反応性も悪い症例が多い．ステロイド外用で紅斑が改善しない，重症の脂漏性湿疹の患者を診察した場合には，HIV感染を念頭において問診，検査を行うとよい．

--- 文 献 ---

1) 杉田 隆，張 音実：皮膚マイクロバイオームとしてのマラセチアと皮膚炎―マラセチアは宿主にとって「善」か「悪」か―．日皮会誌 134：2261-2266, 2024

2) Kastarinen H, Oksanen T, Okokon EO et al：Topical anti-inflammatory agents for seborrhoeic dermatitis of the face or scalp. Cochrane Database Syst Rev：CD009446, 2014

3) Okokon EO, Verbeek JH, Ruotsalainen JH et al：Topical antifungals for seborrhoeic dermatitis. Cochrane Database Syst Rev：CD008138, 2015

4) Victoire A, Magin P, Coughlan J et al：Interventions for infantile seborrhoeic dermatitis（including cradle cap）. Cochrane Database Syst Rev 3：CD011380, 2019

5) Hald M, Arendrup MC, Svejgaard EL et al：Danish Society of Dermatology. Evidence-based Danish guidelines for the treatment of Malassezia-related skin diseases. Acta Derm Venereol 95：12-19, 2015

1. 湿疹皮膚炎群

皮脂欠乏症

常深祐一郎
（つねみ ゆういちろう）
埼玉医科大学 皮膚科

POINT
- ●皮脂欠乏症は水分保持機能や表皮被覆機能の破綻により，皮膚乾燥を呈する疾患である．
- ●皮膚表面は光沢を失い，粗糙になり，粃糠様鱗屑を生じる．進行すると浅い亀裂を生じ，鱗屑も大型化して魚鱗癬様となる．瘙痒を伴うことが多く，QOL を低下させる．
- ●保湿剤を十分量塗布することと適切な生活指導を行う．

ガイドラインの現況

　皮脂欠乏症は乾皮症と同義の疾患であり，水分保持機能や表皮被覆機能の破綻により，皮膚乾燥を呈する疾患の総称である．皮脂欠乏症についての理解が進み，医学的な視点だけではなく，保険診療上でもさらに適切な皮脂欠乏症診療が普及することを目的として，日本皮膚科学会の「皮脂欠乏症診療の手引き 2021」[1] が作成された．本手引きには皮脂欠乏症の定義，病態，症状，疫学，診断，治療について述べられている．また，皮脂欠乏症をきたしうる各種疾患が記載され，そのうち主なものに対して clinical question が設定され解説されている．本稿では，これらの内容について概説する．

【本稿のバックグラウンド】 皮脂欠乏症は日常診療で頻繁に遭遇する疾患であり，保湿剤が頻用されているが，その診断や重症度評価などについての統一された基準はかかった．皮脂欠乏症の患者が標準化された診断・治療を受けられるようにすることが望ましい．また，適切な保険診療の観点から，セルフメディケーションと保険診療との線引きも重要となってきた．これらのことを背景に本手引きが作成されたことを意識して本稿をご覧いただきたい．なお，本誌の特集の性質上，本稿は「皮脂欠乏症診療の手引き 2021」[1] から多くの部分を引用している．文献については「皮脂欠乏症診療の手引き 2021」の引用文献を参照されたい．

どういう疾患・病態か

　皮膚表面は光沢を失い，粗糙になり，粃糠様鱗屑を生じる．進行すると浅い亀裂を生じ，鱗屑も大型化して魚鱗癬様となる（図1a）．瘙痒を伴うことが多く，QOL を低下させる．後述の生理的要因による皮脂欠乏症の好発部位は両下肢伸側であるが，背部や上肢

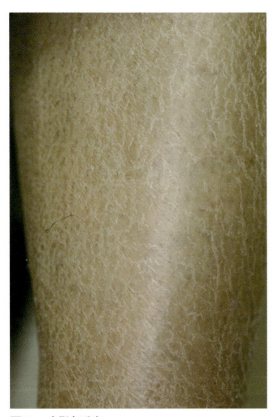

図1a　皮脂欠乏症
　　　大型の鱗屑が多発している．

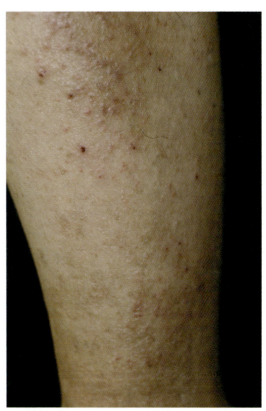

図1b　皮脂欠乏性湿疹
　　　鱗屑に加え，紅色丘疹や紅斑を伴っている．

などにみられることもある．皮膚が乾燥する要因として，①生理的要因：年齢などによる皮膚生理機能の変化，②環境要因：冬季乾皮症に代表される外気や室内空調による低湿度環境，紫外線療法を含めた紫外線曝露，過度の入浴，脱脂作用の強い洗浄料や擦り洗いなど不適切なスキンケア，③非生理的要因：皮膚疾患および全身性疾患あるいは抗がん剤の投与および放射線治療といった医療行為に起因（医原性），の大きく3つに大別される．
　正常な皮膚は，角層内部の角層細胞間脂質や天然保湿因子および角層を覆う皮脂や汗のエマルジョンによって水分を保持している．皮脂欠乏症では上記の要因により，これらの機能が種々に障害される．角層水分量の低下は一致した動きであるが，皮膚バリア機能の指標とされる経表皮水分蒸散量の変化はさまざまである．進行すると，瘙痒により搔破することも相まって湿疹化すると紅斑や小丘疹などがみられる（皮脂欠乏性湿疹）（図1b）．さらに進行すると漿液性丘疹やびらんを伴った紅斑局面となる（貨幣状湿疹）．またアトピー性皮膚炎など原病としての皮膚疾患が悪化したりする．

治療に必要な検査と診断

　現在のところ診断は臨床所見によってなされる．初期の肉眼的所見は細かい鱗屑やわずかな落屑であり，進行すると皮表が粗糙化し，鱗屑が大型化，落屑が増加する．さらに進行するとさざ波状や菱形模様の亀裂を生じ

る．瘙痒を伴うため，搔破痕や高齢者では紫斑がみられることも多い．亀裂部位に軽度の疼痛を伴うこともある．視診や触診により皮膚症状の重症度を，問診により瘙痒の重症度を評価する．加えて，皮脂欠乏症となる環境要因ならびに合併症や原疾患あるいは治療歴などの非環境要因の有無を確認する．主な肉眼的皮膚所見スコアとして，European group on efficacy measurement and evaluation of cosmetics and other products（EEMCO）の基準である overall dry skin score（ODS）がある（**表1**）[2]．ODS は皮脂欠乏症の他覚所見（鱗屑，粗糙，白色調，発赤，亀裂，湿疹など）の程度を総合的に重症度評価するものである．

機器測定を用いる理化学的評価により角層水分含有量，経表皮水分蒸散量，皮表脂質量などを測定して皮膚症状を客観的に評価することも行われているが，皮脂欠乏症と判断するための明確な基準がないことに加え，医療機器としての測定機器がないこと，機器が高価であることや，正確に評価するためには恒温恒湿環境での馴化や測定が必要なことから，日常診療における診断に用いるまでには至っていない．環境要因に影響されずに角層水分含有量を簡便に測定できる機器の開発などを通じて客観的な評価を取り入れ，医療用医薬品による治療介入が必要な患者を適切に診断する客観的な指標を確立していく必要がある．現在，医療機器としての角層水分計の開発が行われており，実臨床での活用が期待される．

治療の実際

皮脂欠乏症は，医療用保湿剤などを用いた治療介入の対象となる．ただし，生理的要因や環境要因に伴う一過性で軽度の皮脂欠乏症では，医療用保湿剤による治療を要しないこともある．軽微な鱗屑や粗糙のみを認め，瘙痒を伴わない場合には，環境要因の除去や生活指導，セルフメディケーションで対処する．一方で明らかな鱗屑や搔破痕を認め，悪化が予測される場合には，瘙痒を伴わなくとも医療用保湿剤による治療介入を考慮する．また保湿剤による治療にもかかわらず増悪して湿疹化した場合には，ステロイド外用薬などの抗炎症薬を用いた治療を併用する．

1 治療薬

保湿剤は，吸湿性の高い水溶性成分を含み直接的に角層水分を増加させるモイスチャライザーと皮膚を被覆することにより水分蒸散を抑えて間接的に角層水分を増加させるエモリエントに分類される．エモリエントにはワセリンなどがあるが，油脂膜を形成することで水分蒸発を防ぐことから，ベタつきがある．モイスチャライザーはヘパリン類似物質や尿素といった保水成分を含み，エモリエン

表1 overall dry skin score

Score	Description
0	Absent
1	Faint scaling, faint roughness and dull appearance
2	Small scales in combination with a few larger scales, slight roughness, whitish appearance
3	Small and larger scales uniformly distributed, definite roughness, possibly slight redness and possibly a few superficial cracks
4	Dominated by large scales, advanced roughness, redness present, eczematous changes and cracks

(Serup J：EEMCO guidance for the assessment of dry skin（xerosis）and ichthyosis：clinical scoring systems. Skin Res Technol 1：109-114, 1995 より引用)

トよりも角層の水分を増加させる効果が強く，剤形のバリエーションも豊富である．保湿剤の作用機序について，被覆や保水効果以外の作用についても検討されており，バリア機能修復の指標である経表皮水分蒸散量や発汗機能の回復が報告されている．

2 外用方法

保湿剤を含む外用薬の効果は塗布量や塗布回数など外用方法に大きく依存するので，外用指導がきわめて重要である．保湿剤の効果は塗布量に大きく影響されるので，十分量を塗布する．実用的には，1回当たりの塗布量の目安としてFTU（finger-tip unit）が提唱されている．1FTUはチューブから軟膏を成人の示指の先端から遠位指節間関節まで押し出した量（約0.5g）で，この量を成人の手掌2枚分，すなわち体表面積のおよそ2％程度の面積に塗布するのが適量である（図2）[3]．例えば，成人の適正塗布量は，概算で片側上肢3FTU，背部7FTU，片側下肢6FTU，片足2FTUである．実際上は，少しテカテカする程度に塗るなどの指導も有用である．1日当たりの外用回数について1日1回だけより2回塗るほうが高い保湿効果を期待できる．外用のタイミングの影響に関しては，必ずしも入浴直後に塗る必要はなく，患者本人や家族，ケアスタッフなどの都合に合わせて塗布するよう指導するのがよい．

3 生活指導

生活指導は薬物療法と並んで重要である．石鹸・洗浄剤の主成分は界面活性剤であり，過度の使用やすすぎ残しは皮膚の乾燥を悪化させる．ナイロンタオルやブラシによる清拭は角層からの水分蒸散を増加させ，皮膚の乾燥を助長するため使用せず，石鹸・洗浄剤をよく泡立てて泡を手のひらに取り優しく洗うよう指導する．冬期の暖房により室内の湿度が低下することから，適宜加湿器などによる対策も必要である．羊毛素材やごわごわした素材などの衣類の刺激でも痒みを生じるため，避けたほうがよい．また，長期間の日光曝露によって角層からの水分蒸散量が増加するという報告もあるため，過度の太陽光への曝露は避ける．

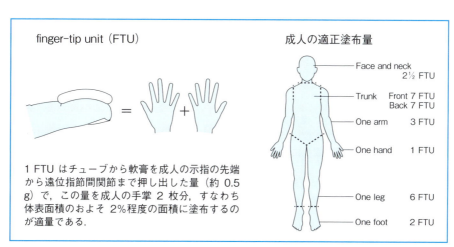

図2 finger-tip unitの考え方と成人の適正塗布量
(Long CC, Finlay AY: The finger-tip unit-a new practical measure. Clin Exp Dermatol 16: 444-447, 1991をもとに作成)

4 セルフメディケーション

　一過性や軽度の皮脂欠乏症に対しては，医療用保湿剤ではなく一般用医薬品や医薬部外品や化粧品の保湿剤を使用させたうえで，生活指導などをするなど，適正な医療を意識することも重要である．医薬部外品や化粧品の保湿剤には多くの種類があり，医療用保湿剤と同じ成分を有しているものやセラミドといった医療用医薬品とは異なる成分を有しているものもある．治療効果を比較したエビデンスがないことから効果面で選択することは難しいが，剤形も豊富であり，入手も容易であり，医療用保湿剤と異なり処方量の上限もない．一方，価格の幅も大きい．これらの観点から患者が使用感で満足しつつ，安心かつ継続して使用できる製品を用いることが重要である．

処方例

● 皮脂欠乏症に対して保湿剤を使用

処方　ヒルドイド® ソフト軟膏 300g　1日2回塗布

● 皮脂欠乏性湿疹に進展している場合，ステロイド外用薬を重層

処方　アンテベート® 軟膏 50g　1日2回塗布

クリニカルクエスチョン

　「皮脂欠乏症診療の手引き 2021」には皮脂欠乏症診療に関するクリニカルクエスチョンが6つ設定されている（**表2**）．紙面の都合で解説文は割愛するが，皮脂欠乏症に適切に介入することは幅広い疾患の治療において重

表2　皮脂欠乏症診療の手引きのクリニカルクエスチョン

CQ1：加齢による皮脂欠乏症に保湿剤は有用か
　推奨文：加齢による皮脂欠乏症に保湿剤を外用することを強くすすめる．
　推奨度：1，エビデンスレベル：A
CQ2：アトピー性皮膚炎に伴う皮脂欠乏症に保湿剤は有用か
　推奨文：皮膚に炎症の症状がみられる場合はステロイド外用薬などの抗炎症外用薬と併用して保湿剤を外用することをすすめる．また，急性期の治療によって皮膚炎が沈静化した後も，保湿剤の外用を継続することをすすめる．
　推奨度：1，エビデンスレベル：A
CQ3：分子標的薬による皮脂欠乏症に保湿剤は有用か
　推奨文：分子標的薬による皮脂欠乏症は，薬剤の薬理作用として生じることが多いため，非常に高率に出現しうる．したがって，早期に保湿剤を使用することで発症頻度を下げ，症状を軽減し得るため保湿剤の使用をすすめる．
　推奨度：1，エビデンスレベル：B
CQ4：放射線治療に伴う皮脂欠乏症に保湿剤は有用か
　推奨文：放射線治療に伴う皮脂欠乏症に対して保湿剤の外用は乾燥，落屑などのスコアを改善するため，外用をすすめる．しかし，放射線皮膚炎に伴う紅斑に対しては，保湿剤の治療効果は期待できない．
　推奨度：1，エビデンスレベル：A
CQ5：透析治療に伴う皮脂欠乏症に保湿剤は有用か
　推奨文：透析治療に伴う皮脂欠乏症に対して保湿剤治療により皮膚症状の改善だけではなく瘙痒の軽減が認められ，継続的な保湿剤の外用をすすめる．
　推奨度：1，エビデンスレベル A
CQ6：アトピー性皮膚炎の発症予防に保湿剤は有用か
　推奨文：アトピー性皮膚炎の発症予防目的での皮脂欠乏症のない児への保湿剤塗布はすすめられない．
　エビデンスレベル：B

要である．

保湿剤処方の実態調査

臨床現場における皮脂欠乏症に対する認識とその治療実態の把握を目的とした皮膚科医，小児科医，内科医，放射線科医などに対する医師アンケート調査では図3に示す皮膚疾患や他臓器疾患，治療に伴う皮膚症状の多くで，皮脂欠乏症をきたすまたは皮脂欠乏症が病態に関与していると認識されていた[4]．全体的に皮膚科医や小児科医の認識率は高かったが，糖尿病や慢性腎臓病といった全身性疾患や抗がん剤や放射線治療などでは，該当する専門領域の医師の認識率のほうが皮膚科医よりも高かった．皮脂欠乏症をきたすと認識している医師の多くは，皮脂欠乏症は治療が必要であり，その治療には医療用保湿剤が重要と考えていた．一方，温まると瘙痒が生じる場合のように，瘙痒が軽度な皮

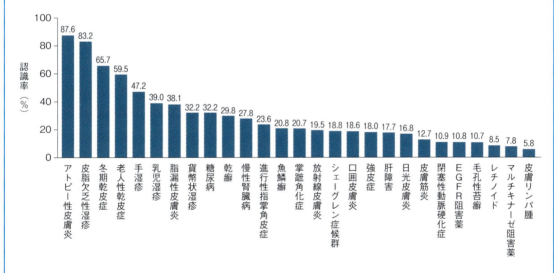

図3 皮脂欠乏症をきたす皮膚疾患あるいは皮膚疾患以外の種々の全身性疾患に併発する皮脂欠乏症に対する認識（皮脂欠乏症をきたすもしくは併発するという認識）
（常深祐一郎，五十嵐敦之，佐伯秀久 他：皮脂欠乏症（乾皮症）に対する保湿剤の処方実態調査．日皮会誌 131：1511-1524, 2021より転載）

脂欠乏症や，治療により寛解に至り，湿疹が再燃する可能性が低い皮脂欠乏症の場合ではセルフメディケーションで対応している医師が多く，医療費を意識していることがその主な理由の一つであった．

この意味でも，皮脂欠乏症について，医学的に標準化された診断や治療法を確立していくことと，保険診療の観点から医療用保湿剤とセルフメディケーションの使い分けの基準を明確にしていくことが今後の課題である．

専門医に紹介するタイミング

皮脂欠乏症と考えて保湿剤を使用しても改善しない場合，診断を再検討した後，専門的な外用指導や生活指導が必要である．また，他の皮膚疾患を合併している場合は当該皮膚疾患の専門的治療も同時に行う必要がある．

専門医からのワンポイントアドバイス

皮脂欠乏症は非常に頻度が高く，皮膚科以外の診療科に通院している患者に合併していることも多い．強い瘙痒により QOL が低下するが，年齢のせいだと諦めていたり，不潔にしているからと考えてごしごし体を洗っていたり，痒みを紛らわせるために熱いお湯につかっていたり，塗り薬はすり込んだほうがよく効くと思って強くすり込んでいたり，と誤解が非常に多い．単純な誤解が多いので，正しい治療法を伝え，生活指導を行うとすみやかに改善し，大変喜んでもらえる．

──────── 文 献 ────────

1) 佐伯秀久，常深祐一郎，新井 達 他：皮脂欠乏症診療の手引き 2021．日皮会誌 131（10）：2255-2270，2021
2) Serup J：EEMCO guidance for the assessment of dry skin（xerosis）and ichthyosis：clinical scoring systems. Skin Res Technol 1：109-114, 1995
3) Long CC, Finlay AY：The finger-tip unit-a new practical measure. Clin Exp Dermatol 16：444-447, 1991
4) 常深祐一郎，五十嵐敦之，佐伯秀久 他：皮脂欠乏症（乾皮症）に対する保湿剤の処方実態調査．日皮会誌 131：1511-1524，2021

2. 紅斑症

多形滲出性紅斑

はしづめひで お
橋爪秀夫
静岡社会健康医学大学院大学 ウエルネスみらい講座

POINT
- ●多形滲出性紅斑（Erythema multiforme：EM）と Stevens-Johnson 症候群（Stevens-Johnson syndrome：SJS）の臨床的・病理学的相違を理解する.
- ● EM の原因を把握し，感染症が疑われる場合は各種検査から推定する.
- ●類似疾患との鑑別を行う.
- ●薬剤性の場合は原因薬剤を推定し，すみやかに中止して適切な治療を行う.
- ●感染症による場合は，それに対応した治療を行う.

ガイドラインの現況

　現時点では，多形滲出性紅斑（EM）に特化したガイドラインは存在しない．通常は原因に応じた適切な治療により軽快し，予後は良好である．一方，厚労省難治性疾患研究班によって策定された「重症多形滲出性紅斑　スティーヴンス・ジョンソン症候群・中毒性表皮壊死症　診療ガイドライン」は SJS および中毒性表皮壊死症を対象としたものであり，EM の診療ガイドラインではない点に注意が必要である.

【**本稿のバックグラウンド**】　多形滲出性紅斑の診療ガイドラインはわが国のみならず，海外にもない．したがって，著者のこれまでの経験を基盤として，主要な事項および最近の知見を論文から抜粋したものを加え，わかりやすく解説した.

どういう疾患・病態か

　多形滲出性紅斑という用語は，皮疹に明らかな滲出傾向を伴うものに用いられることが多いが，近年は皮疹の形態を問わず「多形紅斑」と呼ばれることが増えている．粘膜病変を 2 ヵ所以上伴う場合を EM major，粘膜病変がない場合を EM minor と区別することがある．1990 年頃までは EM の重症型がSJS と考えられていたが，1993 年に Jean-

Claude Roujeau らが原因，臨床所見，予後の差異から両者を別疾患と主張し，この考え方が現在世界的に広く受け入れられている．日本では，いまだ教科書や解説書などで EM の重症型を SJS と記載しているものがあり，混乱を招いている点が問題視されている[1].

　EM の原因の大部分は感染症であり，およそ 1 割未満が薬剤によるものと考えられている[2]．原因となる感染症はさまざまだが，

多形滲出性紅斑　**57**

表1　感染症による EM の原因

●主要な感染症の誘因
・単純ヘルペスウイルス（HSV-1, HSV-2）
EM のもっとも一般的な誘因であり，HSV-1 が HSV-2 よりも関連性が高い．
・*Mycoplasma pneumoniae*
HSV に次いで多く，特に若年層で頻繁に観察される．冬季に多い．
●比較的頻度の低い感染症の誘因
・アデノウイルス
・サイトメガロウイルス
・エプスタイン・バーウイルス
・ヒトパラインフルエンザウイルス 2
・インフルエンザ B 型ウイルス
●稀な感染症の誘因
・SARS-CoV-2（新型コロナウイルス）

注）実臨床では，CoxA6 感染症，溶連菌感染症の関連するものも比較的多い．

（文献 2 より引用）

もっとも多いのは単純ヘルペスウイルス（*Herpes simplex*：HSV）感染症，次いでマイコプラズマ感染症である．報告は少ないが実臨床では溶連菌感染症も比較的多い[3]（**表1**）．流行期では *SARS-CoV 2* 感染症後や COVID-19 ワクチン後にも比較的多くみられた．近年ではコクサッキーウイルス A6 型感染症に EM 様の皮疹が合併するケースがあるため注意が必要である．また，マイコプラズマ感染症によるもののうち，皮疹が少なく粘膜病変が強く出るものは小児に好発し，*Mycoplasma pneumoniae*-Induced Rash and Mucositis（MIRM）と呼ばれる．これは臨床的に EM より SJS に近い所見を示すこともある．家族内発症の報告もあり，遺伝的背景が疑われている．

薬剤による EM は，日本皮膚免疫アレルギー学会薬疹データベース委員会の報告によると，アモキシシリン，アセトアミノフェン，スルファトメトキサゾール・トリメトプリム，ロキソプロフェン，セレコキシブの 5 剤で全体の半数を占めている．

本症の臨床的特徴としては，発熱，関節痛，筋肉痛，倦怠感などの前駆症状を伴って皮疹が出現するのが典型的だが，全身症状がほとんどない例も少なくない．皮疹の分布については，四肢末端優位の場合は感染症由来，体幹優位の場合は薬剤性という傾向があるものの，両方の特徴を併せもつ例もみられる．典型的な皮疹は紅斑が浮腫状に隆起し，中心部と周囲で色調が異なる "標的病変（typical target)" を呈するが，非典型的なものも存在し raised atypical target と呼ばれる（**図1，2**)[1]．一方，隆起せず平坦な紅斑あるいは水疱形成を伴う病変は "flat atypical target" または "macules with/without blisters" と呼ばれ，SJS に特徴的な皮疹所見とされる．病理学的にも，典型的な EM では真皮の浮腫を伴うが，SJS では浮腫は目立たず，表皮細胞の壊死（necroptosis）が顕著であり，臨床所見を反映している．注意深い観察により，多くの場合 EM と SJS の鑑別は可能と考えられている．口腔に限局的に出現する EM を oral EM と報告する傾向がある．単純ヘルペス感染症に伴うものが多く，慢性または再発性を特徴としているが，他の粘膜疾患と類似するため徹底した鑑別が必要である．

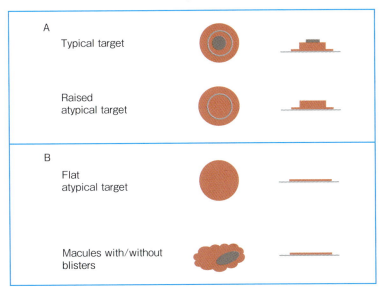

図1 EM（A）とSJS（B）との臨床的な鑑別点
(筆者の文献1を改変)

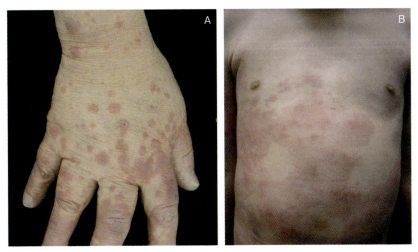

図2 EMの臨床像
HSV感染症（A）およびマイコプラズマ感染症（B）による．

治療に必要な検査と診断

　EMに特異的な検査は存在しないが，炎症所見を示すCRPの上昇，白血球数の増加，血沈亢進，LDHや肝酵素上昇などがみられることが多い．感染症によるEMが疑われる場合，特にHSVやマイコプラズマ，溶連菌などを鑑別するため，粘膜部から採取した検体を用いたTzanck試験，HSV抗原あるいはDNA検出試験，マイコプラズマ抗原または血中マイコプラズマ抗体の検出，コクサッキーA6抗体検査などが有用である．血中HSV抗体価の測定は診断的意義が乏しい．一方，皮疹部のPCR検査でHSV-DNAが検出されることがある．

　薬剤性が疑われる場合は，皮疹がもっとも

顕著な時期あるいは症状出現から1ヵ月以上経過した"不応期"を脱した時期に薬剤添加リンパ球刺激試験（DLST）を行ったり，薬剤貼付試験を実施するなどして原因薬剤の確定に努める．

また，類似疾患との鑑別を目的に，可能であれば皮疹部の病理検査を行う．真皮浅層の浮腫や表皮基底細胞の液状変性，リンパ球の表皮・表皮真皮境界部への浸潤および表皮細胞の個別壊死がみられるが，個別壊死像はSJS/TENほど顕著ではない．また，真皮内の血管周囲にリンパ球や組織球の浸潤を伴うが，こちらもSJS/TENより細胞数が多い傾向にある[4]．免疫蛍光抗体直接法（DIF）を行うと，軽症例では血管周囲性に免疫グロブリンや補体の顆粒状沈着を認めることが多いが，重症例やSJS/TENではほとんどみられないことを我々は強調している[5]．これは重症度の推測に役立つ可能性がある．

鑑別疾患

中毒疹（播種状紅斑丘疹型薬疹を含む），蕁麻疹，多形蕁麻疹（urticaria multiforme），類天疱瘡，腫瘍随伴性天疱瘡，線状IgA水疱症，Sweet症候群，Rowell症候群，亜急性皮膚ループスエリテマトーデス（SCLE），多形日光疹などが挙げられる．稀ではあるが，ハンセン病や梅毒も類似した皮疹を呈することがある．

中毒疹（播種状紅斑丘疹型皮疹 maculopapular exanthema（MPE）を含む）は，臨床的に「多形紅斑」と同義に用いられることがあり，10mmを超えない病変が主体の場合は「中毒疹」またはMPEと呼ばれることが多い．多形蕁麻疹は小児に生じる蕁麻疹の亜型であり，感染症が治癒するとともに自然軽快する．各種自己免疫水疱症疾患も本症に類似する場合があり，抗BP180抗体や抗デス

モグレイン抗体の測定，DIF所見が鑑別の決め手となる．Rowell症候群やSCLEはループスの亜型であり，抗核抗体や抗SSA/SSB抗体検索，皮膚生検組織のDIF所見が重要である．

治療の実際

原因を的確に特定し，それに応じた治療を行うのが原則である．粘膜病変や全身状態に応じて，対症療法として抗炎症治療を付加する．

1 感染症によるもの

HSV感染が原因の場合はアシクロビルなどの抗ウイルス薬，マイコプラズマ感染ではマクロライド系またはニューキノロン系抗菌薬，溶連菌感染の場合はペニシリン系抗菌薬を用いて原疾患を治療する．ウイルス感染で特効薬がない場合は安静を指示し，対症療法を行う．症状が強い場合は短期的なステロイド全身投与を検討してよい．外用治療としてはステロイド外用薬や，痒みに対して抗ヒスタミン薬を使用する．

2 薬剤によるもの

原則として被疑薬を中止する．アセトアミノフェンや感冒薬，ペニシリン系抗菌薬では内服後6日以内または7〜14日目に発症するパターンが多く，サルファ剤を含むほとんどの薬剤では7〜14日目に発症することが多い．服用直後に発症することは稀であり，薬歴を丁寧に聴取することが重要である．内服を中止し，ステロイド外用薬や抗ヒスタミン薬を併用しながら経過を観察する．皮疹軽快時に急激な白血球減少がみられる場合もあるため注意する．

❸ 粘膜病変が強く，全身症状を伴うもの

口腔粘膜病変が強く食事摂取が困難な場合や，発熱・関節痛など全身症状を伴う場合は，補液などの全身管理が必要となる．特にコクサッキー A6 型感染症による重症例では全身症状が出やすく，短期でも入院管理を検討したほうがよいことが多い．全身症状が強い場合はステロイド全身投与が奏効するが，感染症が原因の場合は投与期間を短期にとどめる．口腔内疼痛に対しては，うがい薬，口腔洗浄剤，局所麻酔薬などを用いて対症する．本疾患では眼症状が重症化し後遺症を残すことは比較的少ないが，細菌・真菌感染の合併の可能性があるため，早めの眼科的対応を検討する．

処 方 例

HSV 感染によるもの

処方　ファムビル® 1 錠　1 日 3 回　5 日間
アレロック® 1 錠　1 日 2 回
リンデロン®VG 軟膏　外用　1 日 2 回

上記で軽快しない場合は以下を併用
プレドニン®（5～10mg）1 日 2 回　3～5 日間

マイコプラズマ感染症によるもの

処方　クラリスロマイシン®（200mg）1 錠　1 日 2 回
アレロック® 1 錠　1 日 2 回
リンデロン®VG 軟膏　外用　1 日 2 回

上記で軽快しない場合は以下を併用
プレドニン®（5～10mg）1 日 2 回　3～5 日間

薬疹によるもの

被疑薬を中止する

処方　アレロック® 1 錠　1 日 2 回
リンデロン®VG 軟膏　外用　1 日 2 回

上記で軽快しない場合は以下を併用
プレドニン®（5～10mg）1 日 2 回　3～5 日間

粘膜病変がひどい場合

処方 A　アズノールうがい液®　1 日 3 回
処方 B　キシロカイン・アズノール含嗽水（4％キシロカイン® 10mL とアズノールうがい液® 5mL を精製水 500mL に混合）1 日 2～5 回

上記で軽快しない場合は以下を併用
プレドニン®（5～10mg）1 日 2 回　3～5 日間

専門医に紹介するタイミング

個疹が平坦で容易にびらん面となる場合は SJS が強く疑われる．また，発熱や関節痛などの全身症状が強い場合，粘膜病変がある場合，検査所見で肝機能障害や腎機能障害が高度な場合も SJS の可能性を考慮して，専門医への紹介を勧める．このような症例では眼病変が高度で，後遺症を残すリスクがあるため，眼科専門医がいる施設がよい．一般的に EM は原因への対応で多くが軽快するため，皮疹が長引く場合も専門医紹介を検討すべきである．

専門医からのワンポイントアドバイス

マイコプラズマ感染症やコクサッキー A6 型感染症による EM は，しばしば SJS に類似した臨床像を示し，実際に SJS として報

多形滲出性紅斑　61

告される例もある．EM を診た際は常に SJS の可能性を念頭におきながら，慎重に診察を行う必要がある．

―――――― 文　献 ――――――

1) 橋爪秀夫：中毒疹，多形紅斑型と播種状紅斑丘疹型皮疹：正しい用語の理解のために．アレルギーの臨床 41：757-760, 2021

2) Kechichian E, Dupin N, Wetter DA et al：Erythema multiforme. EClinicalMedicine 77：102909, 2024

3) Keller N, Gilad O, Marom D et al：Nonbullous erythema multiforme in hospitalized children：a 10-year survey. Pediatr Dermatol 32：701-703, 2015

4) Watanabe R, Watanabe H, Sotozono C et al：Critical factors differentiating erythema multiforme majus from Stevens-Johnson syndrome (SJS)/toxic epidermal necrolysis (TEN). Eur J Dermatol 21：889-894, 2011

5) Hashizume H, Ishikawa Y, Hata A：Differential immune complex deposition in mild and severe drug-induced cutaneous reactions. J Dermatol 51：e201-e202, 2024

2. 紅斑症

Behçet病

中村晃一郎
埼玉医科大学病院 皮膚科

POINT

- 厚生労働省診断基準（2016年小改訂）で，主症状として皮膚粘膜症状，眼症状（ぶどう膜炎），口腔内アフタ性潰瘍，外陰部潰瘍がある.
- 口腔内アフタ性潰瘍は，しばしば初発症状であり，全経過中90％以上の患者が罹患する.
- 皮膚症状は患者の80〜90％の頻度で生じ結節性紅斑様皮疹，毛囊炎（痤瘡）様皮疹，皮下の血栓性静脈炎がある. 早期より生じ，確定診断のうえで重要である. 再発を繰り返すため長期の治療が必要となる.
- Behçet病の難治性口内炎にPDE4（phosphodiesterase 4）阻害薬であるアプレミラストが保険適用となった.
- 臓器病変を伴う重症型にTNF阻害薬が導入され，眼発作抑制など治療成績が向上している.

ガイドラインの現況

国内では2020年に「ベーチェット病診療ガイドライン」が日本ベーチェット病学会の監修で作成された. 皮膚粘膜症状の概説，治療アルゴリズム，クリニカルクエスチョン（CQ），推奨文が記載されている（p20-23, p54-56, p62-74）[1]. 2020年にEULAR recommendation（欧州リウマチ学会のBehçet病治療の推奨）でBehçet病の診療のエビデンス，推奨度が提唱されている[2].

【本稿のバックグラウンド】　本稿では「ベーチェット病診療ガイドライン2020」を参考に，Behçet病の臨床症状，診断，治療についてわかりやすく解説した.

どういう疾患・病態か

Behçet病は，全身に免疫異常による炎症を生じる原因不明の疾患である. 主症状として口腔内アフタ性潰瘍，外陰部潰瘍，皮膚病変（結節性紅斑様皮疹，毛囊炎（痤瘡）様皮疹，皮下の血栓性静脈炎），眼病変（ぶどう膜炎）が挙げられる[1,3]. その他，関節炎，精索上体炎，消化管病変（腹痛・下痢）・血管病変（動脈瘤，深部静脈血栓，肺血栓塞栓）・中枢神経病変（頭痛・髄膜炎症状）などの臓器病変が出現する. 発症に地域の偏り

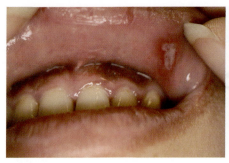

図1a　口腔内アフタ性潰瘍（上口唇の潰瘍）

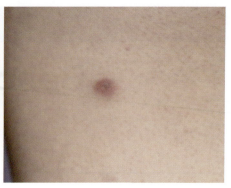

図1c　座瘡様皮疹（大腿の膿疱）

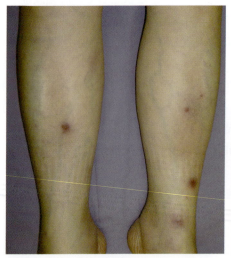

図1b　結節性紅斑様皮疹（下腿の紅斑）

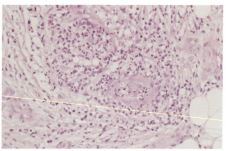

図1d　組織像：真皮血管周囲の好中球浸潤

があることなどから遺伝的背景に環境因子が加わり発症する機序が推測されている．遺伝的背景として *HLA-B51*，*HLA-A26* の関与があると考えられる．ゲノム遺伝子解析（genome wide association study：GWAS）では，IL-23R-IL-12RB2，IL-10 領域の疾患感受性遺伝子が報告されている[4]．また *ERAP-1* 遺伝子と HLA クラス1分子の関与が報告されている．環境因子として外的刺激，温度（寒冷），食事，喫煙，微生物（ウイルス，常在菌）の関与が指摘される．

治療に必要な検査と診断

血液検査で活動期に血清 CRP 値，血沈値が亢進する．また末梢血白血球数の増加，補体の上昇がある．活動期に血小板凝集機能が亢進する．針反応（パテルギー）は外的刺激による過敏反応であり，注射針の刺激24～48時間後に紅斑，膿疱を生じる．Behçet 病でみられるほか，Sweet 病，壊疽性膿皮症などでもときにみられる．

HLA-B51 は Behçet 病患者の約60％に陽性であり，参考所見として有用である．わが国の健常人で HLA-B51 陽性率は約15％である．また HLA-26 は Behçet 病患者の約

30％に陽性であり，診断の参考となる．

診断は，厚生労働省ベーチェット病診断基準2016年小改訂を基に行う．本疾患は特徴的な臨床症状（主症状，副症状）があり，4つの主症状が出現するものを完全型とする．臓器ごとに他疾患の鑑別を考慮して行う．近年，完全型が減少し，主症状の一部が出現する不全型が増加している．重症度分類（2016年小改訂）として5段階に分類される．Stage 2以上が医療費助成の対象である．

まず主症状とされる口腔内アフタ性潰瘍，外陰部潰瘍，皮膚症状，ぶどう膜炎について述べる．

口腔内アフタ性潰瘍は，Behçet病の全経過中，大部分の患者に生じる．初発症状として生じることが多く，再発を繰り返す．口唇，頬粘膜，軟口蓋，舌などに生じ，疼痛を伴う（図1a）．

外陰部潰瘍は，患者の50〜70％の頻度で生じ，男性では主に陰嚢，陰茎，女性では陰唇に生じる．活動期に深い大型の潰瘍を生じ，有痛性である．

皮膚症状は全患者の80〜90％の頻度で生じ，結節性紅斑様皮疹，毛囊炎様皮疹，血栓性静脈炎などがある．

結節性紅斑様皮疹は，下腿に好発する淡紅色の円形の皮下硬結である（図1b）．患者の約50％に生じ，活動期に生じることが多い．下腿のほか，手指，上肢，足趾にも生じる．一般の結節性紅斑は，感染（細菌，ウイルス，結核）やアレルギーを契機に生じる皮下硬結であり，臨床症状がBehçet病と類似する．Behçet病の結節性紅斑様皮疹の特徴は，小型の類円形の紅斑が多く，比較的短期間に消退することである．組織学的な特徴として稠密な好中球，リンパ球浸潤を伴う隔壁性脂肪織炎がある．活動期に皮膚生検を行うことは，診断を行ううえで有用である．

毛囊炎様皮疹は顔面，体幹，四肢に生じる紅色の丘疹，膿疱である（図1c, 1d）．毛囊一致性のものと毛囊非一致性があり，後者が診断価値が高い．鑑別疾患は痤瘡であるが，Behçet病では顔面以外にも，上胸部，上背部，大腿などに好発することから，これらの部位に膿疱を生じた場合，Behçet病を疑う所見となる．

皮下の血栓性静脈炎は，表在性の血栓性静脈炎である．組織学的に静脈の血栓形成，周囲の好中球浸潤を認める．Behçet病で皮下の静脈血栓の長さが短い場合には，結節性紅斑様皮疹と臨床像が類似する場合がある．また，本疾患で皮下の血栓性静脈炎が多発する場合，深部静脈血栓症の合併が多いため注意を要する．

皮膚粘膜症状の鑑別疾患には，再発性アフタ，単純ヘルペス感染症，多形紅斑，痤瘡，遊走性血栓性静脈炎，バザン（Bazin）硬結性紅斑，Sweet病，サルコイドーシス，Lipschütz潰瘍などがある．また自己炎症症候群でも紅斑や発熱，関節痛などを生じ，鑑別となる．

眼症状であるぶどう膜炎は，急性突発性に生じる（眼炎症発作）．ぶどう膜炎でみられる前眼部の前房蓄膿は好中球の前房内への浸潤による．また後眼部の網脈絡膜炎は眼炎症発作であり，繰り返すことにより，不可逆性の視力障害を生じる．

このように皮膚科，眼科，内科診療でBehçet病の初発所見を診察する可能性があり，注意を要する．

また，腸管型，血管型，神経型の頻度は，患者の数％であるが，しばしば重症化する．近年，国内で腸管型の頻度が増加している．

腸管型では，腹痛，下痢，下血などを生じる．内視鏡やX線造影で回盲部に類円形の深掘れ様の潰瘍病変を認める．鑑別疾患とし

て急性虫垂炎，感染性腸炎，Crohn 病，腸結核などがある．消化管穿孔や出血を生じる場合，手術適応となることがある．

血管型は，静脈，動脈病変があり，深部静脈血栓が多く，上大静脈，下大静脈，大腿静脈に好発する．その他，肺血栓塞栓，動脈瘤，動脈閉塞がある．肺動脈瘤は若年男性に多い．肺動脈病変は深部静脈血栓を伴うことが多い．

神経型は，急性型と慢性進行型に分類される．急性型は発熱，髄膜炎症状，脳幹脳炎症状を生じる．慢性進行型は認知症，精神症状，構語障害，体幹失調を生じ，緩徐に進行する．急性型の活動期，慢性進行型ともに髄液の IL-6 値が上昇する．

最近，国内のベーチェット病においての臨床病変が検討され，亜群の可能性が報告されている．すなわち，亜群分類として，①皮膚粘膜症状を有するが，関節症状を伴わない群，②皮膚粘膜症状に関節症状を伴う群，③眼症状を呈する群，④消化管症状を示す群，⑤中枢神経症状を示す群の 5 群を亜群とする考え方が提唱されている[5]．

治療の実際

Behçet 病の皮膚病変，眼病変など各臓器病変，重症度に応じて治療方針を決定する．皮膚粘膜症状に対して軽症例では局所療法としてステロイド外用薬による治療が中心となる[1, 6, 7]．重症例では全身療法（好中球の集積を抑えるコルヒチン，ステロイド）の併用が推奨される．局所治療抵抗性の口腔内アフタではアプレミラスト（PDE4 阻害薬）を使用する．臓器病変を伴う症例では，臓器ごとの治療が選択されるが，急性期にコルヒチン，ステロイド全身投与が基本となる．重症例では生物学的製剤（TNF 阻害薬）を導入

する．

1 皮膚粘膜病変

1．口腔内アフタ性潰瘍

Behçet 病の口腔内アフタ性潰瘍の治療として軽症ではステロイド外用療法が推奨される（図2）．局所療法で効果不十分な場合（難治性口内炎）にはアプレミラストを内服する．臨床試験でアプレミラストは活動期の口腔内の潰瘍数を減少し，疼痛を軽減することが報告されている．また，中等症以上ではコルヒチン，ステロイドの全身投与も有効である．

2．外陰部潰瘍

Behçet 病の外陰部潰瘍に対して，ステロイド外用を行う．コルヒチン内服も有効であり，海外でコルヒチンによる外陰部潰瘍数の減少が報告されている．

3．結節性紅斑様皮疹

結節性紅斑様皮疹には，軽症例ではステロイド外用療法を行い，安静を保つ．消炎鎮痛薬も有効である．中等症以上では全身療法としてステロイド，コルヒチン内服を行う．コルヒチンは結節性紅斑様皮疹の出現頻度を減少し，発症予防に有用であるとの報告がある．コルヒチンによる下痢，肝機能障害，催奇形性などに注意する．Behçet 病の結節性紅斑様皮疹にステロイド全身投与する場合には，あらかじめ全身精査で感染症などを除外しておく．

4．毛嚢炎様皮疹

Behçet 病の毛嚢炎様皮疹は顔面，体幹，四肢に生じる紅色の丘疹である．ステロイド外用薬や抗菌薬を使用する．またコルヒチン内服，抗菌薬内服によって一定期間内に毛包炎様皮疹の数が減少するとの報告がある．

5．血栓性静脈炎

Behçet 病の皮下の血栓性静脈炎に対し

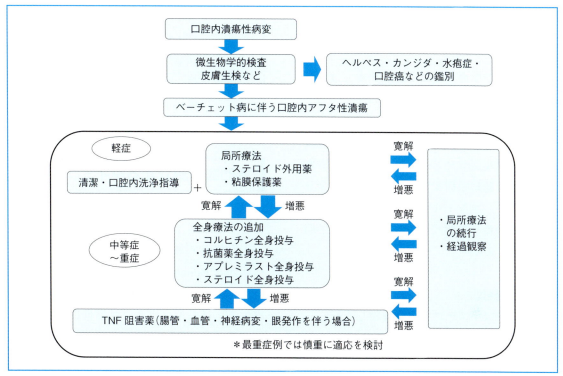

図2　口腔内アフタ性潰瘍の治療アルゴリズム
（日本ベーチェット病学会 監：ベーチェット病診療ガイドライン2020, p54を参照して作成）

て，ステロイド外用薬を使用し，中等症以上では，ステロイド内服薬を併用する．効果不十分ではシクロスポリン，アザチオプリンなどの免疫抑制薬も選択される．ワルファリンはステロイドとの併用で有効性が期待できるため，選択される場合がある．

6. その他の皮膚症状

Behçet病の皮膚症状には，典型的皮疹に加えて，血疱，潰瘍，皮下膿瘍などを生じることがある．

2 関節炎

関節病変の急性症状に対しては非ステロイド消炎鎮痛薬の投与に加え，効果不十分であれば，ステロイドを短期間投与する．関節病変の新たな発作の予防にコルヒチンを投与する．

3 眼症状

Behçet病のぶどう膜炎の眼発作時にステロイド点眼および散瞳薬点眼を行う．また眼炎症発作の抑制治療にコルヒチンは有効である．無効な場合，低用量ステロイド内服，シクロスポリン内服併用を検討し，効果不十分では，さらにTNF阻害薬を導入する．眼発作を頻発する場合，視野機能障害の危険のある場合には，早期よりTNF阻害薬を導入する．TNF阻害薬によって眼発作による視野障害の頻度は減少した．

4 腸管型

軽症ではペンタサ®（5-ASA製剤），サラゾピリン®（サラゾスルファピリジン）内服を基本とする．中等症以上ではステロイド内服を併用し，効果不十分な場合はTNF阻害

薬を導入する.

5 血管型

　下肢深部静脈血栓症など静脈病変ではステロイド全身投与を行い，さらにアザニン®（アザチオプリン），リウマトレックス®（メトトレキサート）併用を検討する．また抗凝固療法（ワルファリン）を併用する場合もある．動脈，肺動脈病変ではステロイドの全身投与を行い，エンドキサン®の全身投与を検討する．治療抵抗性では TNF 阻害薬を早期より検討する．

6 中枢神経型

　急性型では，ステロイド全身投与を行い，無効の場合，ステロイドパルス療法，TNF 阻害薬を行う．シクロスポリン投与例ではシクロスポリンを中止する．治療有効例ではステロイド減量時にコルヒチンを併用する．慢性進行型ではリウマトレックス®（メトトレキサート）を投与し，症状，画像検査所見，髄液 IL-6 値を把握し，TNF 阻害薬の併用を検討する．

処方例

● 皮膚粘膜病変（軽症例）
処方　① （結節性紅斑様皮疹，外陰部潰瘍）
　　　マイザー®軟膏　1日2回　外用
　　　② （口腔内アフタ性潰瘍）
　　　オルテクサー®軟膏　1日2～3回
　　　外用
● 局所療法抵抗性のアフタ性潰瘍
処方　③ オテズラ®（30mg）　1回1錠
　　　1日2回，朝夕食後
　　　スターターパックを用いて開始する．
● 皮膚粘膜症状（中等症以上）
処方　上記の①，②に併用する．

---

④ コルヒチン（0.5mg）　1回1錠
　　1日1～2回　朝食後～朝夕食後
⑤ プレドニン®（5mg）　1回3～6
　　錠　1日1回　毎食後7日間（漸
　　減し，短期間で終了する）

専門医に紹介するタイミング

　以下のような場合では，皮膚科専門医に紹介を考える．

　① 口腔内アフタ性潰瘍を繰り返すが，皮膚症状から Behçet 病の確定診断に至らない場合．皮膚病変の有無，針反応などを含めて診察する．活動期に皮疹（結節性紅斑様皮疹）の皮膚生検を行うことは，Behçet 病の確定診断に重要である．口腔内病変をきたす疾患には扁平苔癬，天疱瘡，ヘルペス感染症などがあり，鑑別診断が必要である．

　② 外陰部潰瘍があるが，Behçet 病の診断が明らかでない場合．外陰部潰瘍を生じる単純ヘルペス感染症，天疱瘡，薬疹などを含めて鑑別診断が必要となる．

　③ Behçet 病の診断が行われた症例で，経過中に難治性の皮膚粘膜病変が存在する場合，また自覚症状が顕著で難治である場合などには，皮膚粘膜病変に対する全身治療を含めて，皮膚科専門医に紹介する．

専門医からのワンポイントアドバイス

　Behçet 病では初発症状として口腔内アフタ性潰瘍が出現することが多く，また外陰部潰瘍も病初期や活動期に生じる．結節性紅斑様皮疹，毛嚢炎様皮疹，血栓性静脈炎も同様に比較的初期より生じ，活動期に反復する．これらの症状がみられる場合には，Behçet 病を疑い，皮膚生検を含め，他疾患との鑑別

が必要である．また同時にぶどう膜炎など眼症状の有無を確認し，必要な紹介を行う．また経過中に内臓病変の有無を検索するため，各専門分野へ受診し，確定診断，早期よりの適切な治療が必要である．

——————— 文　献 ———————

1) 中村晃一郎，南場研一：第3章　ベーチェット病の臨床　①主症状．"ベーチェット病診療ガイドライン 2020"．日本ベーチェット病学会 他編，診断と治療社，pp20-25, 2020

2) Hatemi G, Christensen R, Bang D et al：2018 update of the EULAR recommendations for the management of Behçet's syndrome. Ann Rheum Dis 77：808-818, 2018

3) 中村晃一郎：ベーチェット病の皮膚粘膜病変．日本臨牀 79：862-866, 2021

4) Mizuki N, Meguro A, Ota M et al：Genome-wide association studies identify IL23R-IL12RB2 and IL10 as Behçet's disease susceptibility loci. Nat Genet 42：703-706, 2010

5) Soejima Y, Kirino Y, Takeno M et al：Changes in the proportion of clinical clusters contribute to the phenotypic evolution of Behçet's disease in Japan. Arthritis Res Ther 23：49, 2021

6) Nakamura K, Tsunemi Y, Kaneko F et al：Mucocutaneous manifestations of Behçet's disease. Front Med (Lausanne) 7：613432, 2020

7) Kim D, Nakamura K, Kaneko F et al：Mucocutaneous manifestations of Behçet's disease：Pathogenesis and management from perspectives of vasculitis. Front Med (Lausanne) 9：987393, 2022

2. 紅斑症

結節性紅斑

山本俊幸

福島県立医科大学 皮膚科

POINT

● 結節性紅斑は下肢に好発し，表面は境界不明瞭な紅色～褐色斑で皮下に結節（硬結）を触れ，圧痛を伴う．

● 臨床的に結節性紅斑と似た皮疹を呈する疾患も多いので，皮膚生検が望ましい．

● 基礎疾患や原因の解明に努める．

● 治療は安静と非ステロイド系消炎鎮痛薬の内服である．立ち仕事など下肢に負担がかかる状況では改善しないことが多い．

ガイドラインの現況

国内外で結節性紅斑の診療ガイドラインは現時点でない．結節性紅斑をきたす疾患は多岐にわたり，基礎疾患に伴う場合はそれぞれの疾患のガイドラインがあればそれに従う．

【本稿のバックグラウンド】 皮膚科の教科書[1] や，結節性紅斑に焦点をあてた総説論文[2] が参考になる．

どういう疾患・病態か

女性に多くみられ，両下肢伸側に，圧痛を伴う皮下硬結（しこり）が散在性に多発する（図1）．上肢にみられることもある．表面には発赤がみられ，触れると局所の熱感を伴う．潰瘍化せず，瘢痕を残さずに治癒する．通常は胡桃大～鶏卵大程度の大きさだが，経過中に融合して大きな局面となり，蜂窩織炎と間違われることもある．発熱や関節痛といった全身症状を伴うこともある．立ち仕事をしている人に多く，再発を繰り返すこともある．

「結節性紅斑」という病名は，皮下に結節

を触れ表面は紅斑がみられる，といった臨床像を呈する疾患だが，後述する病理組織像で隔壁性脂肪織炎（septal panniculitis）を呈するものを指し，小葉性脂肪織炎（lobular panniculitis）がみられるものは含めない，と位置づけられる．結節性紅斑は，炎症の首座を皮下脂肪織とする多数の疾患を含む症候名であり，大事なのは何によって脂肪織炎が起きているかである．結節性紅斑は，原因の不明なもの（特発性と呼ばれる場合もある），何らかの誘因（感染症や薬剤など）が考えられるもの，結節性紅斑を生じやすい基礎疾患が存在するもの，がある．もっとも多いのは溶血性連鎖球菌による感染症である

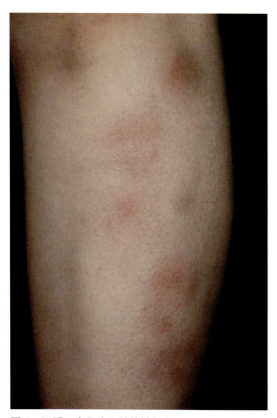

図1　下腿に多発する結節性紅斑

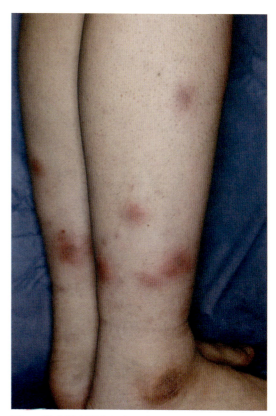

図2　潰瘍性大腸炎患者に生じた結節性紅斑

が，他の感染症（結核，Hansen病，ウイルスなど）が原因のこともある．小児発症例は少ないが，溶血性連鎖球菌性感染症によるものが多いとされる[3]．

原因薬剤としては，サルファ剤，ミノサイクリンを始めとする抗菌薬，経口避妊薬，ヨード剤などが以前から知られており，さらに最近は分子標的薬や免疫チェックポイント阻害薬の報告もみられる．また，COVID-19感染症やワクチン接種後に結節性紅斑が生じたとする報告もみられる[4,5]．

また，種々の基礎疾患（サルコイドーシス，炎症性腸疾患（Crohn病，潰瘍性大腸炎），Behçet病，Sweet病，膠原病（Sjögren症候群，関節リウマチ））を背景に生じるものとがある（図2）．基礎疾患を有する患者でも，感染症などの誘因が疑われる場合もあれば，はっきりした誘因がなく結節性紅斑が発症する場合もある．基礎疾患自体の活動性と並行してみられる場合もあれば（たとえば炎症性腸疾患など），活動性と必ずしも並行しない場合もある．基礎疾患は，あらかじめ判明していることが多く，結節性紅斑の発症を契機に基礎疾患が見つかることは比較的少ない．また，Sweet病のように隔壁性脂肪織炎と小葉性脂肪織炎がどちらもみられ，結節性紅斑と考えるのか皮下型Sweet病と考えるのか迷う症例もある．Behçet病にみられる結節性紅斑は病理組織学的に，通常の結節性紅斑もあれば，それより浅いもの，リンパ球性血管炎，表在性血栓性静脈炎，リンパ球性血管炎と血栓像が混在するもの，neutrophilic lobular panniculitisなど，さまざまな所見がみられる．サルコイドーシスにみられ

る結節性紅斑は非特異疹の代表であるが，日本人ではきわめて少なく，病理組織学的にサルコイド肉芽腫がみられる結節性紅斑様皮疹（特異疹）のほうが多い．

ほかに，妊娠，悪性腫瘍（血液系），放射線照射との関連が知られている．

治療に必要な検査と診断

立ち仕事（下肢に負担がかかる）か，発熱・全身倦怠感・関節痛・筋痛の有無，咽頭痛や上気道炎の先行があったか，過去に同様のエピソードがあるか（今回が初発か再発か），全身疾患の有無，妊娠の有無，薬剤摂取歴，咳が出るか，などを問診で聴取する．なお，問診に関しては，結節性紅斑の誘因や基礎疾患の手がかりとなる情報を得るための場合と，鑑別診断に挙がる他疾患についての情報があてはまるか確認するための場合とがある．

採血では，CRP陽性，赤沈亢進，白血球上昇，ASLO上昇，ASK上昇などを測定し，疑われる基礎疾患については，各疾患ごとに採血項目を検討する．

皮膚生検は施行するのが望ましい．病理組織像は，皮下脂肪織の隔壁（葉間結合織）に好中球，単核球の浸潤をきたす隔壁性脂肪織炎の所見がみられる．好酸球浸潤がみられることもある．時間が経つと組織球の浸潤がみられ，脂質を貪食した泡沫細胞も散見され，脂肪肉芽腫（lipogranuloma）の所見がみられるようになる．病理組織標本をみるときは，いつ頃（できれば皮疹出現から何日目に）出現した箇所を生検したのか意識しながらみるとよい．また，自分が生検を担当するときは，できるだけ新しい箇所を生検部位に選ぶ．病理伝票にも，何日目に生じた皮疹を生検したのかという情報も記載する．病理組

織像は皮下脂肪織隔壁の炎症で，浸潤する細胞は時期によって異なる．最初は好中球の浸潤，時間が経つとリンパ球，単核球，好酸球の浸潤が葉間結合織にみられるが，血管炎は認めない．皮下脂肪織の炎症が真皮に波及した，真皮内の炎症細胞浸潤の所見もみられる（dermopanniculitis）．晩期では葉間結合織の線維化に加え，変性した脂肪組織をマクロファージが貪食した泡沫細胞や，巨細胞もみられ，脂肪肉芽腫の像がみられることもしばしばある．

鑑別診断

蜂窩織炎，血栓性静脈炎，皮膚型結節性多発動脈炎（皮膚動脈炎），Bazin硬結性紅斑，うっ滞性脂肪織炎（sclerosing panniculitis），外傷性脂肪肉芽腫，悪性リンパ腫，サルコイドーシスなどを鑑別する必要がある．蜂窩織炎は，発赤の面積がより広く，上行性に発赤が拡大しリンパ管炎を伴うこともある．採血上炎症マーカーは結節性紅斑より上昇する．皮膚生検組織像で，血栓性静脈炎は血栓像がみられ，皮膚型結節性動脈炎は，真皮下層—皮下脂肪織境界部の動脈壁のフィブリノイド壊死を伴う白血球破砕性血管炎の所見がみられる．Bazin硬結性紅斑は潰瘍化することが多く，皮膚生検で小葉性脂肪織炎や血栓性静脈炎（nodular vasculitis）の所見がみられる．うっ滞性脂肪織炎は板状の皮膚硬化がみられ，炎症症状は軽度である．病理組織像で脂肪細胞の変性や膜嚢胞性病変（membranocystic lesion；虚血を表す所見）がみられる．外傷性脂肪肉芽腫は，外傷や打撲の既往に加え，病理組織像で脂質を貪食した泡沫細胞が多数みられるが，隔壁性脂肪織炎の像はない．悪性リンパ腫やサルコイドーシスも皮膚生検により鑑別可能である．

治療の実際

　安静，下肢挙上が基本で，非ステロイド系消炎鎮痛薬を処方する．感染症や基礎疾患の活動性に伴う場合は，それに対する治療を優先する．また，発熱や関節痛，筋痛などの全身症状を伴っている場合は入院を要する．

処 方 例

皮膚症状のみの場合

処方
①ロキソニン®（60mg）　１回１錠
　　１日３回　毎食後
②ナイキサン®（100mg）　１回１錠
　　１日３回　毎食後
③ブルフェン®（200mg）　１回１錠
　　１日３回　毎食後

●上記で効果不十分の場合

処方
①コルヒチン（0.5mg）　１回１錠
　　１日３回　毎食後
②ヨウ化カリウム　１日600mgを
　　３回に分割して投与　毎食後
③レクチゾール®（25mg）
　　１回１錠　１日２回　朝夕

全身症状を伴う場合

プレドニゾロン（5mg）　１回２錠　１日２回　朝夕
ただし長期投与は避ける．

専門医に紹介するタイミング

　通院治療で軽快しない場合や，繰り返す場合は，入院を要したり診断が違っていたり，基礎疾患が背景にあることがあるので，入院設備のある施設や専門医に紹介するのが望ましい．他科医はセレスタミン®錠を投与しているのをしばしば見かけるが，安易に副腎皮質ステロイド内服薬を処方しない．

専門医からのワンポイントアドバイス

　臨床的に結節性紅斑が考えられても，その原因はさまざまで，似たような外観を呈する症例も多いため皮膚生検を要することもあり，早めに専門医に相談する．

―――――――――― 文　献 ――――――――――

1) 岩月啓氏 監：標準皮膚科学　第11版. 医学書院, pp175-176, 2020
2) Pérez-Garza DM, Chavez-Alvarez S, Ocampo-Candiani J et al：Erythema nodosum：a practical approach and diagnostic algorithm. Am J Clin Dermatol 22：367-378, 2021
3) Kakourou T, Drosatou P, Psychou F et al：Erythema nodosum in children：a prospective study. J Am Acad Dermatol 44：17-21, 2001
4) Kuriyama Y, Shimizu A, Oka H et al：Erythema nodosum-like eruption in coronavirus disease 2019：A case report and literature review of Asian countries. J Dermatol 48：1588-1592, 2021
5) Zambrano-Mericq MJ, Lam JM：Erythema nodosum associated with COVID19 infection：A pediatric case report and review of the literature. Pediatr Dermatol 40：166-170, 2023

結節性紅斑　　**73**

3. 膠原病

全身性エリテマトーデス

小寺雅也
JCHO 中京病院 皮膚科

POINT
- ●全身性エリテマトーデスの初発症状として皮膚症状がみられることが多い.
- ●皮疹から疾患活動性を判断できることもある.
- ●内臓臓器病変の有無を正しく評価する必要がある.
- ●重症度に合わせた治療方針を立てる.
- ●Treat to Target を意識して, 可能な限りのグルココルチコイドの減量, 可能であれば休薬を目指す.
- ●Treat to Target を達成するために新規治療薬の併用を考慮するべきである.

ガイドラインの現況

SLE (systemic lupus erythematosus) の治療では, key drug としてのグルココルチコイドに加えて, ヒドロキシクロロキンの基礎治療としての位置づけが確立され, 「全身性エリテマトーデス診療ガイドライン 2019」にも記載された. 生物学的製剤であるベリムマブ, アニフロルマブなど生物学的製剤も登場し, SLE 治療における新たな治療選択肢が増えた. DORIS (Definitions of Remission in SLE), LLDAS (Lupus Low Disease Activity State) といった寛解を目指す臨床指標が示され, SLE においても Treat to Target コンセプトが導入された. 臨床現場において, われわれ医療者と患者もともに目標をもった治療への意識改革が今後重要である.

【本稿のバックグラウンド】 「全身性エリテマトーデス治療ガイドライン 2019」を基に, 日常診療における注意点も含めて解説した.

どういう疾患・病態か

全身性エリテマトーデス (systemic lupus erythematosus：SLE) は, 自己免疫, 補体活性化を背景に全身の諸臓器が冒されることで多彩な症状を呈する慢性炎症性疾患であり, 現在でも病因は確立していない. 冒され

る臓器は, 皮膚, 腎臓, 神経, 肺, 心臓など多臓器に及ぶ (図1). SLE は, 特定の病因が確定していないため, 1つの確定的因子によって診断することはできず, 臨床所見や検査所見の組み合わせによって分類や診断がなされる. SLE の分類に際し, これまでもっとも広く使用されてきた基準は, 米国リウマ

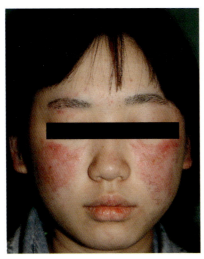 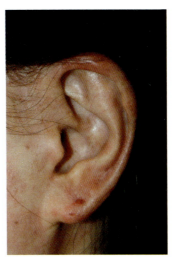

SLEに典型的な頬部紅斑で，疾患活動性上昇時にみられる．

頬部紅斑と同時に耳介の紅斑がみられることもしばしばあり，診断の助けとなる．

図1　SLEの頬部紅斑と耳介紅斑

チ学会（ACR）によって1982年に発表，1997年に修正されたものである[1]．2012年には，全身性エリテマトーデス国際協力クリニック（SLICC）グループによって，新たなSLE分類基準（SLICC分類基準2012）が示された[2]．少なくとも臨床基準1項目，免疫学的基準1項目を含む，計4項目以上を満たす，あるいは腎生検で組織学的に証明されたループス腎炎があり，抗核抗体もしくは抗二本鎖DNA抗体を有することでSLEと分類される．使用にあたっては，あくまでも患者群を分ける際の分類基準であって，個々の症例のための診断基準ではないことには常に注意が必要である．SLICCを用いたSLEの分類において皮膚症状の評価が重要視されており，SLE診療における皮膚科医の果たす役割は非常に大きくなっていると思われる．さらに2019年に，米国リウマチ学会，欧州リウマチ学会では，抗核抗体80倍以上をエントリー基準として，各臓器障害，検査所見別に重み付けされた新たな分類基準が作成され，広く用いられるようになっている．その分類においても皮膚病変の重み付けは重要なものとなっている．

治療に必要な検査と診断

最初のスクリーニング検査として，血算，血沈，尿検，血清クレアチニン値，抗核抗体検査を施行する．自己免疫性溶血性貧血や血小板減少，リンパ球減少などがSLEではみられることが多い．SLEの活動期においても，C反応蛋白（CRP）は正常もしくは上昇がみられても軽度のことが多いが，血沈の亢進の頻度は高い．尿検査および尿沈渣や血清クレアチニン値のスクリーニングからループス腎炎についての精査を進めるきっかけとなる．SLEの診断において重要な抗double strand DNA（ds-DNA）抗体が存在する場合は，抗核抗体はHomogeneous型に染色される．現在，抗DNA抗体の測定方法は，RIA（ラジオイムノアッセイ法）とELISA（酵素免疫測定法）が用いられている．SLE患者における抗ds-DNA抗体の陽性率は70

〜90％であり，また抗Sm抗体の陽性率は14〜40％と，これらの抗体は疾患特異性の高い自己抗体である．血清補体価は，C3，C4，CH50を測定し，補体消費の程度をモニタリングする．補体低下の程度は疾患活動性，特に腎病変の活動性を反映することが多い．

血液検査（血算，白血球分画，生化学，抗核抗体，抗DNA抗体，補体価，抗リン脂質抗体など），尿検査，胸腹部CT，心エコー，眼底検査などで診断，臓器障害のスクリーニングを行い，必要に応じて腎生検や神経系などさらに臓器障害の精密検査を進める．精査の結果SLEと診断されれば，今後の治療計画のため，重症度判定が必要である．重症度判定にはSLEDAI（SLE disease activity index）が広く用いられる[3]．SLEDAIは最近10日以内にみられた9臓器の24症状に重み付けを加味し，合算して評価するスコアリングシステムである．それぞれの項目には詳細な注釈が記載されており，評価を行う際には原著を参考にされたい．SLEDAIにて治療開始前に活動性を評価し，治療中にも再評価することで，治療反応性の評価指標としても用いられることがある．SLEDAIは，0点：活動性なし，1〜5点：軽度，6〜10点：中等度，11〜19点：高度，20点以上：非常に高度と判定する．軽度であれば，少量から中等量プレドニゾロン単独投与，中等度から高度では，ステロイドパルス療法を含めたプレドニゾロン大量投与，免疫抑制薬の併用を考慮する．ループス腎炎に対しては，可能な限り腎生検を行い，International Society of Nephrology/Renal Pathology Society（ISN/RPS）のループス腎炎組織分類に従ってプレドニゾロン，免疫抑制薬を併用して，寛解導入療法，寛解維持療法を計画する．皮膚エリテマトーデスやSLEの皮膚病変の評価に対しては Cutaneous Lupus Erythematosus Disease Area and Severity Index（CLASI）が，提唱され，臨床治験を含め広く使用されるようになった[4]．皮疹の活動性を反映する急性の指標と慢性の指標を総合して点数化し評価できる，有用な評価基準である[5]．

寛解とは，疾患活動性が低下し，臓器障害の進行が停止することである．Treat to Target の考え方が，他の疾患と同様に，SLEにおいても展開がみられている．SLEにおける寛解についてのEULAR（欧州リウマチ学会）のステートメントが発表されている[6]．もっとも望ましい寛解は，治療薬なしの寛解であるが，それを目指すことは現時点ではまだ困難なことも多い．したがって治療薬ありの寛解，低疾患活動性を定義する必要がある．LLDAS（Lupus Low Disease Activity State）は，日常診療においてもまず目指すべき目標の参考になる．LLDASは，①SLEDAI-2K≦4かつ主要臓器（腎，中枢神経，心臓，肺，血管炎，発熱）にSLEDAI活動性なし，消化管症状，溶血性貧血なし．②以前の評価に比較し，SLE疾患活動性の新規症状なし．③SELENA-SLEDAI PGA（Patient Global Assessment）≦1（0-3 scale）．④プレドニゾロン用量≦7.5mg/日．⑤耐容性が良い標準的な維持量の免疫抑制薬かつ/または承認されている生物学的製剤の使用．これら5つを満たす状態を，SLEにおける低疾患活動性状態と定義している．

最初のEULARのSLE治療リコメンデーション2023では，グルココルチコイドは活動性病変の制御のために必要な場合に短期間使用し可能な限り早期にPSL 5mg/日まで漸減し，可能な場合は投与を中止することが望まれている．

治療の実際（図2）

2019年にわが国で発表されたSLE診療ガイドラインを示す．このガイドラインは，皮膚病変，腎臓病変，中枢神経病変，その他の病変に大きく分け，効果不十分の第二選択，第三選択も含めて治療推奨が示されている．

1 グルココルチコイド

リウマチ性疾患や膠原病に対して免疫抑制薬や生物学的製剤の開発が進む現在においても，グルココルチコイド（GC）は，いまだ多くのリウマチ性疾患・膠原病治療のkey drugである．

経口的にステロイドを投与すると，吸収率はほぼ100％であり，血中濃度も1〜2時間ですみやかにピークとなり，もっとも推奨される投与方法である．投与開始時に疾患活動性を抑制可能と考える必要十分量を投与し，徐々に減量していくのが原則である．疾患活動性を抑制しうる必要十分量に関しては，各疾患，その病態，患者の体格や年齢などを熟考したうえで，決定されなければならない．初期導入投与で，十分な抗炎症作用を期待する場合，1日投与量を3回/日に分ける連日均等分割投与が望ましい．疾患のコントロールが良好となり，減量・維持の段階になると連日朝1回投与へと移行させる．これは，GCの内因性分泌リズムに近似させる目的である．減量の速度に関しては，初期投与量が中等量から大量必要で全身炎症が病態の前面となる場合では，1〜2週間ごとに10〜20％程度以内で減量するのが原則である．減量中に疾患の再燃がみられれば，直前の投与量に戻す，もしくは50〜100％増量して，疾患のコントロールを試み，維持量を勘案する．

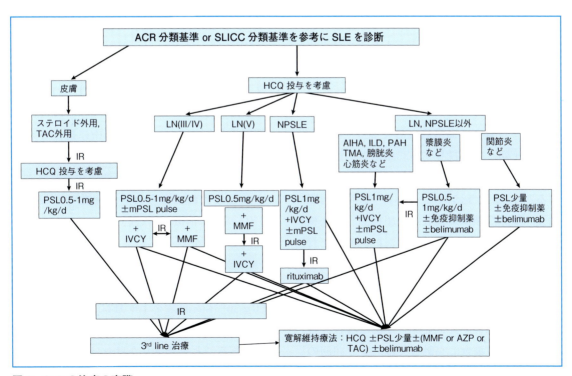

図2　SLEの治療の実際

（全身性エリテマトーデス診療ガイドライン2019より著者作図）

GCの投与休止を試みる際は，下垂体副腎系の抑制について考慮する必要がある．内因性コルチコステロイドは，1日当たりプレドニゾロン換算5mg分泌されるので，それ以下に減量する際には，隔日投与法を取り入れたほうが，副腎機能の回復を図りやすい．一旦抑制された下垂体副腎系が回復するには半年程度必要であるといわれており，血清中のACTHやコルチゾールを測定し，参考にする．

2 ヒドロキシクロロキン

ヒドロキシクロロキン（hydroxychloroquine：HCQ）は，皮膚エリテマトーデス（cutaneous lupus erythematosus：CLE）で外用薬が効果不十分な例やSLEの皮膚症状，倦怠感などの全身症状，筋骨格系症状に対して使用される．HCQの薬効は，主にリソソーム内へのHCQの蓄積によるpHの変化とリソソーム内の種々の機能抑制，それに伴う抗原提示の阻害，サイトカイン産生と放出の抑制，toll-like receptorを介する免疫反応抑制，アポトーシス誘導，アラキドン酸放出抑制などが関与していると推定されているが，正確な機序は不明である[7]．通常，ヒドロキシクロロキン硫酸塩として200〜400mgを1日1回，経口投与する．用量は，性別，身長を基に求められる理想体重に応じて決定する．HCQ投与にあたっては，事前に両眼検査，細隙灯顕微鏡検査，眼圧検査，眼底検査，視野テスト，色覚検査による観察を行う．長期にわたって使用する場合は，少なくとも年に1回はこれらの眼科検査を実施する．ただし，累積投与量が200gを超えた場合，肝機能障害や腎機能障害がある場合，視力障害がある場合，高齢者では，より頻回の検査が必要と考えられている．HCQ内服開始初期に多形紅斑の出現をしばしば経験する

が，一旦休薬し，少量から再投与すると内服可能なことも多いので，重症薬疹型でなければ試してもよいと思われる．

3 免疫抑制薬

SLEの治療において免疫抑制薬は，GC単独治療では寛解導入が困難な病態，ステロイド抵抗性の病態，GC減量を目的に併用される．すなわち免疫抑制薬は，ステロイド減量効果（steroid sparing effect）を目的として使用するように勧められている．難治性病態に対して積極的に併用し，GCを6ヵ月以内に低用量まで漸減することがガイドラインで推奨されている[8]．代表的な病態はループス腎炎（LN）や中枢神経SLE（NPSLE）で，シクロホスファミド（CYC），ミコフェノール酸塩酸モフェチル（MMF），アザチオプリン（AZA），カルシニューリン阻害薬のシクロスポリン（CsA）やタクロリムス（TAC）が使用される．

1．シクロホスファミド（CYC）

CYCはナイトロジェンマスタードの誘導体で，肝臓で活性化されホスホラミドマスタードがDNAとクロスリンクしてDNAの複製を阻害することによって，B細胞とT細胞を抑制する．CYCは尿中に排泄されるため，膀胱癌に代表される泌尿器系悪性腫瘍のリスク，出血性膀胱炎を合併するリスクに注意しなければならない．間歇的な経静脈CYCパルス治療（IVCY）による投与方法を用いることが多くなった．

CYCは増殖性LNやNPSLEなど難治性病態の寛解導入治療に用いられる．0.5〜1.0g/m²体表面積を1ヵ月に1回，6クール行うことが多い．CYCには発がん性と揮発性があることを認識しなければならない．出血性膀胱炎への対策として，補液量を多くして水分負荷とときには利尿薬投与を行うこ

と，メスナを用いることなどである．女性では無月経が生じる可能性についても，しっかりと説明する必要がある．

2. ミコフェノール酸塩酸モフェチル（MMF）

MMFは生体内でミコフェノール酸に加水分解される．ミコフェノール酸は de novo 系と salvage 系の2つのプリン生合成経路のうち，de novo 経路の律速酵素であるイノシンモノホスフェイト脱水素酵素（IMPDH）を阻害しDNA合成を抑制する．T細胞やB細胞では，核酸合成を主に de novo 系に依存するため，これらの細胞が選択的に抑制される．MMFは増殖性LNに用いられることが多い．寛解導入治療や維持治療において有用性や同等性が報告されている．1回500mgから1,000mgを12時間おきに1日2回食後に内服投与する．年齢，症状により適宜増減ができ，1日3,000mgまで増量可能である．頻度の高い副作用は下痢や嘔気などの消化器症状で，ときに骨髄障害に伴う血球減少や肝機能障害などがある．

3. カルシニューリン阻害薬

カルシニューリンは細胞内シグナル伝達にかかわるリン酸化酵素であり，活性化したカルシニューリンは活性化T細胞核内因子と呼ばれる複数の転写因子を脱リン酸化して核内に移動させ，インターロイキン-2（IL-2）遺伝子の転写を抑制する．その結果ヘルパーT細胞を活性化して他のサイトカインの産生を促進し，細胞傷害性T細胞やNK細胞の機能を増強させる．カルシニューリン阻害薬のシクロスポリンA（CyA）とタクロリムス（TAC）は，カルシニューリンの活性化を抑制し，選択的なT細胞抑制作用を有する．CyAについては，増殖性LN（class Ⅳ）に対してステロイドとの併用で蛋白尿や腎生検所見の改善が報告され[12]，頻回再発

型やステロイド抵抗性ネフローゼ症候群に保険適用がある．TACはLNに保険適用を有し，蛋白尿改善やステロイド減量効果を期待し使用する．カルシニューリン活性の抑制作用は，血中濃度-時間曲線下面積（AUC）と相関する．投与後2時間値やトラフ値を参考にする．CyAは，LNのネフローゼ症候群では1.5～3.0mg/kgを1日2回に分割投与する．トラフ濃度は，導入期で150ng/mL以下，維持期で100ng/mL以下を目標とする．TACは3mgを1日1回夕に投与し，トラフ濃度は導入期で10～15ng/mL，維持期では5～10ng/mLを目標とする．カルシニューリン阻害薬使用時の注意点は腎機能障害であり，用量依存性で可逆的な急性腎障害と長期投与による慢性腎障害である．そのモニタリングにはトラフ値が用いられる．CyAは全血中濃度が200ng/mL以上，TACでは全血中濃度が10～20ng/mL以上になると副作用の頻度が増加する．その他としては，高血圧，高脂血症，高血糖，神経障害，歯肉肥厚，不整脈，可逆性後白質脳症症候群（PRES）に注意が必要である．

4. アザチオプリン（AZA）

AZAは6-メルカプトプリン（6-MP）のイミダゾール誘導体であり，アデニル酸およびグアニル酸の生合成を阻害する．その結果，T細胞やB細胞増殖を抑制する．LNや難治性病態の維持療法，ステロイド減量目的で用いられることが多い．1日1～2mg/kg体重で投与される．注意を要する副作用は骨髄抑制であり，白血球数3,000/μL以下では禁忌とされている．また，全脱毛が生じることもある．投与開始後早期に発現する重度の急性白血球減少と全脱毛が NUDT15 遺伝子多型と関連することが明らかとなり，NUDT15 遺伝子多型検査がリウマチ性疾患に対するアザチオプリン投与時のスクリーニ

ング検査として保険適用となっている.

4 生物学的製剤

1. ベリムマブ

ベリムマブは，完全ヒト型抗BLySモノクローナル抗体製剤である．SLEに対する分子標的治療薬であり，既存治療で効果不十分なSLEに保険適用を有する．既存治療に併用することで治療反応率の向上，再燃の低下，ステロイド減量効果が期待されている．B細胞に「可溶性Bリンパ球刺激因子（BLyS）」と呼ばれる因子が結合することで，B細胞の活性化・生存，形質細胞への分化が促される．SLEではBLysが過剰に発現していることが報告されている．ベリムマブは，「BLyS」を選択的に阻害するモノクローナル抗体製剤であり，BLySを阻害することで，B細胞の生存抑制や形質細胞への分化を抑制し，結果的に自己抗体の産生を抑制する．それによって炎症反応の抑制や免疫複合体の形成抑制から臓器障害の進展を阻止することが期待されている[10]．ベリムマブの臨床試験における52週時の臓器系別改善率は，筋骨格系，腎系，免疫系でベンリスタ®併用群とプラセボ併用群間に有意差が認められた[11]．有害事象は，上気道感染，鼻咽頭炎，ウイルス性上気道感染などであり，重篤なものが少ないのが特徴である．

2. アニフロルマブ

アニフロルマブは，完全ヒト型抗IFNAR1（インターフェロンαレセプター1）抗体であり，分子量約148kDaのヒトIgG1モノクローナル抗体である．IFNAR1に結合，IFNAR1の細胞内移行が誘導され，細胞表面のIFNAR1の発現レベルが低下，IFNARを介したⅠ型IFNシグナル伝達を阻害し，Ⅰ型IFN応答性の遺伝子の発現を抑制する[12]．SLEにおけるⅠ型IFNの慢性的増加は，Ⅰ型IFNの過剰産生，Ⅰ型IFNに対する感受性の亢進および負の調節障害に依存する．83％のSLE患者でⅠ型IFN誘導遺伝子シグネチャーが上昇していたことが報告されている[13]．発疹，低補体血症および抗DNA抗体上昇を呈したSLE患者では，Ⅰ型IFN誘導遺伝子シグネチャーの有意な上昇が認められている．アニフロルマブの臨床試験[14]において，主要評価項目である投与52週時のBICLA（British Isles Lupus Assessment Group-based Composite Lupus Assessment）達成率は，アニフロルマブ群47.8％，プラセボ群31.5％であり，プラセボに対するアニフロルマブの優越性が示された．ベースラインのGCの用量が10mg/日以上の患者集団における投与52週時のGCの減量達成例の割合は，プラセボ群（30.2％）に比べて，アニフロルマブ群（51.5％）で有意に高値であり，ステロイドの減量効果が示された．さらにベースラインのCLASI活動性スコアが10点以上の患者集団における投与12週時のCLASIが50％以上改善した達成率は，プラセボ群（25.0％）に比べて，アニフロルマブ群（49.0％）で有意に高値であり，皮膚症状の改善に大いに期待できる．主な有害事象（発現率10％以上）は，アニフロルマブ群で上気道感染，上咽頭炎，注入に伴う反応などであり，1型インターフェロンの阻害によるウイルス感染の増加が懸念事項ではある．また帯状疱疹の増加も懸念点の一つである．

処 方 例

●皮膚症状と軽微な全身症状の場合

処方 中等量ステロイド　プレドニゾロン
0.5mg/kgを1日3回に分けて投与

●疾患活動性が高く，臓器障害を伴う場合

処方 ①高等量ステロイド　プレドニゾロ
　　　ン　1mg/kg を1日3回に分けて
　　　投与
　　②プラケニル®（200〜400mg）
　　　1日1回
　　③プログラフ®（3mg）　1日1回夕方
　　④ベンリスタ®（200mg）　皮下注
　　　1回/週
　　⑤サフネロー®（300mg）　点滴静注
　　　1回/月

専門医に紹介するタイミング

　全身性エリテマトーデスの腎臓病変，中枢神経症状など重大な内臓臓器障害を伴う場合は，膠原病の専門医に紹介することが望ましい．

専門医からのワンポイントアドバイス

　SLE では，皮膚症状を伴うことがきわめて多く，初発症状として認めることも多い．さらには，疾患活動性を反映する皮疹もある．皮膚科医は，皮膚病変を通じて SLE 患者の予後を改善させる重要な役割を果たすべき存在と考える．

文　献

1) Hochberg MC：Updating the American College of Rheumatology revised criteria for the classification of systemic lupus erythematosus. Arthritis Rheum 40：1725, 1997

2) Petri M, Orbai AM, Alarcón GS et al：Derivation and validation of the Systemic Lupus International Collaborating Clinics classification criteria for systemic lupus erythematosus. Arthritis Rheum 64：2677-2686, 2012

3) Bombardier C, Gladman DD, Urowitz MB et al：Derivation of the SLEDAI. A disease activity index for lupus patients. The Committee on Prognosis Studies in SLE. Arthritis Rheum 35：630-640, 1992

4) Albrecht J, Taylor L, Berlin JA et al：The CLASI (Cutaneous Lupus Erythematosus Disease Area and Severity Index)：an outcome instrument for cutaneous lupus erythematosus. J Invest Dermatol 125：889-894, 2005

5) 衛藤　光：SLE の重症度評価と活動性評価．"皮膚科臨床アセット 7　皮膚科 膠原病診療のすべて"．古江増隆 他編，中山書店，p53，2011

6) van Vollenhoven R, Voskuyl A, Bertsias G et al：A framework for remission in SLE：consensus findings from a large international task force on definitions of remission in SLE（DORIS）. Ann Rheum Dis 76：554-561, 2017

7) Warhurst DC, Steele JC, Adagu IS et al：Hydroxychloroquine is much less active than chloroquine against chloroquine-resistant Plasmodium falciparum, in agreement with its physicochemical properties. J Antimicrob Chemother 52：188-193, 2003

8) Bertsias G, Ioannidis JP, Boletis J et al：EULAR recommendations for the management of systemic lupus erythematosus. Report of a Task Force of the EULAR Standing Committee for International Clinical Studies Including Therapeutics. Ann Rheum Dis 67：195-205, 2008

9) Tam LS, Li EK, Leung CB et al：Long-term treatment of lupus nephritis with cyclosporin A. QJM 91：573-580, 1998

10) Zhang F, Bae SC, Bass D et al：A pivotal phase III, randomised, placebo-controlled study of belimumab in patients with systemic lupus erythematosus located in China, Japan and South Korea. Ann Rheum Dis 77：355-363, 2018

11) Furie RA, Petri MA, Wallace DJ et al：Novel evidence-based systemic lupus erythematosus responder index. Arthritis Rheum 61：1143-1151, 2009

12) Riggs JM, Hanna RN, Rajan B et al：Characterisation of anifrolumab, a fully human anti-interferon receptor antagonist antibody for the treatment of systemic lupus erythematosus. Lupus Sci Med 5：e000261, 2018

13) Li QZ, Zhou J, Lian Y et al：Interferon signature gene expression is correlated with autoantibody profiles in patients with incomplete lupus syndromes. Clin Exp Immunol 159：281-291, 2010

14) Morand EF, Furie R, Tanaka Y et al：Trial of anifrolumab in active systemic lupus erythematosus. N Engl J Med 382：211-221, 2020

3. 膠原病

全身性強皮症

浅野善英
あさ の よしひで
東北大学大学院医学系研究科 神経・感覚器病態学講座 皮膚科学分野

POINT
● 全身性強皮症は，皮膚および内臓諸臓器の血管障害と線維化を特徴とする原因不明の全身性自己免疫疾患である．

● 本症の臨床症状は非常に多彩だが，自己抗体の種類あるいは皮膚硬化の範囲に基づく病型分類により，比較的均一なサブタイプに分類することができる．

● 死因の約 70％が疾患関連死であり，その 2 大要因である間質性肺疾患と肺動脈性肺高血圧症に対する早期治療介入が予後改善のために重要である．

ガイドラインの現況

わが国においては「全身性強皮症 診断基準・重症度分類・診療ガイドライン」が 2016 年に厚生労働省強皮症研究班により作成され，改訂版が 2025 年に公表された．2016 年版では皮膚，肺，消化管，腎臓，心臓，肺高血圧症，血管，リハビリテーションの 8 項目が取り上げられたが，2025 年版では新たに骨関節，小児の項目が追加され，計 10 項目について CQ とエビデンスに基づく推奨文・推奨度，解説が記載されている．

【本稿のバックグラウンド】 「全身性強皮症 診断基準・重症度分類・診療ガイドライン」に基づき，本症の診断，病型分類，治療について概説した．また，ガイドラインに記載されていない新しい知見で重要なものについても取り上げた．なお，本症の臓器病変はきわめて多岐にわたるため，本稿では紙面の都合上すべてを網羅することはできていない．皮膚科医が診療に臨むうえで重要な点に比重を置いて記載した．

どういう疾患・病態か

全身性強皮症（systemic sclerosis：SSc）は，皮膚および内臓諸臓器の血管障害と線維化を特徴とする原因不明の全身性自己免疫疾患である．多因子疾患であり，特定の環境要因との関連を示す一群がある（職業性強皮

症）．免疫異常を基盤として血管内皮細胞が傷害され，続発する血管のリモデリング異常と慢性炎症を介して線維芽細胞が恒常的に活性化され，さまざまな臓器に細胞外基質が過剰沈着し，最終的に多臓器障害に至る．Raynaud 現象，手指腫脹，手指潰瘍（図1），皮膚硬化（図2），間質性肺疾患，肺高

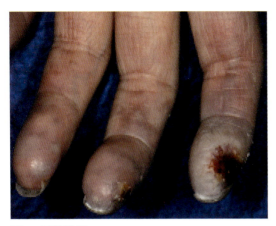

図1 手指潰瘍

血圧症，胃食道逆流症，吸収不良症候群，心線維化，強皮症腎クリーゼなど，臨床症状は多岐にわたる．死因の約70％を疾患関連死が占めるが，間質性肺疾患と肺動脈性肺高血圧症が疾患に関連した死因としてもっとも多い．わが国における患者数は3万弱，男女比は1：7〜12，好発年齢は30〜60代である．

治療に必要な検査と診断

臨床症状，爪郭部毛細血管異常，自己抗体検査から総合的に診断する．診断基準，分類基準，早期診断基準案があるが，それぞれの利点と欠点を理解したうえで，目的に応じて適切に活用することが重要である．

わが国におけるSScの診断基準（表1）は，医療費公費負担の対象となる定型例を抽出するために作成されており，早期例や非定型例の診断には無力である．早期例や非定型例が疑われる場合は，国際的に用いられている「2013 ACR/EULAR分類基準」（表2）[1,2]を参考にするとよい．分類基準は「臨床試験において定型例を抽出すること」を目的に作成されており，本来診断基準として用いるべきではないが，本分類基準は「定型例のみで

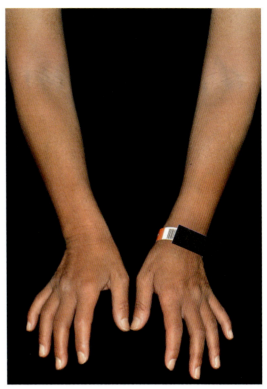

図2 手指から上腕に広がる皮膚硬化

なく早期例やSSc sine scleroderma（内臓病変はあるが皮膚硬化を欠く）を含めた多様な患者群」においても高い感度と特異度を有しており，実臨床では診断基準とほぼ同等に用いられている．一方，手指硬化がない早期例を抽出するために作成されたのが，早期診断基準案（http://www.derma.med.tohoku.ac.jp/pdf/plan.pdf）である．その感度と特異度はともに80％強だが，本案は早期例を漏れなく抽出して専門医への紹介を促すことを目的として作成されており，多少他疾患が含まれても許容することを前提としている．

実臨床においてSScを診断する際には「診断確実例を抽出するための基準」と「早期例を抽出するための基準」を症例によって使い分けるとよい．現時点では，前者としては「2013 ACR/EULAR分類基準」がもっとも優れており，後者としては「早期診断基準

全身性強皮症　83

表1　全身性強皮症 診断基準

大基準
　両側性の手指を越える皮膚硬化

小基準
　①手指に限局する皮膚硬化[*1]
　②爪郭部毛細血管異常[*2]
　③手指尖端の陥凹性瘢痕，あるいは指尖潰瘍[*3]
　④両側下肺野の間質性陰影
　⑤抗 Scl-70（トポイソメラーゼⅠ）抗体，抗セントロメア抗体，抗 RNA ポリメラーゼⅢ抗体のいずれかが
　　陽性

除外基準
　以下の疾患を除外すること．
　腎性全身性線維症，汎発型限局性強皮症，好酸球性筋膜炎，糖尿病性浮腫性硬化症，硬化性粘液水腫，ポル
　フィリン症，硬化性萎縮性苔癬，移植片対宿主病，糖尿病性手関節症，Crow-Fukase 症候群，Werner 症候群

診断の判定
　大基準，あるいは小基準①および②～⑤のうち1項目以上を満たせば全身性強皮症と診断する．

注釈
　＊1　MCP 関節よりも遠位にとどまり，かつ PIP 関節よりも近位に及ぶものに限る．
　＊2　肉眼的に爪上皮出血点が2本以上の指に認められる[#]，または capillaroscopy あるいは dermoscopy で
　　　全身性強皮症に特徴的な所見が認められる[##]．
　＊3　手指の循環障害によるもので，外傷などによるものを除く．

[#]爪上皮出血点は出現・消退を繰り返すため，経過中に2本以上の指に認められた場合に陽性と判断する．
[##]毛細血管の拡張，消失，出血など．

表2　2013 ACR/EULAR 分類基準

皮膚硬化が MCP 関節を越えて近位まで存在（近位皮膚硬化）（9点）
手指の皮膚硬化（高得点のほうをカウント） 　手指腫脹のみ（2点），MCP から PIP 関節までの指の硬化（4点）
指尖部病変（高得点のほうをカウント） 　指尖部潰瘍（2点），指尖部虫喰状瘢痕（3点）
毛細血管拡張（2点）
爪郭部毛細血管異常（2点）
肺動脈性肺高血圧症・間質性肺疾患　いずれか存在（2点）
Raynaud 現象（3点）
強皮症関連抗体（3点） 　抗セントロメア抗体，抗トポイソメラーゼⅠ抗体，抗 RNA ポリメラーゼⅢ抗体のいずれか陽性

＊合計9点以上で全身性強皮症と分類する．
＊皮膚硬化を有するが手指に皮膚硬化が存在せず，臨床所見を説明できる他疾患を有する場合は，本
　基準を適応しない．

（文献1，2より引用，一部改変）

案」が使用しやすい．診断が難しい症例では
これらに含まれない種々の症状の観察，可能
であれば特殊な自己抗体の検出，前腕伸側の
皮膚生検などによって積極的に診断を進める
必要がある．

　なお，上記基準を満たしてしまうSSc類
縁疾患があり，「2013 ACR/EULAR 分類基
準」および「診断基準」に除外すべき疾患と
して記載されている．わが国における臨床経
験を勘案したうえで作成されている点で，
「診断基準」に記載されている除外すべき疾
患を参考にするとよい．腎性全身性線維症，
汎発型限局性強皮症，好酸球性筋膜炎，糖尿
病性浮腫性硬化症，硬化性粘液水腫，ポル
フィリン症，硬化性萎縮性苔癬，移植片対宿
主病，糖尿病性手関節症，Crow-Fukase 症
候群，Werner 症候群の 11 疾患である．

　早期例を診断する際の問診のポイントは，
Raynaud 現象の有無，手指腫脹，朝の手の
こわばり，胸焼けの 4 点である．Raynaud
現象と手指腫脹については「冷たいものに触
れるとサッと手指が白くなるか」「最近指輪
が入りにくくなっていないか」などと具体的
に聞くとよい．朝の手のこわばりと胸やけ
（胃食道逆流症）は，発症早期から高頻度に
みられる．職業歴や美容手術歴（特に豊胸
術）も重要な情報である．炭鉱業，土木業，
金属精錬業，陶磁器業などシリカへの曝露，
建設業などエポキシ樹脂への曝露，製造業な
ど有機溶剤への曝露による職業性強皮症が報
告されている．

　SSc に特異性が高い自己抗体のうち，抗ト
ポイロメラーゼ I（Scl-70）抗体，抗セント
ロメア抗体，抗 RNA ポリメラーゼⅢ抗体の
3 つは保険診療で測定が可能である．以下，
それぞれの自己抗体を有する SSc の特徴に
ついて解説する．

　抗トポイソメラーゼ I 抗体は，わが国では
SSc の約 30～40％ に検出される．同抗体陽
性 SSc 患者の臨床的特徴としては，①躯幹
にまで及ぶ広範囲な皮膚硬化，②指尖部虫喰
状瘢痕などの末梢循環障害の存在，③間質性
肺疾患の存在が挙げられる．

　抗セントロメア抗体は，わが国では SSc
の約 30～40％ に検出される．同抗体陽性
SSc 患者の臨床的特徴としては，①皮膚硬化
は範囲が狭く，四肢末端に限局する，②間質
性肺疾患，強皮症腎クリーゼなどの重篤な内
臓病変は稀である，③毛細血管拡張，石灰沈
着をきたしやすい，④抗ミトコンドリア M2
抗体の陽性率が高く，原発性胆汁性胆管炎を
しばしば合併する，⑤頻度は低いが発症後
10 年以上経過してから重篤な肺動脈性肺高
血圧症を合併しうる，といった点が挙げられ
る．なお，抗セントロメア抗体は SSc に特
異的ではなく，Sjögren 症候群をはじめとし
た他の膠原病あるいは膠原病以外の疾患でも
検出されることがある．

　抗 RNA ポリメラーゼⅢ抗体は，わが国で
は SSc の約 5％ に検出される．同抗体陽性
SSc 患者の臨床的特徴としては，①皮膚硬化
が広範囲に及び，かつ比較的急速に進行す
る，②強い皮膚硬化のため，手指の屈曲拘縮
をきたしやすい，③間質性肺疾患の合併率が
低く，かつ軽度である，④手指潰瘍や指尖部
虫喰状瘢痕が少なく，末梢循環障害は比較的
軽症である，⑤皮膚硬化は高度であるが，ス
テロイド内服治療によく反応し，比較的すみ
やかに皮膚硬化が改善する，⑥強皮症腎ク
リーゼの発症頻度が他抗体陽性例に比べて高
い，⑦悪性腫瘍の合併率が高い，⑧豊胸術と
の関連が示唆されている，といった点が挙げ
られる．⑦については，その頻度は本症の全
経過中で約 30％，そのうち半分（つまり約
15％）は本症の診断時に見つかる．

　なお，間接蛍光抗体法で核小体型が単独で

全身性強皮症　85

陽性になる場合は，SSc を疑う必要がある．抗 U3RNP 抗体，抗 Th/To 抗体など（それぞれ SSc の 3〜5％で陽性），SSc に特異性の高い自己抗体の対応抗原が核小体に局在するためである．

　SSc は非常に多彩な臨床症状を呈するが，皮膚硬化の範囲に基づき 2 つの subtype に分類できる．皮膚硬化が肘あるいは膝を越えて近位に及ぶか否かでびまん皮膚硬化型 SSc（diffuse cutaneous SSc：dcSSc）と限局皮膚硬化型 SSc（limited cutaneous SSc：lcSSc）に分類する．dcSSc では発症 6 年以内に皮膚硬化が進行し，ピークに達するとその後は無治療でもゆっくり改善する．一方，lcSSc における皮膚硬化は長期にわたり軽度で変化に乏しい．dcSSc に多い内臓病変として，間質性肺疾患，強皮症腎クリーゼ，心病変，吸収不良症候群がある．前三者は発症 6 年以内の活動性の高い時期に出現しやすいが，吸収不良症候群は罹病期間が進んでから出現することが多い．間質性肺疾患は，罹病期間が進んでから二次性肺高血圧による呼吸不全，右心不全の原因となる．不整脈などの心病変は発症早期のみでなく，皮膚硬化の改善期でも生じることがあるので注意が必要である．lcSSc に伴う重要な内臓病変として，頻度は低いが肺動脈性肺高血圧症があり，一般に罹病期間が進んでから出現する．逆流性食道炎は lcSSc から dcSSc まで発症早期から高頻度に認められる．

治療の実際

　皮膚硬化に対する治療の第一選択は経口副腎皮質ステロイドである．対象となるのは進行している時期の dcSSc の皮膚硬化である．特に不可逆的な関節拘縮は機能障害を残し，患者の QOL を著しく低下させるため，

早期治療が重要となる．具体的に適応症例を選択する際には，①皮膚硬化出現から 6 年以内の症例，②急速な（数ヵ月から 1 年以内）皮膚硬化の進行を認める症例，③浮腫性硬化が主体の症例，のうち②を含む 2 項目以上を満たす場合を治療の対象と考える．プレドニゾロン 20〜30mg/日より投与を開始し，初期量を 2〜4 週続けた後，皮膚硬化の改善の程度をモニターしながら 2 週〜数ヵ月ごとに約 10％ずつゆっくり減量する．5mg/日程度を当面の維持量とする．なお，わが国では欧米に比べて強皮症腎クリーゼの頻度は低いが，ステロイド治療を要する症例の多くは強皮症腎クリーゼの高リスク群（抗 RNA ポリメラーゼⅢ抗体陽性，皮膚硬化が高度あるいは急速に進行している dcSSc）であるため，ステロイド投与にあたっては，血圧および腎機能を慎重にモニターする．

　SSc に伴う臓器線維化の治療目標は，線維化の進行抑制である．そのためには細胞外基質を過剰産生する線維芽細胞の活性化を抑制する必要がある．SSc の病態において線維芽細胞の活性化はもっとも下流にあり，線維芽細胞の活性化を阻害するには，線維芽細胞に直接作用する薬剤，血管障害に作用する薬剤，免疫異常・炎症に作用する薬剤といった 3 系統のアプローチが考えられる．SSc に伴う間質性肺疾患に注目してみると，標準治療薬として，シクロホスファミド，ミコフェノール酸モフェチル，ニンテダニブ，トシリズマブ（わが国では未承認），リツキシマブが挙げられる．これらの治療のうち，リツキシマブについては皮膚硬化に対して有意な改善効果が示されており[3]，トシリズマブについては改善傾向がみられることが示されている[4]．

　SSc の病態に基づいて考えると，本症の末梢循環障害に対しては 3 つの観点から治療戦

略を考える必要がある．つまり，動脈の攣縮，血管内皮細胞の機能障害，血管の構造異常（細動脈の狭窄，毛細血管の消失）の3つである．手指や足趾のRaynaud現象に代表される動脈の攣縮に対しては，カルシウム拮抗薬が第一選択となる．血管内皮細胞の機能障害としては，血栓形成抑制能と凝固抑制能の低下，一酸化窒素のbioavailabilityの低下などが挙げられる．抗血小板薬，抗凝固薬，ホスホジエステラーゼ5阻害薬（SScに対して保険適用なし），可溶性グアニル酸シクラーゼ刺激薬（SScに対して保険適用なし）などがこれらの異常を是正できる可能性がある．血管の構造異常については，エンドセリン受容体拮抗薬であるボセンタンに血管の構造異常を是正する作用がある可能性を示唆するデータが多数報告されており，SScに伴う手指潰瘍の発症抑制を効能・効果として保険適用になっている．これらの3系統の薬剤の作用の違いを理解したうえで，個々の症例に応じて適切な組み合わせで使用することが望ましい．なお，SScに伴うRaynaud現象と手指潰瘍に対してボツリヌス毒素の有用性が示唆されており，新規治療として期待されている[5]．

SScに伴う肺動脈性肺高血圧症では労作時呼吸困難などの自覚症状が出現してから多剤併用療法を導入しても生命予後は改善しないことが知られている．SScと診断したら早期から肺高血圧症のスクリーニング検査（心エコー，呼吸機能，NT-proBNPあるいはBNP）を年1回行い，肺高血圧症が疑われる場合は右心カテーテル検査を行う．平均肺動脈圧の上昇がみられる場合は，早期治療介入することが肝要である．強皮症腎クリーゼについてはACE阻害薬が特効薬であることが知られているが，一方でACE阻害薬が腎クリーゼの発症リスク因子であることが近年報告されており，腎クリーゼの病態解明の手がかりとして注目されている[6, 7]．

なお，発症早期から高頻度に認められる症状として，胃食道逆流症（gastro esophageal reflux disease：GERD）がある．GERDは内視鏡所見により，①びらん性GERD（胃酸曝露が主な原因），②非びらん性GERD（胃酸曝露，食道の感受性亢進，機能性胸やけが主な原因）に分類される．いわゆる食道症状（胸やけ，呑酸）は酸の逆流により生じるが，酸のみでなく弱酸や非酸の逆流による多様な食道外症状が生じ得る．具体的には，呼吸器症状（慢性咳嗽，喘息），咽喉頭炎（咽頭違和感，咽頭痛），循環器症状（非心臓性胸痛）などが挙げられる．これらの症状に対しては，プロトンポンプ阻害薬（従来のプロトンポンプ阻害薬，およびボノプラザン），消化管機能調整薬，アルギン酸塩・制酸薬を併用し，徹底した生活指導を行うことが重要である．

処方例

処方 ①プレドニン® (5mg) 1回2錠
　　　1日2回　朝夕食後
②タケキャブ® (10mg) 1回1錠
　　　1日1回　夕食後
③ガスモチン® (5mg) 1回1錠
　　　1日3回　毎食前
④ボナロン® (35mg) 1回1錠
　　　週1回　起床後に内服
⑤アムロジン® (2.5mg) 1回1錠
　　　1日2回　朝夕食後
⑥ドルナー® (60μg) 1回2錠
　　　1日3回　毎食後
⑦アンプラーグ® (100mg) 1回1
　　　錠　1日3回　毎食後
⑧トラクリア® (62.5mg) 1回1錠

1日2回　朝夕食後
⑨フィブラスト®スプレー
1日1回噴霧
⑩プロスタンディン®軟膏
1日1回塗布

専門医に紹介するタイミング

dcSSc の場合，間質性肺疾患が予後を規定する重要な合併症であるが，在宅酸素療法を要するような重篤な呼吸障害に至る症例は約15％であり，治療を要する症例は多くはない．治療のタイミングを逃さないように慎重に経過をみていくが，治療が必要と判断した場合，あるいは治療の可否の判断に迷う場合は，呼吸器専門医に紹介する．lcSSc の場合，長期経過後に発症する肺動脈性肺高血圧症は早期に治療介入しないと予後はきわめて不良である．疾患全体として軽症であっても，年に1回，肺高血圧症のスクリーニング検査を行い，少しでも肺高血圧症を疑う所見があれば循環器専門医に紹介する．

専門医からのワンポイントアドバイス

実臨床で遭遇することが多いのは，GERD に伴う食道外症状（慢性咳嗽，喘息，咽喉頭炎，非心臓性胸痛など）である．他の原因で説明できないこれらの症状がある場合は，胃食道逆流症の内服治療に加えて生活指導（①脂肪分の多い食事や甘いもの，香辛料の入っ

た料理，アルコール，喫煙を避け，低残渣食を摂取する，②少量を頻回に摂取する食事形態とする，③過度の運動は避ける，④就寝前の食事を避け，食後数時間は横にならない，⑤就寝時には頭を高くし，左半身が下になるように横を向く）を行う．

―――――― 文　献 ――――――

1) van den Hoogen F, Khanna D, Fransen J et al：2013 classification criteria for systemic sclerosis：an American College of Rheumatology/European League against Rheumatism collaborative initiative. Arthritis Rheum 65：2737-2747, 2013

2) van den Hoogen F, Khanna D, Fransen J et al：2013 classification criteria for systemic sclerosis：an American college of rheumatology/European league against rheumatism collaborative initiative. Ann Rheum Dis 72：1747-1755, 2013

3) Ebata S, Oba K, Kashiwabara K et al：Predictors of rituximab effect on modified Rodnan skin score in systemic sclerosis：a machine-learning analysis of the DesiReS trial. Rheumatology (Oxford) 61：4364-4373, 2022

4) Khanna D, Lin CJF, Furst DE et al：Tocilizumab in systemic sclerosis：a randomised, double-blind, placebo-controlled, phase 3 trial. Lancet Respir Med 8：963-974, 2020

5) Motegi SI, Uehara A, Yamada K et al：Efficacy of botulinum toxin b injection for Raynaud's phenomenon and digital ulcers in patients with systemic sclerosis. Acta Derm Venereol 97：843-850, 2017

6) Bütikofer L, Varisco PA, Distler O et al：ACE inhibitors in SSc patients display a risk factor for scleroderma renal crisis-a EUSTAR analysis. Arthritis Res Ther 22：59, 2020

7) Gordon SM, Hughes JB, Nee R et al：Systemic sclerosis medications and risk of scleroderma renal crisis. BMC Nephrol 20：279, 2019

3. 膠原病

限局性強皮症

長谷川稔
福井大学医学部 皮膚科

POINT
- 限局性強皮症の臨床や組織は多様性があり，類縁疾患との鑑別が重要である．
- 一部の重症例では，下床の病変や臓器障害をきたすことがある．
- ステロイドやタクロリムスの外用や紫外線療法が行われるが，重症例ではステロイドやメトトレキサートなどの免疫抑制薬の内服が必要となる．

ガイドラインの現況

わが国では「限局性強皮症　診断基準・重症度分類・診療ガイドライン」[1] が，2016年に日本皮膚科学会によって作成された．海外では，2016年に「German guidelines」[2] が，2024年にドイツ，オーストリア，スイスによるS2Kガイドライン[3] が発表されている．また，2024年には限局性強皮症を含む皮膚硬化性疾患の診断と治療に関するコンセンサスステートメントが発表されている[4]．

【本稿のバックグラウンド】 それぞれのガイドラインによって，分類や治療などに多少の違いがみられるが，本稿では日本皮膚科学会のガイドライン[1] に基づいて解説した．

どういう疾患・病態か

限局性強皮症は，限局した領域の皮膚およびその下床の組織の炎症とそれに続発する線維化により生じ，遺伝性素因，環境因子，外傷，自己免疫などが関与する多因子性疾患と考えられている．自己免疫異常を反映して，抗一本鎖DNA抗体，抗核抗体の一つである抗ヒストン抗体，リウマトイド因子などが血清中にしばしば検出される．また，自己免疫疾患の合併もめずらしくない．

本疾患の罹患率は成人で10万人当たり0.4〜2.7人，小児で0.3〜3人である．女性では男性より2.6〜6倍頻度が高い．経過としては，3〜5年で約50％の症例で疾患活動性がなくなるが，再燃することもある．

治療に必要な検査と診断

日本皮膚科学会ガイドラインにおける診断基準[1] では，以下の3項目すべてを満たす必要がある．
①境界明瞭な皮膚硬化局面がある
②病理組織学的に真皮の膠原線維の膨化・増生がある
③以下の疾患を除外できる（ただし，合併し

限局性強皮症　89

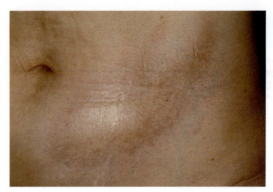

図1 腹部にみられたモルフェア（ライラック輪を伴う）

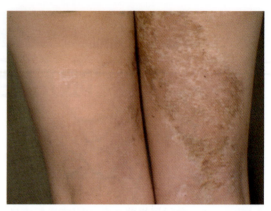

図2 右下肢にみられた線状強皮症

ている場合を除く）；全身性強皮症，好酸球性筋膜炎，硬化性苔癬，ケロイド，（肥厚性）瘢痕，硬化性脂肪織炎

わが国のガイドライン[1]のなかでは，欧州小児リウマチ学会が提案したPadua Consensus classificationの5病型[5]であるcircumscribed morphea, linear scleroderma, generalized morphea, pansclerotic morphea, mixed morpheaに分類することが推奨されている．また，診断には皮膚生検を行うことが推奨されており，病期によって組織像も多様であるため，臨床と併せて慎重に診断する必要がある．

皮膚の下床に病変が及ぶと，脂肪組織・筋・腱・骨の傷害・線維化による関節や筋の症状が生じるため，造影MRIやドップラーエコーが有用であり，特に造影MRIが推奨されている．また，剣創状強皮症では脳病変によるてんかん，偏頭痛，脳神経障害などの症状やぶどう膜炎などの眼症状を合併することがあり，CT，MRI，脳波，SPECTによる精査が推奨されている．

本疾患では全身性強皮症との鑑別が問題となるが，手指硬化，Raynaud現象，爪郭部毛細血管の異常，内臓病変，全身性強皮症に特異的な自己抗体を欠く点などに留意して鑑別することが推奨されている．限局性強皮症が全身性強皮症に移行することはないが，両者が共存することはある．

以下に病型ごとの症状の特徴を記載する．

1 Circumscribe morphea（斑状強皮症，モルフェア）

成人でもっとも多い病型であり，「Petersonらの分類」[6]のplaque morpheaや「TuffanelliとWinkelmannの分類」[7]のmorpheaと同義である．局面が体幹や四肢に散在性に生じる．個々の皮疹は紅斑局面から硬化局面までさまざまで，初期の典型的な皮疹は中央が象牙様光沢を呈し，辺縁にライラック輪として知られる炎症を反映した発赤がみられる（図1）．

2 Linear scleroderma（線状強皮症）

小児や若年者に多い病型で，頭部，顔面，四肢に境界が比較的不明瞭で陥凹した片側性の線状ないし帯状の硬化局面として認められる（図2）．Blaschko線に沿って分布することが多いため，体細胞モザイクにより生じる可能性が想定されている．また，病変は深部に及ぶことが多く，脂肪組織・筋・腱・骨の萎縮をきたす．四肢では，変形・関節拘縮を

生じたり，小児の場合は患肢の成長に影響し
うる．頭頂部から前額部にかけて生じた場合
は剣創状強皮症（morphea en coup de
sabre）とも呼ばれる．深部まで及ぶ病変の
場合，顔面や歯列の変形や左右非対称などを
きたす．そして，顔面片側全体に病変が及ぶ
ものは，Parry-Romberg症候群（progres-
sive facial hemistrophy，進行性片側性顔面
萎縮症）の一亜型と考えられている．小児期
発症のlinear sclerodermaでは再燃率が高
く，長期にわたり注意深く経過をみる必要が
ある．

3 Generalized morphea（汎発型限局性強皮症）

斑状型か線状型かにかかわらず，病変が体
幹・四肢に広範囲に多発した重症型である．
本病型の定義は分類法によって異なるが，日
本皮膚科学会のガイドライン[1]ではSatoら
の分類基準[8]である「皮疹が斑状型か線状型
かにかかわらず，直径3cm以上の皮疹が4
個以上あり，それが体の2つ以上の領域にみ
られるもの」が妥当としている．

4 Pansclerotic morphea

Generalized morpheaのうち，高度かつ進
行性に病変が深部に及び，筋，腱，骨も侵す
場合に用いられる病名で，小児に多い．典型
例では四肢伸側と体幹に出現し，進行性に頭
頸部も含めた全身の皮膚を侵して関節の拘
縮，変形，潰瘍，石灰化を生じる．皮膚病変
上に有棘細胞癌が生じた報告もある．

5 Mixed morphea

Circumscribed morphea，liner scleroder-
ma，generalized morphea，pansclerotic
morpheaのうち2種類以上の病型が共存す
るものを呼ぶ．

6 その他

特殊なものとして，以下のものがある．

・**Deep morphea/Morphea profunda/Subcutaneous morphea**

Circumscribed morpheaのdeep variant
に相当し，皮下組織にも病変が及ぶものを
deep morpheaと呼ぶ．さらに，病変が皮下
組織に限局するsubcutaneous morpheaと皮
膚と皮下組織の両方に及ぶmorphea profun-
daの2つの亜型に分類されることもある．

・**Guttate morphea**

比較的小さな円形から類円形の小さな硬化
局面が多発するもので，plaque morpheaの
亜型と考えられている．

・**Atrophoderma of Pasini and Pierini**

発症当初から軽度陥凹し，灰褐色調の色素
沈着が主体で浸潤がほとんど触れない病変に
使用される病名で，plaque morpheaのsu-
perficial variantに相当すると考えられてい
る．

・**Keloid morphea/Nodular morphea**

ケロイドや肥厚性瘢痕に類似した隆起性の
病変を形成するもので，「Petersonらの分
類」[6]ではplaque morpheaの亜型に分類さ
れている．

治療の実際

活動性のある皮膚病変に対して，エビデン
スは低いものの副腎皮質ステロイドの外用が
推奨されており，比較的強めのステロイドが
使用される[1]．また，タクロリムスの外用も，
プラセボ対照二重盲検比較試験で有用性が示
されていることから推奨されている[1]．

ステロイド全身療法の適応に関して竹原
ら[9]は，①臨床的に炎症所見が強く，急速に
拡大している，②機能障害を伴っているか，
あるいは将来的に機能障害が懸念される，③

将来的に成長障害が懸念される，④筋病変を伴い，抗一本鎖DNA抗体が高値を示す，のいずれか一つを満たす場合と提唱している．一方，ZwischenbergerとJacobe[10]は，メトトレキサート単独あるいはステロイドパルスとメトトレキサートの併用療法の適応について，①皮下脂肪組織，筋膜，筋に及ぶ病変，②機能障害をきたす病変，③急速に進行，あるいは広範囲に及ぶ活動性のある病変，④光線療法で疾患活動性が抑えられない場合（光線療法中あるいは照射終了後6ヵ月以内に，新規病変が出現あるいは既存病変が拡大），のいずれか一つを満たす場合という基準を示している．

日本皮膚科学会のガイドライン[1]においても，全身療法の適応のある皮膚病変に対しては，ステロイドの全身療法が有用であり，推奨されている．さらには，ステロイドとメトトレキサートの併用療法の無作為化二重盲検試験で有用性を示す報告があり，治療の選択肢の一つとして提案されている．ほかには，メトトレキサート単独（欧州では全身治療の第一選択となっており，本邦でもステロイドより使用頻度が増えているものと思われる），シクロスポリン，ミコフェノール酸モフェチルが，治療の選択肢として提案されている．

薬剤以外では，限局性強皮症の皮膚病変，特にcircumscribed morpheaに対し，UVA1，broad band UVA，PUVA，narrow band UVBが有用であり，治療の選択肢として提案されている．

なお，疾患活動性のある病変には外科的治療は行わないことが提案されているが，活動性が十分落ち着いている病変に対しては，整容面の改善のために形成外科的治療が選択肢の一つとして提案されている．

処方例

活動性のある皮膚病変

処方A デルモベート®軟膏 1日2回，体幹や四肢の病変部に外用

処方B ①フルコート®軟膏 1日1回朝，顔の病変部に外用
②プロトピック®軟膏 1日1回夕，顔の病変部に外用

全身療法を必要とする皮膚病変

処方A プレドニン® 0.5mg/kg 分2より開始し，軽快すれば漸減・中止

処方B リウマトレックス® 0.1〜0.15mg/kg/週．重症例では処方Aと併用を考慮．

専門医に紹介するタイミング

本疾患では，前述の通り類似した疾患を除外する必要がある．また，軽快後も瘢痕が残存して整容的に問題となることが少なくなく，病変部の下床に病変が及ぶことがある．このため，診断がはっきりしない症例や活動性のある症例は，すぐに専門医に紹介することが望ましい．

専門医からのワンポイントアドバイス

生検を施行する際は，疾患の性質上，同部が離開したり，肥厚性瘢痕になる可能性が通常よりも高いことを事前に説明しておく必要がある．

文献

1) 浅野善英, 藤本 学, 石川 治：限局性強皮症 診断基準・重症度分類・診療ガイドライン. 日皮会誌 126：2039-2067, 2016

2) Kreuter A, Krieg T, Worm M et al：German guidelines for the diagnosis and therapy of localized scleroderma. J Dtsch Dermatol Ges 14：199-216, 2016

3) Kreuter A, Moinzadeh P, Kinberger M et al：S2k guideline：Diagnosis and therapy of localized scleroderma. J Dtsch Dermatol Ges 22：605-620, 2024

4) Knobler R, Geroldinger-Simić M, Kreuter A et al：Consensus statement on the diagnosis and treatment of sclerosing diseases of the skin, Part 1：Localized scleroderma, systemic sclerosis and overlap syndromes. J Eur Acad Dermatol Venereol 38：1251-1280, 2024

5) Laxer RM, Zulian F：Localized scleroderma. Curr Opin Rheumatol 18：606-613, 2006

6) Peterson LS, Nelson AM, Su WP et al：Classification of morphea（localized scleroderma）. Mayo Clin Proc 70：1068-1076, 1995

7) Tuffanelli DL, Winkelmann RK：Systemic scleroderma, A clinical study of 727 cases. Arch Dermatol 84：359-371, 1961

8) Sato S, Fujimoto M, Ihn H et al：Clinical characteristics associated with antihistone antibodies in patients with localized scleroderma. J Am Acad Dermatol 31：567-571, 1994

9) 竹原和彦，尹　浩信，佐藤伸一 他：限局性強皮症における抗1本鎖DNA抗体　抗体価の推移が治療上の参考となった2例. 皮膚科の臨床 35：737-740, 1993

10) Zwischenberger BA, Jacobe HT：A systematic review of morphea treatments and therapeutic algorithm. J Am Acad Dermatol 65：925-941, 2011

3. 膠原病

皮膚筋炎

植田郁子, 藤本　学
大阪大学大学院医学系研究科 皮膚科学教室

POINT
- ●「多発性筋炎・皮膚筋炎診療ガイドライン（2025年版）」が出版された.
- ●2017年に国際分類基準が，わが国では2020年に小児・成人統一診断基準が示されている.
- ●IIMにおいて筋炎特異的自己抗体が高頻度に陽性となり，診断に有用であるとともに，臨床病型と密接に相関するといわれている．したがって自己抗体から臨床症状や合併症を予測し，治療方針を決定するのが一般的である.

ガイドラインの現況

「多発性筋炎・皮膚筋炎診療ガイドライン（2025年版）」が出版された．本ガイドラインは，2020年暫定版の改訂を基盤として作成されている．2025年版ガイドラインは，これらの疾患を診療する医師の診断を支援すること，そして現在行われている主な治療についてエビデンスを評価し，益と害のバランスを勘案して，最適と考えられる推奨を提示し，医師および患者の治療方針の決定を支援することを目的としている．内容としては，①わが国の小児・成人統一診断基準（2020）および2017年に発表された国際分類基準，②臨床的に重要な課題であるCQ（クリニカルクエスチョン）1〜42，③システマティックレビュー（SR）を行った治療に関するSR-CQ1〜4の3部より構成されている．多発性筋炎・皮膚筋炎の症状・検査所見・診断・治療・予後など，診療において必要となる情報が専門家により解説されている.

【本稿のバックグラウンド】　本稿では，厚生労働科学研究費補助金難治性疾患政策研究事業である，自己免疫疾患に関する調査研究班編集による「多発性筋炎・皮膚筋炎診療ガイドライン（2025年版）」を参考に，主に多発性筋炎・皮膚筋炎の診断および治療についてわかりやすく解説した.

どういう疾患・病態か

多発性筋炎（polymyositis：PM）および皮膚筋炎（dermatomyositis：DM）は，特発性炎症性筋疾患（idiopathic inflammatory myopathy：IIM）に含まれる．IIMは主に横紋筋に炎症・障害を生じる自己免疫性疾患であり，肺・皮膚・心臓などに障害をきたす

ことがあるが，その臨床像や病態は不均一である．PM/DM の診断には 1975 年の Bohan and Peter の基準が国際的に，そしてわが国においても長らく用いられてきたが，近年の研究により IIM におけるさまざまな病態が明らかになるとともに，その診断・分類基準の見直しと IIM の亜病型の再分類が進められている．亜病型としては，現在のところ PM，DM，無筋症性皮膚筋炎（amyopathic DM：ADM），免疫介在性壊死性ミオパチー（immune mediated necrotizing myopathy：IMNM），封入体筋炎（inclusion body myositis：IBM）に大きく分けられている．

治療に必要な検査と診断

1 国際分類基準

国際的には，国際筋炎診断基準策定プロジェクト（International Myositis Classification Criteria Project）において IIM の国際的な分類基準案が策定され，欧州リウマチ学会（EULAR）および米国リウマチ学会（ACR）によって 2017 年に承認された（表1）[1]．大きな特徴として，それぞれの診断項目にスコアが設定されており，「筋生検なし」のスコアと「筋生検あり」のスコアが別に設定されている．もしも皮疹がない場合には，

表1　2017 EULAR/ACR による成人/小児特発性炎症性筋疾患分類基準

項目	スコア	
	筋生検なし	筋生検あり
初発症状		
18 歳以上 40 歳未満	1.3	1.5
40 歳以上	2.1	2.2
筋力低下		
上肢近位筋の進行性対称性筋力低下	0.7	0.7
下肢近位筋の進行性対称性筋力低下	0.8	0.5
頸部屈筋群優位の筋力低下	1.9	1.6
近位筋優位の下肢筋力低下	0.9	1.2
皮膚症状		
ヘリオトロープ疹	3.1	3.2
ゴットロン丘疹	2.1	2.7
ゴットロン徴候	3.3	3.7
他の臨床所見		
嚥下困難または食道蠕動障害	0.7	0.6
検査所見		
抗 Jo-1 抗体陽性	3.9	3.8
血清 CK または LDH または AST または ALT の上昇	1.3	1.4
筋生検		
筋線維束内への単核球浸潤（筋線維には浸潤しない）		1.7
筋線維束周囲または血管周囲への単核球浸潤		1.2
Perifascicular atrophy		1.9
Rimmed vacuoles		3.1

参考；スコア≧5.3（≧6.5，筋生検あり）で "possible IIM"，スコア≧5.5（≧6.7，筋生検あり）で "probable IIM"，スコア≧7.5（≧8.7，筋生検あり）で "definite IIM"，スコア＜5.3（＜6.5，筋生検あり）では "non-IIM" に分類される．

（文献 1 を参照して作成）

皮膚筋炎　**95**

基本的に筋生検が必須であるとされる．筋炎の有無について，対称性近位筋優位な筋力低下，嚥下障害または食道蠕動障害，検査所見による CK または LDH，AST，ALT の上昇の有無，そして筋生検所見の項目について評価する．本分類基準に含まれている自己抗体は抗 Jo-1 抗体のみである．皮疹に対するスコアが高いため，皮膚科医がヘリオトロープ疹（図 1），ゴットロン丘疹，ゴットロン徴候（図 2）の有無を正確に判断することが重要である．

カットオフ値として，"IIM らしさ"が90％以上（「筋生検なし」合計スコア 7.5 と「筋生検あり」合計スコア 8.7 以上）が "definite"，55％（「筋生検なし」合計スコア 5.5 と「筋生検あり」合計スコア 6.7）～90％の場合は "probable" と判断される．上記のスコア計算をインターネット上で行うことのできるウェブサイトが公開されており，日本語版も用意されている（http://www.imm.ki.se/biostatistics/calculators/iim/）．このスコア

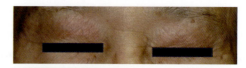

図 1　上眼瞼の浮腫性紅斑

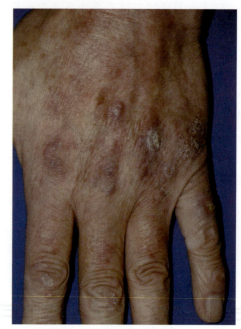

図 2　手指の主に関節背面の表面に角化を伴う紅斑～暗紅斑

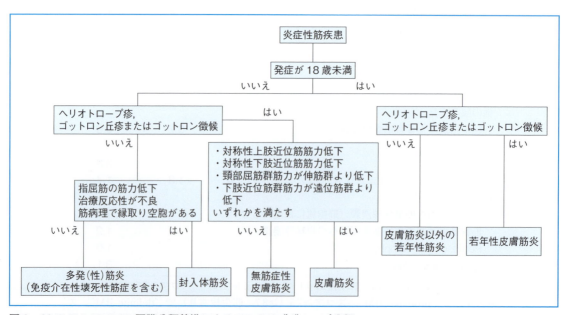

図 3　2017 EULAR/ACR 国際分類基準による IIM のサブグループ分類

（文献 1 を参照して作成）

計算により IIM と診断した場合，さらに分類ツリーを用いて PM（IMNM），IBM，DM，ADM，若年性皮膚筋炎（juvenile DM：JDM），JDM 以外の若年性筋炎の 6 つに分類する（図3）．

2 わが国における小児・成人統一診断基準（2020）

わが国では，2020 年に小児・成人統一診断基準が示されている（表2）．（1）皮膚症状，（2）上肢または下肢の近位筋の筋力低下，（3）筋肉の自発痛または把握痛，（4）血清中筋原性酵素の上昇，（5）筋炎を示す筋電図変化，（6）骨破壊を伴わない関節炎または関節痛，（7）全身性炎症所見，（8）筋炎特異的自己抗体陽性，（9）筋生検で筋炎の病理所見，の 9 項目からなり，18 歳以上で発症し，（1）の皮膚症状の（a）〜（c）の 1 項目以上を満たし，かつ（2）〜（9）項目中 4 項目以上を満たすものは DM と診断する．

JDM および若年性多発性筋炎（juvenile PM：JPM）で筋電図の施行が難しい場合は，MRI での筋炎を示す所見（T2 強調/脂肪抑制画像で高信号，T1 強調画像で正常信号）で代用できる．また筋炎特異的自己抗体として，ア）抗 ARS 抗体（抗 Jo-1 抗体を含む），イ）抗 MDA5 抗体，ウ）抗 Mi-2 抗体，エ）抗 TIF1-γ 抗体，オ）抗 NXP2 抗体，カ）抗 SAE 抗体，キ）抗 SRP 抗体，ク）抗 HMGCR 抗体が，筋炎特異的自己抗体として記載されている．なお，本診断基準は PM/DM の診断基準として使用されているが，臨床的に抗 ARS 抗体症候群（抗合成酵素抗体症候群），IMNM と診断される例も，本診断基準を満たせば本疾患に含めてよい．さらに，項目数を満たさないが，（1）皮膚症状の（a）ヘリオトロープ疹，（b）ゴットロン丘疹，（c）ゴットロン徴候の 1 項目以上を満たすもののなかで，皮膚病理学的所見が皮膚筋炎に合致するか，（8）筋炎特異的自己抗体陽性を満たすものは ADM として DM に含まれる．

治療の実際

IIM において筋炎特異的自己抗体が陽性となることが明らかとなり，これらの抗体が診断に有用であることに加えて，さらに臨床的病型と密接に相関するといわれている．したがって自己抗体から臨床症状・合併症および予後を予測し，治療方針を決定するのが一般的である．筋炎特異的自己抗体は IIM 患者の 60％，DM においては約 80〜90％の患者で検出されるといわれている[2]．皮膚科診療で遭遇するほとんどの DM 患者において，抗 Mi-2 抗体，抗 MDA5 抗体，抗 TIF1-γ 抗体，抗 NXP2 抗体，抗 SAE 抗体のいずれかが検出される．

PM/DM の筋症候に対する治療の第一選択薬としては，副腎皮質ステロイドとしてプレドニゾロンが推奨されている．臨床的に副腎皮質ステロイドの使用が困難な状況であることや，副腎皮質ステロイドの早期減量のため，また副腎皮質ステロイドでは治療効果不十分と判断される場合に，免疫抑制薬を併用することが推奨される．併用される薬剤としては，アザチオプリン（azathioprine：AZA），メトトレキサート（methotrexate：MTX），タクロリムス（tacrolimus：Tac），シクロスポリン（cyclosporine A：CyA），ミコフェノール酸モフェチル（mycophenolate mofetil：MMF），シクロホスファミド（cyclophosphamide：CPA）などがある．わが国では，AZA，MTX（保険適用外），Tac，CyA（保険適用外）がよく使用される．MMF は 2024 年 9 月に皮膚筋炎に対し保険

皮膚筋炎　**97**

表 2　PM/DM 診断基準（2020 年）

1. 診断基準項目

(1) 皮膚症状
- (a) ヘリオトロープ疹：両側または片側の眼瞼部の紫紅色浮腫性紅斑
- (b) ゴットロン丘疹：手指関節背面の丘疹
- (c) ゴットロン徴候：手指関節背面および四肢関節背面の紅斑

(2) 上肢又は下肢の近位筋の筋力低下

(3) 筋肉の自発痛又は把握痛

(4) 血清中筋原性酵素（クレアチンキナーゼ又はアルドラーゼ）の上昇

(5) 筋炎を示す筋電図変化*1

(6) 骨破壊を伴わない関節炎又は関節痛

(7) 全身性炎症所見（発熱，CRP 上昇，又は赤沈亢進）

(8) 筋炎特異的自己抗体陽性*2

(9) 筋生検で筋炎の病理所見：筋線維の変性及び細胞浸潤

2. 診断のカテゴリー

皮膚筋炎：18 歳以上で発症したもので，(1) の皮膚症状の (a)～(c) の 1 項目以上を満たし，かつ経過中に (2)～(9) の項目中 4 項目以上を満たすもの．18 歳未満で発症したもので，(1) の皮膚症状の (a)～(c) の 1 項目以上と (2) を満たし，かつ経過中に (4)，(5)，(8)，(9) の項目中 2 項目以上を満たすものを若年性皮膚筋炎とする．

なお，上記の項目数を満たさないが，(1) の皮膚症状の (a)～(c) の 1 項目以上を満たすものの中で，皮膚病理学的所見が皮膚筋炎に合致するか*3 (8) を満たすものは無筋症性皮膚筋炎として皮膚筋炎に含む．

多発性筋炎：18 歳以上で発症したもので，(1) 皮膚症状を欠き，(2)～(9) の項目中 4 項目以上を満たすもの．18 歳未満で発症したもので，(1) 皮膚症状を欠き，(2) を満たし，(4)，(5)，(8)，(9) の項目中 2 項目以上を満たすものを若年性多発性筋炎とする．

3. 鑑別診断を要する疾患

感染による筋炎，好酸球性筋炎などの非感染性筋炎，薬剤性ミオパチー，内分泌異常・先天代謝異常に伴うミオパチー，電解質異常に伴う筋症状，中枢性ないし末梢神経障害に伴う筋力低下，筋ジストロフィーその他の遺伝性筋疾患，封入体筋炎，湿疹・皮膚炎群を含むその他の皮膚疾患

なお，抗 ARS 抗体症候群（抗合成酵素症候群），免疫介在性壊死性ミオパチーと診断される例も，本診断基準を満たせば本疾患に含めてよい．

註

*1
若年性皮膚筋炎および若年性多発性筋炎で筋電図の施行が難しい場合は，MRI での筋炎を示す所見（T2 強調/脂肪抑制画像で高信号，T1 強調画像で正常信号）で代用できるものとする．

*2
ア）抗 ARS 抗体（抗 Jo-1 抗体を含む），イ）抗 MDA5 抗体，ウ）抗 Mi-2 抗体，エ）抗 TIF1-γ 抗体，オ）抗 NXP2 抗体，カ）抗 SAE 抗体，キ）抗 SRP 抗体，ク）抗 HMGCR 抗体．

*3
角質増加，表皮の萎縮（手指の場合は肥厚），表皮基底層の液状変性，表皮異常角化細胞，組織学的色素失調，リンパ球を主体とした血管周囲性あるいは帯状の炎症細胞浸潤，真皮の浮腫増加，ムチン沈着，脂肪織炎あるいは脂肪変性，石灰沈着などの所見の中のいくつかが認められ，臨床像とあわせて合致するかどうかを判断する．

（厚生労働科学研究費補助金難治性疾患等政策研究事業 自己免疫疾患に関する調査研究班 編：多発性筋炎・皮膚筋炎診療ガイドライン（2020 年暫定版）より引用）

適用となった．また，治療抵抗性のPM/DMの治療には大量免疫グロブリン静注療法の追加も勧められる．

これらの薬剤でも再燃を繰り返す場合には，効果が期待される新しい治療として，リツキシマブやトシリズマブなどの生物学的製剤，JAK阻害薬による治療が挙げられるが，どの程度効果があるかについては，さらなる検討が必要である．

先ほどのDMで出現する自己抗体陽性DMのうち，抗MDA5陽性DMでは典型的には軽症の筋炎もしくは筋炎を伴わない．抗MDA5陽性DMは，ほとんどの地域および人種で間質性肺疾患（interstitial lung disease：ILD）と強く関連する[3]．特に抗MDA5抗体陽性例に合併する急速進行性ILD（rapidly progressive-ILD：RP-ILD）はアジアで特に多く，治療抵抗性で死亡率が高いため，当初から副腎皮質ステロイドとともに強力な免疫抑制療法の導入が勧められる．間欠的大量シクロホスファミド静注療法（intravenous cyclophosphamide：IVCY）を使用しつつ，多くは副腎皮質ステロイドとカルシニューリン阻害薬が併用されている．また抗MDA5陽性DMに伴う難治性RP-ILD症例には，血漿交換療法による効果が報告されている．

抗TIF1-γ陽性DMでは重度の皮膚症状（図4）と比較的軽度の筋炎を示すが，嚥下障害の頻度が高く，ときに重度である．さらに抗TIF1-γ陽性DMでは悪性腫瘍の頻度が高い[4]．悪性腫瘍合併筋炎では基本的に悪性腫瘍と筋炎の両者の治療が必要である．PM/DMの治療を待てる場合は，その前に悪性腫瘍の治療を検討すべき症例が多いと思われる．悪性腫瘍治療後も筋炎が軽快しない場合もしばしば経験されるが，その際は筋炎に対する治療を追加する．

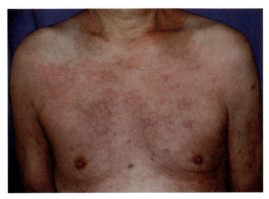

図4 体幹の瘙痒を伴う紅斑

IIMはDM，PM，IMNMを含め，さまざまなサブグループが存在し，病態機序も異なると考えられる．副腎皮質ステロイドの有効性が乏しい状態として，ILD，悪性腫瘍合併のように筋以外の臓器障害例，その他，抗SRP抗体陽性または抗HMGCR抗体陽性IMNMなどが知られている．サブグループごと，患者の状態ごとに第一選択薬を検討していく必要がある．

処方例

副腎皮質ステロイド

体重1kg当たりプレドニゾロン換算0.5～1mgで治療を開始することが多い．症例ごとに重症度や他の免疫抑制薬併用による影響を考慮する．

ステロイドの早期減量のためや，ステロイド治療に対して難治な症例，再燃した症例など副腎皮質ステロイドと以下に挙げる免疫抑制薬が併用されることが多い．

処方A　アザチオプリン（AZA）
　　　　50～100mg/日，分1～2投与
処方B　メトトレキサート（MTX）
　　　　7.5～15mg/週に1日投与
処方C　タクロリムス（Tac）

至適トラフ濃度 5〜10ng/mL に達するように分 2 投与

処方D シクロスポリン（CyA）
至適トラフ濃度 100〜150ng/mL に達するように分 2 投与
（投与 2 時間値 1,000ng/mL を目標として分 1 投与する方法も用いられる）

処方E ミコフェノール酸モフェチル（MMF）
1〜3g/日，分 2 投与

処方F シクロホスファミド（CPA）
50〜100mg/日，分 1〜2 投与，ないし，体表面積 m^2 当たり 500mg 程度/回を 4 週ごとに点滴静注

専門医に紹介するタイミング

　筋炎に対する初期治療として，中等量以上のプレドニゾロン投与や免疫抑制薬による治療が必要となることが多く，それに伴う副作用や合併症に常に注意する必要がある．また症状が重度になると初期治療にも時間がかかることが多く，診断したらもしくは診断が疑われたら，できるだけ早期に専門医に紹介することを勧める．

　また PM/DM では悪性腫瘍を合併する可能性があり，悪性腫瘍のスクリーニングを施行することが勧められる．悪性腫瘍の検索を行うことができない場合には専門医に紹介し，リスクに応じた悪性腫瘍の精査の検討が望ましいと考える．

専門医からのワンポイントアドバイス

　RP-ILD を合併しやすい抗 MDA5 抗体陽性患者では，筋炎症状はないかあっても軽度であることが多いが，皮膚症状では逆ゴットロン徴候（掌の丘疹），爪囲紅斑や爪郭部血管異常，ヘリオトロープ疹（ときに片側性）など特徴的な皮膚症状が発症早期から出現することが多い．したがって，呼吸器症状が出現する前に皮膚科を受診する可能性があり，疑われる症例では積極的に自己抗体の検査を施行し，発症早期に診断および治療につなげることが重要である．

文　献

1) Lundberg IE, Tjärnlund A, Bottai M et al：2017 European League Against Rheumatism/American College of Rheumatology Classification Criteria for Adult and Juvenile Idiopathic Inflammatory Myopathies and Their Major Subgroups. Arthritis Rheumatol 69：2271-2282, 2017

2) Lundberg IE, Fujimoto M, Vencovsky J et al：Idiopathic inflammatory myopathies. Nat Rev Dis Primers 7：86, 2021

3) Sato S, Hirakata M, Kuwana M et al：Autoantibodies to a 140-kd polypeptide, CADM-140, in Japanese patients with clinically amyopathic dermatomyositis. Arthritis Rheum 52：1571-1576, 2005

4) Fujimoto M, Hamaguchi Y, Kaji K et al：Myositis-specific anti-155/140 autoantibodies target transcription intermediary factor 1 family proteins. Arthritis Rheum 64：513-522, 2012

4. 血管病変

下腿潰瘍
（末梢動脈疾患，静脈血栓塞栓症，下肢静脈瘤）

沢田泰之，吉岡勇輔
東京都立墨東病院 皮膚科

POINT

● 動脈性潰瘍の診断は，安静時足関節上腕血圧比 ABI（ankle-brachial［pressure］index）を施行し，疑わしい場合に画像診断を進めていく.

● 静脈性潰瘍の診断は，立位の超音波検査，造影 CT（動脈相，平衡相，静脈相）で診断する.

● いずれの検査も数値で表現されるため，診断は容易であり，数値を満たさない場合は他の原因を考える.

● 難治性下腿潰瘍は組織が崩壊し続けるために起きる現象で，その原因を治療しなくては治癒しない.

ガイドラインの現況

下腿潰瘍のガイドラインとしては 2024 年に改訂された「創傷・褥瘡・熱傷ガイドライン―5：下腿潰瘍・下肢静脈瘤診療ガイドライン（第 3 版）」があるが，基本は下肢静脈瘤を中止とした静脈不全に伴う潰瘍の解説となっている[1]. 動静脈を含めたすべての原因による下腿潰瘍のガイドラインはないというのが現状である. 末梢動脈疾患については「2022 年改訂版 末梢動脈疾患ガイドライン」[2]，静脈性潰瘍に関しては上記のほかに日本静脈学会より「下肢静脈瘤に対する血管内焼灼術のガイドライン 2019」[3] が出されている.

【本稿のバックグラウンド】 下腿潰瘍の原因は種々さまざまであるが，末梢動脈疾患，深部静脈血栓症，下肢静脈瘤に関しては診断が容易であるという点で一致している. ガイドラインを踏まえて，その診断と治療を解説する.

どういう疾患・病態か

下腿潰瘍は非常に難しい病態である. 原因としては静脈性，動脈性潰瘍（**図 1**）のほかに，感染症（結核，非結核性抗酸菌症，梅毒，真菌症など），膠原病関連疾患（関節リウマチ，全身性エリテマトーデス，Behçet病など），血管炎（結節性多発動脈炎，ANCA 関連血管炎など），腫瘍（有棘細胞がん，汗孔がん，基底細胞がんなど），薬剤

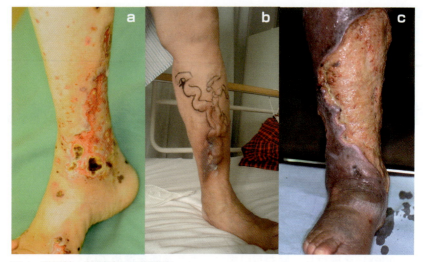

図1 動脈性, 静脈性の下腿潰瘍
a：トルソー症候群に伴う急性動脈閉塞症による潰瘍, b：一次性下肢静脈瘤による潰瘍, c：血栓症後症候群（深部静脈弁機能不全）による潰瘍.

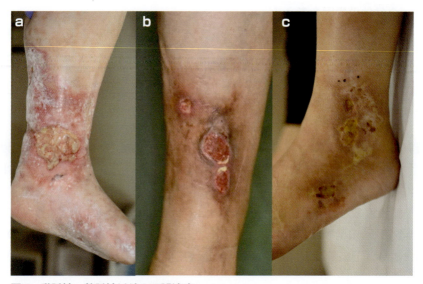

図2 動脈性, 静脈性以外の下腿潰瘍
a：リベド（livedo racemosa）による潰瘍, b：ゴム腫（梅毒による潰瘍），c：薬剤（ハイロドキシウレア）による潰瘍.

（ヒドロキシカルバミド，ワーファリンなど）を含め，多数の原因がある（図2）．「創傷・褥瘡・熱傷ガイドライン─5：下腿潰瘍・下肢静脈瘤診療ガイドライン」策定の背景には"成書では下腿潰瘍の原因の約8割を占める下肢静脈性疾患に対する鑑別診断や治療上重要な圧迫療法・手術療法についての詳細な解説は少ない"としているが，実臨床では静脈瘤以外の原因も非常に多いと考える．図3に筆者の策定した下腿潰瘍診断アルゴリズムを付す[4]．

動脈性潰瘍は虚血によって生じる．原因の

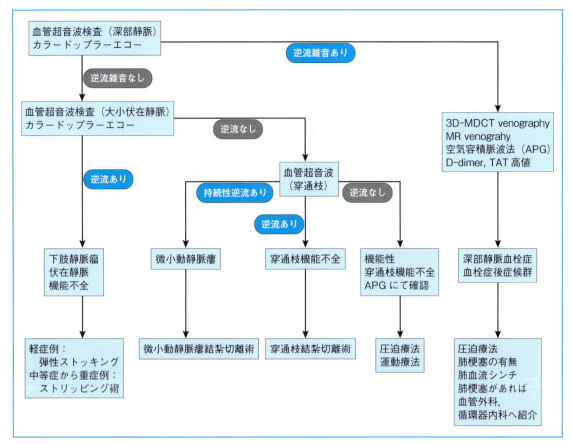

図3 静脈性潰瘍診断アルゴリズム

多くは末梢動脈疾患であり，いわゆる閉塞性動脈硬化症が多い．ただ，この場合，多くは足趾の壊疽という症状であり，潰瘍は生じない．下腿潰瘍を伴うのは虚血の部位に圧迫が加わって生じるか，急性動脈閉塞症，血管炎のように同時に多数の動脈が障害を受ける場合である．

「下腿潰瘍・下肢静脈瘤診療ガイドライン（第3版）」では"静脈性下腿潰瘍は，下肢の静脈還流不全によって潰瘍近傍が静脈高血圧状態となるために生じる．一次性 静脈瘤では，伏在静脈の弁不全や不全穿通枝からの静脈逆流が主な原因で，二次性静脈瘤では，深部静脈の還流不全や深部静脈弁不全による静脈高血圧状態により創傷治癒遅延となり下腿の潰瘍は難治となる"としている[1]．

治療に必要な検査と診断

動脈性潰瘍をきたす下肢閉塞性動脈疾患（lower extremity artery disease：LEAD）において，無侵襲診断による機能評価（血流の量的評価）は病態の評価，ならびに治療方針の決定や治療効果の判定に有用である[3]．

図4は「2022年改訂版 末梢動脈疾患ガイドライン」で示されたLEAD診断のアルゴリズムである．もっとも簡単なのは足関節圧の測定である．一般に，足関節動脈圧が50mmHgを切ると安静時疼痛を生じるため，これ以下の場合は動脈性潰瘍を疑う．一

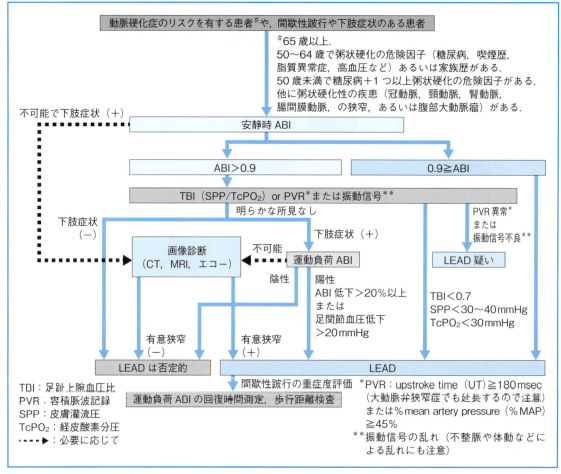

図4 LEAD診断のアルゴリズム
（日本循環器学会/日本血管外科学会：2022年改訂版 末梢動脈疾患ガイドライン．https://www.j-circ.or.jp/cms/wp-content/uploads/2022/03/JCS2022_Azuma.pdf（2025年2月閲覧）より引用）

一般的には安静時足関節上腕血圧比ABI（ankle-brachial［pressure］index）を最初に行う．安静時ABIは異常低値（0.90以下），ボーダーライン（0.91〜0.99），正常（1.00〜1.40），異常高値（＞1.40）に区分する．ABI≦0.90であれば動脈性潰瘍と診断する．ABIが境界領域の場合または正常域の場合は，潰瘍末梢および中枢の経皮酸素分圧（tcPO₂）または皮膚灌流圧（SPP）を測定する．tcPO₂は皮膚を加温し，充血状態における酸素分圧を経皮的に測定する．駆血負荷や酸素負荷，運動負荷なども用いられる．安静時60 mmHg未満は虚血，30 mmHg未満は重症虚血と考えられる．SPPは目的部位にレーザードプラセンサーとカフを装着し，皮膚表面から約1 mmの深さの灌流圧を測定する．虚血の診断とともに，虚血性潰瘍や切断端における治癒の可能性の評価にも有用である．一般に，SPPが30〜40 mmHg未満では創傷治癒の可能性は低いとされる．

以上の検査で，動脈性潰瘍が疑われた場合に画像検査を行う．従来，LEADに対するスクリーニング検査および治療前検査は，デジタルサブトラクション血管造影（digital subtraction angiography：DSA）が主体であったが，その侵襲性と合併症リスク，他の低侵襲的画像検査の進歩により，近年は多列検出器CT（multidetector ［row］CT：MDCT）を用いたコンピュータ断層血管造影（CT angiography：CTA），磁気共鳴血管造影（magnetic resonance angiography：MRA），超音波検査（ultrasonography：US）が主軸を担っている．画像検査の時点で専門医に依頼しても構わないが，3次元像の作成が容易になったCTAは患者にもわかりやすく，皮膚科医でも容易にオーダーが可能であり，静脈系の疾患の評価も同時に可能であることから，筆者は自ら行っている．LEADのCTでは，単純CT，造影早期相の撮像を必須とし，症例に応じて造影後期相を追加する．CTAでの画像評価は体軸断像，任意断面表示である多断面再構成像（multiplanar reconstruction：MPR），任意曲線に沿った平面再構成像（curved MPR：CPR），3次元像であるmaximum intensity projection（MIP）およびvolume rendering法を用いて行う．LEADを有する患者は複数領域動脈病変を合併する頻度が高いため，必要に応じて下肢の検査のみならず広範囲の画像検索や静脈相の撮影も考慮する．

MRAは造影剤を使用する造影MRAと，造影剤を使用しない非造影MRAとに大別される．造影MRAはガドリニウム造影剤による血液のT1短縮効果を利用して血管腔を高信号として描出する方法で，通常はgradient echo（GRE）系の3D高速撮像法が使用される．血流の速度や方向，または乱流に影響されにくく，比較的短時間で広範囲の撮像が可能であるという特徴がある．非造影MRAにはtime-of-flight法，phase-contrast法，fresh blood imaging法などの撮像法があり，CTAや造影MRAと比較して診断能はやや劣るものの，腎機能低下，ヨードアレルギー患者に対しても施行可能であるという特徴を有する．

LEADにおけるCTAとMRAに感度，特異度に有意差はない．CTAと比較した際のMRAの利点としては，①放射線被曝を伴わない，②重度の腎機能障害例でも非造影検査ならば可能，③高度の石灰化病変においても内腔の評価が可能，などが挙げられる．一方，欠点としては，①空間分解能に劣る，②石灰化情報が得られない，③ステント留置後では材質によっては内腔情報が得られない，④検査所要時間が長く救急対応が困難，などがある．頭蓋内器具，脊髄刺激装置，一部を除く心臓ペースメーカ，人工内耳などの患者ではMRIは禁忌となる．

USは簡便で利便性の高い非侵襲的な検査法である．断層法にて血管の走行を同定し，血管径，瘤の有無，石灰化などのプラークの性状を評価する．カラードプラ法，パルスドプラ法にて狭窄・閉塞の評価を行う．欠点としては施行者の技量に依存すること，下腿動脈の詳細な全体像は把握が困難であること，などが挙げられる．

難治性潰瘍に浮腫を伴っていると，安易にうっ滞性潰瘍と診断されることが多いが，慢性の潰瘍では多くの場合，炎症や沈着のための浮腫・腫脹を伴う．それ故，浮腫だけではうっ滞性潰瘍と診断することはできない．また，下肢静脈瘤，血栓後症候群などの静脈機能不全を伴わないうっ滞性潰瘍もある．静脈が原因とするには，静脈性潰瘍の3大原因である弁不全，血栓症，動静脈瘻を以下の検査で証明する必要がある．静脈性潰瘍を確定診断するには，静脈性潰瘍診断アルゴリズムを使用するとよい（図3）．この診断にあてはまらなければ静脈性潰瘍ではない．

静脈性潰瘍の診断では，超音波検査がもっ

とも重要な検査である．下肢静脈瘤，血栓後症候群など検査は立位で行う．大小伏在静脈に拡張があり，逆流があれば下肢静脈瘤であり，深部静脈に逆流があれば血栓後症候群である．逆流がなく静脈の拡張がある場合は，静脈以外の原因を探す必要がある．深部静脈血栓症に関しては，圧迫して静脈が扁平化しなければ血栓の可能性が高い．造影CT静脈相では中央が造影されないドーナツ状の形態を取る．動静脈瘻の検索は難しく，CTAの動脈相で静脈の早期描出があれば可能性が高い．先天性の動静脈瘻は足背に多いが，CTでおおまかな位置を予測して，超音波検査で確定診断する．拡張した穿通枝のなかに持続性の逆流があれば動静脈瘻である．CT撮影は，下肢動脈相，体幹平行相，下肢静脈相（動脈造影後3〜5分）で撮影する．動静脈瘻があれば動脈相で静脈が映し出される．体幹の平行相では，腹部骨盤内の静脈を観察する骨盤内占拠病変，腸骨静脈圧迫症候群などを観察する．静脈相では，深部静脈血栓症や深部静脈機能不全（血栓後症候群を含む）などでみられる深部静脈の不規則な拡張の有無を観察する．

空気容積脈波（air plethysmography：APG）は静脈機能を診るもっとも優れた方法である．深部静脈の開存性，弁機能を数値として表すことができるが，行われている施設が少ないことが問題である．

血栓症が見つかった場合は，必ずその原因を精査する．プロテインS異常症，プロテインC異常症，アンチトロンビンⅢ異常症，抗リン脂質抗体症候群などの凝固因子を検索する．術後が陰性な場合は，Trousseau症候群の鑑別のために悪性腫瘍のスクリーニングを行う．

治療の実際

動脈性潰瘍も静脈性潰瘍も原因の治療なくして，治癒は見込めない．

動脈性潰瘍の「末梢動脈疾患ガイドライン」に記載されたCLTI（包括的高度慢性下肢虚血）治療アルゴリズムを付す（図5）．動脈の治療に関しては施設ごとの差があり，循環器科，血管外科，形成外科，整形外科，WOCナースなどチームで対応する必要がある．

静脈性潰瘍では手術または圧迫療法による治療を行う．

一次性静脈瘤で手術適応があれば，血管内焼灼術，ストリッピング，高位結紮術，硬化療法を施行する．現状では血管内焼灼術（endovenous thermal ablation：ETA）がもっとも多く施行されている．ETAの適応は，①深部静脈の開存，②伏在静脈の平均径4mm以上，③有症状あるいはうっ滞性皮膚炎を伴う，④terminal valveあるいは大腿部（Dodd）穿通枝に弁不全を有する，の条件を満たす一次性下肢静脈瘤である[3]．

手術ができない一次性静脈性潰瘍と静脈血栓後症候群については，圧迫療法を行う．圧迫療法といっても，疾患と病態ごとに違いがある．圧迫圧は表1を参照されたい[1]．また，末梢動脈疾患がある患者や心機能低下した患者では壊疽や心不全を悪化させる可能性があるため，各科と協議のうえで使用を決定する必要がある．

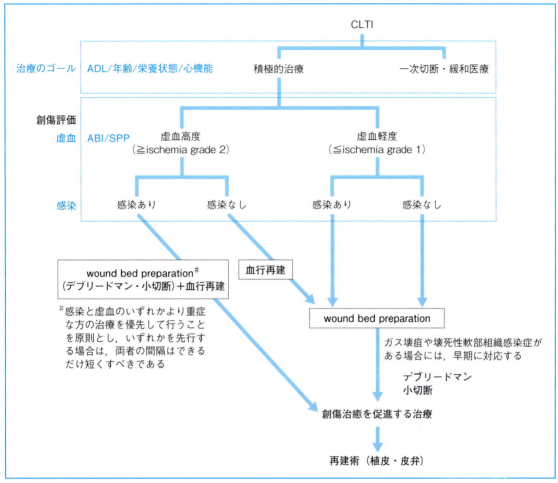

図5 CLTI治療アルゴリズム
（日本循環器学会/日本血管外科学会：2022年改訂版 末梢動脈疾患ガイドライン. https://www.j-circ.or.jp/cms/wp-content/uploads/2022/03/JCS2022_Azuma.pdf （2025年2月閲覧）より引用）

表1 病態と圧迫圧（足関節部）

病態	圧迫圧（mmHg）
●血栓症予防　●下肢静脈瘤予防　●静脈瘤抜去切除術後　●他疾患による浮腫	〜20
●軽度静脈瘤　●高齢者静脈瘤	20〜30
●通常の静脈瘤　●硬化療法後　●軽度静脈血栓後遺症	30〜40
●下腿潰瘍を伴う下肢静脈瘤　●浮腫の強い静脈瘤　●DVT後遺症　●リンパ浮腫	40〜50
●高度リンパ浮腫	50〜

（文献1を参照して作成）

専門医に紹介するタイミング

上記検査で異常を認めた場合に，循環器科，血管外科に紹介する．以上の検査で異常が認められない場合，潰瘍・難治性創傷を専門とする医師に紹介する．

専門医からのワンポイントアドバイス

下腿潰瘍のなかで，末梢動脈疾患，静脈血栓塞栓症，下肢静脈瘤は数値化でき，ルーティンの検査で診断可能である．まずは自ら検査を行うことが重要で，そうすればその先が見えてくる．

文　献

1) 前川武雄，伊藤孝明，出月健夫 他：創傷・褥瘡・熱傷ガイドライン（2023）─5：下腿潰瘍・下肢静脈瘤診療ガイドライン（第3版）．日本皮膚科学会雑誌 134：225-272, 2024.
2) 日本循環器学会/日本血管外科学会：2022年改訂版末梢動脈疾患ガイドライン．https://www.j-circ.or.jp/cms/wp-content/uploads/2022/03/JCS2022_Azuma.pdf（2023年3月閲覧）
3) 日本静脈学会：下肢静脈瘤に対する血管内焼灼術のガイドライン2019．http://j-ca.org/wp/wp-content/uploads/2019/08/30_19-supplement.pdf（2023年3月閲覧）
4) 沢田泰之：下腿潰瘍・足趾壊疽の診断アルゴリズム．Visual Dermatol 9：902-912, 2010

4. 血管病変

皮膚血管炎
（IgA 血管炎，皮膚動脈炎）

かわかみたみひろ
川上民裕
川上皮膚科クリニック

POINT
- ●IgA 血管炎は，重症の皮膚症状，消化器症状，腎炎を伴う患者に，グルココルチコイドの投与を行う．経過観察では，紫斑病性腎炎を意識し，palpable purpura や尿検査（尿潜血・尿蛋白）のチェックを怠らない．
- ●皮膚動脈炎は，皮膚潰瘍や壊疽など皮膚症状が難治性もしくは重症の患者に，グルココルチコイドの投与を行う．経過観察では，結節性多発動脈炎に移行するタイプを意識し，末梢神経障害，血液検査（CRP，白血球上昇）のチェックを怠らない．

ガイドラインの現況

　日本皮膚科学会において，2008 年「血管炎・血管障害ガイドライン」が発表された．次いで「血管炎・血管障害診療ガイドライン 2016 年改訂版」が発表された．さらに，筆者が委員長を拝命した新血管炎・血管障害診療ガイドライン改訂委員会が組織されている．診療ガイドライン作成方法は，近年，世界的に大きく変化した．2000 年，GRADE（Grading of Recommendations, Assessment, Development and Evaluation）Working Group は，エビデンスの質と推奨の強さを系統的にまとめる方法を提案した．それを受けて，わが国では，2002 年から日本医療機能評価機構が運営する Minds（medical information network distribution service）がスタートした．その中心的な概念である，診療ガイドラインの作成過程におけるクリニカルクエスチョン（clinical question：CQ）の設定やシステマティックレビューによるエビデンス評価・推奨作成の方法は，広く一般に広まるとともに日進月歩に進歩している．そこで，本皮膚血管炎・血管障害診療ガイドラインは，最新の GRADE Working Group の手法に原則的に倣った．結果，「皮膚血管炎・血管障害診療ガイドライン 2023—IgA 血管炎，クリオグロブリン血症性血管炎，結節性多発動脈炎，リベド様血管症の治療の手引き 2023—」として発表されている．

【本稿のバックグラウンド】 新血管炎・血管障害診療ガイドライン改訂委員会による最新の上記ガイドラインを参考に解説した．Chapel Hill分類2012（CHCC2012）が血管炎の国際分類として君臨しているので参考とした[1]．CHCC2012は，皮膚科の血管炎診療に十分な対応がなされていないとの見解から，皮膚科医の立場を強調したDermatologic Addendum to the CHCC2012（D-CHCC）が，2018年に提唱された[2]．特徴は，①全身性血管炎の皮膚病変，②皮膚限局型の血管炎，③single-organ vasculitis（単一臓器血管炎）としての皮膚血管炎の3通りに分類したことである．残念ながらD-CHCCの浸透が十分ではないと判断し，この概念は採用していない．

◆ IgA 血管炎

どういう疾患・病態か

CHCC2012で，Henoch-Schönlein紫斑病（かつてアナフィラクトイド紫斑病）と呼ばれていた疾患群が，IgA血管炎として病名変更された[1]．CHCC2012では，「IgA血管炎は，小血管（主に毛細血管，細静脈，細動脈）を侵すIgA1優位の免疫沈着を有する血管炎．しばしば皮膚と消化管を侵し，よく関節炎を起こす．IgA腎症と見分けのつかない糸球体腎炎が起きてもよい」と定義された．

病初期での血清IgA高値，IgA型免疫複合体の存在，IgA型自己抗体（抗血管内皮細胞抗体など）の存在などからIgAの関与する免疫複合体病と考えられている．血中・組織中のIgAサブクラスのIgA1分子ヒンジ部の糖鎖異常も指摘されている．IgA血管炎を誘発する先行症状としては，溶血性連鎖球菌感染，マイコプラズマ肺炎，B型肝炎ウイルス，EBウイルス，サイトメガロウイルス，水痘，アデノウイルス，ヒトパルボウイルスB19などによる感染症が知られている．また，抗菌薬などの薬剤，食物アレルギー，虫刺症が誘因といった報告もある．このため，細菌，ウイルス，薬物などとIgA血管炎発症との関連が推測されている．こうした抗原刺激によって，扁桃やその周囲のリンパ組織で糖鎖不全IgA1抗体が作られるという指摘がある．

皮膚症状は，IgA血管炎でもっとも重要視される臨床所見である．特異度の高いpalpable purpuraと呼ばれる紫斑は，ほとんどが下肢に多発する．Palpable purpuraは，触診（palpation）できる（able）軽度盛り上がった紫斑である（図1）．高齢者では，加齢によって真皮膠原線維が脆弱化しており，"palpable"が際立たない．また紫斑を示す

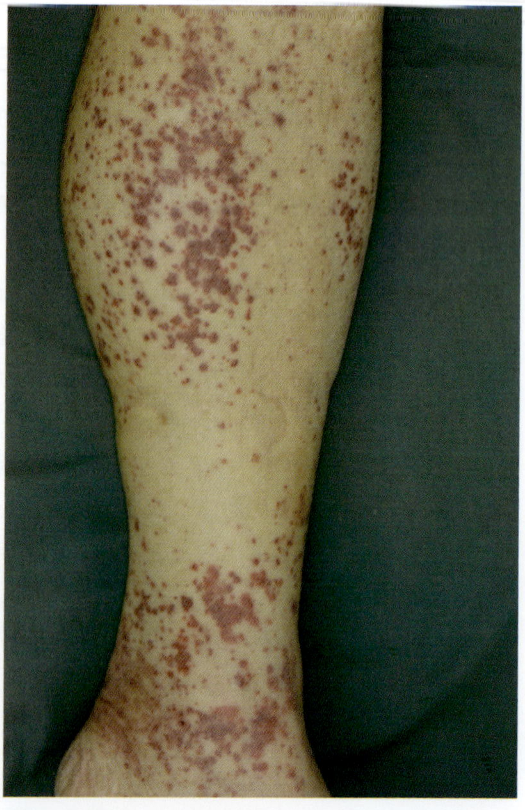

図1 下肢の palpable purpura

出血が，脆弱化した真皮から拡散し，紫斑が融合することもよくある．Palpable purpuraに混じて，丘疹，紅斑，水疱，膨疹などがある．血管炎の炎症が強いと，水疱が血疱に，表皮に炎症が及んでびらん，皮膚潰瘍を形成する．靴下の圧迫などの外的刺激から，palpable purpuraが線状に配列するKöbner現象を起こす．

治療に必要な検査と診断

皮膚症状の皮膚病理所見は，真皮上中層に壊死性血管炎（血管壁のフィブリノイド変性，核塵を含めた好中球浸潤，赤血球漏出）を認める．ただ，このレベルの血管は，血管壁が薄いためフィブリノイド沈着を保持できずにフィブリノイド壊死がはっきりせず，核塵などの好中球破壊像が目立つため，特に白血球破砕性血管炎（leukocytoclastic vasculitis）と呼ばれることがある．さらに，蛍光抗体直接法で，この壊死性血管炎が生じている部位に一致して血管内皮細胞から血管壁にIgAの沈着をみることで確定診断される．しかし，2006年のEULAR/PReSによる小児血管炎分類基準では，小児IgA血管炎は蛍光抗体直接法所見がなくても診断できる．小児血管炎のなかでIgA血管炎は90％以上を占め，他の小型血管炎の可能性がほとんどないためと考えられる．それに対して，成人IgA血管炎は，ANCA関連血管炎，クリオグロブリン血症性血管炎，皮膚白血球破砕性血管炎，蕁麻疹様血管炎などとの鑑別が必要であるので，蛍光抗体直接法でのIgA沈着が，必須の所見とみなされている．

血小板数は正常，プロトロンビン時間，部分トロンボプラスチン時間などの凝固系は正常である．病初期には血清IgAが約40％から60％で上昇する．蛋白尿，血尿（顕微鏡的，肉眼的），尿沈渣で赤血球変形，顆粒円柱，赤血球円柱の出現を認める．血漿第XIII因子は，フィブリンの安定化（架橋形成，クロスリンク）に貢献することから，フィブリン安定因子とも呼ばれる．その主な作用は，止血凝固系最終段階でのフィブリン間のクロスリンクを促進し，安定化フィブリン塊を保ち，過剰な線溶現象を防ぎ，止血の完了維持に働く．IgA血管炎から大量出血があると，血漿第XIII因子が消費され，その低下が起こる．したがって，血漿第XIII因子活性は，臨床的に重症な症例ほど低値をとる．抗好中球細胞質抗体（anti-neutrophil cytoplasmic antibody：ANCA）は陰性である．

皮膚症状出現，1ヵ月以内は尿検査を励行する．尿潜血・尿蛋白陽性を確認した場合は，その後の十分な定期的検査を勧める．

治療の実際

「皮膚血管炎・血管障害診療ガイドライン2023」[3]では，"重症の皮膚症状，消化器症状，腎炎を伴うIgA血管炎の患者に，グルココルチコイドの投与を行うことを提案する"と記載した．また，"グルココルチコイドの効果不十分で重症のIgA血管炎の患者に，グルココルチコイドに加えてシクロホスファミドの投与を行うことを提案する"とも記載した．

重症の皮膚症状，消化器症状，腎炎の定義に関しては，以下の提案があった．皮膚症状の重症は，広範囲に及ぶ皮膚症状，血疱や皮膚潰瘍を形成する皮膚症状，繰り返し発症する皮膚症状，関節痛・筋肉痛・末梢神経症状を伴う皮膚症状を示す．消化器症状の重症は，繰り返す腹痛・吐気・嘔吐・下痢・血便・血性下痢，血管炎に起因する出血・穿孔・梗塞・膵炎を示す．腎炎の重症は，臨床

的にはネフローゼ症候群，持続する高度蛋白尿，高血圧，進行性の腎機能低下を認める場合，組織学的には半月体の割合が多い場合（国際小児腎臓病研究班（ISKDC）の重症度分類で Grade IIIb 以上）を示す．

先行感染が引き金となっている症例が多いことから，まず抗生物質を投与する．皮膚生検施行があれば，そのための抗生物質投与でよい．さらに，止血薬や血管強化薬など（伝統的ともいっていいアドナ®・トランサミン®・シナール®）を投与する．安静は重要であるので，十分な指導に努める．

足・膝関節痛や下肢筋肉痛を伴う症例には，NSAIDs などの消炎鎮痛薬を投与する．

現状の治療が奏効しない，尿検査にて尿潜血・尿蛋白陽性，下肢浮腫が目立つ，仕事などで安静が十分保てない，といった状況下では，ステロイド経口投与を検討する．ステロイドの副作用が懸念される場合は，まず免疫抑制薬で対応する（シクロホスファミド，アザチオプリン，ブレディニンなど）．皮膚科では以前から使用されることが多い，DDS やコルヒチンも候補薬である．DDS は，ステロイドより副作用が少ないので使用したいが，DDS 症候群での副作用を納得してもらうように十分，説明する．

ステロイド外用薬は，多くが表皮までしか効果を発揮しないので，理論上は効果が乏しい．しかし，表皮に血管炎の炎症が及んでいる症例や患者がその効果を実感する場合などは，投与してもよい．

消化管症状を疑わせる場合は，入院治療を意識し，安静を指示する．抗潰瘍薬を投与し，経過をみるとともに，早期に内視鏡などの検査を行い，腸管の病変を確認する．副腎皮質ステロイドの全身投与が急性期症状の改善に有効である．ただ，消化管からの吸収が期待できないため，ステロイドは静脈内投与

することが多い．その効果が不十分であるときや長期のステロイド投与が予測される際は，免疫抑制薬の併用や変更を模索していく．

血漿第XIII因子低下が確認されれば，ステロイドとの併用としてXIII因子製剤投与も選択肢に入れていく．ただ，血液製剤であるため，安易な使用は控えたい．

繰り返す palpable purpura を呈する症例は，腎への絶え間ない血管炎アタックが起こっていると鑑みて（皮膚と腎の血管には類似性がある），腎病変の発症を抑える治療を検討する．

処 方 例

●症状の軽い場合（止血および血管壁強化の治療）

処方
① アドナ®（30mg）　1回1錠　1日3回　内服
② トランサミン®（250mg）　1回1錠　1日3回　内服
③ シナール®　1回1.0〜2.0g　1日3回　内服

●関節痛などの自覚症状を伴う場合

処方
ロキソニン®（30mg）　1回1錠　1日3回　内服

●上記の治療で抵抗性あるいはさらに強い症状の場合

処方
① プレドニン®　0.5mg/kg/日を1日1回または2回に分けて内服
② ミゾリビン®　150〜300mgを1日1回または2回に分けて内服

専門医に紹介するタイミング

下肢の palpable purpura を確認した段階で，皮膚生検や直接蛍光抗体法が施行困難な状況であれば，皮膚科専門医に渡す．また，

経過で消褪した palpable purpura が再発した場合，尿蛋白か尿潜血が陽性を確認した場合，難治例への移行が懸念されるため，早期の皮膚科専門医への紹介が望まれる．

専門医からのワンポイントアドバイス

難治例・完治しない症例では，ANCA関連血管炎（顕微鏡的多発血管炎，多発血管炎性肉芽腫症，好酸球性多発血管炎性肉芽腫症），クリオグロブリン血症性血管炎，二次的に血管炎を発症する抗リン脂質抗体症候群，膠原病，癌，薬物に伴う血管炎などへの移行がありうる．定期的にANCAやクリオグロブリンなどを測定し，その動向に注意を払う．

皮膚生検で確定診断してから1ヵ月前後の尿所見で，尿蛋白か尿潜血が陽性であれば紫斑病性腎炎を発症している確率が高い．注意深い経過観察が肝要となる．

◆ 皮膚動脈炎

どういう疾患・病態か

CHCC2012では，"単一臓器の血管炎"グループが提唱され，そのなかの皮膚限局性血管炎として，皮膚白血球破砕性血管炎と皮膚動脈炎が新たに追加提唱された[1]．皮膚では，真皮下層から皮下脂肪織レベルの血管が中血管に相当するので，ここに壊死性血管炎が存在し，皮膚症状が主であれば，皮膚動脈炎（皮膚型結節性多発動脈炎）となる．

皮膚動脈炎が結節性多発動脈炎の部分症状なのかそれとも独立疾患なのかについての議論は続けられており，現時点でも結論は出ていない．皮膚症状を繰り返し生じて長期に経過するものの結節性多発動脈炎への移行を認めない症例から，経過中に結節性多発動脈炎へ移行する症例もある．したがって，当初，皮膚動脈炎と考えた症例においても慎重な経過観察が必要とされる．

治療に必要な検査と診断

皮膚症状として，網状皮斑（リベド），結節（皮内結節・皮下結節），潰瘍，アクロチアノーゼ，壊疽，白色萎縮，浮腫などが挙げられる．圧倒的に下肢で認められる．

網状皮斑（リベド）は，マスクメロン様，網の目様，と形容される．一般に，網状皮斑（リベド）には，大理石様皮膚と livedo reticularis，livedo racemosa がある．大理石様皮膚は一過性で，冷たい外気に触れた際に生じ，温めると消褪する一種の生理現象である．乳幼児によくみられる．Livedo reticularis と livedo racemosa は，マスクメロン様/網の目様の環が，livedo reticularis は閉じており，livedo racemosa は閉じていない，として区別される．そして，皮膚動脈炎では，livedo racemosa がより特異的な皮膚症状である（**図2**）．皮膚血管循環不良からそれ以下の末梢血管に拡張が起き，その拡張した血管走行が表面の皮膚から，マスクメロン様，網の目様として観察される．

結節（皮内・皮下結節）はその多くが，livedo racemosa 局面内に存在する．触診で軽くしこりを触れる状態が特徴である．この皮膚から皮下の軽く浸潤を触れる結節は，血管炎そのものを触れている．もっともきれいな壊死性血管炎像が出る皮疹であり，皮膚生

皮膚血管炎（IgA血管炎，皮膚動脈炎）　113

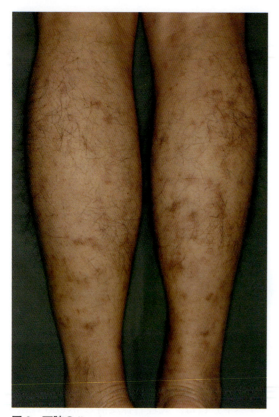

図2　下肢の livedo racemosa

検の有力な候補となる．

　血管炎が末梢神経へ及んで，下肢のしびれ，疼痛（多発性単神経炎）を併発する．また，足・膝関節痛や下肢の筋肉痛も，皮膚で生じた壊死性血管炎の随伴症状とみなされる．

　白血球増多，赤沈の亢進，CRP 陽性などの炎症反応がみられる．しかし，皮膚が症状の中心のため，その程度は軽度である．

　皮膚では真皮下層から皮下脂肪織に至るレベルの血管が中血管レベルであるので，ここに壊死性血管炎像（血管皮内細胞にフィブリノイド壊死・変性があり，好中球，多核白血球の核破壊を伴う浸潤）がある．

治療の実際

　「皮膚血管炎・血管障害診療ガイドライン 2023」[3] では，"皮膚潰瘍や壊疽など皮膚症状が難治性もしくは重症な皮膚動脈炎に対して経口グルココルチコイドの使用を提案する" と記載した．さらに，効果不十分の場合は，"経口グルココルチコイドに免疫抑制薬（シクロホスファミド，アザチオプリン，ミコフェノール酸モフェチル，メトトレキサート），ジアフェニルスルホン（ダプソン），リツキシマブ，インフリキシマブ，ワルファリンの追加を考慮してもよい" と追記した．血管炎による循環障害や，ステロイド治療での血栓傾向を意識し，早期から抗凝固療法の併用（ワルファリンカリウムや抗血小板薬など）を視野に入れる．

処方例

処方A　プレドニン®（5mg）　3～6錠を1日1回または2回に分けて内服

●効果不十分の場合

下記のいずれかを併用

①エンドキサン点滴静注療法　500～600mg 点滴静注，4週間間隔計6回を目安に行う

②イムラン®（25mg）　1～4錠を1日1回または2回に分けて

＊寛解後は，再燃のないことを確認しつつ経口ステロイドを漸減・維持

処方B　プレドニン®（5mg）　1回1～2錠　1日1回

専門医に紹介するタイミング

　早期に診断し，血管病変が重篤化しない時期から治療を開始したい．皮膚生検で確定診断しても，治療施行困難な状況であれば，皮膚科専門医に渡す．早期に治療を行うことで，完全寛解に至る症例もある．逆に治療開

始が遅延すると，一部の症例で結節性多発動脈炎へ移行し，脳出血，消化管出血，心筋梗塞，腎不全を併発する頻度が高まる．

長期間再発を繰り返すことが多いが，生命予後は良好である．しかし一部の症例で結節性多発動脈炎への移行があるとされるため，慎重に経過をみる．特に皮膚潰瘍・壊疽を繰り返し，顕著な末梢神経障害を認め，CRPや血沈の亢進，白血球の上昇などの強い炎症反応を伴う症例には注意すべきである．

専門医からのワンポイントアドバイス

急性期が抑えられ治療管理がされれば，長期間再発を繰り返すことが多いが，その後の経過は比較的良好である．皮膚動脈炎が，結節性多発動脈炎に移行するタイプと移行しないタイプがあると考えられている．特に皮膚潰瘍・壊疽を繰り返し，顕著な末梢神経障害を認め，CRPや血沈の亢進，白血球の上昇などの強い炎症反応を伴う症例では移行しや

すい．たとえ移行しないタイプであっても，全身性血管炎へ移行しないという保障はない．CHCC2012 もこの点に言及していて，皮膚動脈炎は結節性多発動脈炎への移行を注意することを指摘している．臨床医は，常に全身性への移行，悪化の可能性を意識して対峙するべきである．

—————— 文　献 ——————

1) Jennette JC, Falk RJ, Bacon PA et al：2012 revised International Chapel Hill Consensus Conference Nomenclature of Vasculitides. Arthritis Rheum 65：1-11, 2013
2) Sunderkötter CH, Zelger B, Chen KR et al：Nomenclature of Cutaneous Vasculitis：Dermatologic Addendum to the 2012 Revised International Chapel Hill Consensus Conference Nomenclature of Vasculitides. Arthritis Rheumatol 70：171-184, 2018
3) 川上民裕，有村義宏，池田高治 他：皮膚血管炎・血管障害診療ガイドライン 2023 —IgA 血管炎，クリオグロブリン血症性血管炎，結節性多発動脈炎，リベド様血管症の治療の手引き 2023—．日皮会誌 133 (9)：2079-2134, 2023

皮膚血管炎（IgA 血管炎，皮膚動脈炎）

5. 蕁麻疹・痒疹類

蕁麻疹

福永 淳
大阪医科薬科大学医学部 感覚器機能形態医学講座 皮膚科学

POINT
- 蕁麻疹は膨疹が病的に出没する疾患であり，多くは痒みを伴う．通常の蕁麻疹に合併して，あるいは単独に，皮膚ないし粘膜の深部を中心とした限局性浮腫は，特に血管性浮腫と呼ぶ．
- 蕁麻疹や血管性浮腫の治療は，適切な病型診断を行い，誘発可能な蕁麻疹や血管性浮腫では皮疹の誘発因子の同定と回避に加えて薬物療法を併用するのに対し，特発性の蕁麻疹や血管性浮腫では薬物療法を中心に病勢の鎮静化を図ることが推奨されている．

ガイドラインの現況

　わが国では 2018 年に国際ガイドラインとの整合性，およびわが国の現状を踏まえて「蕁麻疹診療ガイドライン 2018」が策定された．国際ガイドラインとして EAACI/GA²LEN/EuroGuiDerm/APAAACI グローバルガイドライン（以下，EAACI 国際ガイドライン）として 2021 年に改訂，アップデートされている．本邦ガイドラインは EAACI 国際ガイドラインより幅広く蕁麻疹の病型を捉えており，EAACI 国際ガイドラインで詳細に取り上げていない食物アレルギー，アスピリン蕁麻疹，非アレルギー性の蕁麻疹を含む 13 の病型に関して個別の対応ができるように分類している．一方，EAACI 国際ガイドラインの蕁麻疹の病型の分類方法は比較的シンプルであり，急性蕁麻疹は血管性浮腫を含む蕁麻疹症状が 6 週間以内のもの，慢性蕁麻疹は 6 週間以上持続するものとし，慢性蕁麻疹のなかに慢性特発性蕁麻疹（CSU）と慢性刺激誘発性蕁麻疹（CIndU）を含めている．なお，EAACI 国際ガイドラインとわが国における蕁麻疹診療ガイドラインは 2025 年現在改訂作業中である．

【本稿のバックグラウンド】　本稿では，2018 年に改訂された「蕁麻疹診療ガイドライン 2018」と 2021 年に改訂された EAACI 国際ガイドラインを比較しながら，蕁麻疹や血管性浮腫の病型分類，疾患活動性の評価，検査，管理と治療についてわかりやすく解説した．

蕁麻疹のガイドラインの変遷

蕁麻疹はわが国の全皮膚科受診患者のうち約5%にも至るごくありふれた疾患であり，「膨疹，すなわち紅斑を伴う一過性・限局性の浮腫が病的に出没する疾患」と定義され，多くは痒みを伴う．血管性浮腫は，深部真皮または皮下/粘膜下組織の血管の局所的拡張と血管透過性亢進による組織腫脹を伴う血管反応であり，粘膜や粘膜との移行部の皮膚に生じやすい．蕁麻疹は，ありふれた疾患でありながらその病態には未知の部分が多く，症状の現れ方，および治療の内容も症例により大きな違いがある．

わが国の蕁麻疹の診療ガイドラインとしては2005年に日本皮膚科学会より「蕁麻疹・血管性浮腫の治療ガイドライン」が，2011年には evidence based medicine（EBM）に基づく「蕁麻疹診療ガイドライン」が発表された．2018年には，2011年版のガイドライン作成時以降に発表されたエビデンスとEAACI/GA²LEN/EDF/WAO による国際ガイドライン[1] との整合性，およびわが国の現状を踏まえて「蕁麻疹診療ガイドライン2018」[2]（以下，本邦ガイドライン）が策定された．

海外のガイドラインとしては，2009年に欧州アレルギー学会と世界アレルギー学会（EAACI/GA²LEN/EDF/WAO）の主導でグローバルガイドラインが策定された．その後，世界25ヵ国の学会の代表者44名が参加した EAACI/GA²LEN/EDF/WAO により2018年版として Cochrane および GRADE ワーキンググループによって推奨された方法に従ってエビデンスとコンセンサスに基づきガイドラインが策定された．さらに世界31ヵ国から64名の学会代表者による国際コンセンサス会議を経て EAACI/GA²LEN/ EuroGuiDerm/APAAACI グローバルガイドライン[3]（以下，EAACI 国際ガイドライン）として2021年に改訂，アップデートされている．

本稿では，最新の本邦ガイドラインとEAACI 国際ガイドラインを比較しながら，蕁麻疹の診療指針を解説する．

どういう疾患・病態か

蕁麻疹の病型分類

蕁麻疹や血管性浮腫の治療は，アナフィラキシーなどの急性期の治療を除いては適切な病型診断を行うことから始まる（図1）．EAACI 国際ガイドラインの蕁麻疹の病型の分類方法は比較的シンプルであり，発症からの期間と確定的な誘因の役割に着目して分類を行っている．急性蕁麻疹は血管性浮腫を含む蕁麻疹症状が6週間以内のもの，慢性蕁麻疹（chronic urticaria：CU）は6週間以上持続するものとしている．CU のなかには慢性特発性蕁麻疹（chronic spontaneous urticaria：CSU）と慢性刺激誘発性蕁麻疹（chronic inducible urticaria：CIndU）があり，CSU は明確な誘発因子のないもの，特定の明確な要因が症状の出現に関与するものを CIndU と呼ぶ（図2）．CSU は本邦ガイドラインで特発性蕁麻疹のなかに分類された慢性蕁麻疹と同義である．CSU の臨床像は主に多形状や環状を呈するが（図3a），CIndU に含まれるコリン性蕁麻疹では点状（図3b），日光蕁麻疹などの物理性蕁麻疹では多くが局所びまん性（図3c）を呈する．EAACI 国際ガイドラインでは蕁麻疹の鑑別すべき疾患として表1のような疾患の記載があるが，これらは国際ガイドラインでは病態生理が大きく異なるため蕁麻疹の分類には含めていない．

本邦ガイドラインは EAACI 国際ガイドラ

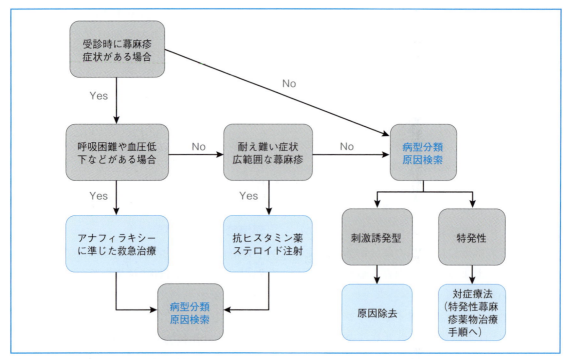

図1 蕁麻疹の診断・治療手順の概要
(秀 道広,森桶 聡,福永 淳 他:蕁麻疹診療ガイドライン 2018. 日皮会誌 128:2503-2624, 2018 を参照して作成)

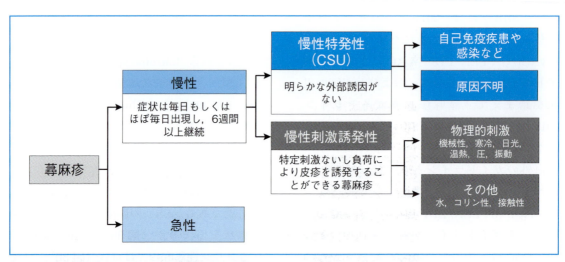

図2 EAACI 国際ガイドラインでの蕁麻疹の分類
EAACI:European Association of Allergy and Clinical Immunology, EDF:European Dermatology Forum, GA2LEN:Global Asthma and Allergy League of European, WAO:World Allergy Organizaion, CSU:Chronic Spontaneous Urticaria

インより幅広く蕁麻疹の病型を捉えており,EAACI 国際ガイドラインで詳細に取り上げていない食物アレルギー,アスピリン蕁麻疹,非アレルギー性の蕁麻疹を含む 13 の病型に分類し個別の対応の提示と 14 の病型に対して各治療のエビデンスの検証が行われて

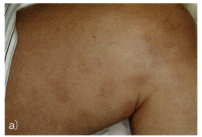
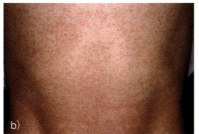
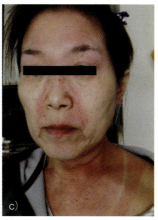

図3 蕁麻疹の各病型の臨床像

表1 蕁麻疹と鑑別すべき疾患

- 皮膚肥満細胞症，皮膚病変を伴う全身性肥満細胞症
- 肥満細胞活性化症候群（mast cell activation syndrome）
- 蕁麻疹様血管炎
- ブラジキニン起因性血管性浮腫（HAE など）
- 運動誘発性アナフィラキシー
- クリオピリン関連周期熱症候群
- Schnitzler 症候群
- Well's syndrome（eosinophilic cellulitis）
- 水疱性類天疱瘡
- Adult-onset Still's disease（AOSD）

いる（**表2**）．これは本邦ガイドラインが蕁麻疹や血管性浮腫患者を診察した際に，医師・患者および医療関係者がどのように蕁麻疹を捉え問題を解決するために行動すべきかという「蕁麻疹診療の行動指針集」としての役割を意識して作成されているためである．2018年の本邦ガイドラインの大きな改訂点としては，前ガイドラインで1ヵ月と定義されていた特発性の蕁麻疹の急性と慢性の境界線が6週間に変更され，これにより国内外の特発性の蕁麻疹の定義のギャップが解消されている．

治療に必要な検査と診断

1 疾患活動性の評価

本邦ガイドラインでも EAACI 国際ガイドラインの推奨に沿って，患者申告型の質問セット（Urticaria Activity Score 7：UAS7, Chronic Urticaria Quality of Life questionnaire：CU-Q2oL, Angioedema Activity Score：AAS, Angioedema Quality of Life questionnaire：AE-QoL）に関する記載が加えられている．また蕁麻疹の病型によらず，蕁麻疹・血管性浮腫の状態を包括的かつ後方視的に評価するための手段として蕁麻疹コントロールテスト（Urticaria Control Test：UCT）についても明記されている．しかし，本邦ガイドラインではこれらの patient-

表 2　蕁麻疹診療ガイドライン 2018 病型分類（本邦ガイドライン）

Ⅰ．特発性の蕁麻疹 spontaneous urticaria
　1．急性蕁麻疹 acute spontaneous urticaria（発症後 6 週間以内）
　2．慢性蕁麻疹 chronic spontaneous urticaria（発症後 6 週間以上）
Ⅱ．刺激誘発型の蕁麻疹（特定刺激ないし負荷により皮疹を誘発することができる蕁麻疹）inducible urticaria
　1．アレルギー性の蕁麻疹 allergic urticaria
　2．食物依存性運動誘発アナフィラキシー FDEIA
　3．非アレルギー性の蕁麻疹 non-allergic urticaria
　4．アスピリン蕁麻疹（不耐症による蕁麻疹）aspirin-induced urticaria（urticaria due to intolerance）
　5．物理性蕁麻疹 physical urticaria（機械性蕁麻疹 mechanical urticaria，寒冷蕁麻疹 cold urticaria，日光
　　蕁麻疹 solar urticaria，温熱蕁麻疹 heat urticaria，遅延性圧蕁麻疹 delayed pressure urticaria，水蕁麻
　　疹 aquagenic urticaria）
　6．コリン性蕁麻疹 cholinergic urticaria
　7．接触蕁麻疹 contact urticaria
Ⅲ．血管性浮腫 angioedema
　1．特発性の血管性浮腫 idiopathic angioedema
　2．刺激誘発型の血管性浮腫 inducible angioedema（振動血管性浮腫 vibratory angioedema を含む）
　3．ブラジキニン起因性の血管性浮腫
　4．遺伝性血管性浮腫 hereditary angioedema（HAE）
Ⅳ．蕁麻疹関連疾患 urticaria associated diseases
　1．蕁麻疹様血管炎 urticarial vasculitis
　2．色素性蕁麻疹 urticaria pigmentosa
　3．Schnitzler 症候群およびクリオピリン関連周期熱症候群

青字：EAACI 国際ガイドラインでは蕁麻疹のサブタイプとして取り扱わない．
（秀　道広，森桶　聡，福永　淳 他：蕁麻疹診療ガイドライン 2018．日皮会誌 128：2503-2624，2018 を参照して作成）

reported outcome measures（PROMs）の具体的な使用の推奨までは踏み込んでいない一方で，EAACI 国際ガイドラインではこれらのツールを用いた具体的な評価方法についての推奨を行っている．EAACI 国際ガイドラインでは血管性浮腫の評価ツールとして比較的新しく開発されたツールとして血管性浮腫コントロールテスト（Angioedema Control Test：AECT）についても紹介している（表 3）．AECT には 4 週間の後方視的評価のバージョンと 3 ヵ月のバージョンの 2 種類が存在し，well-control のカットオフは 10 点である．

　さらに，EAACI 国際ガイドラインでは UCT などの PROMs を用いた患者との十分なカウンセリングが必要であり，UCT による疾患コントロールの評価で疾患の管理と治

療の調整を行うべきであると明記している（図 4）．コントロール良好の指標は UCT が 12 点以上であるため，UCT が 12 点未満の患者では Step-up 治療が推奨されている．

2 蕁麻疹の検査

　本邦ガイドラインでは，「蕁麻疹の病型は，多くの場合個々の皮疹の性状と経過により診断でき，特発性の蕁麻疹および特発性の血管性浮腫は，臨床的な経過と皮疹の性状から疑い，他の疾患ならびに蕁麻疹の病型を除外することで診断する」と記載されている．特に特発性の蕁麻疹の診断には特別な検査を要さないと記載されているが，2018 年時点では，特発性の蕁麻疹のなかで 6 週間以内に治癒していく急性蕁麻疹と 6 週以上症状が遷延する CSU の検査に関しては区別して扱っ

表3 慢性蕁麻疹，血管性浮腫の主な評価ツール

		蕁麻疹	血管性浮腫	評価期間
疾患重症度	UAS7	○	×	評価開始日から1週間
	AAS7	×	○	評価開始日から1週間
QOLへの影響	CU-Q₂oL	○	×	過去2週間
	AE-QoL	−	○	過去4週間
疾患コントロール	UCT	○	○	過去4週間
	AECT	×	○	過去4週間 過去3ヵ月

□前向き調査，■後ろ向き調査
国際ガイドラインで suggest → recommend に変更．
UAS7：weekly Urticaria Activity Score 7, AAS：Angioedema Activity Score, CU-Q₂oL：Chronic Urticaria Quality of Life questionnaire, AE-QoL：Angioedema Quality of Life questionnaire, UCT：Urticaria Control Test, AECT：Angioedema Control Test.

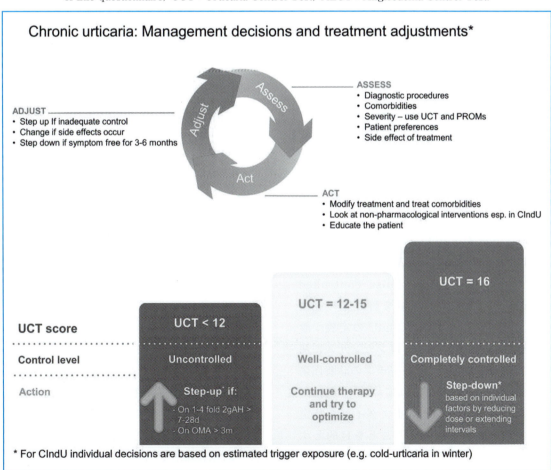

図4 EAACI 国際ガイドラインでの蕁麻疹や血管性浮腫の評価と診療行動

（文献3より引用）

ていなかった．その後，EAACI 国際ガイドラインが 2021 年に改訂されるまでに CSU の病態の解明が進んできたことから，EAACI 国際ガイドラインでは CSU に関するルーティーンの検査の推奨として，末梢血白血球数，CRP（ESR）に加えて，IgG 抗 TPO 抗体と血清総 IgE の測定が加わっている．IgG 抗 TPO 抗体と血清総 IgE を測定することで，CSU の病因論的分類である Type I autoimmunity（Autoallergy type）型と Type IIb autoimmunity（Autoimmunity type）型を鑑別する補助的なツールとなりうることが示唆されている[4, 5]．

急性蕁麻疹に関しては，1 型アレルギーの食物アレルギーや NSAIDs に対する不耐症を除いて，網羅的な検査は不要であると両ガイドライン内で記載されているが，これらの特定の誘因で出現する蕁麻疹の鑑別には患者への問診がきわめて重要で，繰り返し急性蕁麻疹症状を呈する症例では誘因を特定できることがあるため全く検査が不要というわけではないことは注意が必要である．

本邦ガイドラインでは，刺激誘発型の蕁麻疹を中心に各病型で行うべき検査の内容が細かく記載されている（表4）．一方，EAACI 国際ガイドラインでは CIndU の provocation test のツールとして TempTest®，FricTest®，Dermographic Tester，Pulse-controlled ergometry などの負荷試験を行う際の定量的なツールが紹介され，CIndU の定義，診断検査および管理に関するコンセンサスに基づく推奨事項に従って，ルーチンの診断作業を実施することが推奨されている[6]．CIndU の診断検査は，CIndU のサブタイプを特定し，誘因の閾値を決定することを目的とする[6]．

治療の実際

蕁麻疹の管理と治療

ここでは蕁麻疹の管理と治療についてまとめるが，主に 6 週間以上皮疹が遷延する CU（CSU と CIndU を含む）を中心に記述を行う．

EAACI 国際ガイドラインでは，CU の管理の基本的事項として，①治療目標として，蕁麻疹が消失するまで治療を行う，② a. 根本原因の特定・排除 b. 誘因の回避 c. 寛容誘導 および/または d. 肥満細胞からのメディエータ放出および/または肥満細胞からのメディエータの作用を阻止するための薬物治療，③治療は，必要最小限の治療という基本原則に従って行うべきであることが述べられている．図4 に示されているように UCT などの PROMs を用いて重症度を評価し（Assess），治療の変更や患者指導を行い（Act），Step-up や Step-down で治療を調整する（Adjust）ことが診療行動として推奨されている．

本邦ガイドラインの特徴としては，蕁麻疹に対する薬物治療の効果は，病型によりまた個々の症例における治療の目標によっても異なるため，治療ではまず適切な病型診断と治療目標を明らかにすることが大切であると述べていることである．一般に皮疹を誘発可能な蕁麻疹では，皮疹の誘発因子の同定とそれらの因子を回避することが治療の中心として薬物療法を併用するのに対し，特発性の蕁麻疹では，薬物療法を中心に継続しつつ病勢の鎮静化を図ることが推奨されている．本邦ガイドラインにおける特発性の蕁麻疹に対する薬物療法のアルゴリズムを図5 として提示する．

本邦ガイドラインと EAACI 国際ガイドラインの蕁麻疹治療手順としては，初期治療として非鎮静性第二世代抗ヒスタミン薬を使用して適宜増量することは共通である．違いと

122　5．蕁麻疹・痒疹類

表 4　蕁麻疹の病型と検査（本邦ガイドライン）

病　　型	検査の目的と内容
Ⅰ．特発性の蕁麻疹	
急性蕁麻疹・慢性蕁麻疹	増悪・背景因子の検索 　病歴，身体所見などから関連性が疑われる場合に適宜検査を行う．蕁麻疹以外に明らかな所見がなく，蕁麻疹の症状にも特別な特徴がない症例においては，むやみにあてのない検査を行うことは慎む． 　慢性蕁麻疹の一部では，自己血清皮内反応によるスクリーニングと健常人末梢血好塩基球を利用したヒスタミン遊離試験により自己免疫機序が証明されるものがある． 　アナフィラキシー症状を伴う場合はアレルギー性蕁麻疹（食物依存性運動誘発アナフィラキシーを含む），非アレルギー性蕁麻疹，アスピリン蕁麻疹，コリン性蕁麻疹など，熱発，関節痛などの皮膚外症状を伴う場合は感染症，膠原病等の背景因子の関与や蕁麻疹関連疾患の鑑別を検討する．
Ⅱ．刺激誘発型の蕁麻疹	
アレルギー性の蕁麻疹 食物依存性運動誘発アナフィラキシー	原因アレルゲン検索 　プリックテスト，血清 IgE 結合試験などによる特異的 IgE の存在の証明．ただし，これらの検査で過敏性が示された抗原が蕁麻疹の原因であるとは限らないので，ていねいな問診，負荷試験の結果などを総合的に判断する．
非アレルギー性の蕁麻疹	一般的に有用な検査はない．必要に応じて負荷試験．
アスピリン蕁麻疹	原因薬剤の同定 　被疑薬剤によるプリックテスト（Ⅰ型アレルギーの除外）．必要に応じて少量の被疑薬剤による負荷（誘発）試験．
物理性蕁麻疹	病型確定のための検査 　診断を厳密に確定する必要がある場合には，経過から疑われる物理的刺激による誘発試験を行う．
コリン性蕁麻疹	運動・入浴等による誘発試験，温熱発汗試験．必要に応じて汗アレルギー関連の検査．
接触蕁麻疹	アレルギー性ではプリックテスト，特異的 IgE の存在の証明と負荷（誘発）試験． 非アレルギー性では必要に応じて負荷（誘発）試験．
Ⅲ．血管性浮腫	
すべての血管性浮腫	病型の確定，原因・増悪・背景因子の検索 　通常（特発性，刺激誘発性）の蕁麻疹に準じ，病歴から考えられる病型に応じて検索する．表在性の蕁麻疹の合併がなく，C1-INH 不全が疑われる場合は，補体 C3，C4，CH50，C1-INH 活性などを測定する．
Ⅳ．蕁麻疹関連疾患	
蕁麻疹様血管炎	診断の確定 　血液検査（CRP 上昇，補体低下，末梢血白血球数増加など）と皮疹部の生検による血管炎の確認
色素性蕁麻疹	診断の確定 　皮疹部の擦過（ダリエ徴候） 　皮疹部の生検によるマスト細胞の過剰な集簇の確認
Schnitzler 症候群およびクリオピリン関連周期熱症候群	診断の確定 　血液検査（CRP 上昇，単クローン性 IgG・IgM 増多，末梢血白血球数増加など），皮疹部の生検，骨異常の確認，遺伝子検査など

（秀　道広，森楠　聡，福永　淳 他：蕁麻疹診療ガイドライン 2018．日皮会誌 128：2503-2624，2018 より引用）

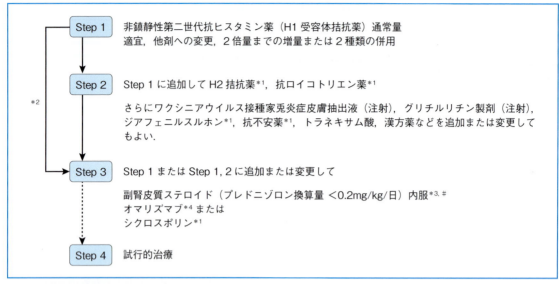

図5 特発性の蕁麻疹に対する薬物治療手順（本邦ガイドライン）
治療内容は，蕁麻疹の症状と効果に応じてステップアップし，症状軽減がみられれば患者負担の高いものから順次減量，中止する．
*1：蕁麻疹に対する健康保険適用は未承認
*2：すみやかに症状の軽減を図ることが必要な場合
*3：1ヵ月以上減量または中止の目途が立たない場合は，他の治療への変更を検討する
*4：皮膚科専門医またはアレルギー専門医が，当該施設で，あるいは近隣医療機関と連携して，喘息，アナフィラキシーなどの有害事象に対応できる体制のもとで使用する
#：慢性例に対する保険適用は未承認
（秀　道広，森桶　聡，福永　淳 他：蕁麻疹診療ガイドライン 2018．日皮会誌 128：2503-2624，2018 より引用）

しては，本邦ガイドラインではStep 2治療としてヒスタミンH2受容体拮抗薬と抗ロイコトリエン薬が取り上げられていることである．CUにおけるヒスタミンH2受容体拮抗薬と抗ロイコトリエン薬のエビデンスレベルは低いが，EAACI国際ガイドライン内でもコメントがあるように，適切な臨床状況下で使用されれば個々の患者にとって有用である可能性があることや，これまでのわが国での治療状況を勘案して現状のガイドラインではStep 2治療として記述を残している．EAACI国際ガイドラインは最近の蕁麻疹研究のエビデンスに基づき，第二世代抗ヒスタミン薬常用量からの増量後にコントロールが不十分であれば，第二世代抗ヒスタミン薬に抗IgE抗体であるオマリズマブをAdd-onし，そ

れでもコントロールが不十分であればシクロスポリンへのスイッチを推奨している．本邦ガイドラインでは，Step 3治療としてオマリズマブ，副腎皮質ステロイド内服，シクロスポリンの非鎮静性第二世代抗ヒスタミン薬に追加する形での治療を推奨している．副腎皮質ステロイド内服による治療に関しては，両ガイドラインで限定的な使用であるべきであると記載されている．わが国を含めて数ヵ国で2024年にデュピルマブが12歳以上のCSUに対して適応追加承認を取得しており，わが国においては難治性のCSUにおいて使用可能となっている．ただし，わが国とEAACI国際ガイドラインではデュピルマブが治療アルゴリズムのどのステップに取り扱われるかは協議中であり現時点（2025年1

月時点）では発表されていない.

専門医に紹介するタイミング

　第二世代抗ヒスタミン薬に補助的治療薬を使用してもUCT 8点未満または2回連続UCT 12点未満である患者，蕁麻疹の治療で副腎皮質ステロイドの内服を用いている患者（頓用も含む），蕁麻疹の病型診断のための詳細な検査が必要となる患者，複数の病型を合併している患者，コリン性蕁麻疹で発汗障害や眼瞼浮腫を呈するような患者，オマリズマブやデュピルマブの継続や導入に関して判断が悩ましい患者は専門医に紹介するのが望ましい.

専門医からのワンポイントアドバイス

　CU（CSUとCIndUを含む）の病態解明や治療・管理の進歩は今後も著しいことを念頭において患者に説明を行うこと，ガイドラインに沿った診療を行うことが肝要である.

———————— 文　献 ————————

1) Zuberbier T, Aberer W, Asero R et al：The EAA-CI/GA²LEN/EDF/WAO guideline for the definition, classification, diagnosis and management of urticaria. Allergy 73：1393-1414, 2018

2) 秀　道広，森桶　聡，福永　淳 他：蕁麻疹診療ガイドライン 2018. 日皮会誌 128：2503-2624, 2018

3) Zuberbier T, Abdul Latiff AH, Abuzakouk M et al：The international EAACI/GA²LEN/EuroGuiDerm/APAAACI guideline for the definition, classification, diagnosis, and management of urticaria. Allergy 77：734-766, 2022

4) Greaves M：Chronic urticaria. J Allergy Clin Immunol 105：664-672, 2000

5) Kaplan AP, Greaves M：Pathogenesis of chronic urticaria. Clin Exp Allergy 39：777-787, 2009

6) Magerl M, Altrichter S, Borzova E et al：The definition, diagnostic testing, and management of chronic inducible urticarias – The EAACI/GA (2) LEN/EDF/UNEV consensus recommendations 2016 update and revision. Allergy 71：780-802, 2016

5. 蕁麻疹・痒疹類

痒　疹

さ とうたかひろ
佐藤貴浩

防衛医科大学校 皮膚科

POINT

● 痒疹にみる丘疹や結節は，原則として孤立性に存在し，また湿疹病変のような多様な変化を起こさない．

● 臨床型による分類と原因による分類があり，前者は，①結節性痒疹，②多形慢性痒疹，③（その他のいわゆる）痒疹の3つに分けている．

● 病変に対する治療と痒みに対する治療を並行して行う．

● ランクの強いステロイド外用を安易に続けず，難治となっている要因の検討や他の治療法への変更，また診断の妥当性の再確認を忘れないこと．

ガイドラインの現況

2012年に「慢性痒疹診療ガイドライン」が策定され，その後2020年に改訂が行われて「痒疹診療ガイドライン2020」[1] として発表された．わが国のガイドラインはすべての病型の痒疹を取り扱っている．一方，欧州ではエキスパートコンセンサスとしてCPG（chronic prurigo）なる概念が提唱された[2]．CPGは，慢性の痒みを背景として持続的に掻破した結果として生じた丘疹や結節性病変を包括したものである．結節性痒疹は，そのなかのnodular typeのCPGとして位置づけされている．

【本稿のバックグラウンド】　本稿では，2020年に改訂された「痒疹診療ガイドライン2020」[1] を基に，概念，診断，治療について解説した．

どういう疾患・病態か

痒疹は，痒みを伴う丘疹ないし結節で特徴づけられる疾患である．痒疹の病変は，湿疹にみられる病変と異なって多様な変化をせず，病型ごとに一様で単調である．また痒疹丘疹は概して湿疹丘疹よりも大きく，原則として孤立性にみられる．

現時点で痒疹の病態を説明することは難し

い．そもそも痒みが先行して掻破した結果生じたものか，痒疹丘疹自体が痒くて掻破するのかを結論づけられない．痒疹の病型によって異なると考えるのが妥当かもしれない．一方，欧州では最近CPG（chronic prurigo）という概念が提唱された[2]．これは慢性的に痒みが続き（6週間以上），neural sensitizationとitch-scratch cycleが成立して掻破を繰り返し二次的に生じた丘疹や結節を指す．

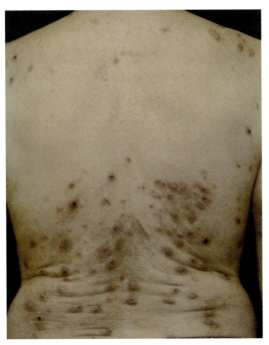

図1 結節性痒疹

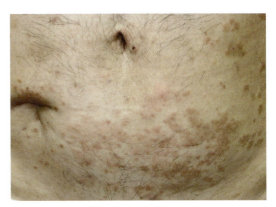

図2 多形慢性痒疹

いわゆる結節性痒疹はそのなかの nodular type に入れられている．Nodular type のほかには papular type, plaque type, umbilicated type, linear type などがある．

1 痒疹に関する基礎的知見

痒疹に関する免疫学的，神経学的な基礎データはほぼ結節性痒疹のものに限られる．頑固な痒みの要因については，古くからカルシトニン遺伝子関連ペプチド（CGRP）や substance P 陽性神経線維が真皮で増生ないし肥厚していること，さらに神経成長因子（nerve growth factor：NGF）の産生増加などもいわれてきている．また最近の免疫学的知見としては，結節性痒疹病変部 transcriptome 解析において Th2 型免疫，Th17/Th22 免疫などの関与が報告されており，アトピー性皮膚炎と乾癬との類似性や違いに注目が集まっている[3]．痒疹がもたらす痒みに関して現在もっとも重要視されているのは IL-31 や IL-4/-13 である．さらにペリオスチンやオンコスタチン M の関与も注目されつつある[4,5]．IL-31 の産生源としては T 細胞に加えてマクロファージも重要と考えられ，加えて浸潤好酸球も痒みに少なからずかかわっている可能性がある．

結節性痒疹では，表皮の肥厚や真皮の線維化/リモデリングも重要な要素である．特に本疾患にみられる線維芽細胞は特異なサブタイプであることが注目されている．これらがどのように誘導され，そして頑固な痒みといかにリンクしているのかも解明されるべき重要な課題となっている．一方，多形慢性痒疹では表皮の変化は軽微で，真皮のリンパ球，好酸球浸潤が目立つ．加えて好塩基球の浸潤も顕著であることがわかっており，結節性痒疹とは異なる病態が想定される．

2 病型分類

「痒疹診療ガイドライン 2020」では，臨床所見から次の3つの病型を挙げている．

1. 結節性痒疹（図1）

径1cm 程度に及ぶ暗褐色で角化性の硬い結節であり，疣状またはドーム状に隆起し，四肢伸側や体幹に孤立性に多発してみられる．

2. 多形慢性痒疹（図2）

中高年の腹部や腰部に好発し，痒みの強い

蕁麻疹様丘疹で始まり，やがて常色から褐色充実性丘疹となる．孤立性にみられることもあるが，本病型では集簇してみられる傾向があり，痒疹としては例外的に苔癬化を呈することがある．なお，本病型の特徴と捉え方について日本皮膚科学会のコンセンサスが報告されている[6]．

3．（その他のいわゆる）痒疹

結節性痒疹にも多形慢性痒疹にも属さないものの総称．従来の急性痒疹や亜急性（単純性）痒疹などはこれに含まれる．亜急性（単純性）痒疹では米粒大ほどの紅色丘疹，ときに漿液性丘疹が体幹に散在してみられる．

3 痒疹をきたしうる基礎疾患

症候性として，腎機能低下，胆汁うっ滞，糖尿病，造血系または固形悪性腫瘍，アトピー素因がいわれており，その他に心因性疾患，妊娠，薬剤性，金属アレルギーなども誘因として挙げられている．誘因が全く不明で特発性とせざるを得ないことも多い．

治療に必要な検査と診断

1 皮膚生検

臨床所見から診断可能であるが，後述する鑑別疾患除外のために生検を施行することも多い．

2 採　血

一般的スクリーニング検査として，血算，肝機能，腎機能，血糖値または HbA1c 値，尿酸値，さらにアトピー素因の有無の検索として総 IgE 値やダニ，ハウスダストなどに対する特異 IgE 値などを測定．甲状腺機能異常も稀ながら皮膚瘙痒症の要因になるためスクリーニングしてもよい．

中高年者で，非常に難治，広範囲，または非病変部の痒みも強い場合（難治な皮膚瘙痒症が基礎にあると思われる例）では，内臓悪性腫瘍の検索も考慮する必要がある．

金属類による接触皮膚炎の既往や異汗湿疹の症状が掌蹠にある場合，全身型金属アレルギーの関与を検討してみるのもよい．また，薬剤性の可能性を病歴などから推定してみることも，ときに必要．ただし中高年者は種々の薬剤を内服していることもしばしばで，原因薬特定に難渋することが多い．

3 鑑別疾患

結節性痒疹では，結節性類天疱瘡，疥癬，稀ながらアミロイド苔癬，肥大型扁平苔癬，痒疹型先天性表皮水疱症などとの鑑別に注意を払う必要がある．そのため生検，直接・間接蛍光抗体法染色，血中抗 BP180 抗体，抗 BP230 抗体測定などを適宜実施する．疥癬と診断する際には，手掌や指間，手関節，腋窩，陰部の病変の観察を習慣づけ，疥癬を見落とさないように努める．なお，acquired reactive perforating collagenosis も重要な鑑別疾患であり，特に糖尿病患者では見落としてはならない．しかし結節性痒疹と区別することがしばしば困難なことがある．一方，多形慢性痒疹と非水疱型類天疱瘡とは臨床的鑑別が難しいことがあり，丘疹だけでなく紅斑性病変が各所に混在してみられる症例，または経過中に紅斑が目立ってくる症例では，生検による確認や自己抗体を繰り返し測定することも必要である．

治療の実際

痒疹では，病変部に対する治療と痒みに対する治療をほぼ同程度のウエイトをおいて並行して治療することが必要である．とはいえ，まずはどのタイプの痒疹であっても（色

素性痒疹は含まない），ステロイド外用の効果をみるのが一般的であり，また痒みに対しては抗ヒスタミン薬内服を行う．痒疹の病変は，湿疹病変と比べてステロイドの効果が得られにくい．それゆえ，概してランクの強いステロイドを用いる傾向にある．しかし長期外用はいうまでもなく望ましくないため，広範囲でかつ痒みが強い例では紫外線療法などを考慮する．特にわが国では，ナローバンドUVB療法を適応しやすい．

発症年齢や基礎疾患によってはドライスキンを伴っていることがしばしばで，保湿薬の外用を併用いただくのがよい．

結節性痒疹の病変数が限られていれば，ステロイド貼付薬や，局注，液体窒素療法で対応してみる．

さて，ステロイド抵抗性の結節性痒疹のなかには，活性化ビタミンD₃軟膏に反応するものがある．同様にステロイド抵抗性の結節性痒疹のなかには，むしろヘパリン類似物質クリーム単独のほうが奏効する例があり，試みる価値がある．特に小児例ではランクの強いステロイドの長期外用は向かないため，本法のよい適応である．その際には通常の1FTUよりも2〜3FTU程度の量を用いて厚めに外用するのがコツの一つで，さらにラップやチュビファースト®などで覆うと効果が上がる．

結節性痒疹ではデュオアクティブ®などの創傷被覆材が有用なことがある．ステロイド局注や液体窒素療法などと同時並行し，結節平坦化の促進や再燃予防の目的で使用する手もある．

タクロリムス軟膏もステロイドに変わる治療として結節性痒疹，多形慢性痒疹のいずれでも考慮してよい選択肢である．ただし疣状に強く角化して長期間持続した結節性痒疹病変に対しては，あまり効果を期待できない印象がある．

前述したように，痒疹では炎症反応に対する免疫学的アプローチとともに，痒みに対するアプローチを並行して行う必要がある．もちろんステロイド外用薬，タクロリムス軟膏，紫外線療法などにはそれ自体が痒みに対しても効果を発揮しうる．さて，抗ヒスタミン薬内服は痒みに対してまず行ってみるべき治療法ではあるが，痒疹ではヒスタミン依存性の痒みの割合はごく一部であると考えられ，事実その効果はきわめて限定的である．保険適用外になるが「痒疹診療ガイドライン2020」でふれられているものとして，タンドスピロン，ノイロトロピン®（注射製剤は皮膚疾患に伴う痒みに保険適用あり），ガバペンチン，プレガバリン，SSRI（パロキセチンなど）などがある．またSNRIであるデュロキセチンが奏効することがあり，さらに「皮膚瘙痒症ガイドライン2020」においてはNaSSAのミルタザピンも痒みに対する治療として取り上げられている．加えて漢方薬を適宜試みるのもよいであろう．

痒みに対する外用薬としてはジフェンヒドラミン含有製剤，クロタミトン含有製剤などがある．またこれらにL-メントールを配合してみるのもよい．カプサイシン軟膏は神経障害性瘙痒に効力を発揮し，痒疹の痒みにも有効性は期待できる．しかし広範囲にかつ頻回に外用することとなり，実際には用いにくいのが現状かもしれない．

さて，免疫学的な全身療法として考えられるものとしては，ステロイドとシクロスポリンの内服がある．しかしこれらは短期間投与に限定して使用されるべきものであり，長期維持療法として用いるべきではない．この点において，ステロイドは漸減中に症状が再燃し結果的に中止できず長期投与になってしまいがちであり，その適応はシクロスポリン以

上に慎重になるべきである．どちらも悪性腫瘍や感染病巣のないことを確認したうえで投与を試みる．これら以外には，ロキシスロマイシンやクラリスロマイシンの有効性が知られている．なお，レセルピンは多形慢性痒疹においてときに奏効することがあったが，残念ながら製造販売中止になり現在は使用できない．

ガイドラインでは触れられていないが，さらなる治療選択肢として，病変が広範囲に多数みられ難治な結節性痒疹にはデュピルマブやネモリズマブが適応できるようになっている．

処　方　例

処方A

①アンテベート®軟膏　1日2回塗布
②ヒルドイド®クリーム　1日2回塗擦
③デザレックス®錠（5mg）　1日1錠夕食後内服

処方B　（結節性痒疹）

①エクラー®プラスター　結節部に貼付
②ビラノア®錠（20mg）　1錠　空腹時内服

処方C　（結節性痒疹）

①ボンアルファ®ハイ軟膏　1日1回塗布（ただし保険適用外）
②ルパフィン®錠（10mg）　1錠夕食後内服

専門医に紹介するタイミング

①診断に不安があるもの，②ストロングクラスのステロイド外用と抗ヒスタミン薬の内服で対応できないか，③病変が広範囲または長期に及ぶものは，専門医に紹介したほうがよい．

専門医からのワンポイントアドバイス

治療に難渋する痒疹はめずらしくないが，それでもスタンダードな治療に抵抗する例は今一度診断の妥当性，基礎疾患や増悪要因の有無を検討する．不用意にランクの強い外用ステロイドを長期に続けることや，安易にステロイド内服もしくは抗ヒスタミン薬・ステロイド配合薬の内服を行うことはぜひとも避け，早めに他の治療法への切り替えを考えるべきである．

文　献
---

1) 佐藤貴浩，横関博雄，室田浩之 他：痒疹診療ガイドライン 2020．日皮会誌 130：1607-1626，2020
2) Pereira MP, Steinke S, Zeidler C et al：European academy of dermatology and venereology European prurigo project：expert consensus on the definition, classification and terminology of chronic prurigo. J Eur Acad Dermatol Venereol 32：1059-1065, 2018
3) Tsoi LC, Hacini-Rachinel F, Fogel P et al：Transcriptomic characterization of prurigo nodularis and the therapeutic response to nemolizumab. J Allergy Clin Immunol 149：1329-1339, 2022
4) Hashimoto T, Nattkemper LA, Kim HS et al：Itch intensity in prurigo nodularis is closely related to dermal interleukin-31, oncostatin M, IL-31 receptor alpha and oncostatin M receptor beta. Exp Dermatol 30：804-810, 2021
5) Hashimoto T, Nattkemper LA, Kim HS et al：Dermal Periostin：A New Player in Itch of Prurigo Nodularis. Acta Derm Venereol 101：adv00375, 2021
6) Satoh T, Murota H, Aoyama Y et al：Prurigo chronica multiformis: expert consensus of the Japanese dermatological association. J Dermatol 51：e376-e383, 2024

6. 水疱症

天疱瘡群

山上　淳
東京女子医科大学 皮膚科

POINT
- 天疱瘡の診療においてもっとも重要なのは，臨床症状，病理組織学的所見，免疫学的所見から正しい診断を導くことである．典型的な症例では診断は難しくないが，多彩な臨床症状を呈することがあるので注意が必要である．
- 治療目標は「寛解（PSL 10 mg/日および最低限の補助療法の併用により，天疱瘡の皮疹のない状態を維持すること）」であり，その達成のためには十分な初期治療を行うことが重要である．

ガイドラインの現況

　天疱瘡は稀少難治性皮膚疾患（いわゆる「国指定難病」）に指定されているように，日常診療でみることの少ない疾患であり，治療にあたっては担当医の知識と経験に依存する部分が大きくなってしまう．その問題を解決するため，2010年に「天疱瘡診療ガイドライン」が発表され，日本皮膚科学会のホームページで一般公開されている．現在，新しく保険適用が拡大された治療法の掲載なども含めて，改訂の動きが活発に進められている．

【本稿のバックグラウンド】 2010年に発表された「天疱瘡診療ガイドライン」を基に，天疱瘡の病態，診断，治療について概説した．現在，ガイドラインの改訂作業が進められているが，その動きをふまえて将来の展望についてもできる限り言及した．

どういう疾患・病態か

　表皮細胞間の接着には，デスモソームが重要な役割をはたしているが，その主要な構成蛋白として，デスモソームカドヘリンと呼ばれるデスモグレイン（desmoglein：Dsg）とデスモコリン（desmocollin：Dsc）があり，いずれも細胞膜を貫通する糖蛋白で細胞同士を連結している．天疱瘡は，Dsgに対する自己抗体によってデスモソームの機能が障害さ

れることにより，表皮細胞間の接着が破綻し，棘融解（acantholysis）による表皮内水疱を形成する疾患である．

　主要な病型として尋常性天疱瘡（pemphigus vulgaris：PV，**図1**），落葉状天疱瘡（pemphigus foliaceus：PF，**図2**），腫瘍随伴性天疱瘡（paraneoplastic pemphigus：PNP）がある．厚生労働省衛生行政報告によると，2023年度末での天疱瘡の特定疾患医療受給者証所持者数は，全国で3,186人となってい

天疱瘡群　131

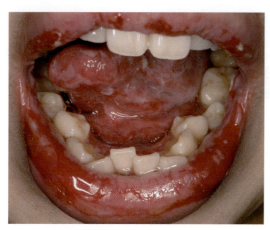

図1　尋常性天疱瘡

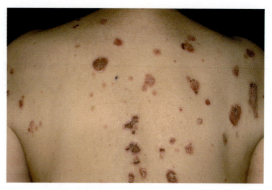

図2　落葉状天疱瘡

る．年齢分布は60歳代がもっとも多く，40歳代以降に発症する症例が大半を占める．PVは，粘膜と皮膚に多発する難治性の水疱・びらんを特徴とする．粘膜病変が主となる粘膜優位型と，粘膜のみならず皮膚も広範囲に侵される粘膜皮膚型に分類される．一見正常な部位に圧力をかけると表皮が剥離し，びらんを呈するニコルスキー（Nikolsky）現象がみられ，頭部，腋窩，鼠径部，上背部，臀部などの圧力のかかりやすい部位に好発する．PFは，薄い鱗屑・痂皮を伴った紅斑とびらんを特徴とする．粘膜病変は通常みられない．好発部位は，頭部，顔面，胸部，背部などのいわゆる脂漏部位であるが，重症例では病変が全身に拡大して紅皮症様となることがある．PNPは，広範囲の粘膜にびらん・潰瘍を生じる．赤色口唇の血痂を特徴とし，眼粘膜病変を伴うことも多い．皮膚症状は，紅斑，弛緩性水疱，緊満性水疱，紫斑など，多彩な病変を呈しうる．随伴する腫瘍は，多くの場合はリンパ腫である．閉塞性細気管支炎による進行性の呼吸器障害が，致命的な合併症になりうる．

PVとPFの臨床症状と抗体プロファイルとの関係は，デスモグレイン代償説（Dsg compensation theory）により論理的に説明できる．この説は，同じ細胞に2種類以上のDsgアイソフォームが発現している場合，細胞間接着機能を補い合う，つまり同じ部位に存在するDsg1とDsg3は互いに機能を補い合える，という考え方である[1]．皮膚において，Dsg3は表皮下層，特に基底層に強く発現しており，Dsg1は表皮全層に発現がみられ，表層に近づくにしたがって発現が強くなる．一方，粘膜ではDsg3が上皮全層に強く発現しており，Dsg1は基底層を除く全層に弱く発現している．血清中に抗Dsg1抗体のみが含まれるPFの場合，皮膚ではDsg3による接着機能の代償がない表皮上層に水疱が形成されるが，粘膜では全層で多く発現しているDsg3によりDsg1の接着機能障害が代償され，明らかなびらんを形成しない．血清中に抗Dsg3抗体のみが認められる粘膜優位型PVの場合，皮膚ではDsg1が表皮全層にわたり発現しているため，抗体によるDsg3の接着機能障害をDsg1が代償し，水疱形成は認められないか，あっても限局的となる．一方，粘膜では発現レベルの低いDsg1は，失われたDsg3の接着機能を補いきれず，びらんが形成される．同様に，血清中に抗Dsg3抗体と抗Dsg1抗体の両方が含まれる粘膜皮膚型PVの場合，Dsg3，Dsg1ともに機能を阻害されるため，粘膜のみならず皮膚の広範囲に水疱・びらんを生じる．

治療に必要な検査と診断

天疱瘡の診断には，臨床症状，病理組織学的所見，免疫学的所見の3つの視点から根拠を集める必要がある．典型的な臨床症状を呈する症例では，診断はそれほど難しくないが，患者の背景，局所の状態，治療歴などによって，多彩な臨床症状を呈することがある．

病理組織学的所見としては，棘融解を伴う表皮内水疱を認めることが診断根拠として重要である．PVでは表皮基底層直上で，PFでは角層下あるいは顆粒層のレベルで水疱がみられる．PFでは棘融解が明らかでないこともある．

免疫学的所見として，患者皮膚または粘膜への自己抗体の沈着を確認するための直接蛍光抗体法（direct immunofluorescence：DIF）は特に重要である．IgG型自己抗体の上皮細胞表面への結合がみられ，ときに補体の沈着も確認される．

天疱瘡として難病指定を受けるためには，病理組織標本で表皮内水疱を確認するか，DIFで上皮細胞表面へのIgG沈着を検出することが必要であるため，皮膚または粘膜の生検が必須であることは知っておいたほうがよい．

治療の実際

1 治療の目標

ガイドラインでは，天疱瘡の治療における心構えとして，目指すべき目標，つまり治療のゴールを明確にしている．国際的な定義にしたがって，「寛解」つまり「プレドニゾロン（PSL）0.2mg/kg/日または10mg/日以下および最低限の補助療法（免疫抑制薬など）の併用により，天疱瘡の皮疹のない状態を維持すること」を治療の到達目標としてい

る[2]．目の前に出現している水疱とびらんを治すだけでなく，将来的に上記の「寛解」の状態に到達できるかを常に意識して治療にあたる必要性を強調している．水疱・びらんが完全になくならないために，PSLを10mg/日まで減量できない症例をときに経験するが，そのような症例では，ステロイド長期投与に伴う副作用として，感染症，糖尿病，骨粗鬆症などのリスクが高くなってしまう．治療担当医の意識として，「寛解」を達成する（天疱瘡の臨床症状を抑えたまま，ステロイドの内服量をPSL換算で10mg/日以下まで減らす），という到達目標を徹底させることが重要である．中等症および重症の天疱瘡症例において，現状のガイドラインが推奨するステロイドの初期投与量はPSL 1mg/kg/日である．これは，ステロイドを減量しても天疱瘡の症状が再燃することなく「寛解」に到達できるように十分な初期治療を行うべきである，という考え方に基づいている．

2 治療導入期

「天疱瘡診療ガイドライン」は，治療導入期と治療維持期に分けて治療計画を立てることを推奨している．治療導入期は，ステロイド内服による初期治療が開始されてから，病勢を制御することが可能となり，ステロイド減量が行えるまでの時期を指す．具体的には治療開始から約2週間が目安で，集中的かつ十分な治療によって，水疱新生をほぼ認めず既存病変の大半が上皮化した状態（"disease control"と定義される）が目標となる[3]．初期治療はPSLが第一選択で，前述した通り，重症および中等症では1mg/kg/日の内服が標準的な治療開始量とされている．ステロイドの早期減量効果およびステロイド減量時の再発予防効果を期待して，治療開始時より免疫抑制薬を併用することも多い．ステ

天疱瘡群　133

イド，免疫抑制薬による治療を開始する前には種々の検査を行っておく必要があるが，天疱瘡の診断と重症度判定のための検査と，糖尿病・消化管潰瘍・感染症・悪性腫瘍などの合併症の検索・評価目的の検査に大きく分類される．

初期治療で2週間ほど経過をみて治療効果が不十分と判断された場合は，すみやかに追加治療が必要かどうかを検討する．副作用のリスクを考えれば，漫然と同量のステロイド内服を継続することは避けるべきである．追加治療として，ガイドラインには，免疫抑制薬，ステロイドパルス療法，血漿交換療法，免疫グロブリン大量療法（intravenous immunoglobulin：IVIG）が列挙されている．しかし，免疫抑制薬の作用機序を考えれば，患者内の自己抗体を減少させて天疱瘡の症状を抑える効果を発揮するまでに1ヵ月以上を要するため，激しい勢いで拡大していく水疱・びらんを制御する目的には適さず，治療導入期の追加治療としては期待しないほうがよい．また前述したように，免疫抑制薬は治療開始時より併用することもあり，その場合には追加治療の選択肢に入らない．ステロイドパルス療法，血漿交換療法，IVIGは，いずれも初期治療の効果が不十分な場合に併用が検討されるが，たとえばIVIGの直後に血漿交換を行うと，投与されたばかりの高価なグロブリン製剤を血漿交換ですぐに除去してしまうことになるため，追加治療を選択する順序は慎重に検討しなければならない．特に難治例における治療導入期では，ステロイドを減量する治療維持期へ自信をもって移行できるまで，選択可能なすべての治療法を駆使する心構えが必要になることも多い．

なお治療導入期においては，臨床症状スコアであるPDAI（Pemphigus Disease Area Index）を用いて病勢評価および治療効果判定を行う．ガイドラインでは，週に1回はPDAIを評価してリアルタイムに治療効果を判定し，追加治療の必要性を常に検討しながら慎重に経過を観察することが推奨されている．前回評価時よりもPDAIが上昇しているようであれば，治療方針の見直しが必要になる．これに対して，Dsgに対する血清抗体価は，治療が奏効しても低下するまでに時間がかかるため（抗体の血中半減期が約3週間とされる），治療導入期の病勢評価には適さない．とはいえ，治療前後の比較のため，Dsgに対する血清抗体価（CLEIA法またはELISA法）は定期的に測定しておくべきである．たとえば，初期治療を開始して2週間が経過しているにもかかわらず，血清抗体価が大幅に上昇するような場合には，患者体内の活発な自己抗体産生を反映していると考えて，血漿交換療法などの追加治療を積極的に検討すべきであろう．

3 治療維持期

治療維持期は，治療導入期に行われた治療によって天疱瘡の病勢が制御された後に，ステロイド減量を行いながら治療を維持する時期と位置づけられる．ステロイドの減量速度は，症例ごとに検討されるべきであるが，ステロイド減量前期（PSL 20mg/日以上）では，1〜2週ごとに5〜10mgの減量を目安としている．減量後期（PSL 20mg/日以下）では，1〜3ヵ月ごとに1〜3mgの減量が目安となる．免疫抑制薬を問題なく併用できている症例では，PSL 10mg/日あるいは5mg/日まではステロイドを先に減量することが多い．臨床症状が落ち着いた後（PDAI＝ほぼ0点）の病勢評価には，CLEIA法またはELISA法で測定したDsg3（PV）およびDsg1（PF，粘膜皮膚型PV）に対する血清中の自己抗体価が有用である．基本的に病勢

と血清抗体価は平行して推移する．一部の症例では，臨床的に寛解になっても血清抗体価が陰性にならないこともあるが，病勢が強い活動期に比べると抗体価は確実に低下している[4]．このことを根拠に，水疱・びらんの新生がみられなければ，血清抗体価が陰性になっていなくてもステロイドを減量することが可能である．ただし，治療経過中に血清抗体価の上昇を認める症例もときに経験され，判断に迷うことも多い．たとえ抗体価が上昇していても，臨床症状に変化がない場合には，ただちにステロイドを増量したり新たな治療を加えたりすることは，原則として必要ないが，抗体価の上昇が皮疹の再燃に先行することもよく経験されるので，注意深く経過を観察し，水疱・びらんの新生を認めた場合は，治療方針の再検討が必要になることもある．

4 今後の課題

　ここまで診療ガイドラインに準拠した治療戦略について述べたが，最適化されたガイドラインを使い続けるためには，治療成果（成績）についての検討が不可欠である．臨床症状スコア（PDAI）が導入された2009年1月以降に慶應義塾大学病院を受診した天疱瘡患者について，診療ガイドラインに基づいて初期治療が行われた症例の寛解率・治療内容・有害事象などを検討した報告では，90％を超える症例が治療開始2年以内に寛解を達成する一方で，80％近い症例で治療経過中に感染症や糖尿病などの有害事象がみられた．診療ガイドラインに準拠した治療の有効性が示された一方で，天疱瘡患者が大きな負担とリスクを背負いながら治療を受けている状況が明らかになっている[5]．治療に伴う有害事象の頻度を下げるための工夫，寛解に至らなかった症例および再燃例のリスク因子の抽出

など，今後の課題が浮き彫りになった．

処 方 例

治療導入期

治療開始から，病勢が制御されてステロイドが減量され始めるまで．治療開始前には，感染症・悪性腫瘍などの合併症の検索が必要である．初期治療の効果が不十分と判断されたら，血漿交換療法などの併用を検討する．

● 初期治療，50kgの患者の場合

処方　①プレドニゾロン（5mg）　1日2回
　　　朝食後6錠（30mg）・昼食後4錠
　　　（20mg）
　　　②アザニン®（50mg）　1回1錠　1
　　　日2回　朝夕食後

＊ステロイドの副作用予防として，通常は胃潰瘍，骨粗鬆症などに対する内服薬も併用する．

治療維持期

ステロイド減量を行いながら治療を維持する時期．病勢の評価には，血清中の自己抗体価が有用である．

専門医に紹介するタイミング

　天疱瘡の診断が確定して治療が必要な状況になったら，少なくとも専門医のアドバイスを受けられる体制を整えておくことが望ましい．前述したように，専門医でも診断が難しい症例もあるので，疑った時点で専門医に紹介することを検討してもよい．

専門医からのワンポイントアドバイス

　典型的な臨床症状を呈する症例では，天疱瘡の診断はそれほど難しくないが，患者の背

天疱瘡群　135

景，局所の状態，治療歴などによって，多彩な臨床症状を呈することがある．比較的長期にわたって原因不明の口内炎が繰り返している症例では PV を，頭，胸，上背部などに鱗屑を伴う紅斑が続く症例では PF を疑うことが重要である．

2021 年 12 月に，リツキシマブの難治性天疱瘡に対する効能・効果追加が薬事承認された．リツキシマブは，B 細胞表面に特異的に発現される分子 CD20 に対するヒト/マウスキメラ型モノクローナル抗体で，B 細胞を標的として形質細胞に分化する細胞を排除することで抗体産生を抑制する．主に B 細胞リンパ腫に対して使用されてきたが，難治性の天疱瘡に対する有効性は国内外で多数の報告がみられる．ステロイドに依存しない天疱瘡治療の選択肢として，将来的に治療戦略が大きく変わる可能性に期待が高まっている．

———————— 文　献 ————————

1) Kasperkiewicz M, Ellebrecht CT, Takahashi H et al：Pemphigus. Nat Rev Dis Primers 3：17026, 2017

2) 天谷雅行，谷川瑛子，清水智子 他：天疱瘡診療ガイドライン．日皮会誌 120：1443-1460，2010

3) Murrell DF, Dick S, Ahmed AR et al：Consensus statement on definitions of disease, end points, and therapeutic response for pemphigus. J Am Acad Dermatol 58：1043-1046, 2008

4) Kwon EJ, Yamagami J, Nishikawa T et al：Anti-desmoglein IgG autoantibodies in patients with pemphigus in remission. J Eur Acad Dermatol Venereol 22：1070-1075, 2008

5) Kakuta R, Kurihara Y, Yamagami J et al：Results of the guideline-based treatment for pemphigus：a single-centre experience with 84 cases. J Eur Acad Dermatol Venereol 34：1324-1330, 2020

6. 水疱症

類天疱瘡群

岩田浩明
岐阜大学大学院医学系研究科 皮膚科学

POINT
- 類天疱瘡群には，水疱性類天疱瘡，粘膜類天疱瘡，後天性表皮水疱症など複数の疾患がある．
- DPP-4 阻害薬関連類天疱瘡の報告が増加している．
- 臨床的症状と病理組織，免疫学的検査を加味して総合的に診断する．
- 軽症例あるいは低リスク例ではステロイド外用療法や少量のステロイド内服療法，中等症以上あるいは高リスク例では 0.5 mg/kg/日以上のステロイド内服治療が比較的高く推奨される．

ガイドラインの現況

　質の高いエビデンスの臨床研究は少なく，エキスパートオピニオンに頼る治療法が多いのが現状である．水疱性類天疱瘡に対してストロンゲストクラスのステロイド外用が軽症例から重症例まで有効であるという報告がある．ドキシサイクリン内服の有効性も高いエビデンスの臨床研究があるが，わが国での使用経験が少ない．リツキシマブはわが国では未承認だが，海外での比較的良好な成績がある．粘膜類天疱瘡は低リスク群と高リスク群に分類する．瘢痕形成をきたすリスクがあり，初期治療により軽快しない症例はすみやかに専門性の高い施設への紹介を考慮すべきである．後天性表皮水疱症は，症例数が少なくエビデンスは限られる．ステロイド内服あるいはコルヒチン内服の有効性の報告が複数ある．DPP-4 阻害薬関連類天疱瘡について，診療ガイドライン補遺版が追加された．

【本稿のバックグラウンド】 本ガイドラインは，厚生労働省難治性皮膚疾患克服研究事業の研究班が策定した診断基準・重症度判定基準を参考にしつつ，2012 年に発表された英国のガイドラインや同じく 2012 年に発表された重症度判定基準（BPDAI）も参考にして，わが国の状況に対応するように新規に作成した．質の高いエビデンスは乏しいため，推奨度の決定など多くの部分はエキスパートオピニオンに頼っている．

どういう疾患・病態か

　類天疱瘡群は自己免疫性表皮下水疱症の総称であり，類天疱瘡（**図 1a**，**1b**）と後天性

表皮水疱症（**図 1c**）に大別される（**図 2**）．類天疱瘡は主に皮膚に症状が生じる水疱性類天疱瘡と，主に粘膜に症状が生じる粘膜類天疱瘡に分けられる．いずれも表皮基底膜部の

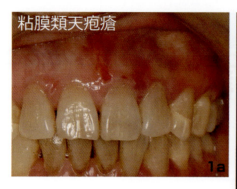
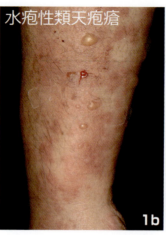
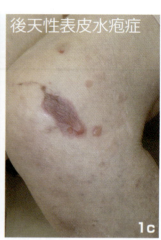

図1 類天疱瘡群

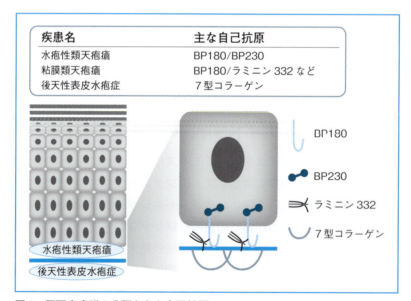

図2 類天疱瘡群の分類と主な自己抗原

自己抗原に対する自己抗体により生じるが，標的自己抗原はそれぞれ異なる（図2）．水疱性類天疱瘡では，主にBP180（別名　17型コラーゲン：COL17）の特にNC16A領域やBP230が自己抗原であり，粘膜類天疱瘡（図1a）の自己抗原は主にBP180とラミニン332である．その他，後天性表皮水疱症の標的抗原は係留線維を構成する7型コラーゲンである．主要な病変部位と標的自己抗原の違いに加えて，臨床症状にも若干の相違がみられる．

水疱性類天疱瘡（図1b）は，70歳以上の高齢者に好発し全身の皮膚に緊満性水疱と瘙痒を伴う浮腫性紅斑が特徴である．口腔粘膜病変を伴う症例もある．臨床的に特殊な病型として，限局性類天疱瘡，結節型類天疱瘡，増殖型類天疱瘡，妊娠性類天疱瘡などがある．一部の症例は薬剤との関連性が指摘されており，特に糖尿病治療薬であるDPP-4（dipeptidyl peptidase-4）阻害薬は，わが

国，海外ともに強い関連が示唆されている[1, 2]．DPP-4阻害薬関連の水疱性類天疱瘡は，臨床的に紅斑や膨疹が乏しく，自己抗体の認識するエピトープもBP180-NC16A領域以外に存在することが多い．水疱性類天疱瘡の病態は主にBP180-NC16A領域に対する自己抗体が自己抗原に結合したのちに，補体活性化を介して炎症細胞浸潤が局所に誘導されて，炎症細胞より放出されたタンパク分解酵素により局所破壊が生じて水疱が形成されると考えられている．もう一つの自己抗原であるBP230は細胞内タンパクであり，抗BP230抗体の病原性については不明である．

粘膜類天疱瘡は，粘膜優位に水疱やびらんが生じる．口腔粘膜がもっとも頻度が高く，その他，眼粘膜，外陰部，咽喉頭や食道にも病変は生じることがある．自己抗原と病変部位との明確な関係性はないが，抗ラミニン332型は悪性腫瘍の合併が多いとされているため注意が必要である．水疱性類天疱瘡のように明確な水疱機序は明らかになっていない．

後天性表皮水疱症は，肘や膝など外力が加わる部位に水疱を繰り返す炎症が少ない非炎症型（古典型）と，紅斑を伴う緊満性水疱が生じる炎症型に大別される．主な抗原エピトープは7型コラーゲンのNC1領域に存在する．基礎研究を中心に，自己抗体が誘導する補体や好中球による炎症が水疱形成に重要であるとされている．

治療に必要な検査と診断

臨床的な水疱・びらんにより類天疱瘡群を疑った際，診断は，①病理組織学的検査，②蛍光抗体直接法，③血中自己抗体検査を組み合わせて総合的に診断する．本ガイドラインで記載する診断基準は，厚生労働省指定難病として類天疱瘡を診断する基準と同じである．

病変部からの生検による①病理組織学的検査は，表皮真皮境界部分の裂隙形成を特徴とする．炎症細胞浸潤は，水疱性類天疱瘡では好酸球優位，後天性表皮水疱症では好中球が優位である．②蛍光抗体直接法検査では，表皮基底膜部に自己抗体（主にIgG）や補体の線状沈着が特徴的である．診断のための検査でもっとも感度が高い検査法とされている．③血中の自己抗体の検出法は複数存在する．蛍光抗体間接法では，表皮基底膜部に自己抗体を検出する．1M食塩水剥離皮膚を用いた蛍光抗体間接法では，水疱性類天疱瘡は表皮側，後天性表皮水疱症では真皮側に自己抗体は反応する．免疫ブロット法・免疫沈降法では，それぞれの自己抗原に応じた分子量（BP180では180kDa，7型コラーゲンでは290kDaなど）のタンパクを検出する．BP180 NC16A領域に対するELISA法あるいはCLEIA（chemiluminescence enzyme immunoassay）法は保険収載されている．自己抗体の検査法は各施設の検査室あるいは検査会社への依頼で実施可能な検査と一部の研究施設でのみ可能な検査がある．さらに各検査には長所・短所があるため，それぞれ特徴を理解して用いることが大切である．

診断後には重症度評価判定をBPDAI（Bullous Pemphigoid Disease Area Index）に基づいて行う[3]．BPDAIは，①びらん・水疱，②膨疹・紅斑，③粘膜疹の3つの指標により算出される．本ガイドラインでは，粘膜類天疱瘡もBPDAIによる重症度判定を行うと記載があるが，国際的にはMMPDAI（Mucous Membrane Pemphigoid Disease Area Index）による評価基準もある[4]．重症度評価は，特に急性期における病勢の変化を鋭敏に反映するため治療効果判定に用いることもできる．

類天疱瘡群　139

治療の実際

正確な診断とそれに基づく治療は，皮膚科専門医によりなされるべきである．類天疱瘡群では，それぞれの疾患で若干の治療選択に違いがある．いずれの疾患も中等症以上あるいは高リスク症例ではステロイド内服治療が中心となる．ステロイド内服治療は，PSL 0.2 mg/kg/日以下で維持することが第一目標であり，さらに PSL 0.1 mg/kg/日以下での維持を目指して漸減していく．ステロイド内服は治療開始前に糖尿病，高血圧，消化性潰瘍，感染症，骨粗鬆症などの合併症評価を行う．さらに治療開始後は，これらの合併症の予防薬の併用を考慮すべきである．

水疱性類天疱瘡では，BPDAI スコアにより軽症と中等症以上に分類を行い，それぞれに応じた治療方針を立てる．軽症例ではテトラサイクリンとニコチン酸アミドの内服併用療法，DDS 内服あるいはステロイドの少量内服（プレドニゾロン PSL 0.2〜0.3 mg/kg/日）などが選択肢となる．特に，ステロイド少量内服が推奨度 B（推奨する）に位置づけされている．その他，ストロンゲストクラスのステロイド全身外用療法は海外で行われた試験で推奨度 B 相当のエビデンスレベルの報告がある[5]が，本ガイドラインでは全身塗布を継続する煩雑さや，全身および局所の副作用のリスクから委員会の見解として推奨度 C1（行ってもよい）としている．中等症以上では，PSL 0.5〜1 mg/kg/日が推奨度 A（強く推奨する）であり標準的治療とされている．初期治療で病勢が制御されたのち PSL 15 mg/日以上の間は，1〜2 週に 1 回 5〜10 mg/日を目安に減量を行う．PSL 15 mg/日以下では，1〜2 ヵ月に 1 回 1〜3 mg/日を目安に減量を進めて，PSL 0.2 mg/kg/日以下で維持することを目標とする．免疫抑制薬を

併用している場合は，さらに漸減を進め PSL 0.1 mg/kg/日以下あるいは中止を目指す．本ガイドラインでは，ステロイド内服単独療法では十分な効果が得られない場合は，免疫抑制薬内服，ステロイドパルス療法，大量ガンマグロブリン（IVIG）療法，血漿交換療法の追加を検討することを推奨する．追加治療に関して，免疫抑制薬内服とステロイドパルス療法は推奨度 C1，IVIG と血漿交換療法は推奨度 B として記載している．

粘膜類天疱瘡では，口腔粘膜と皮膚の限局性の病変のみの症例を低リスク群，広範囲または進行性の口腔粘膜病変，あるいは眼，外陰部，鼻咽腔，食道，喉頭粘膜のいずれかに病変がある症例を高リスク群と分類する．高リスク群，特に眼粘膜，咽喉頭，食道病変は瘢痕形成や狭窄などの後遺症をきたしうる可能性がある．低リスク群と高リスク群は，それぞれ水疱性類天疱瘡の軽症と中等症以上の分類と基本的には同様の治療を推奨している．ステロイド内服単独療法で効果不十分な場合の追加治療も基本的には同様であるが，エビデンスが乏しくなるため推奨度 C1 程度の治療がほとんどである．

後天性表皮水疱症では，水疱性類天疱瘡に比べ難治で慢性の経過をとることが多い．症例数が少なくエビデンスが限られているため，本ガイドラインでは水疱性類天疱瘡に準じる治療を推奨している．水疱性類天疱瘡と異なる点として，コルヒチンの使用を推奨する一方で，テトラサイクリンとニコチン酸アミド併用療法は行わない．また，ステロイド全身外用療法はエビデンスがない．軽症例では，コルヒチン 0.5〜2 mg/日内服が有効な症例がある．コルヒチンはステロイド内服と併用してステロイドの減量を図ることも期待できる．中等症以上では，基本的に水疱性類天疱瘡と同様であるが，ステロイド内服治療に

加えてコルヒチン内服の併用も選択肢となる.

DPP-4阻害薬関連類天疱瘡では,薬剤中止による弊害がなければ中止が望ましい.

処方例

水疱性類天疱瘡　軽症

処方A　デルモベート®軟膏　1回10〜30g　1日1回

処方B　ミノマイシン®　1回50〜100mg　1日2回

後天性表皮水疱症　軽症

処方　コルヒチン　0.5〜2mg/日　2回に分けて内服（不均等でも可）

水疱性類天疱瘡・粘膜類天疱瘡・後天性表皮水疱症　中等症以上

処方A　プレドニン®（45mg）
朝食後30mg,昼食後15mg（体重60kgで0.75mg/kg/日換算）

処方B　ランソプラゾール®（15mg）　1錠　朝食後

処方C　フォサマック®（35mg）　1錠　週1回　朝起床時

処方D　ダイフェン®配合錠　1錠　朝食後

専門医に紹介するタイミング

保険診療で可能な検査のみでは診断が困難な症例（後天性表皮水疱症や水疱性類天疱瘡の一部）も多く存在する.臨床的に類天疱瘡群を疑った時点で入院加療が可能な施設への紹介を検討すべきである.軽症である場合,必要な検査（病理組織検査,蛍光抗体直接法検査,血清中自己抗体検査など）を迅速に行い,検査結果が典型的な水疱性類天疱瘡であった際は初期治療を考慮してもよいが,治療反応が悪いときはすみやかに紹介すべきである.検査結果が水疱性類天疱瘡の典型と異なる場合は,軽症例であっても紹介を考慮してよい.粘膜類天疱瘡を疑う場合は,病理組織検査や蛍光抗体直接法を適切に行うためにも,ただちに紹介を考慮してよい.

専門医からのワンポイントアドバイス

保険診療で行える検査には限界があることを理解して,検査結果を正しく評価することが重要である.たとえば,水疱性類天疱瘡の抗BP180-NC16A抗体を検出するCLEIA法が陰性であっても,DPP-4阻害薬関連の類天疱瘡の可能性がある.不適切な初期治療が後の経過を悪くすることがあるため,治療経験のある皮膚科専門医がいる施設への紹介をするタイミングを逃さないことが肝要である.

文　献

1) García M, Aranburu MA, Palacios-Zabalza I et al：Dipeptidyl peptidase-IV inhibitors induced bullous pemphigoid: a case report and analysis of cases reported in the European pharmacovigilance database. J Clin Pharm Ther 41：368-370, 2016

2) Arai M, Shirakawa J, Konishi H et al：Bullous pemphigoid and dipeptidyl peptidase 4 inhibitors: A disproportionality analysis based on the Japanese adverse drug event report database. Diabetes Care 41：e130-e132, 2018

3) Murrell DF, Daniel BS, Joly P et al：Definitions and outcome measures for bullous pemphigoid: recommendations by an international panel of experts. J Am Acad Dermatol 66：479-485, 2012

4) Murrell DF, Marinovic B, Caux F et al：Definitions and outcome measures for mucous membrane pemphigoid: recommendations of an international panel of experts. J Am Acad Dermatol 72：168-174, 2015

5) Joly P, Roujeau JC, Benichou J et al：A comparison of oral and topical corticosteroids in patients with bullous pemphigoid. N Engl J Med 346：321-327, 2002

類天疱瘡群　141

6. 水疱症

家族性良性慢性天疱瘡

岩田浩明

岐阜大学大学院医学系研究科 皮膚科学

POINT
- 国内外を含めて初めての家族性良性慢性天疱瘡に対する診療ガイドラインである.
- これまで国際的な診断基準はなく重症度評価基準も存在しない.
- 特徴的な臨床所見と病理組織学的所見および免疫学的検査を総合して確定診断する診断基準.
- 保険適用のあるステロイド外用に加えて,本邦で使用経験の多い治療法を中心に記載されている.
- 将来的な治療選択肢の可能性として海外で使用例の多い治療も記載されている.

ガイドラインの現況

本疾患は遺伝性の稀少疾患という特性上,大規模試験は存在しないためエビデンスレベルの高い治療法は皆無である.そのため,取り上げた治療法はガイドライン作成メンバー15名で過去に報告のある治療法に加え日常的に行われていると推察される治療法を列挙し,それぞれに対して治療経験の有無と同意度にて評価した.その結果,15の治療法がメンバーのなかの少なくとも1人以上が経験する治療として抽出され,二次感染に対する治療を除外した12の治療法と将来的な治療選択肢の可能性として3つの合計15の治療法についてクリニカルクエスチョンで取り上げた.本邦で本疾患に対して保険適用のある薬剤はステロイド外用のみであり,メンバーの平均同意度ももっとも高い治療法ある.しかし,ステロイドが本疾患に対して有効である機序は不明である.診断基準,重症度基準,エビデンスある治療法の構築など,まだ今後の課題の多い診療ガイドラインである.

【本稿のバックグラウンド】 本疾患は国際的な診断基準はなく重症度評価基準も存在しない.そのため,診断基準と重症度分類に関して厚生労働省指定難病（161）の申請の際に用いられている基準を参考とした.治療法では,大規模試験はないためエビデンスレベルの高い治療法ないことから,エビデンスレベルと推奨度の決定は,「ベーチェット病診療ガイドライン2020」を参考にして,ガイドライン作成メンバーによる治療経験の有無と同意度で評価した.

どういう疾患・病態か

家族性良性慢性天疱瘡（別名：ヘイリーヘイリー病）は，常染色体顕性遺伝を示す遺伝性皮膚疾患で，細胞内小器官のカルシウムポンプの異常により生じる（図1）．20歳以降の青壮年期に発症することが多く，症状は慢性に経過する．腋窩，鼠径，頸部，乳房下，肛門周囲など間擦部位に多くは左右対称性に疼痛の強いびらんや小水疱が生じる（図2）．浸軟して肥厚した局面では，亀裂を伴うことがあり疼痛が強い．約半数の患者に爪甲の白色線条がみられ，掌蹠には点状陥凹を認めることがある．病変は重症例では，口腔，食道，腟粘膜に及ぶことがあり，粘膜では有棘細胞癌の発生例も報告がある．増悪因子として高温環境，発汗があり夏季に増悪し，冬季に軽快する傾向がある．ヘルペスウイルス感染症や細菌感染症による増悪もあり，細菌感染症では悪臭も伴う．

家族性良性慢性天疱瘡はゴルジ体の膜上に存在するカルシウムポンプSPCA1をコードする*ATP2C1*遺伝子の変異が原因となる[1]．一方，類縁疾患であるダリエ病は，細胞内の小胞体の膜状に存在するカルシウムポンプSERCA2をコードする*ATP2A2*遺伝子の変異による．一対の遺伝子の一方に機能喪失変異が生じることによりタンパクの量的不足（ハプロ不全）により生じるため常染色体顕性遺伝となる．本邦では約30％は明らかな家族歴がないが，家族歴のある患者において浸透率は100％に近いとされている．原因遺伝子の変異には明らかなホットスポットは報告されていない．

SPCAは，ゴルジ体の膜に存在するカルシウムポンプであり，SPCA1, 2が存在する．SPCA1は，ゴルジ体の膜を10回貫通する膜タンパクであり，コードする*ATP2C1*遺伝子は28個のエクソンよりなる．これまで*ATP2C1*遺伝子には約180の異なる変異が報告されている[2]．過去の報告では遺伝子変異の結果，約55％に早期終止コドンが生じている[3]．約30％はミスセンス変異であり，ミスセンス変異に限るとエクソン12, 13, 18, 21, 23の5個に集中している．これらの変異はSPCA1のポンプ機能を傷害している可能性が示唆される．

SPCA1はすべての細胞で発現しているが，ケラチノサイトは特に発現量が多く，またゴルジ体にカルシウムイオンを取り込む機能も高いとされている[1,4]．これは皮膚に症状が出やすい理由の一つと推察されている．また，家族性良性慢性天疱瘡のケラチノサイトは，正常なケラチノサイトよりも細胞外カルシウムの上昇に対する反応性が低いことも知られている[1]．カルシウムポンプの機能不全は細胞内カルシウムイオン濃度の異常な上昇をもたらすが，それがどのように臨床症状につながるのか詳細は不明である．

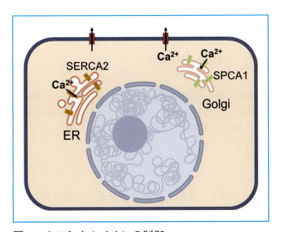

図1 カルシウムイオンの制御
細胞膜上のカルシウムチャネル，カルシウムポンプ，Gタンパク質共有受容体によりカルシウムイオン濃度調整は行われる．家族性良性慢性天疱瘡はゴルジ体のカルシウムポンプ（SPCA1）の異常により生じる．一方でダリエ病は小胞体のカルシウムポンプ（SERCA2）の異常が原因である．Created with BioRender.com

治療に必要な検査と診断

家族性良性慢性天疱瘡の臨床診断には1)臨床所見，2）家族歴，3）病理所見，4）蛍光抗体法の所見，5）遺伝子検査などを組み合わせて行われる．本疾患は本邦の厚生労働省指定難病（161）のため，本ガイドライン作成においても参考した診断基準を記載しておく（**表1**）．重症度分類も同様に厚生労働省指定難病（161）の申請の基準を採用しているため，こちらも併せて記載しておく（**表2**）．

重要な鑑別疾患には，脂漏性皮膚炎，天疱瘡（特に増殖性天疱瘡），乳房外パジェット病，ダリエ病，白癬・カンジダ症・伝染性膿痂疹など皮膚感染症がある．

1 病理組織学的検査

尋常性天疱瘡と同様に表皮内基底層直上の棘融解細胞を伴う裂隙形成を特徴とする（**図3**）．棘融解は"崩れたレンガの壁"様と表現される．真皮は絨毛様に突出する．ダリエ病でみられる異常角化細胞が稀にみられる．

表1 診断基準

Ⅰ．**診断基準項目**
　A．臨床的診断項目
　　1．主要項目
　　　a．頚部や腋窩，鼠径部，肛囲などの間擦部位に，小水疱と痂皮を付着したびらん性ないし浸軟性紅斑局面を形成する．皮疹部のそう痒や肥厚した局面に生じた亀裂部の痛みを伴うこともある．
　　　b．青壮年期に発症後，症状を反復し慢性に経過する．20～50歳代の発症がほとんどである．皮疹は数か月～数年の周期で増悪，寛解を繰り返す．
　　　c．常染色体優性遺伝を示す（注：本邦症例の約3割は孤発例）．
　　2．参考項目
　　　a．増悪因子と合併症の存在
　　　　高温・多湿・多汗（夏季），機械的刺激，細菌・真菌・ウイルスによる二次感染．
　　　b．その他の稀な症状の存在
　　　　爪甲の白色縦線条，掌蹠の点状小陥凹や角化性小結節，口腔内～食道病変．
　B．病理診断項目
　　1．光顕上，表皮マルピギー層の基底層直上を中心に棘融解による表皮内裂隙を形成する．裂隙中の棘融解した角化細胞は少数のデスモソームで緩やかに結合しており，崩れかけたレンガ壁 dilapidated brick wall と表現される．ダリエ病でみられる異常角化細胞〔顆粒体（grains）〕がまれに出現する．棘融解はダリエ病に比べて表皮中上層まで広く認められることが多い．
　　2．直接蛍光抗体法で自己抗体が検出されない．
Ⅱ．**遺伝子診断**
　病因となる遺伝子変異が，*ATP2C1* の遺伝子検査により確認される．変異には多様性があり，遺伝子変異の部位・種類と臨床的重症度との相関は明らかにされていない．
Ⅲ．**診断のカテゴリー**
　Definite：以下の1）又は2）のいずれかを満たしたものを Definite とする．
　1）臨床的診断項目Aの主要項目1のa～cを全て満たし，かつ病理診断項目Bの1，2の両方を満たすもの．
　2）臨床的診断項目Aの主要項目1のaを満たすもののうち，病理診断項目Bの1，2の両方を満たし，かつ遺伝子変異陽性のもの．
　但し，発症初期で臨床症状の軽微なものは疑診とし，後日，増悪・再燃時に明確な所見が得られた時に Definite とする．

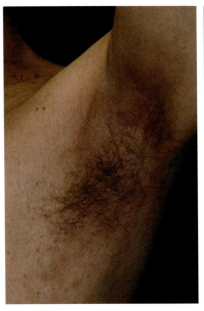
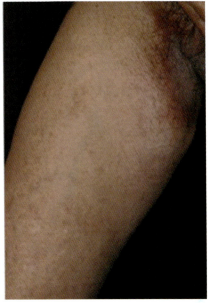

図2 家族性良性慢性天疱瘡の臨床像
腋窩と鼠径など間擦部位に多くは左右対称性に疼痛の強いびらん．

表2 重症度分類

スコア	皮疹面積	皮疹部の症状および悪臭	治療による皮疹面積の改善
0	1％未満	なし	軽快（再燃なし）
1	1％以上5％未満	軽度（一時的）	改善効果あり（増悪期間：罹患期間の50％未満）
2	5％以上10％未満	中等度（頻繁）	改善効果あり（増悪期間：罹患期間の50％以上）
3	10％以上	重度（常時）日常・社会生活の障害	改善効果なし

重症：8点以上　　中等症：3〜7点　　軽症：2点以下

2 免疫学的検査

病理組織学的に天疱瘡と鑑別が重要であり，蛍光抗体直接法により表皮細胞間の自己抗体は陰性を確認する必要がある．

3 遺伝子検査

現在は，かずさDNA研究所を通じて保険診療で*ATP2C1*遺伝子の変異解析が可能である．対象疾患は家族性良性慢性天疱瘡であるが，鑑別疾患に挙げられるダリエ病の原因遺伝子*ATP2A2*も同時に解析される．

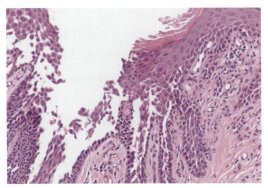

図3 病理組織学的所見
表皮内基底層直上の棘融解細胞を伴う裂隙形成で，棘融解は"崩れたレンガの壁"様と表現される．

治療の実際

現在のところ根治的治療法はないため，対症療法が主体となる．本邦では家族性良性慢性天疱瘡に対して保険診療で認められた治療はステロイド外用のみである．さまざまな治療による有効例の症例報告があるが，エビデンスレベルの高い臨床研究はほとんどない．

すべての症例において高温，多湿，機械的刺激などの増悪因子を避ける生活指導を行う．軽症例では，保険適用であるステロイド外用治療が第一選択となるが，ステロイドの作用機序を考えても本疾患の根本的治療にはなりえないため漫然と使用を継続することは避けるべきである．その他，ビタミンD_3外用，タクロリムス外用などの有効例の報告が散見される．外用治療では密封療法（ODT）は，本疾患において湿潤環境が増悪リスクであるため避けるべきである．中等症以上では，レチノイド内服，ステロイド内服あるいは免疫抑制剤内服など全身療法を行うことがある．近年，アプレミラスト内服の有効例の報告が散見されるが，無効であるという報告もある．アプレミラスト治療の大規模な臨床研究はなく，薬理作用についても本疾患に有効である明確な根拠は乏しい．手術，炭酸ガスレーザー，ボツリヌス毒素注射など海外では報告があるが，本邦ではほとんど行われていない．海外ではアルコール依存症に使用されるオピオイド受容体の拮抗薬であるナルトレキソンが家族性良性慢性天疱瘡に有効であるという報告が30例以上ある．これは本邦では未承認薬であるため使用できない．

二次感染に対しては適切な抗菌薬，抗ウイルス薬，抗真菌薬の使用を行う．瘙痒と疼痛に対しては，抗アレルギー剤内服あるいは鎮痛剤を適宜使用する．発汗抑制を目的とした抗コリン剤内服も行うことがある．擦過刺激あるいは亀裂のために疼痛を生じるときには，創傷被覆材を用いることもあるが，増悪のリスクも考慮すべきである．

処 方 例

軽症例

処方A　リンデロンVG® 軟膏　5〜10g/ 日

処方B　デルモベート® 軟膏　5〜10g/ 日

中等症以上

処方A　チガソン®　10〜30mg/ 日　1日1回

処方B　オテズラ®　60mg/ 日　1日2回

専門医に紹介するタイミング

皮膚科医であれば特徴的な臨床所見と病理所見から診断を疑うことは可能である．しかし，確定診断のためには免疫学的検査あるいは遺伝学的検査が必要となるため，これら検査に慣れていない場合は対応可能な施設への紹介をすべきである．また，本疾患は遺伝子疾患であるため，診断するだけでなく治療，予後，遺伝についてなど総合的な患者ケアが求められるため，疑った際には遺伝カウンセリングを含めた対応ができる施設へ紹介することが望ましい．治療は軽症である場合，必要な検査（病理組織検査，蛍光抗体直接法検査，遺伝学的検査など）を行い，検査結果が典型的な家族性良性慢性天疱瘡であった際はステロイド外用による初期治療を考慮してもよいが治療反応が悪いときはすみやかに紹介すべきである．検査結果の解釈に迷うような場合は軽症例であっても紹介を考慮してよい．ステロイド外用以外の治療法は，本邦では保険適用外であるため症状詳記をするなど

の対応が必要であるため適切に対応できる施設への紹介が望ましい.

専門医からのワンポイントアドバイス

病気の特性を理解して検査および治療を正しく進めていくことが重要である. 自己免疫疾患である天疱瘡との鑑別, 遺伝子検査の実施方法, 遺伝カウンセリング, 保険外診療など専門的知識が要求される疾患であるため, 本疾患を疑った際にはできるだけ診療経験のある施設へためらわず紹介することが望ましい.

─────────── 文 献 ───────────

1) Hu Z, Bonifas JM, Beech J et al：Mutations in ATP2C1, encoding a calcium pump, cause Hailey-Hailey disease. Nature genetics 24：61-65, 2000
2) Sawicka J, Kutkowska-Kaźmierczak A, Woźniak K et al：Novel and recurrent variants of ATP2C1 identified in patients with Hailey-Hailey disease. J Appl Genet 61：187-193, 2020
3) Micaroni M, Giacchetti G, Plebani R et al：ATP2C1 gene mutations in Hailey-Hailey disease and possible roles of SPCA1 isoforms in membrane trafficking. Cell Death Dis 7：e2259, 2016
4) Behne MJ, Tu CL, Aronchik I et al：Human keratinocyte ATP2C1 localizes to the Golgi and controls Golgi Ca2＋ stores. J Invest Dermatol 121：688-994, 2003

7. 膿疱症・膿皮症

掌蹠膿疱症

むらかみまさもと
村上正基

宮崎大学医学部 解剖学講座組織細胞化学分野

POINT
- 掌蹠膿疱症の治療を行う前に，今一度確定診断をしっかりと行うことが必要である．適切な皮膚生検は行うべき．
- 病巣感染巣の検索はきわめて重要であり，これをおろそかにして治療を行っても本来有効性のある治療を無効化している可能性がある．
- 生物学的製剤の使用については，十分な検索と十分な通常治療の試みがなされてから行うのであれば，セカンドラインとして十分な効果が期待され得る．

診療の手引きの現況

わが国では，2022 年に日本皮膚科学会掌蹠膿疱症診療手引き策定委員会により「掌蹠膿疱症診療の手引き 2022」が作成，出版された．この手引きにより，これまでは明確ではなかった，「掌蹠膿疱症の定義と診断」についての取り決めが提言された．診療の手引きとの位置づけながら，現時点での病態仮説ならびに掌蹠膿疱症性骨関節症の総論までを含めた教科書的な一面も併せもつ．臨床設問（clinical question）が多数設定されたが，現時点では世界的にエビデンスレベルが低いため，推奨度が C1，C2，ときに B 程度までに留まっていることは残念である．今後の病態研究，症例経験の蓄積などにより，次回改訂時にはさらに高いエビデンスレベルでの報告が可能となることが期待されるが，現時点でこれほどまでに本疾患に関するまとまった文献はないため，日常診療において大いに活用していただけるものと自他ともに認識している．

【本稿のバックグラウンド】本稿では，2022 年に初めて作成された掌蹠膿疱症診療の手引きによる，定義，診断，病態（仮説），治療などについて参考とし，今後，掌蹠膿疱症の診断治療について，どのように携わればよいかという点についてわかりやすく解説した．なお，掌蹠膿疱症性骨関節炎については，日本脊椎関節炎学会編集「掌蹠膿疱症性骨関節炎診療の手引き 2022」を参照いただきたい．

どういう疾患・病態か

当該診療の手引きにて初めて掌蹠膿疱症の

定義，診断のための主要項目が提示された（**表 1**）．

掌蹠膿疱症はその名が示す通り，手掌足底

表1　PPP の定義と診断

掌蹠膿疱症の定義
掌蹠膿疱症（PPP）は，手掌と足底，あるいは，その何れかの部位に新旧の無菌性膿疱を多発する疾患である．膿疱に混じて水疱を同時期にみることがある．消長を繰り返しながら慢性の経過を辿る．

診断のための主要項目
1) 手掌と足底，あるいは，その何れかの部位に新旧の無菌性膿疱を多発する
2) 病変を繰り返し，慢性の経過を辿る
3) 乾癬，接触皮膚炎，汗疱・異汗性湿疹，手・足白癬，好酸球性膿疱性毛包炎や菌状息肉症を除外できる参考となるその他の特徴
・膿疱形成を繰り返すうちに，紅斑，鱗屑を伴う病変を形成する．爪病変や掌蹠外皮疹を伴うことがある
・前胸壁の疼痛をはじめとする骨関節症状を伴うことがある（掌蹠膿疱症性骨関節炎）
・多くの症例で病巣感染を有する
・中年女性に好発し，喫煙者が多い

（照井　正，小林里実，山本俊幸 他：掌蹠膿疱症診療の手引き 2022．日皮会誌 132：2055-2113，2022 より引用）

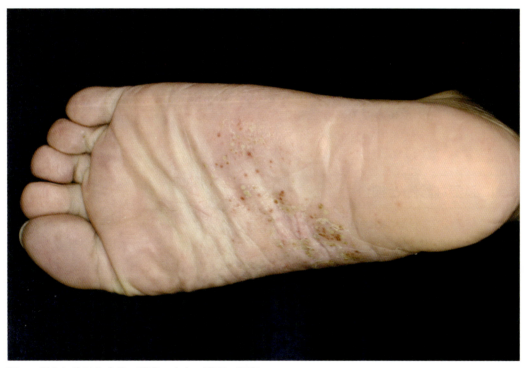

図1　足底に生じた水疱，膿疱，痂皮，鱗屑，紅斑

の多発性無菌性膿疱を特徴とする．通常の細菌感染，膿疱性乾癬などと異なる点は，皮疹は一見すると汗疱様に見える deep seated vesicle から始まり膿疱・痂皮へと変化することであり，紅斑や鱗屑を伴って水疱から膿疱までの新旧皮疹が混在していることが多い（図1）．海外ではいまだに「膿疱性乾癬の限局型」とする見方もあるが，わが国では独立疾患との立場が主流である．明らかな発症原因は解明されていないが，病巣感染，喫煙と本疾患の病態との関連性が強く示唆されている．体幹四肢に乾癬と見まちがうような掌蹠

外皮疹の出現や，胸肋鎖関節症（掌蹠膿疱症性骨関節症）を合併することがある[1]．

掌蹠膿疱症の特徴的な皮疹経過は，「手掌・足底に非常に小さな表皮内小水疱が多発し癒合しながら，次第に膿疱化する」である．その後，個々の膿疱が次第に癒合傾向を呈し大型の水疱内膿疱（pustulo-vesicle）[2]を形成することや，水疱膿疱周囲に紅暈を伴うようになることも多い．紅斑あるいは紅斑局面が形成され，鱗屑性局面となってくると乾癬皮疹との鑑別が困難になる．水疱内膿疱あるいは紅斑が消失後，軽度苔癬化局面に環状ないし薄い膜様鱗屑が付着するのみとなり長い経過を呈することが多い．この状態から再び小水疱・膿疱が再燃し，再び紅色局面を呈することで再発する．ときに掌蹠以外（肘頭，膝蓋，前腕・下腿伸側など）にも同様の皮疹が出現することがあり，これを掌蹠外病変と呼称するが，その皮疹のみで乾癬と鑑別診断することはきわめて難しい[3]．

治療に必要な診断と検査

1 拡大鏡あるいは dermatoscope を用いた水疱膿疱の観察

好発部位たる手掌足底に，いわゆる "deep seated vesicle" 様に見える部位を拡大鏡や dermatoscope でよく観察し，水疱/水疱内膿疱/膿疱であるかを丹念に確認することが本疾患診断において重要である．特に水疱内膿疱の存在，汗管に一致した（ridge pattern）多数の極小水疱を見いだすことは，診断の手がかりとしてかなり大きい．

2 病理皮膚組織検査[2]

成書には表皮内膿疱，単房性膿疱の形成をみるとの記載があるが，他疾患においてもこの所見をみることは多いため，"完成された（単房性）表皮内膿疱のみ" で本疾患と確定診断することは難しい．水疱あるいは水疱内膿疱を1つ生検すれば事足りるため，2mm パンチによる皮膚生検で十分なサンプルは得られる．また，その創部は縫合せず自然収縮を目指すと瘢痕化のリスクを大いに低下させることが可能である．

3 血液検査所見

血液像，一般生化学を含めて明らかな異常所見が得られないことがむしろ本疾患である可能性を示唆する．リウマトイド因子，抗 CCP 抗体，MMP-3，CRP などの関節炎関連所見は PAO と RA を鑑別するうえで有用となる．

4 鑑別診断（表2）[1]

①足白癬：水疱型，真菌検査にて鑑別が可能である．

②異汗性湿疹・汗疱：強い瘙痒を伴った表皮内小水疱の多発ならびに集簇，大型水疱などが認められる．時間経過とともに水疱が膿疱化することはない点が鑑別上役立つ．

③稽留性肢端皮膚炎：指趾末端の発赤，腫脹，小膿疱により爪周囲炎様を呈し，高度の場合，爪の変形，脱落が併存することもしばしば認められる．ただし，皮疹の範囲が足底手掌に拡大してしまうと，一見して掌蹠膿疱症との鑑別が難しくなる．

④膿疱性乾癬：全身症状や掌蹠外に乾癬皮疹あるいは膿疱を伴う乾癬皮疹を認めることで鑑別は容易となる．病理組織学的に Munro's microabcess を認めることのみでは，他疾患との鑑別は可能であったとしても，掌蹠膿疱症との鑑別は難しいことが多い．

表2　鑑別診断

	疾患名	検査法	鑑別ポイント
感染症	足白癬	KOH検鏡	水疱周囲の鱗屑から検鏡し，真菌を確認する．
	梅毒	血液検査	丘疹性梅毒から移行し膿疱性梅毒になることがある．梅毒血清反応を確かめる．
	疥癬	KOH検鏡 ダーモスコピー	疥癬でも水疱がみられることがある．直接顕微鏡で疥癬の虫体，虫卵を見つける．
膿疱性疾患	膿疱性乾癬	ダーモスコピー 皮膚生検	膿疱のみがみられる．全身に膿疱，紅斑を伴うことが多い．
	稽留性肢端皮膚炎	ダーモスコピー 皮膚生検	指尖部を中心に膿疱，紅斑，落屑がみられる．爪の変形・脱落の併存もしばしばみられる．
	好酸球性膿疱性毛包炎	ダーモスコピー 皮膚生検	全身に膿疱を伴うことが多い．病理で好酸球性膿疱を確認する．
湿疹 アレルギー性 疾患	接触皮膚炎	問診	アレルゲンが接触した部分のみに皮疹がでる．
	異汗性湿疹，汗疱	ダーモスコピー	多房性の小水疱がみられる．
腫瘍性疾患	菌状息肉症	皮膚生検	病理組織学的所見でPautrier微小膿瘍などの所見がみられる．
その他	掌蹠角化症	皮膚生検	病理組織学的所見で著明な過角化，不規則な表皮肥厚，顆粒層の肥厚がみられる．好中球の集積像が観察されない．

(照井　正，小林里実，山本俊幸 他：掌蹠膿疱症診療の手引き2022．日皮会誌 132：2055-2113，2022 より引用)

治療の実際

　難治で再燃と寛解を繰り返すことが多いため，とにかく根気よく加療を継続することが必要である．原因の探索とともに皮疹の改善を下記の治療のコンビネーションにより試みる．

①歯性病巣感染治療（推奨度：B＊，エビデンスレベル：Ⅴ）

②扁桃摘出術（推奨度：B＊，エビデンスレベル：Ⅴ）

③外用療法：ステロイド軟膏（推奨度：B，エビデンスレベル：Ⅰ～Ⅴ），活性型ビタミンD₃軟膏（推奨度：B，エビデンスレベル：Ⅱ～Ⅴ）

④光線療法：PUVA療法（推奨度：C1，エビデンスレベル：Ⅰ～Ⅴ），NB-UVB療法（推奨度：C1，エビデンスレベル：Ⅱ～Ⅴ），エキシマライト（推奨度：C1，エビデンスレベル：Ⅲ～Ⅴ）

⑤内服療法：エトレチナート（推奨度：C1，エビデンスレベル：Ⅱ～Ⅴ），シクロスポリン（推奨度：B，エビデンスレベル：Ⅱ）

⑥生物学的製剤：グセルクマブ（IL-23p19阻害薬）（推奨度：B，エビデンスレベル：Ⅱ～Ⅴ）

⑦その他，試みられることがあるもの（保険適用外）：

十味敗毒湯，黄連解毒湯，温清飲（推奨度：C1，エビデンスレベル：Ⅳ～Ⅴ）

桂枝茯苓丸（推奨度：C2，エビデンスレベル：Ⅳ～Ⅴ）

抗菌薬，コルヒチン（推奨度：C1，エビデンスレベル：Ⅳ～Ⅴ），DDS（推奨度：

掌蹠膿疱症　151

C2, エビデンスレベル：Ⅳ〜Ⅴ）
ビオチン（推奨度：C1, エビデンスレベル：Ⅳ〜Ⅴ）

処 方 例

悪化因子の検索（病巣感染）とその治療

病巣感染として歯科根尖病巣，歯周囲炎，扁桃炎，副鼻腔炎，中耳炎，胆囊炎などを検索し，他科と協力して病巣感染に対する適切な治療を行う．

外用療法

症状に応じて適宜組み合わせて使用する．
処方 ①アンテベート®軟膏　1日2回　単純塗布
②オキサロール®軟膏　1日2回　単純塗布
③10%サリチル酸ワセリン軟膏　1日数回　単純塗布
④ヒルドイド®クリーム　1日2回　重層塗布（保険適用外）

内服療法

処方 ①チガソン®カプセル（10mg）　1カプセル　1日2回　朝・夕食後
②アレグラ®錠（60mg）　1錠　1日2回　朝・夕食後（保険適用外）
③漢方薬　十味敗毒湯（膿疱），黄連解毒湯（紅斑），温清飲（角化性病変）

紫外線療法

ナローバンド UVB 療法，外用 PUVA 療法など

生物学的製剤

処方 ①グセルクマブ　1回100mgを初回，4週後，以後8週後間隔で皮下注射
②リサンキズマブ　1回150mgを初回，4週後，以後12週間隔で皮下注射*
③ブロダルマブ　1回210mgを初回，1週後，2週後に皮下注射し，以後2週間の間隔で皮下注射**
*2023年5月25日承認
**2023年8月23日承認

専門医に紹介するタイミング

ステロイド外用のみで長期に増悪寛解を繰り返している湿疹性病変，特に vesicular dermatitis を見たときに，皮膚生検を兼ねて紹介することはきわめて望ましい．また，皮疹経過中に胸鎖関節痛，仙腸関節痛などを生じてきた場合，その後のマネジメントも含めて専門医へ紹介することが望まれる．ただし，典型的な掌蹠膿疱症性骨関節症の発症部位でないところでの関節痛，関節炎に関しては，他の関節性疾患である可能性を考慮して，まずはリウマチ科へ紹介し評価を受けることが推奨される．

専門医からのワンポイントアドバイス

掌蹠膿疱症の特徴的皮疹は見慣れると案外診断に苦慮しなくなるものの，やはり肉眼所見より適切な病理組織所見のほうが診断に役立つことが多い．皮膚生検をきっかけに専門医へ紹介するという方法は，患者にとっても有益であるため，ぜひためらわずに自身で皮膚生検を行うか，適切な専門医へ生検依頼を兼ねて紹介することをお勧めする．

文　献

1) 照井　正，小林里実，山本俊幸 他：掌蹠膿疱症診療の手引き 2022. 日皮会誌 132：2055-2113, 2022
2) Murakami M, Ohtake T, Horibe Y et al：Acrosyringium is the main site of the vesicle/pustule for-mation in palmoplantar pustulosis. J Invest Dermatol 130：2010-2016, 2010
3) Murakami M, Terui T：Palmoplantar pustulosis：Current understanding of disease definition and pathomechanism. J Dermatol Sci 98：13-19, 2020

7. 膿疱症・膿皮症

壊疽性膿皮症

やまなかけいいち
山中恵一

三重大学医学部 皮膚科

POINT

- ●難治性の深い蚕食性潰瘍が臨床像である.
- ●基礎疾患を有する患者に生じることが多く，炎症性腸疾患，関節リウマチ，血液疾患や大動脈炎症候群に併発することが多い.
- ●病態生理は免疫系の活動性の亢進が根本であるため，治療の基本は免疫抑制療法である.
- ●2020 年に壊疽性膿皮症に適応をもつ薬剤として，アダリムマブ（ヒュミラ®）が承認され，日常臨床で多く使用されている.

ガイドラインの現況

「壊疽性膿皮症診療の手引き 2022」[1] には，病態と治療方法が詳説されている．また統一されたものは存在しないが，これまでに提唱された診断基準は，論文にまとめられている[2].

【本稿のバックグラウンド】 本稿では，「壊疽性膿皮症診療の手引き 2022」[1] を参考に，病態と治療方法を解説した.

どういう疾患・病態か

壊疽性膿皮症（pyoderma gangrenosum：PG）は，壊疽性・増殖性の深い蚕食性潰瘍が下腿伸側や体幹などに単発もしくは複数生じ，長期間にわたり経過し再燃する疾患である．活性化好中球が発症機序として重要な役割を果たす非感染性の炎症性皮膚疾患である．診断は容易でない場合も多く，感染症，新生物，血栓症，血管炎などを除外して臨床像と合わせて診断される．一般に 20 〜 50 歳の間に多く発症し，女性に多くみられ，年間

100 万人当たり 3〜10 例の発症率と推定される．種々の提唱された診断基準が存在する[1, 2].

もっとも頻度の高いタイプは潰瘍型であり，小さな圧痛を伴う炎症性丘疹または無菌性小膿疱として始まり，急速に遠心性に拡大し深掘れ状の潰瘍となる．潰瘍辺縁は赤紫色に堤防状に軽度隆起し，その周辺には浮腫を伴う．慢性期になると潰瘍の辺縁に浮腫はみられなくなる．潰瘍型以外に，膿疱型，水疱型，増殖型やストーマ周囲型がある．軽微な外傷後や手術創部が発症の誘因になり，

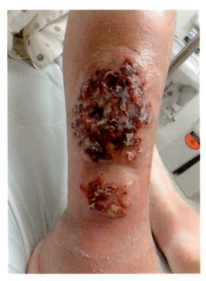

図1 56歳男性，潰瘍性大腸炎にて加療中
3ヵ月前からの下腿の急性期の壊疽性膿皮症.

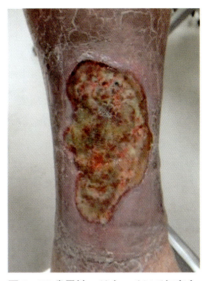

図2 75歳男性，リウマチにて加療中
8ヵ月前からの下腿の潰瘍. 周囲の浮腫が消失し, 慢性期の壊疽性膿皮症の像である.

pathergy（パテルギー）と表現し25〜50％の症例でみられる．経過中，膿苔が付着し細菌が二次的に検出されることも多い．

基礎疾患を有する患者に生じることが多く，特に潰瘍性大腸炎やCrohn病などの炎症性腸疾患や関節リウマチ，血液疾患や大動脈炎症候群を伴うことが多い（図1，2）．腸疾患に先行してPGの皮膚病変が発症することもある．

PGの発症機序の背景としては遺伝子の変異，インフラマソームの形成，好中球の機能亢進が関与している．病変部では，炎症性メディエータのレベルが上昇している．Neutrophils extracellular traps（NETs）の形成を含めた好中球の機能亢進，インフラマソーム複合体の増加による自然免疫系の亢進が病態の中心的役割を果たしている．TNFα，IL-1β，IL-6，IL-8のほか，IL-17やIL-23などのtype3サイトカインが関与している．

治療に必要な検査と診断

PGの鑑別診断としては，下腿潰瘍を呈する疾患が挙げられる．深在性真菌症や非結核性抗酸菌症，蜂巣炎などの感染症，循環障害やうっ滞性皮膚炎による潰瘍，有棘細胞癌・悪性リンパ腫などの悪性腫瘍，クリオグロブリン血症，結節性動脈炎，多発血管炎性肉芽腫症，リウマチ性血管炎などの血管病変である．

組織学的には真皮に好中球主体の炎症細胞浸潤や単核球浸潤がみられるが，疾患特異性はなく，主にその臨床的な特徴・経過から診断することが多い．関節リウマチ患者に合併した下腿の難治性潰瘍の場合，リウマチ性血管炎を組織所見から除外することが必要であるが，組織で正確に診断することは難しい．複数回・複数箇所を生検することもある．感染症の除外のため同時に組織培養も行う．

治療の実際

PG の病態生理は自然免疫系の亢進が根本であるため，治療の基本は免疫抑制療法である．迅速かつ適切な治療により，新たな病変の形成と潰瘍の拡大を阻止し，広範囲の瘢痕形成を予防する．疾患の重症度に応じて，局所的または全身療法に分かれる．

基本的には，下肢病変に際しては安静加療を行い下肢への負荷を減らすことが望ましい．下腿の浮腫がある場合は，下肢挙上とともに包帯にて浮腫の改善を試みる．大きな潰瘍の場合は，活動性が鎮静化した後にはなるが，潰瘍表面の壊死の化学的や機械的除去の後，植皮術も検討可能である[3]．

副腎皮質ステロイド外用薬はベリーストロングクラス以上が必要である．すでに潰瘍を形成している状態には感染症合併の懸念から使用には慎重を要する．潰瘍型で感染が懸念される場合は，十分な免疫抑制薬の使用とともに，局所はゲーベン®クリームを使用する．アダリムマブ投与中で，比較的コントロールがついている状態では，外用薬による皮膚の副作用の回避のため，タクロリムス外用薬やデルゴシチニブ外用薬などの非ステロイドの免疫抑制薬への移行も検討する（わが国では保険適用外）．

内服薬としては，副腎皮質ステロイドが大部分の症例で使用されている．プレドニゾロン 30mg/日程度あるいは 0.5mg/BW kg/日の経口コルチコステロイドが初期量となることが多い．プレドニゾロンの長期投与が可能か否かは慎重に判断する．またプレドニゾロンに抵抗性を示す症例や，プレドニゾロンの減量中に再燃する症例では，プレドニゾロン 10mg 程度にシクロスポリン（3〜5mg/kg）を併用する症例やシクロスポリンを単独にて使用している症例もある（シクロスポリンは

わが国では保険適用外）．

注射薬としては 2020 年にアダリムマブ（ヒュミラ®）が承認された．経口ステロイドや免疫抑制薬を含む既存の治療薬に抵抗性を示す症例が適応である．また Crohn 病，潰瘍性大腸炎，関節リウマチを合併している症例では，合併症にもアダリムマブが使用可能である[2]．

処 方 例

●外用薬

処方A　ダイアコート®軟膏　1日2回，丘疹・紅斑に外用

処方B　ゲーベン®クリーム　1日1回，皮膚潰瘍に外用（免疫抑制薬の使用時）

●内服薬

処方A　プレドニゾロン 30mg/日

処方B　プレドニゾロン 10mg/日＋シクロスポリン 3〜5mg/kg/日（シクロスポリンはわが国では保険適用外）

●感染症の併存の際

処方　ミノサイクリン 100mg/日

●注射薬

処方　アダリムマブ（ヒュミラ®）使用はヒュミラ®添付文書を参照[2]．

●その他

炎症が十分に抑制された際に，残存する広範囲の皮膚潰瘍に対して，植皮術[3]．

専門医に紹介するタイミング

疾患の特性上，また併存症の観点から，難治性の皮膚潰瘍で，PG が疑われた際には，専門医のコンサルトは必要かと思われる．

専門医からのワンポイントアドバイス

　診断が決め手になる疾患である．他科の合併症がある際には無論のこと，難治性の潰瘍を診察した際には，PG の存在を思い出すべきである．

───── 文　献 ─────

1) 山本俊幸, 山﨑研志, 山中恵一 他：壊疽性膿皮症診療の手引き 2022. 日皮会誌 132：1415-1440, 2022
2) 山本俊幸, 山﨑研志, 山中恵一 他：壊疽性膿皮症におけるアダリムマブの使用手引き. 日皮会誌 131：479-489, 2021
3) Nishimura M, Mizutani K, Yokota N et al：Treatment strategy for pyoderma gangrenosum：Skin grafting with immunosuppressive drugs. J Clin Med 11 (23)：6924, 2022 (doi：10.3390/jcm11236924)

7. 膿疱症・膿皮症

化膿性汗腺炎

葉山惟大
日本大学医学部 皮膚科学系皮膚科学分野

POINT
- 化膿性汗腺炎は以前，細菌感染症と考えられていたが，現在は毛包を中心とする自己炎症に近い疾患であることがわかってきた．
- 治療は，薬物療法と外科療法を組み合わせて行う．
- 生活の質が著しく障害されている場合は，アダリムマブ，ビメキズマブを用いる．ほかにも多くの炎症性サイトカインをターゲットにした薬剤が開発されている．

ガイドラインの現況

わが国では「化膿性汗腺炎診療の手引き 2020」が 2021 年に日本皮膚科学会より出版されている[1]．わが国ではよく知られている疾患ではなく，日本人患者におけるエビデンスレベルが低いため，海外のガイドライン[2] を参考に，診療の手引きとして作成された．多くの治療薬が開発中であり，近い将来の改訂が予定されている．

【本稿のバックグラウンド】 本稿では 2021 年に出版された「化膿性汗腺炎診療の手引き 2020」と海外の最新のガイドラインを参考に，化膿性汗腺炎について解説した．

どういう疾患・病態か

化膿性汗腺炎は，腋窩（図1）や臀部（図2）に発生する炎症性疾患である．再発性であり，重症化すると患者の生活の質を著しく障害する．わが国において感染症と捉えられていたが，近年は自己炎症に近い病態と考えられており，生物学的製剤が治療に使用されるようになっている．

病因として遺伝要因と環境要因の関与が考えられているが，本症の病因はいまだに不明な点が多い．近年，本症の病態生理は毛包を中心とした慢性自己炎症であることがわかってきた[1~3]．毛包漏斗部の角質増殖と毛包上皮の増殖による毛包閉塞は初期変化であり，その後に嚢腫を形成する．嚢腫が破裂すると著明な局所免疫反応を誘導し，痛みを伴う炎症と膿瘍を形成する．さらに好中球やリンパ球，マクロファージ，樹状細胞などの炎症細胞が集積する．炎症が継続し最終的に類洞や瘢痕を形成する．Notch シグナルの異常があるとこれらの炎症が惹起されやすくなる．Notch 受容体の切断に関与する細胞膜内酵素である γ-secretase の遺伝子変異が本症の原

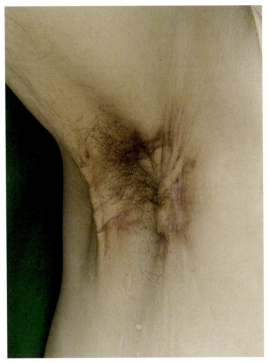

図1 化膿性汗腺炎（腋窩）

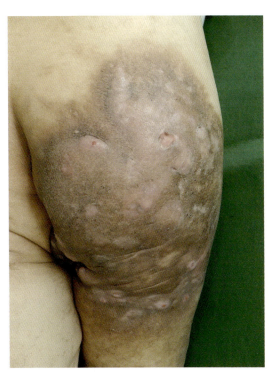

図2 化膿性汗腺炎（臀部）

因の一つとして注目されている．

　腋窩と鼠径，肛門性器部，臀部などアポクリン汗腺が多い部位が好発部位である．有痛性結節，膿瘍を繰り返し発症し，やがて瘻孔や瘢痕に至る．重症になるとこれらの病変が融合して局面を形成する．

治療に必要な検査と診断

　化膿性汗腺炎の診断は臨床的に行い，特異的な検査はない．わが国の診断基準は下記のごとくである[1]．

　化膿性汗腺炎の確定診断には，下記3つの項目を満たす必要がある．

ⅰ）皮膚深層に生じる有痛性結節，膿瘍，瘻孔，および瘢痕など典型的な皮疹が認められる．

ⅱ）複数の解剖学的部位に1個以上の皮疹が認められる．好発部位は腋窩，鼠径，会陰，臀部，乳房下部と乳房間の間擦部である．

ⅲ）慢性に経過し，再発をくり返す[*1]．

　また，以下の2つは化膿性汗腺炎の診断を補助する所見である．

ⅳ）化膿性汗腺炎の家族歴．

ⅴ）微生物の培養検査で陰性，あるいは，皮膚常在菌のみを検出．

　鑑別診断として以下のような疾患があり，これらを除外する必要がある．

（1）Crohn病による皮膚症状

（2）悪性腫瘍（原発，続発）

（3）毛包炎，せつ，よう，皮下膿瘍，蜂窩織炎などの細菌感染症

（4）表皮嚢腫

（5）皮下血腫

（6）鼠径リンパ肉芽腫症

（7）皮膚腺病

（8）その他，皮膚放線菌症などの稀な疾患

化膿性汗腺炎　159

*1 慢性再発性の定義は，再発性炎症が半年間に2回以上が目安である．

*2 わが国では，家族歴は海外と比べると少ない．病理組織学的所見は必須ではないが，臀部に病変を長期間有する患者では有棘細胞癌を発生することがあるため，腫瘍を思わせるような所見がある場合は積極的に皮膚生検を行う．

治療は重症度に応じて異なるため，重症度分類が重要である．

重症度としてHurleyの病期分類がもっとも用いられている．臨床的な分類であり，Ⅰ：孤立した膿瘍，Ⅱ：1つの病巣で瘢痕ができ，瘻孔が形成される，Ⅲ：瘢痕と瘻孔からなる病巣が複数癒合し炎症と慢性的な排膿を伴う，に分類される．

近年では，International Hidradenitis Suppurativa Severity Score System（IHS4）が病勢の評価によく用いられるようになっている．IHS4は，HS重症度を動的に評価するための臨床的スコアリングシステムである．IHS4は病変（結節，膿瘍，瘻孔・瘻管）の数に基づき，重症度を3段階で評価する．結節は1点，膿瘍は2点，瘻孔・瘻管は4点である．合計スコア3点以下で軽度，4〜10点で中等度，11点以上で重度と判定される．2024年に改訂された欧州のガイドラインはIHS4による重症度評価がもっとも推奨されている[4]．

治療の実際

化膿性汗腺炎の治療効果の判定の評価は，HiSCR達成率という指標が使用されることが多い．HiSCR（Hidradenitis Suppurativa Clinical Response）は，薬物治療に対する症

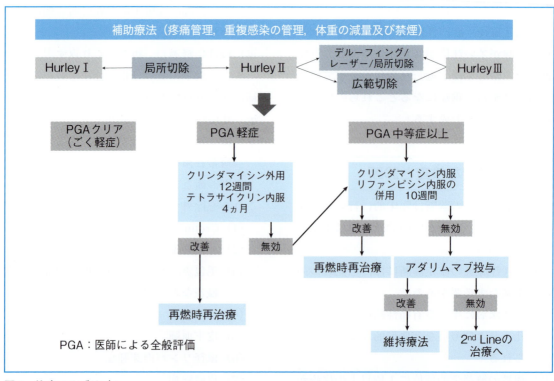

図3　治療アルゴリズム
　　　（葉山惟大，井上里佳，大槻マミ太郎 他：化膿性汗腺炎診療の手引き2020. 日皮会誌 131：1-28, 2021 より引用）

状の臨床反応を数値化して表した疾患活動性の指標である[1, 4]. HiSCR が達成されていれば，「症状の進行を抑えている」ことになる．具体的には治療前後での 12 部位（左腋窩・右腋窩・左乳房下部・右乳房下部・乳房間部・左臀部・右臀部・左鼠径大腿周囲・右鼠径大腿周囲・肛門周囲・会陰・その他）の炎症性結節・膿瘍・排膿性瘻孔の総数を比較する．治療後に症性病変の数（膿瘍と炎症性結節の合計）が 50％以上減少し，かつ膿瘍と瘻孔の総数が増加していないことを満たした場合に HiSCR 達成とみなす．2024 年に改訂された欧州のガイドラインでは，IHS4 による評価法も記載されており，IHS4 が 55％減少した場合に治療が有効と判断され，「IHS4-55」として推奨されている．

基本的には，患部の外科的切除を最初に検討する．毛包を中心とした炎症なので，毛包を切除してしまえば再発しにくくなる．重症度が Hurley ⅠからⅡの場合は局所切除を試み，それより重症の場合は広範切除を検討する（図3）[1]．切除にて改善しない，または手術ができない場合はクリンダマイシン外用 12 週間，またはテトラサイクリン内服を4ヵ月行う．テトラサイクリンは，わが国では化膿性汗腺炎に保険適用外なので同系統のミノマイシンやビブラマイシンが使用されることが多い．これらの治療で効果が得られない場合は，リファンピシン＋クリンダマイシン内服が推奨されているが，いずれもわが国では保険適用外である．また近年は耐性結核の観点からクリンダマイシン単独も推奨されている．内服にて効果が得られず生活の質を著しく障害する場合は，TNF 阻害薬であるアダリムマブや IL-17A/F 阻害薬であるビメキズマブの投与を検討する．これらの薬剤は生物学的製剤であるので，適正使用ガイドに従って投与前の検査を行う必要がある[5]．な

お 2025 年 2 月現在どちらの薬剤が優れているかのエビデンスはなく，日本皮膚科学会が発表した「化膿性汗腺炎におけるビメキズマブの使用上の注意」には「ビメキズマブの使用に際してもアダリムマブと同様の適正使用を推奨する」と記載されている[5]．

処方例

患者の状態に合わせて適宜外科的切除と薬剤療法を組み合わせる．

軽症から中等症（Hurley Ⅰ～Ⅱ）

処方 クリンダマイシンゲル1日2回患部，またはビブラマイシン®（100mg）1日1回

上記で効果がない場合は，ダラシン®カプセル（300mg）1日3回

中等症から重症（Hurley Ⅱ～Ⅲ）

上記の加療でコントロール不良な場合は，ヒュミラ®またはビンゼレックス®の投与を試みる．

ヒュミラ®を初回に 160mg，初回投与2週間後に 80mg を皮下注射し，初回投与4週間後以降は，40mg を毎週投与または 80mg 隔週投与する．

ビンゼレックス®は1回 320mg を初回から16 週までは2週間隔で皮下注射し，以降は4週間隔で皮下注射する．

なお，投与間隔は患者の状態に応じて適宜2週間隔または4週間隔を選択することができる．

なお，双方とも自己注射が可能である．投与継続，中止については十分なエビデンスがないため，患者の QoL を鑑みて総合的に検討する．外科的治療を組み合わせる際には，ヒュミラ®を術前に中止しない群において予後がよくなるという研究結果があり[6]，二次感染を疑う場合を除き必ずしも術前にヒュミ

化膿性汗腺炎　161

ラ®の投与を中止する必要はない.

生活指導

喫煙や肥満は悪化要因となり得るので,禁煙や減量を指導する.また摩擦の原因となるような体に密着した服を着ないことが望ましい.

専門医に紹介するタイミング

Hurley Ⅱ以上の中等症で,抗炎症性抗菌薬が無効でかつ生活の質が損なわれている場合は,生物学的製剤の適用となるので専門医への紹介を検討する.中等症以下でも痛みは生活の質に強く影響するので,痛みが強い場合も紹介を検討する.

専門医からのワンポイントアドバイス

化膿性汗腺炎は,再発性の疾患であるため長期間のフォローアップが必要である.特に臀部に強い炎症を有する患者では,有棘細胞癌の発生に注意する.少しでも疑う場合は,積極的に生検を行うべきである.

文 献

1) 葉山惟大,井上里佳,大槻マミ太郎 他:化膿性汗腺炎診療の手引き 2020.日皮会誌 131:1-28, 2021
2) Zouboulis CC, Desai N, Emtestam L et al:European S1 guideline for the treatment of hidradenitis suppurativa/acne inversa. J Eur Acad Dermatol Venereol 29:619-644, 2015
3) Sabat R, Jemec GBE, Matusiak Ł et al:Hidradenitis suppurativa. Nat Rev Dis Primers 6:18, 2020
4) Zouboulis CC, Bechara FG, Benhadou F et al:European S2k guidelines for hidradenitis suppurativa/acne inversa part 2:Treatment. J Eur Acad Dermatol Venereol. Published online December 19, 2024. doi:10.1111/jdv.20472
5) 日本皮膚科学会乾癬分子標的薬安全性検討委員会:化膿性汗腺炎におけるビメキズマブ®の使用上の注意 https://www.dermatol.or.jp/uploads/uploads/files/%E5%8C%96%E8%86%BF%E6%80%A7%E6%B1%97%E8%85%BA%E7%82%8E%E3%81%AB%E5%AF%BE%E3%81%99%E3%82%8B%E3%83%93%E3%83%A1%E3%82%AD%E3%82%BA%E3%83%9E%E3%83%96%E3%81%AE%E4%BD%BF%E7%94%A8%E4%B8%8A%E3%81%AE%E6%B3%A8%E6%84%8F_20240924%281%29.pdf(2025 年 2 月 9 日閲覧)
6) Bechara FG, Podda M, Prens EP et al:Efficacy and safety of adalimumab in conjunction with surgery in moderate to severe hidradenitis suppurativa:The SHARPS Randomized Clinical Trial. JAMA Surg 156:1001-1009, 2021

8. 遺伝性角化症

魚鱗癬

たけいちたくや
武市拓也
名古屋大学大学院医学系研究科 皮膚科学分野

POINT

● 魚鱗癬は，皮膚バリア形成に重要な働きをもつ分子の遺伝学的異常により発生するため，角層のバリア機能を補う外用治療が中心となる．

● 病型分類と重症度評価を行い，年齢や性別などの患者背景も考慮して，各病型と重症度に合わせた治療を選択する．

● 魚鱗癬症候群では，合併する他臓器症状に応じて他科と連携する．

ガイドラインの現況

わが国では，2008年に日本皮膚科学会より「水疱型先天性魚鱗癬様紅皮症（現在の病名：表皮融解性魚鱗癬）」のガイドラインが作成されている[1]．「魚鱗癬様紅皮症およびその類縁疾患」については，診断の手引きアトラス集が難病情報センターから発表されている[2,3]．そして，2012年に日本皮膚科学会より「皮膚疾患遺伝子診断ガイドライン」が発表され，魚鱗癬群・魚鱗癬症候群を含む遺伝学的解析について解説されている[4]．

【本稿のバックグラウンド】本稿では，2008年に発行された「水疱型先天性魚鱗癬様紅皮症」のガイドラインを参考に，「魚鱗癬様紅皮症およびその類縁疾患」についての診断の手引きアトラス集，「皮膚疾患遺伝子診断ガイドライン」，そして難病情報センターに記載されている情報を加えて概説した．なお，本稿には後天的に生じる疾患（後天性魚鱗癬など）は含まない．

どういう疾患・病態か

魚鱗癬は，遺伝学的な要因により，胎児期あるいは生後まもなくから皮膚の角層が非常に厚くなり，バリア機能が障害される角化症である．2009年に臨床症状を重視しながら，病因，発症メカニズムについての知見を取り入れ，当時の現状に則した新しい魚鱗癬の国際病名，病型分類が作成された．魚鱗癬は，皮膚だけに症状を有する非症候性魚鱗癬と，

皮膚に加えて他臓器の症状を合併する魚鱗癬症候群に大別され，さらに細分類がある（**表1**）[2]．

非症候性魚鱗癬には，日常診療でしばしば遭遇する尋常性魚鱗癬，X連鎖性潜性（劣性）魚鱗癬や，きわめて稀なケラチン症性魚鱗癬，常染色体潜性（劣性）先天性魚鱗癬（autosomal recessive congenital ichthyosis：ARCI）などが含まれる．重症型魚鱗癬の多くの症例が含まれるARCIは，主に，

魚鱗癬　163

表1 難病情報センターに記載されている先天性魚鱗癬の細分類

細分類1	ケラチン症性魚鱗癬（表皮融解性魚鱗癬（顕性（優性）・潜性（劣性）），表在性表皮融解性魚鱗癬を含む）
細分類2	道化師様魚鱗癬
細分類3	道化師様魚鱗癬以外の常染色体潜性（劣性）遺伝性魚鱗癬（先天性魚鱗癬様紅皮症，葉状魚鱗癬を含む）
細分類4	魚鱗癬症候群（ネザートン症候群，シェーグレン・ラルソン症候群，KID（keratitis-ichthyosis-deafness）症候群，ドルフマン・シャナリン症候群，中性脂肪蓄積症，多発性スルファターゼ欠損症，X連鎖性潜性（劣性）魚鱗癬症候群，ichthyosis, brittle hair, impaired intelligence, decreased fertility and short stature（IBID），trichothiodystrophy，毛包性魚鱗癬，CHILD（congenital hemidysplasia, ichthyosiform erythroderma or nevus, and limb defects）症候群，Conradi-Hünermann-Happle症候群を含む）

道化師様魚鱗癬，先天性魚鱗癬様紅皮症と葉状魚鱗癬の3病型からなる．先天性魚鱗癬様紅皮症は，典型的には全身の皮膚の潮紅および白色から明るい灰色の細かい鱗屑を広範に認める．葉状魚鱗癬患者では紅皮症は認められないか，あっても軽度である．体表の大部分を被う鱗屑は，大きく，厚く板状であり，黒色調から暗い褐色調である．道化師様魚鱗癬はもっとも重篤な先天性魚鱗癬であり，新生児期の死亡例も稀ではない．道化師様魚鱗癬では，皮膚の発達が胎生期にすでに高度に障害されており，出生時には全身の皮膚表面が非常に厚い板状の角質物質に覆われ，著明な眼瞼外反，口唇突出開口，耳介の変形を伴っている．

魚鱗癬症候群には，ネザートン（Netherton）症候群（図1），シェーグレン・ラルソン（Sjögren-Larsson）症候群，KID（keratitis-ichthyosis-deafness）症候群，ドルフマン・シャナリン（Dorfman-Chanarin）症候群などが含まれる（表1）[2]．ほとんどの先天性魚鱗癬の皮膚症状は終生持続するため，近年の著者らの調査でも，患者のQOLは長期にわたり著しく低下することが明らかとなっている．また，原因遺伝子の違いや，同じ遺伝子の病的バリアントでもそのバリアントの種類の違いによって，魚鱗癬

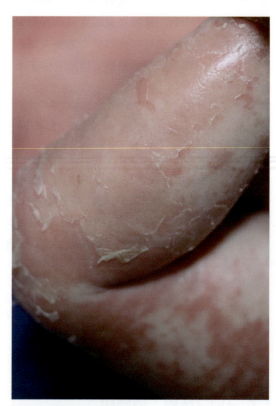

図1 ネザートン症候群

の患者間で，合併する皮膚以外の他臓器症状や，重症度が大きく異なることが知られている．

治療に必要な検査と診断

病型分類，他臓器症状の有無，エトレチ

ナートや活性型ビタミン D_3 製剤処方時の副作用モニタリングのためには，検査が必要である．

病型が確定されることにより，その疾患に関する症状，患者がどのような経過，予後をたどるか，治療法，療養上の対処方法，遺伝に関する情報など，多くの有用な情報が提供できる[4]．病型分類のためには，家族歴，発症年齢，皮疹の分布や性状，角化形態，進行度，特徴的所見の有無，皮膚以外の症状の有無などについて詳細な検討が必要である[4]．詳細な家族歴の聴取は遺伝形式の推定に役立つ．尋常性魚鱗癬やX連鎖性潜性（劣性）魚鱗癬，表在性表皮融解性魚鱗癬の軽症例では，皮疹を自覚していない患者も存在するため注意しなければならない．毛髪異常や発汗障害の有無も注意深く診察する．長期間の経過観察が診断に重要な場合もある[4]．ケラチン症性魚鱗癬（**図2**）の診断・鑑別のため，皮膚生検で顆粒変性の有無を確認することが重要である．顆粒変性の所見は，有棘層上層から顆粒層にかけての表皮細胞の核周囲の空胞と粗大なケラトヒアリン顆粒，細胞内浮腫である[1]．

遺伝学的解析はもっとも重要な検査の一つである．遺伝学的解析によって既知の病因遺伝子に病原性の可能性が高いバリアントが同定できれば確定診断につながる．ケラチン症性魚鱗癬のガイドラインでも，ケラチン1，10または2の遺伝子の病的バリアントを検出するのが望ましい，と記載されている[1]．病型によっては，バリアントの種類に基づき，病型の特徴，臨床重症度，治療に対する反応性の違いなどの予測が可能な場合もある[4]．したがって，倫理的側面に十分注意，配慮しながら，遺伝学的検査を行う症例かどうかを慎重に判断する．検体には末梢静脈血が用いられることが一般的で，抗凝固薬（エ

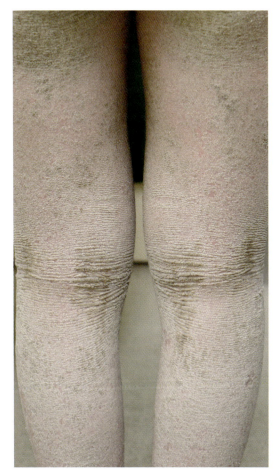

図2 表皮融解性魚鱗癬

チレンジアミン四酢酸（EDTA）あるいはクエン酸ナトリウム）の入った採血管で採取し，10mL程度で検査が可能である[4]．小児例や採血が困難な場合は，唾液や口腔粘膜が用いられることがある[4]．

具体的な検査法は，対象となる遺伝子を狙った直接塩基配列決定法（サンガーシークエンス法）が一般的である．一方で，近年の遺伝学的解析技術の進歩による解析時間の短縮や低コスト化により，whole-exome sequencing 解析を始めとした，多くの遺伝子を一度に網羅的に解析する方法も普及してきている．たとえば，臨床像から道化師様魚鱗癬を疑った際，病因遺伝子である

ABCA12 遺伝子のコーディング領域を対象として直接塩基配列決定法を行うと，*ABCA12* 遺伝子の 53 個のエクソンとエクソン−イントロン境界部分をそれぞれ検索する必要がある．次世代シーケンサーを使用した whole-exome sequencing 解析に比較して，解析時間，コストが増えるのみならず，human error によるバリアント見落としのリスクもあり，必ずしもベストな診断方法とはいえない．したがって，基本的にはターゲットを絞った分子をコードする遺伝子について病的バリアントの検索を行うが，患者の診断のためによりよい解析手法を検討し，選択することも大切である．併せて，検査結果を正しく解釈し，適切に診断を行うためには，検査法の手技や限界を理解しておくことが必要である[4]．検査結果として病因となる遺伝型が同定されれば確定診断が得られるが，病因となる遺伝型が同定されなかった場合でも，一概に診断を除外することはできない[4]．

2024 年 11 月現在，先天性魚鱗癬の遺伝学的解析は，かずさ DNA 研究所で実施可能だが，保険診療の対象外となっている．

他臓器症状を調べるためには，眼疾患の有無，難聴の有無，低身長や骨形成異常の有無，肝障害の有無，血液疾患の有無などを精査する必要があり，他科との連携が欠かせない．合併する臓器症状に応じて小児科，眼科，整形外科，耳鼻咽喉科などの専門領域での対応が必須である[3]．

治療の実際

表皮融解性魚鱗癬のガイドラインでは，1) 尿素剤，サリチル酸ワセリン，保湿剤などの外用（刺激性，中毒などに注意），2) 活性型ビタミン D$_3$ 外用（高カルシウム血症に注意），3) 内服レチノイド（催奇性，成長障害，皮膚脆弱性惹起などに注意），4) 栄養管理，5) その他（二次感染に対する抗生剤軟膏，アトピー性皮膚炎様皮疹に対する外用など）に分類し詳細に解説されている[1]．ただし，本症はきわめて稀少な疾患であるため，治療法として RCT などの報告は検出されず，医学専門家報告あるいは症例報告といった資料しか得られなかったため，本治療ガイドラインにはエビデンスがないことが付記されている[1]．上記ガイドラインに基づいて各種治療法を**表 2** にまとめた．

処方例

尋常性魚鱗癬，X 連鎖性潜性（劣性）魚鱗癬

処方A　ヒルドイド® ソフト軟膏（保険適用外）　1 日数回　カサカサした部位に塗布

処方B　白色ワセリン　1 日 2 回　カサカサした部位に塗布

表皮融解性魚鱗癬

●16 歳女性，*KRT10* 遺伝子の病的バリアント

処方A　サリチル酸ワセリン軟膏 10%　1 日 2 回　塗布

処方B　ヒルドイド® ローション（保険適用外）　1 日数回　塗布

処方C　親水ワセリン　1 日 2 回　塗布

処方D　オキサロール® 軟膏　1 日 1 回　塗布

処方E　アクアチム® クリーム 1%（保険適用外）　1 日 2 回　塗布

処方F　ゲンタマイシン硫酸塩軟膏 0.1%（保険適用外）　塗布

処方G　フェキソフェナジン塩酸塩錠（保険適用外）（60 mg）　1 回 1 錠　1 日 2 回

処方H　アンテベート® 軟膏 0.05%（保険適用外）　痒い部位に塗布

表2　各種治療法

治療法	主な特徴，注意点など
尿素剤	角質水分保有力増強作用に加え，機能低下した角層の表層を除去して皮膚を軟化させる．刺激性があるとの報告がある．
サリチル酸ワセリン	デスモグレインに作用し角質を軟化させる．経皮吸収増加により中毒症状（発熱，吐き気，錯乱，脱水など）が出ることがある．
ヘパリン類似物質含有製剤	多くの親水基を持ち，角層に直接水分を与える．
ワセリン製剤	角層を覆い，表面からの水分蒸散を防ぐエモリエントとして働く．
セラミド製剤	細胞間脂質を補う効果が期待される．現在，保険適用の製剤はない．
活性型ビタミンD_3外用薬	表皮細胞の増殖抑制により過角化を和らげる．欧米ではカルシポトリオール（ドボネックス®）が有効であったとの報告あり．わが国では，タカルシトール（ボンアルファ®）とマキサカルシトール（オキサロール®）に保険適用がある．広範囲に外用する場合は，高カルシウム血症に注意する．
レチノイド内服	欧米ではアシトレチン，トレチノイン，イソトレチノインなども用いられているが，わが国ではエトレチナート（チガソン®）のみが保険適用である．角質増殖・鱗屑・掌蹠角化に有効であるが，水疱・びらん形成が顕著になることがあり，減量あるいは中断せざるを得ないこともある．0.5mg/kg/日ほどから開始し，できれば増量する．小児では骨成長障害，一般的には骨棘形成，口唇粘膜障害，催奇形性（妊娠可能な女性に注意，男女とも内服終了後一定期間の避妊が求められる）に対処する．
レチノイド外用	欧米ではタザロテンが有効との報告があるが，わが国では保険適用はない．
栄養補給	掌蹠角化と手指・足趾の変形が高度で日常生活や歩行の障害，姿勢異常を生じている症例では，しばしば低身長・低体重を伴っているため，適宜，経腸栄養剤などの栄養補給を行う．
抗菌剤軟膏	水疱形成部に二次感染を併発することがあるため，適宜，細菌培養などを行いつつ，抗菌剤軟膏などを外用する．
抗ヒスタミン・抗アレルギー薬内服	アトピー性皮膚炎様皮疹を併発した際に処方を考慮する．
ステロイド外用	全身塗布時には副作用に注意する．

葉状魚鱗癬

●41歳女性，*TGM1*遺伝子の病的バリアント

処方A　ヒルドイド®ソフト軟膏（保険適用外）　1日3回　カサカサした部位に塗布

処方B　白色ワセリン　1日2回　塗布

処方C　チガソン®カプセル（10mg）　1回1錠　1日1回

処方D　アクアチム®クリーム1%（保険適用外）　1日2回　塗布

処方E　ゲンタマイシン硫酸塩軟膏0.1%（保険適用外）　塗布

処方F　ドレニゾン®テープ（保険適用外）　1日1回　亀裂部位の大きさに切って貼付

葉状魚鱗癬

●72歳女性，*TGM1*遺伝子の病的バリアント

処方A　白色ワセリン　1日数回　塗布

処方B	ザーネ®軟膏0.5%バラ　1日数回
	カサカサした部位に塗布
処方C	チガソン®カプセル（10mg）
	1回1錠　1日1回

Conradi-Hünermann-Happle 症候群

●20歳女性，*EBP*遺伝子の病的バリアント

処方A	尿素クリーム20%　1日2回　カサカサした部位に塗布
処方B	ヒルドイド®クリーム（保険適用外）　1日2回　塗布
処方C	亜鉛華（10%）単軟膏　1日1回　塗布
処方D	オキサロール®軟膏　1日1回　塗布
処方E	ルパフィン®錠（保険適用外）（10mg）　1回1錠　1日1回
処方F	リドメックス®コーワローション0.3%（保険適用外）　1日2回　頭皮に塗布

専門医に紹介するタイミング

生涯その症状が持続するが，現在のところ根治的治療法（遺伝子治療など）はないため，対症療法が主体となる．軽症例では，表皮融解性魚鱗癬のガイドラインの推奨に従って，症状に合わせた外用治療を選択する．重症例（魚鱗癬重症度スコアシステムの最終スコア≧36点[2]）や魚鱗癬症候群では，全身管理や他科との連携が必要となるため，皮膚科専門医が常勤として勤務している総合病院への紹介が望ましい．

専門医からのワンポイントアドバイス

先天性魚鱗癬を疑ったときは，まず家族歴の聴取を行う．

角質肥厚に発汗障害が加わると体温の上昇をきたし，ときに熱中症に罹患することもある．特に夏季では，水分摂取や体温調節に気を配ることが大切である．

治療の基本はスキンケアによる皮膚バリア機能の保持であるが，皮膚の清潔を保つことも感染症予防，臭い対策につながる．低刺激性の石鹸・シャンプーを使用して，擦らずに，できるだけ炎症を起こさせないような生活指導を行う．

ステロイド含有軟膏の全身塗布時には副作用に注意する．

ネザートン症候群患者に対するタクロリムス軟膏の使用は，経皮吸収が高く血中濃度が高くなる可能性があり，腎障害などの副作用が発現するリスクがあるため原則禁忌である．

眼瞼外反による閉眼障害による角膜乾燥には適切な点眼薬を使用し，重症例では眼科との医療連携も考慮する．耳介の変形に対しては形成外科的な再建術が行われることがある．外耳道の鱗屑による二次的な伝音性難聴にも注意が必要である．重度な脱毛を伴う症例には，ウィッグや医療用かつらの使用を検討する．

重症例では，指定難病申請を行うことで医療費助成を受けられる場合がある．

文　献

1) 池田志朗，黒沢美智子，山本明美 他：日本皮膚科学会診療ガイドライン：水疱型先天性魚鱗癬様紅皮症．日皮会誌 118：343-346，2008
2) 難病情報センターホームページ「先天性魚鱗癬（指定難病 160）」https://www.nanbyou.or.jp/entry/139
3) 山本明美，秋山真志，濱田尚宏：IV 魚鱗癬様紅皮症およびその類縁疾患．"診断の手引きアトラス集 Part 2"．難病情報センター，pp101-114，2011
4) 澤村大輔，池田志朗，鈴木民夫 他：皮膚疾患遺伝子診断ガイドライン（第1版）．日皮会誌 122：561-573，2012

8. 遺伝性角化症

掌蹠角化症

米田耕造
十条武田リハビリテーション病院 皮膚科

- 掌蹠角化症は遺伝性の疾患群であり，手掌と足蹠に高度な過角化ならびに紅斑が生じる疾患の総称である．
- これまで，臨床像・病理所見や遺伝形式により分類されてきたが，現在個々の疾患の遺伝子変異は大多数の疾患において同定されている．
- 臨床所見ならびに病理組織像の検討のみから病型を決定するのは困難な場合が多く，最終的には遺伝子変異の同定が正確な診断には必要となる．

ガイドラインの現況

掌蹠角化症は遺伝性の疾患群であり，手掌と足蹠に高度な過角化と紅斑が生じる疾患の総称である．掌蹠角化症のなかには，掌蹠角化症の皮膚症状に加えて，がん腫あるいは他臓器の異常を伴う稀な遺伝性疾患も存在する．これらの疾患は，皮膚がん，食道がん，拡張型心筋症，右心室形成不全，肢端骨溶解症，好酸球性食道炎などの合併症が重篤になると致命的である．また，感音性難聴，知的障害を生じると，QOLの著しい低下を招く．ガイドラインでは，病変が主として皮膚に限局する（狭義の）掌蹠角化症と，掌蹠角化症の症状に加えて他臓器の異常を伴う掌蹠角化症症候群に属するいくつかの疾患を取り上げている．

【本稿のバックグラウンド】 日本皮膚科学会より2017年よりガイドラインが一般公開された．本稿に記載した内容は，このガイドラインである「掌蹠角化症診療の手引き」に準拠している．掌蹠角化症の定義，病態，検査所見，一般治療についてわかりやすく述べた．

どういう疾患・病態か

角化症は遺伝性のものと非遺伝性のものに大別されるが，掌蹠角化症は遺伝性であり，手掌と足蹠に高度な過角化と紅斑を呈する疾患群である．病名からは掌蹠に限局した角化性病変が想起されるが，皮疹が掌蹠に限局しない病型や，過角化よりも紅斑が目立つ病型もある．現在個々の疾患の遺伝子変異は大多数の疾患において同定されている．臨床所見ならびに病理組織像の検討のみから病型を決定するのは困難な場合が多く，遺伝歴の詳細な聴取が必要となることが多く確定診断には遺伝子変異の同定が必要となることが多い．

掌蹠角化症の根本的治療はいまだなく，対症療法が主となる．

治療に必要な検査と診断

診断には視診と皮膚生検が重要である．掌蹠の紅斑と顕著な過角化をもつ患者をみたとき，下記の診断基準を満たすかどうかを調べて掌蹠角化症であるか否かの診断をつける．

1 病名診断（掌蹠角化症かどうかの診断）

1．主要事項
①臨床的事項
（a）手掌あるいは足蹠に過角化病変が存在する．過角化病変はびまん性のこともあれば限局性のこともある．ただし，鶏眼・胼胝・ウイルス性疣贅は除外する．
（b）原則として乳幼児期に発症し，長期間にわたり症状が持続する．
②病理学的事項
病理組織像では通常，過角化，表皮肥厚を認める．不全角化や顆粒変性を伴う場合も伴

わない場合もある．

2．判 定
①（a）（b）のすべてを満たし，かつ②を満たすものを掌蹠角化症と診断する．掌蹠角化症と診断したら，病型を予測する．図1の掌蹠角化症の診断アルゴリズムに従う．

2 病型診断
病型の予測
皮疹の分布パターンにより①びまん性，②限局性，③点状の3パターンに分類する（図1 掌蹠角化症の診断アルゴリズム）．
①びまん性の場合
皮疹が掌蹠に限局しているときは，Vörner型，Unna-Thost型あるいはデスモグレイン1遺伝子の変異による掌蹠角化症を考える．皮疹がtransgrediens[*1]を示すときは，長島型[*2]，Meleda型，Gamborg-Nielsen型，Greither型，Sybert型，Bothnia型を考える．日本人では，transgrediensを認めれば，長島型掌蹠角化症，認められなければVörner型掌蹠角化症の可能性が高い．

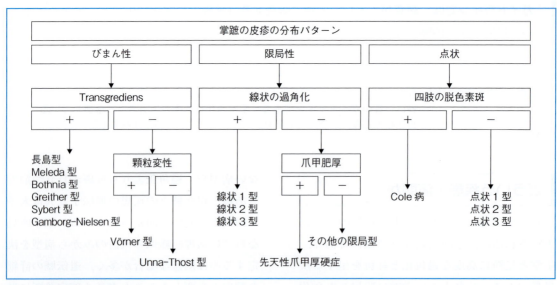

図1 病型診断アルゴリズム
図に示すアルゴリズムに従って，病型のおおよそのタイプの見当をつける．

*¹transgrediens：掌蹠をこえて，指趾背側や手首，足首．アキレス腱部にまで皮疹が拡大していること

*²わが国においては，圧倒的に長島型が多い．

②限局性の場合

線状掌蹠角化症，先天性爪甲厚硬症，その他の限局型掌蹠角化症を考える．手指屈側に線状の過角化を認める場合，線状掌蹠角化症を考える．爪甲肥厚，足底の水疱や強い疼痛，囊腫，口腔内の白色角化性病変を伴う場合には先天性爪甲厚硬症を考える．線状掌蹠角化症，先天性爪甲厚硬症のいずれにも該当しない場合，その他の限局型掌蹠角化症と診断する．皮疹が円型の場合もある．日本人では，線状掌蹠角化症Ⅰ型や先天性爪甲肥厚症の可能性が高い．

③点状の場合

点状掌蹠角化症 1A，1B 型ならびに点状掌蹠角化症 2 型，3 型，Cole 病を考える．Cole 病では，四肢の脱色素斑を伴う．

3 確定診断その他

①問　診

発症年齢と家族歴を正確に記載する．掌蹠角化症の多くは単一遺伝子疾患なので，疾患は家系内で特徴的な伝達様式をもつ．可能であれば家系図を描く．

②皮膚病理組織検査

③遺伝子検査

施設の倫理委員会の承認のもと，患者（未成年の場合はその保護者）から文書での同意を得たうえで施行する．

④遺伝カウンセリング

罹患している掌蹠角化症が遺伝性のものであることが判明した時点で，患者とその家族に遺伝カウンセリングを受けることを勧める．患者および家族が同意すれば，臨床遺伝学を専門とする医師ならびに遺伝カウンセラーに紹介する．

図1の病型診断アルゴリズムに従って，病型のおおよそのタイプの見当をつける．

わが国より報告がみられる主要病型について下記に疾患の概略を記載する（**表1**）．

以下に主要病型の臨床的特徴・病理組織学所見などを簡単に述べる．

1．Vörner 型びまん性掌蹠角化症（Unna-Thost 型を含む）

①概　説

常染色体優性遺伝．*KRT1*，*KRT9* 遺伝子の変異による．掌蹠に限局したびまん性の過角化．H.E. 病理標本で有棘層から顆粒層にかけて顆粒変性がみられる．臨床症状のみでは Unna-Thost 型掌蹠角化症と区別できない．現在では，Unna-Thost 型掌蹠角化症は Vörner 型掌蹠角化症と同じ疾患と考えられている．同じ疾患が，病理所見において顆粒変性がみられたときに Vörner 型掌蹠角化症，顆粒変性がみられなかったときに Unna-Thost 型掌蹠角化症と診断されてきた．**図2**に Unna-Thost 型掌蹠角化症の臨床像と病理組織像を示す．

②症　状

生下時から症状が出現してくる．手掌ならびに足蹠の潮紅を伴う過角化．角質増殖の周囲に潮紅が目立つ症例もある．指趾の拘縮や爪甲の変化，掌蹠の多汗が存在する場合がある．足白癬を合併することが多く悪臭を放つ症例もある．

③病理所見

過角化．不全角化を伴う症例も，伴わない症例も存在．表皮有棘層から顆粒層にかけて，顆粒変性がみられることが多いが，生検部位によってはみられないこともある．汗腺組織の過増殖がみられることもある．

表1 掌蹠角化症の主要病型

病　型	遺伝形式	原因蛋白/遺伝子
Vörner 型（Unna-Thost 型を含む）	常染色体優性	ケラチン 1, 9/ *KRT1,9*
長島型	常染色体劣性	セルピン・ペプチダーゼ・インヒビター，クラーデ B, メンバー 7/ *SERPINB7*
Bothnia 型	常染色体優性	アクアポリン 5/ *AQP5*
Greither 型	常染色体優性	ケラチン 1/ *KRT1*
Meleda 型	常染色体劣性	分泌型 LY6/PLAUR ドメイン含有蛋白-1/ *SLURP-1*
限局型	常染色体優性	ケラチン 6C・16/ *KRT6C・16* デスモグレイン 1/ *DSG1* トランジェント・レセプター・ポテンシャル・カチオン・チャネル，サブファミリー，メンバー 3/ *TRPV3*
線状	常染色体優性	デスモグレイン 1/ *DSG1*（線状 1 型） デスモプラキン/ *DSP*（線状 2 型） ケラチン 1/ *KRT1*（線状 3 型）
先天性爪甲厚硬症	常染色体優性	ケラチン 6A・6B・6C・16・17/ *KRT6A・6B・6C・16・17*
Cole 病	常染色体優性	エクトヌクレオチド-ピロフォスファターゼ-フォスフォジエステラーゼ 1/ *ENPP1*
点状	常染色体優性	アルファ・ガンマ-アダプチン結合蛋白/ *AAGAB*（点状 1A 型） 14 型コラーゲンアルファ 1/ *COL14A1*（点状 1B 型） （点状 2 型，3 型に関しては不明）

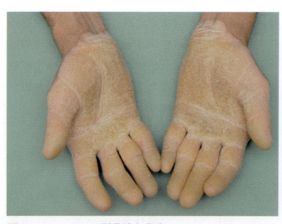
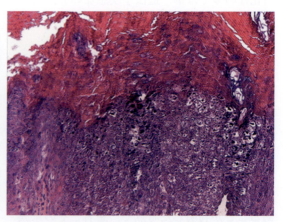

図2 Unna-Thost 型掌蹠角化症
手掌のびまん性角化が存在．病理所見は不全角化を伴わない過角化．顆粒層は厚くなっている．表皮肥厚もみられる．顆粒変性はみられない．

2. 長島型掌蹠角化症

①概　説

常染色体劣性遺伝．長島正治と三橋善比古により独立した疾患概念として確立された．*SERPINB7* 遺伝子の変異による．アジア人においてもっとも頻度の高い掌蹠角化症で日本だけで約 1 万人の患者がいると推定されている．

②症　状

生後まもなく，およそ 1〜2 歳までに，手掌と足蹠の潮紅および軽度の過角化から気づかれることが多い．潮紅と過角化は，手指背側，足趾背側，手背，足背，時に手首内側やアキレス腱部に及ぶ transgrediens を示すことが多い．また，非連続的に肘部，膝蓋部に潮紅と過角化がみられる progrediens を示すこともある．掌蹠多汗を伴うことが多く，掌蹠の悪臭を伴うことが多い．足白癬の合併が多く，繰り返し罹患することも多い．落屑症状が悪化した場合や，痒みが出現した場合は，白癬の合併を疑うべきである．Meleda病と異なり，成人後に症状の範囲が拡大することはないが，過角化は加齢とともに軽度進行する．短時間の浸水で患部が白色に浸軟するのが特徴である．

③病理所見

過角化と表皮肥厚を認め，顆粒変性は認めない．角層最下層（顆粒層直上）に数層の軽度の不全角化が存在．

3. Bothnia 型掌蹠角化症

①概　説

常染色体優性遺伝．*AQP5* 遺伝子の変異による．

②症　状

幼少時より，掌蹠に潮紅を伴う過角化病変が出現してくる．びまん性の角化．この過角化は手指，足趾背側，手背，足背にまで拡大してくる（transgrediens）．掌蹠の多汗があ

る．短時間の浸水で掌蹠が白色に浸軟して皮膚がスポンジ状になる．真菌感染が頻繁にみられる．

③病理所見

過角化と表皮肥厚．顆粒変性はない．角層内の汗管が拡張．エクリン汗腺が紅色汗疹時にみられるように変化して，汗管周囲にリンパ球が浸潤する．

4. Greither 型掌蹠角化症

①概　説

常染色体優性遺伝．*KRT1* 遺伝子の変異による．

②症　状

幼少時より掌蹠に潮紅を伴うびまん性の過角化病変が出現してくる．びまん性の過角化が手指背，手背，足趾背，足背に及ぶ（transgrediens）．これらの過角化病変とは独立して非連続的に腋窩部に過角化病変が出現することもある．掌蹠多汗を伴う．

③病理所見

過角化と表皮肥厚．有棘層上層の細胞の空胞化と顆粒層の肥厚．顆粒変性はみられない．

5. Meleda 型掌蹠角化症

①概　説

常染色体劣性遺伝．*SLURP-1* 遺伝子の変異による．創始者変異のためにアドリア海沿岸にあるムリェト島（Mljet）島に罹患者が多いが，全世界より報告がある．Mljet はクロアチア語で，イタリア語では Meleda と表記される．

②症　状

生後まもなく手掌と足底の過角化病変が出現する．やがて過角化病変は手掌と足蹠にとどまらず，手背と足背にまで拡がってくる．肘ならびに膝の近くまで角化性病変が及ぶ．潮紅を伴う過角化が特徴である．角化が高度になると黄色調を呈するようになる．病変の形状であるが，びまん性の過角化を示すこと

もあれば黄色角化性局面が正常皮膚のなかに
みられることもある．過角化病変と健常部位
の境界は明瞭である．掌蹠多汗を伴う．指趾
の拘縮を伴うことがある．

③病理所見

　過角化と表皮肥厚．不全角化を伴う症例
も，伴わない症例も存在する．汗腺組織の増
殖がみられることが多い．

6. 線状・限局型掌蹠角化症

①概　説

　常染色体優性遺伝．*DSG1, DSP, KRT1,
KRT6C, KRT16, TRPV3* 遺伝子の変異に
よる．掌蹠に線状，帯状あるいは限局型（円
型）の過角化がみられる．線状掌蹠角化症
は，原因遺伝子により，1型，2型，3型に
分類されている．

②症　状

　手掌ならびに足蹠に潮紅がみられる．線
状，帯状あるいは円型の角化性病変が被刺激
部位，加重部位を中心に出現してくる．症状
が完成するのは青年期以降のことが多い．同
一家系内，同一患者内で症状に多様性がみら
れる．すなわち，線状の過角化病変を主とす
る罹患者もいれば，同一家系内であるのに，
円型の過角化病変を呈する罹患者もいる．同
一患者であるにもかかわらず，手掌と足底の
過角化病変の形態が異なることもある．

③病理所見

　過角化．不全角化を伴う症例も，伴わない
症例も存在する．線状掌蹠角化症1型および
2型では，表皮細胞間隙の開大がみられる．

7. 先天性爪甲厚硬症

①概　説

　常染色体優性遺伝．*KRT6A, KRT6B,
KRT6C, KRT16, KRT17* 遺伝子の変異によ
る．2つの亜型が存在する．Jadassohn-
Lewandowsky 型（pachyonychia congenita-1）
は，爪甲肥厚，手掌足蹠の限局性過角化病

変，毛孔性角化，口腔粘膜の白板症がみられ
る．Jackson-Lawler 型（pachyonychia
congenita-2）では，新生児歯牙，多発性脂
腺嚢腫，手掌足底の限局性過角化病変などが
みられる．Jadassohn-Lewandowsky 型は，
KRT6A, KRT16 遺伝子の変異が，Jackson-
Lawler 型では *KRT6B, KRT17* 遺伝子の変
異が原因である．

②症　状

　出生時まもなく，遅くとも生後1~2年ま
でに爪床部と掌蹠に発赤がみられるようにな
る．その後，掌蹠の被刺激部位や加重部位に
は限局性過角化病変がみられるようになる．
角化病変は有痛性である．著明な爪甲肥厚が
存在する．

③病理所見

　過角化．不全角化を伴う症例も，伴わない
症例も存在する．

8. Cole 病

①概　説

　常染色体優性遺伝．*ENPP1* 遺伝子の変異
による．掌蹠に点状の過角化病変を生じる．
四肢に脱色素斑がみられる．

②症　状

　幼小児期より点状の過角化病変と脱色素斑
が出現する．脱色素斑の形状はさまざまであ
る．しばしば四肢に好発する．脱色素斑では
メラノサイトの密度は正常であり，メラノサ
イト内のメラノソームの数も正常である．し
かし，（脱色素斑部では）角化細胞内のメラ
ニン顆粒が減少しており，メラニン顆粒の輸
送経路に障害があると考えられている．

③病理所見

　過角化．不全角化は伴わない．表皮肥厚，
顆粒層の肥厚が存在する．

9. 点状掌蹠角化症

①概　説

　常染色体優性遺伝．点状1A型は *AAGAB*

遺伝子の変異による．点状1B型は*COL14A1*遺伝子の変異による．掌蹠に点状の過角化病変を生じる．他の掌蹠角化症に比較して，発症時期が遅い．Cowden病（Cowden症候群I型）の一症状としてあらわれることもある．

②症　状

症状の発現はほとんどの場合，青年期以降である．掌蹠に点状の透明な角化性小丘疹が生じる．この丘疹は次第に角化し直径も増大する．鶏眼状や胼胝状になり，疼痛を訴えることもある．鶏眼や胼胝やウイルス性疣贅と鑑別しなければならない．

③病理所見

過角化．病変中央部の角層が顕著に肥厚，そのため表皮が下方に圧排されて，カップ状にみえる．不全角化を伴う症例も，伴わない症例も存在する．表皮肥厚，角層の厚さ，顆粒層の肥厚は症例によりさまざまである．

治療の実際

掌蹠角化症に対しては，現時点では対症療法しか存在しない．角化の程度や真菌感染症の合併の有無，年齢，性別などを勘案して，治療薬を決める．

1 外用療法

サリチル酸ワセリンや尿素軟膏などの角質溶解剤の塗布やカルシポトリオール含有軟膏の塗布を行う．

2 皮膚切削術

コーンカッター，長柄カミソリ，生検用パンチ，眼科剪刀などを用いて肥厚した角質を除去する．

3 内服療法

レチノイド内服を行う．ただ，この薬剤に

は催奇形性があるので，妊婦または妊娠している可能性のある女性には投与しない．またエトレチナートに対し過敏症の既往歴のある患者，肝障害のある患者，腎障害のある患者，ビタミンA製剤投与中の患者，ビタミンA過剰症の患者には禁忌である．エトレチナートを処方するときには，処方のたびに所定の様式の文書での同意を得る．

4 合併症に対する治療

絞扼輪や皮膚がんなどの合併症に対しては早期発見に留意し，外科的に対処する．難聴，食道がん，歯周病，心筋症，真菌症，細菌感染症などの合併症に対しては専門医に治療を依頼すると同時に適切な抗真菌薬や抗生物質の投与などを行う．

5 患者自身によるケア

亀裂ができて疼痛を伴う場合，長柄カミソリなどを用いて，角質を削り，就寝時にワセリンを使用してODTを行う．掌蹠の亀裂がなくなり，疼痛がやわらぐ．

処 方 例

処方
① 10%サリチル酸ワセリン東豊
　　1日数回，塗布
② オキサロール®軟膏25µg/g
　　1日2回，塗布
③ パスタロン®ソフト軟膏20%
　　1日数回，塗布
④ ヒルドイド®ソフト軟膏0.3%
　　1日数回，塗布
⑤ チガソン®カプセル10　1日1回
　　朝食後

専門医に紹介するタイミング

手掌と足底の顕著な角化が存在して，臨床所見ならびに顕微鏡検査で，白癬菌感染が否定されたら掌蹠角化症を想起する．視診で病型がある程度推測できるが，診断に迷えば，皮膚科専門医に紹介する．

専門医からのワンポイントアドバイス

現在では病型については原因遺伝子が同定

されている．確定診断をつける必要があるときは，遺伝子解析を行うことができる施設に血液を送付する．

―――――――――――― 文　献 ――――――――――――

1）日本皮膚科学会：掌蹠角化症診療の手引き．2017
　　https://www.dermatol.or.jp/uploads/uploads/files/
　　guideline/shosekikakka_3.pdf

9. 炎症性角化症

尋常性乾癬

馬渕智生
東海大学医学部専門診療学系 皮膚科学

POINT
- 生物学的製剤および JAK 阻害内服薬について，それぞれ乾癬における使用ガイダンスが作成されている．
- 乾癬の光線療法ガイドラインが作成されている．
- 尋常性乾癬は，外用，内服，光線，生物学的製剤，低分子化合物を単独もしくは併用して治療する．

ガイドラインの現況

国内では，「乾癬における生物学的製剤の使用ガイダンス（2022 年版）」「乾癬におけるヤヌスキナーゼ（JAK）阻害内服薬（JAK1 阻害薬と TYK2 阻害薬）の使用ガイダンス」「乾癬の光線療法ガイドライン」が尋常性乾癬も対象となっている．「生物学的製剤の使用ガイダンス」は 2010 年に作成され，2011 年，2019 年，2022 年に改訂されてきた．「光線療法ガイドライン」は 2000 年に作成され，2016 年に改訂されている．「JAK 阻害内服薬の使用ガイダンス」は 2023 年に新たに作成された．

国外では，米国での最新のガイドラインとして 2019 年から 2021 年にかけて発表された American Academy of Dermatology（AAD）と National Psoriasis Foundation（NPF）による Joint AAD-NPF guidelines，欧州で 2015 年に改訂された European S3 guidelines，英国で 2020 年に改訂された British Association of Dermatologists guidelines などがある．

【本稿のバックグラウンド】 わが国では，膿疱性乾癬（汎発型）や乾癬性関節炎の診療ガイドラインは作成されているが，尋常性乾癬の診療ガイドラインは作成されていない．そこで，上記の使用ガイダンスおよび海外のガイドラインを参考に本稿を作成した．

どういう疾患・病態か

尋常性乾癬は，銀白色の厚い鱗屑が付着した紅斑性局面が全身に多発する疾患である（**図 1**）．炎症性角化症に分類される皮膚疾患であるが，近年ではメタボリックシンドロームの合併が多いことが認知され，単なる皮膚疾患ではなく，慢性の全身性炎症疾患として捉えられている．10～20％に関節症状を伴うが，乾癬性関節炎に関しては他稿でまとめら

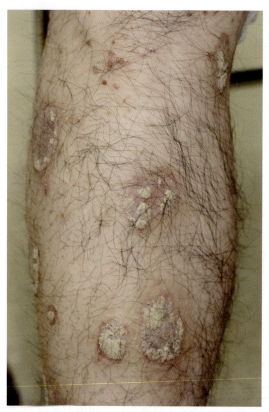

図1　尋常性乾癬の局面型皮疹

される IL-22 は表皮の分化異常を惹起し，表皮肥厚を促進する．IL-23 は，その Th17 細胞など IL-17 産生細胞の増殖，維持に必要となる．TNFα は Th1 細胞や活性化したマクロファージ，樹状細胞などから産生され，細胞接着分子の発現やアポトーシスの誘導，炎症性サイトカインの誘導に関与している．これらの乾癬の免疫学的病態に基づいて生物学的製剤が開発され高い治療効果を示してきたが，乾癬の病因，病態にはいまだ不明な部分も多く，根本療法がないため，慢性，難治性の経過をたどってしまう．

診断に必要な検査

尋常性乾癬は，その特徴的な皮疹と病理組織学的所見から診断する．典型的な皮疹は銀白色の厚い鱗屑を伴った紅斑性局面で，多発，融合し，さらに大きな局面を呈する．Köbner 現象によって外的刺激部位に乾癬皮疹が生じやすいため，被髪頭部，肘頭，膝蓋，腰部などの擦れやすい部位が好発部位となる．完成した皮疹では，不全角化を伴う過角化，角層下への好中球浸潤（Munro 微小膿瘍），顆粒層の消失，表皮突起の下方への棍棒状の延長，真皮乳頭の上方への突出，真皮乳頭層での毛細血管拡張と炎症細胞浸潤，突出した真皮乳頭直上の表皮の菲薄化といった病理組織学的所見がみられる．

診断に特異的な血液検査所見はない．

治療に必要な検査

まず，一般的な血液・生化学検査を行い，腎機能，肝機能のほか，乾癬に併存しやすい高脂血症，高尿酸血症，糖尿病の有無を検査する．内服治療を行うにあたって必要になる．また，腎機能障害患者に活性型ビタミ

れているので本稿では割愛する．

尋常性乾癬は遺伝的素因に複数の環境因子が加わって発症する多因子性疾患である．遺伝的素因としては *HLA-C*06:02*（HLA-Cw6）との人種を超えた強い相関が知られている．環境因子として，肥満のほか，喫煙，慢性感染巣，外傷（Köbner 現象）などが知られており，乾癬の発症あるいは悪化にかかわっている．

尋常性乾癬の皮疹部では，樹状細胞，リンパ球，表皮細胞が種々のサイトカイン，ケモカインを産生することによって，病態形成，維持されている．なかでも，IL-17，IL-23 や TNFα が重要な働きを担っている．IL-17 は Th17 細胞など IL-17 産生細胞によって産生，分泌され，ケモカイン，炎症因子を惹起する．同様に Th17 細胞などから産生，分泌

D_3 外用薬を使用する場合は，血清カルシウム値を確認しておきたい．生物学的製剤を使用する際は，治療に先立ってのスクリーニング検査および治療中の定期検査が必要となる．生物学的製剤の使用ガイダンスにチェックリストと検査時期が示されているので[1]，このチェックリストに準じて検査しながら治療する．

治療の実際

1 外用治療

わが国では，ステロイドと活性型ビタミン D_3 が乾癬治療の2本の大きな柱となっている．それぞれの単剤，併用，および，両薬剤の混合，配合薬として使用する．顔面や陰部，腋窩などステロイド外用薬の副作用や活性型ビタミン D_3 外用薬の刺激感が生じやすい部位には，弱めのステロイドや低濃度の活性型ビタミン D_3 で治療する．その他の部位は，皮疹の重症度や季節因子，塗りやすさを考慮して，軟膏，クリーム，ローション，ソリューション，フォーム，ゲルなどの剤形から選択する．光線治療を含む全身療法とも併用できる．2024年10月にタピナロフクリームが発売された．芳香族炭化水素受容体（aryl hydrocarbon receptor：AhR）調節薬であり，リガンド依存性転写因子である AhR の活性化を介して，Th17 系炎症性サイトカインや酸化ストレスを抑制する．使用部位の制限がなく，1日1回の外用となる．

2 内服治療

わが国では表1に示すような内服薬で治療する．

1．アプレミラスト

アプレミラストは PDE（ホスホジエステラーゼ）4阻害薬であり，Th1，Th17 の炎

表1 わが国の尋常性乾癬治療

外用
　ステロイド，活性型ビタミン D_3，配合薬，AhR調節薬
内服
　エトレチナート，シクロスポリン，アプレミラスト，メトトレキサート（MTX）
光線
　PUVA，NB-UVB，UVA1，エキシマライト
生物学的製剤
　TNFα 阻害薬，IL-17 を標的とした製剤，IL-23を標的とした製剤
低分子化合物
　TYK2 阻害薬

症反応を抑制し，IL-10 などの抗炎症性サイトカイン産生を促進する[2]．副作用が少ない薬剤であり，添付文書上，内服開始前後の臨床検査も必須ではない．主な副作用は，下痢，悪心，頭痛であるが内服開始初期に生じやすく，2週間以内に改善することが多い．これらの副作用を軽減させるため，スターターパックを用いて2週間かけて漸増する．効果が不十分であれば光線治療の併用が可能であり，上乗せ効果が期待できる．

2．レチノイド

内服レチノイドは強い抗角化作用を有する薬剤である．海外では1990年代後半からアシトレチンが使用されている[2]が，わが国では未発売であり，引き続きエトレチナートが使われている．添付文書に従い，特に催奇形性に十分注意し，処方ごとに説明同意文書を発行，定期的に血液検査を施行しながら使用する．効果が不十分であれば光線治療の併用が可能であり，相乗効果が期待できる．

3．シクロスポリン

シクロスポリンはカルシニューリンを阻害し，炎症性サイトカインやT細胞活性を抑制する．長期使用で腎機能障害や高血圧が生じるため，定期的に血液検査，血圧測定をし

尋常性乾癬　179

ながら使用する．長期使用による副作用を考慮し，海外のガイドラインには長期的な治療には使用されないと記載されている[2]．その一方で，重症例にも即効性が期待できるため，より安全性の高い長期的治療に移行する際の橋渡し的な治療としても使用される[2]．

4．メトトレキサート（MTX）

　MTX は葉酸代謝拮抗薬として細胞の分化・増殖抑制，免疫抑制，抗炎症作用などを有している．わが国では長らく乾癬への適応がなかったが，2019 年にようやく承認された薬剤である．わが国では長らく関節リウマチ治療薬として使われてきたので，乾癬性関節炎に対する治療薬との印象が強いが，尋常性乾癬の皮膚症状にも有効である[2]．主な副作用だけでも，肝機能障害，腎機能障害，骨髄抑制，消化器症状，間質性肺炎，MTX 関連リンパ増殖性疾患など多数あり，血液検査，必要に応じた画像検査を施行したうえで導入し，導入後も定期的に検査しながら使用する[2]．副作用軽減のため，葉酸内服の併用が推奨されている[2]．

3 光線治療

　日本皮膚科学会による「乾癬の光線療法ガイドライン」が作成されている[3]．光線治療にはナローバンド UVB（NB-UVB）療法，ブロードバンド UVB 療法，エキシマライト，エキシマレーザーなどのターゲット型光線療法，PUVA 療法（内服，外用，バス）がある．

　NB-UVB は 311〜312 nm の紫外線で，光増感剤であるソラレンを必要としないため簡便であること，紅斑を生じない照射量で治療を行うため扱いやすく効果が得られやすいことから，広く普及している[3]．照射方法については，安全性が高く，有効性も得られやすいことから最小紅斑量（MED）を基準とした照射方法が推奨されている[3]．その一方

で，MED を測定しない簡便な方法として，0.3〜0.5 J/cm^2 で開始し，毎回，必要に応じて 0.05〜0.1 J/cm^2 の増量を行い，最大 1.5 J/cm^2 で照射する方法も用いられている[3]．週に 1〜3 回程度の照射が行われ，少なくとも週に 1 回は照射しないと十分な効果は出せない[3]．

　ターゲット型光線療法では，限局性の病変や特定の病変を局所的に照射する[3]．ターゲット型光線療法の一つであるエキシマライトは，励起 2 量体からのエキシマ発光である塩化キセノン（XeCl）の 308 nm 単色光 UVB を利用した光線療法である[3]．初回を含め MED 以上の量で照射されることが多く，増量幅も 20%〜1MED で照射されている[3]．

4 生物学的製剤

　日本皮膚科学会による乾癬分子標的薬使用承認施設での使用となり，日本皮膚科学会の使用ガイダンスが作成されている[1]．生物学的製剤には TNFα，IL-17 および IL-23 を標的とした製剤がある（表 2）．治療対象は，①紫外線療法を含む既存の全身療法で十分な効果が得られず，皮疹が体表面積（body surface area：BSA）の 10% 以上に及ぶ患者，②既存治療抵抗性の難治性皮疹または関節症状を有し，生活の質（quality of life：QOL）が高度に障害されている患者となる[1]．治療に先立ってのスクリーニング検査および治療中の定期検査が必要となる．使用ガイダンスにチェックリストと検査時期が示されているので[1]，このチェックリストに準じて検査しながら治療する．製剤ごとに用法，用量が決まっているが，効果が不十分な症例では増量が可能な薬剤（インフリキシマブ，アダリムマブ，ウステキヌマブ），期間短縮が可能な薬剤（インフリキシマブ）もある．セクキヌマブは 6 歳以上の小児に使用可能である．

表 2　わが国の尋常性乾癬治療に使われる生物学的製剤

薬　剤	TNFα 阻害薬			抗 IL-17A 抗体	
	インフリキシマブ	アダリムマブ	セルトリズマブペゴル	セクキヌマブ	イキセキズマブ
構　造	キメラ型	ヒト型	ペグヒト化型	ヒト型	ヒト化型
対象疾患	尋常性乾癬 乾癬性関節炎 膿疱性乾癬 乾癬性紅皮症	尋常性乾癬 乾癬性関節炎 膿疱性乾癬	尋常性乾癬 乾癬性関節炎 膿疱性乾癬 乾癬性紅皮症	尋常性乾癬 乾癬性関節炎 膿疱性乾癬	尋常性乾癬 乾癬性関節炎 膿疱性乾癬 乾癬性紅皮症
用　法	点滴静注	皮下注	皮下注	皮下注	皮下注
自己注射	不可	可	可	可	可

抗 IL-17RA 抗体	抗 IL-17A/F 抗体	抗 IL-12/23p40 抗体	抗 IL-23p19 抗体		
ブロダルマブ	ビメキズマブ	ウステキヌマブ	グセルクマブ	リサンキズマブ	チルドラキズマブ
ヒト型	ヒト化型	ヒト型	ヒト型	ヒト化型	ヒト化型
尋常性乾癬 乾癬性関節炎 膿疱性乾癬 乾癬性紅皮症	尋常性乾癬 乾癬性関節炎 膿疱性乾癬 乾癬性紅皮症	尋常性乾癬 乾癬性関節炎	尋常性乾癬 乾癬性関節炎 膿疱性乾癬 乾癬性紅皮症	尋常性乾癬 乾癬性関節炎 膿疱性乾癬 乾癬性紅皮症	尋常性乾癬
皮下注	皮下注	皮下注	皮下注	皮下注	皮下注
可	可	不可	不可	不可	不可

5 低分子化合物

　デュークラバシチニブは，ヤヌスキナーゼ（Janus kinase：JAK）の一つ TYK2 の阻害薬であり，I 型 IFN や IL-23，IL-12 の作用を阻害する．アロステリック阻害により TYK2 の活性化を選択的に阻害するため，他の JAK 阻害薬とは作用，副作用が異なる．内服薬であるが，2025 年 1 月現在，乾癬分子標的薬使用承認施設での使用となり，日本皮膚科学会の使用ガイダンスが作成されている[4]．

処 方 例

処方 A　オキサロール® 軟膏　1 日 2 回　皮疹部に外用

処方 B　アンテベート® 軟膏　1 日 2 回　皮疹部（顔以外）に外用

処方 C　ドボベット® フォーム　1 日 1 回　皮疹部（顔以外）に外用

専門医に紹介するタイミング

　全身療法が必要な中等症例から重症例は，皮膚科専門医に紹介する．全身療法の一般的な導入基準として「10 の法則（the rule of 10s）」すなわち，BSA 10％以上，PASI（Psoriasis Area and Severity Index）スコア 10 以上，DLQI（Dermatology Life Quality Index）スコア 10 以上が広く知られている[1]．開業医であっても，光線機器を有していて治療に精通している皮膚科専門医，分子標的薬使用承認施設として承認されているクリニックであれば，紹介先となる．

専門医からのワンポイントアドバイス

　以前は慢性，難治性であった尋常性乾癬であるが，多くの新規薬剤，新規医療機器の開発，普及によって，今では必ずしも難治な疾患ではなくなった．難治な症例であっても治療をあきらめず，全身治療可能な皮膚科専門医に紹介いただきたい．また，軽症例や皮疹部位が限局的な症例のなかには，湿疹や脂漏性皮膚炎として治療され，尋常性乾癬の診断がついていない症例も含まれていると推測される．角化性の紅斑性局面で慢性に経過している症例では，尋常性乾癬も疑って，遠慮なく皮膚科専門医に紹介いただきたい．

文　献

1) 佐伯秀久，馬渕智生，朝比奈昭彦 他：乾癬における生物学的製剤の使用ガイダンス（2022年版）．日皮会誌 132：2271-2296，2022
2) Menter A, Gelfand JM, Connor C et al：Joint American Academy of Dermatology - National Psoriasis Foundation guidelines of care for the management of psoriasis with systemic nonbiologic therapies. J Am Acad Dermatol 82：1445-1486, 2020
3) 森田明理，江藤隆史，鳥居秀嗣 他：乾癬の光線療法ガイドライン．日皮会誌 126：1239-1262，2016
4) 佐伯秀久，馬渕智生，朝比奈昭彦 他：乾癬におけるヤヌスキナーゼ（JAK）阻害内服薬（JAK1阻害薬とTYK2阻害薬）の使用ガイダンス．日皮会誌 133：1-12, 2023

9. 炎症性角化症

乾癬性関節炎

梅澤慶紀
東京慈恵会医科大学 皮膚科学講座

POINT
- ●乾癬性関節炎は乾癬患者の約 10〜15％に合併する.
- ●関節の変形は進行すると不可逆的な変化になるため, 早期診断・早期治療が重要である.
- ●関節症状は, 皮膚症状の出現後 10 年程度で発症するため, 患者自身は皮疹と関節症状との関連性に気づかないことが多く, 早期発見のためには皮膚科医の役割が重要である.
- ●PsA の関節症状の評価は, 血液検査, 画像検査, 質問票などを総合的に活用する.

ガイドラインの現況

　乾癬性関節炎（psoriatic arthritis：PsA）治療は, 皮膚症状に加え, 関節症状の診断, 重症度評価を行い, 外用, 内服, 生物学的製剤を組み合わせて治療を行う. PsA のガイドラインはいくつか存在し, 代表的なものは, ①「乾癬性関節炎治療ガイドライン2019」日本皮膚科学会[1]（J-PsA ガイドライン）, ② GRAPPA[2], ③ EURAR[3], などがある. J-PsA ガイドラインは, PsA の概説とともに日本医療の現状に即した皮膚科医が使いやすい構成になっている. 各種治療方法について CQ（Clinical Question）で解説している. GRAPPA は, PsA の主症状を末梢関節炎, 体軸関節炎, 皮膚症状（乾癬）, 指趾炎, 爪病変などのドメインに分け, それぞれの臨床症状ごとに治療推奨を列記している. EURAR は, PsA の関節症状について, 治療を 4 段階に分け, 各関節症状と治療反応によってアルゴリズムで治療手順が記されている. それぞれ, 治療法の記載方法に違いはあるものの, 治療手順をわかりやすく解説している.

【本稿のバックグラウンド】　本稿は, 日本皮膚科学会が作成した PsA ガイドライン（J-PsA ガイドライン）と欧米でのガイドラインである GRAPPA, EURLAR に基づき PsA 治療について解説した.

どういう疾患・病態か

　乾癬性関節炎（PsA）は, 乾癬患者の 10〜15％程度で認める関節炎である（図1, 2）. その診断は CASPAR 基準を基に診断されることが多い（表1）[4]. PsA の関節症状

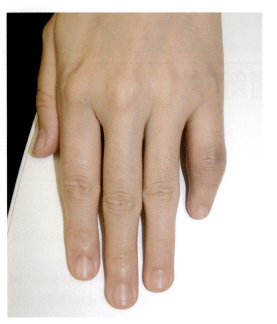

図1 指炎と少関節炎型

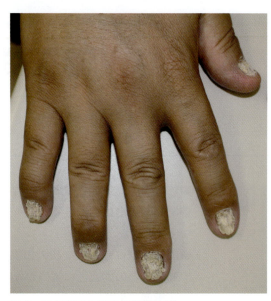

図2 爪の変形とDIP関節優位型

表1 CASPAR分類基準

炎症性筋骨格系疾患（関節，脊椎または付着部）があり，下記5項目で3点以上であれば，PsAと診断する			
1. 乾癬の証拠 (a, b, cのうち1つ)	a. 現存する乾癬	2点	皮膚科医あるいはリウマチ医によって診断された乾癬の皮疹や頭皮症状が認められる
	b. 乾癬の既往	1点	乾癬患者の申告，かかりつけ医，皮膚科医，リウマチ医あるいは他の医療従事者により乾癬の既往が確認されている
	c. 乾癬の家族歴	1点	第一親等，第二親等の家族に乾癬の既往がある
2. 爪乾癬		1点	爪甲剥離，点状陥凹，爪甲下角質増殖などの典型的な乾癬性爪病変が認められる
3. リウマトイド因子（RF）陰性		1点	リウマトイド因子陰性（基準値以下） 測定はラテックス法以外のELISA法または比濁法が好ましい
4. 指趾炎 (aかbのどちらか)	a. 現存する指趾炎	1点	指全体の腫脹が認められる
	b. 指趾炎の既往歴	1点	リウマチ医によって診断・記録された既往歴がある
5. 関節近傍部の骨新生の画像所見		1点	手足の単純X線画像所見で関節辺縁近くに境界不明瞭な骨形成〔骨棘形成は除く〕が認められる

は，進行すると不可逆的な変化になるために，早期治療が重要と認識されている．その一方で，PsAの早期診断は困難な場合が少なくない．その理由として，①乾癬患者の関節痛の30〜40％程度はPsA以外の理由により生じる（例：変形性関節炎や痛風など）[5]，②発症初期では単純X線で異常を認めない場合が多い，③CRP，MMP-3などの血液検査異常を伴わない場合がある，④皮膚症状の出現後10年程度で発症するため皮疹と関節症状との関連性に気づかない，⑤皮疹軽症例においても関節症状が出現する，など

が挙げられる．PsA の早期発見のためには，皮膚科医が定期的に関節症状について確認するとともに，患者に対しても乾癬には関節症状が生じることを啓発する必要がある．

治療に必要な検査と診断

1 血液検査

一般的な血液検査と CRP，赤沈，MMP-3，RF などを測定する．しかしながら，PsA では約半数の症例では CRP や MMP-3 などの検査値に異常を認めない場合がある．

2 単純 X 線所見

単純 X 線は，PsA の画像診断の第一選択となる．PsA の特徴的な X 線所見は骨びらんと骨増殖変化の二つとされる．臨床的に関節リウマチ（RA）との鑑別を要する場合もあるが，傍関節性骨増殖や，DIP 関節を主体とした分布などが鑑別点として挙がる．その他の所見では，関節破壊が進展すると pencil-in-cup deformity と呼ばれる所見も PsA の特徴的所見の一つとして挙げられる．単純 X 線検査の問題点として，①発症初期で異常を認めない場合がある，②病変が不明瞭に描出されることがある，③疼痛などの臨床症状と相関しないため，治療評価法として有用性に乏しい，などが挙げられる[6]．

3 その他の画像検査

MRI は，軟部組織や骨髄の炎症性変化を観察することが可能であり，臨床症状との相関性が報告されるとともに，早期診断の有用性についても報告されている[6]．MRI では，滑膜炎，腱鞘炎，関節周囲炎，骨髄浮腫などが観察できる．

超音波検査は，侵襲が少なく炎症変化や骨構造の変化を外来の現場で施行できる利点を有し，PsA の検査に汎用されている．しかし，手技に習熟が必要であることや，外来診療の限られた時間内では多関節に対してエコー検査を実施することが難しいなど，課題を有する．

4 質問票

PsA の病状を確認する有用な方法として，質問票の活用が挙げられる．質問票を活用することによって，患者の日常的な QOL を評価するとともに PsA の病状の評価が可能である．たとえば，① PASE（Psoriatic Arthritis Screening and Evaluation Tool）[7] は，PsA の診断にも応用できる．② BASDAI（Bath Ankylosing Spondylitis Disease Activity Index）は，体軸関節に症状を有する場合に使用する質問票である．HAQ（Health Assessment Questionnaire）は，身体的障害の程度に関する評価法で，当初は関節リウマチの患者を評価するために開発されたが，PsA においても有用であることが証明された[8]．

治療の実際

PsA の治療で使用される内服薬は，NSAIDs，メトトレキサート，アプレミラスト，JAK 阻害薬など，生物学的製剤では，TNF 阻害薬，IL-17 阻害薬，IL-23 阻害薬がある．PsA の一般的な治療手順は，末梢関節炎では，NSAIDs →内服薬→生物学的製剤，体軸関節炎では，NSAIDs →生物学的製剤（TNF もしくは IL-17 阻害薬），である．以下に各ガイドラインの概略を記す．

GRAPPA の特徴は，乾癬性関節炎の主症状〔ドメイン〕を末梢関節炎，体軸関節炎，付着部炎，皮膚症状（乾癬），指趾炎，爪病変に分け，それぞれの臨床病態ごとに治療推奨を出している[2]（**図3**）．EULAR のガイド

乾癬性関節炎　185

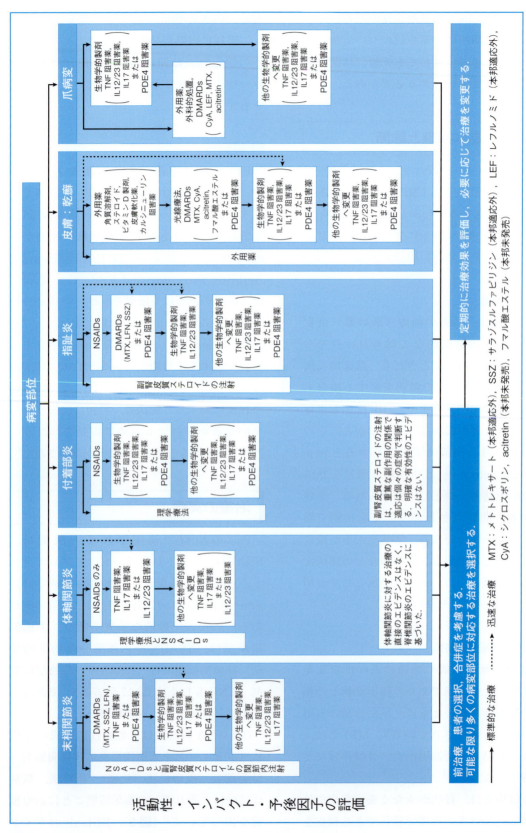

図3 GRAPPAにおける乾癬性関節炎の治療アルゴリズム

(文献2を参照して作成)

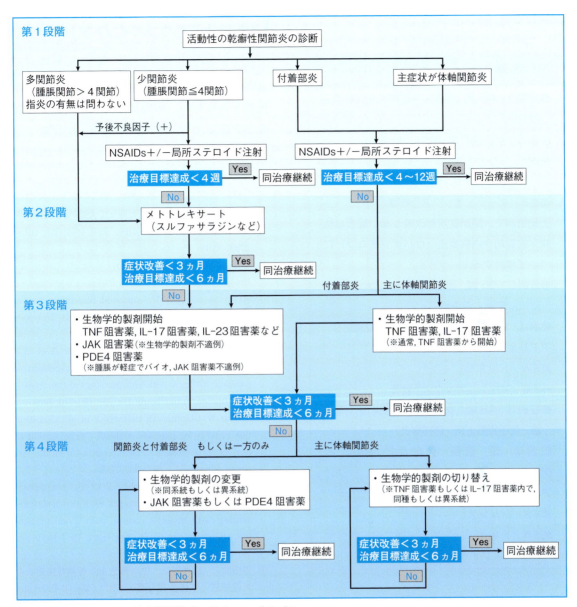

図4 EURARにおける乾癬性関節炎の治療アルゴリズム

(文献3を参照して作成)

ラインは，関節症状の治療を主にアルゴリズムが作成されている[3]（**図4**）．関節症状は，少関節炎，多関節炎，付着部炎，体軸関節炎に分けられ，それぞれの症状に応じた治療手順が記載されている．「乾癬性関節炎ガイドライン2019」日本皮膚科学会[1]（J-PsAガイドライン）は，各種治療方法についてCQ（Clinical Question）で解説している．さらに，GRAPPAやEULARなどのガイドラインについても解説を加えている．J-PsAガイドラインは，皮膚科医から診たPsA治療を解説している．

各ガイドラインにおいて，各生物学的製剤（IL-17/IL-23/TNF阻害薬）をどのように使い分けていくかという記載は，薬剤の有効性について直接比較試験が少ないため，十分な

記述はない.

処 方 例

●**症例 1：45 歳，男性．少関節炎型（右手 2 部位）**

乾癬は，肘，膝程度（BSA：約 3%）

処方 A リウマトレックス® 6mg/週，
フォリアミン® 2mg/週

処方 B マーデュオックス® 軟膏

上記治療で，関節症状が改善しない場合は生物学的製剤や内服療法（ウパダシチニブ）について検討する.

●**症例 2：55 歳，男性．少関節炎型（右手 2 部位，左手 1 部位）**

乾癬は，体幹，四肢など（BSA：約 12%）.
アプレミラスト内服で改善しない.

処方 A トルツ®

処方 B マーデュオックス® 軟膏

●**症例 3：48 歳，女性．多関節炎型（両手首，両手指数ヵ所，腰部など）**

乾癬は，頭，腰部，肘部など（BSA：約 6%）.
アプレミラスト内服で改善しない.

処方 A シムジア®

処方 B ドボベット® ゲル（頭），ドボベット® フォーム（肘，腰部など）

専門医に紹介するタイミング

上記で，症例 2，症例 3 で難治な場合は，生物学的製剤を他系統に切りかえる．しかしながら，2〜3 剤の生物学的製剤で症状が改善しない場合は，整形外科や膠原病リウマチ内科などの専門医に相談する．関節症状が PsA 以外の場合もあるので，不明点がある場合は，他科の意見を聞くことが大事である.

専門医からのワンポイントアドバイス

PsA の治療薬は，内服，生物学的製剤など各種存在する．一方で難治な場合は，各種検査を再度行い，疼痛部位の炎症所見の有無などを確認する．また，肥満例，喫煙者では難治例となるので，生活指導も合わせて行う.

--- 文 献 ---

1) 朝比奈昭彦，梅澤慶紀，大槻マミ太郎 他：乾癬性関節炎診療ガイドライン 2019．日皮会誌 129：2675-2733, 2019

2) Coates LC, Soriano ER, Corp N et al：Group for Research and Assessment of Psoriasis and Psoriatic Arthritis（GRAPPA）：updated treatment recommendations for psoriatic arthritis 2021. Nat Rev Rheumatol 18：465-479, 2022

3) Gossec L, Baraliakos X, Kerschbaumer A et al：EULAR recommendations for the management of psoriatic arthritis with pharmacological therapies：2019 update. Ann Rheum Dis 79：700-712, 2020

4) Taylor W, Gladman D, Helliwell P et al：Classification criteria for psoriatic arthritis：development of new criteria from a large international study. Arthritis Rheum 54：2665-2673, 2006

5) Mody E, Husni ME, Schur P et al：Multidisciplinary evaluation of patients with psoriasis presenting with musculoskeletal pain：a dermatology：rheumatology clinic experience. Br J Dermatol 157：1050-1051, 2007

6) 福田健志，梅澤慶紀，中川秀己 他：乾癬性関節炎の画像所見（単純 X 線写真・MRI）．Visual Dermatol 15：470-474, 2016

7) Dominguez PL, Husni ME, Holt EW et al：Validity, reliability, and sensitivity-to-change properties of the psoriatic arthritis screening and evaluation questionnaire. Arch Dermatol Res 301：573-579, 2009

8) 金子開知，川合眞一：関節リウマチの臨床試験における疾患活動性の指標：EULAR/ACR 勧告を中心に．リウマチ科 43：109-116, 2010

9. 炎症性角化症

膿疱性乾癬（汎発型）

藤田英樹

日本大学医学部 皮膚科学系皮膚科学分野

POINT

- ●膿疱性乾癬（汎発型）は乾癬の稀な病型であるが，急性期には高度な全身炎症を伴い，ときに生命を脅かすことがある．
- ●臨床的に鑑別を要する疾患が多数あり，診断が困難で遅れることも多い．
- ●厚生労働省の定める指定難病であり，診断基準が定められているが，診断にあたり皮膚生検による病理組織学的な検索が必須である．
- ●国内では生物学的製剤を含め多数の治療選択肢があり，稀少難治性疾患であるものの治療が進歩している．

ガイドラインの現況

　膿疱性乾癬（汎発型）は稀少難治性疾患であり，世界的にみても患者数は少ないため，疾患の診断自体が必ずしも容易でない．本疾患に関する診療ガイドラインが整備されているのは世界のなかでもわが国のみであり，その内容には診断基準も含まれている．わが国のガイドラインは筆者らによって英文化され世界中に発信されているため，国際的にも注目されている．世界的にみると，2024 年に International Psoriasis Council が日本を含む世界中の専門家のコンセンサスに基づく診断基準を発表しているが，国内のガイドラインにおける診断基準とは異なる．近年，本疾患に対する新薬の開発が進んだこともあり，今後は国際的な診療ガイドラインが発表される可能性がある．また，国内のガイドラインも改訂が予定されている．

【本稿のバックグラウンド】 本稿では，「膿疱性乾癬（汎発型）診療ガイドライン 2014 年度版」およびその英語版である「Japanese guidelines for the management and treatment of generalized pustular psoriasis: The new pathogenesis and treatment of GPP」を参考として，これらが刊行後に明らかになった新知見も盛り込んで膿疱性乾癬（汎発型）の診断と治療について解説した．

どういう疾患・病態か

　膿疱性乾癬（汎発型）は稀少難治性疾患であり，厚生労働省の指定する指定難病であ

る．膿疱性乾癬（汎発型）は，発熱や倦怠感などの全身症状を伴い急激に全身に潮紅と浮腫を生じ，潮紅した皮膚上に無菌性膿疱が多発する急性症状を特徴とする[1, 2]．この際，

膿疱性乾癬（汎発型）　**189**

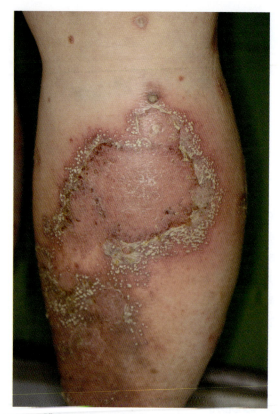

図1　膿疱性乾癬（汎発型）の臨床像

患者はしばしば灼熱感を訴える．膿疱は 3～5mm 大で，しばしば環状・連環状配列をとり，容易に破れる（図1）[1,2]．また，膿疱同士が癒合して膿海を形成することもある．この膿疱は病理組織学的に表皮内への好中球浸潤によって形成される Kogoj 海綿状膿疱を特徴とする角層下膿疱である[1]．急性期には呼吸不全，循環不全，腎不全を併発することがあり，生命を脅かすこともある[1,2]．尋常性乾癬と同様に爪病変がしばしばみられる．また，粘膜症状や関節炎をしばしば合併する．粘膜症状としては，地図状舌の合併頻度が高いことが知られている[2]．さらに，ぶどう膜炎などの眼症状や二次性アミロイドーシスを合併することがある[1]．尋常性乾癬が先行する例としない例があるが，前述の急性症状（フレア）の再発を繰り返すことが本症の特徴である（表1）[1]．フレアとフレアの間には全く症状がないことも少なくない．このフレアを生じる要因として，感染症，薬剤，ストレス，疲労，妊娠，日光曝露などが知られている[3,4]．国内では毎年 2,000 人強の患者が指定難病としての医療費の給付を受けている．

尋常性乾癬は獲得免疫による炎症が中心の疾患であると考えられているのに対して，膿疱性乾癬（汎発型）は自然免疫系の過剰反応が基盤となっている疾患と考えられている[5]．実際，本疾患の少なくとも一部の症例には自然免疫にかかわる分子の遺伝子変異があり，それが直接的な病因となっていると考えられている．すでに多数の遺伝子変異が報告されているが，そのなかには，表皮角化細胞に発現する遺伝子として IL36RN, CARD14, AP1S3, SERPINA3 が含まれ[6-8]，好中球・単球に発現する遺伝子として MPO がある[9]．特に，IL-36 受容体拮抗因子をコードしている IL36RN 遺伝子の機能喪失変異が病因の場合は，DITRA（Deficiency of Interleukin-36 Receptor Antagonist）とも呼称される[10]．DITRA は尋常性乾癬を伴わない症例に多いことが知られている[11,12]．一方で，CARD14 遺伝子の機能獲得変異は尋常性乾癬を伴う症例でみられることが多い[13]．しかし，これらの遺伝子変異を有さない症例も多く，遺伝子変異の有無や変異遺伝子の種類によって必ずしも臨床的フェノタイプが異なるわけでもないため，病態・病因については依然として不明な点が多い．

治療に必要な検査と診断

膿疱性乾癬（汎発型）の診断は，「膿疱性乾癬（汎発型）診療ガイドライン 2014 年度版」における診断基準（表1）に従って行う

表 1　膿疱性乾癬（汎発型）の診断基準

【定義】膿疱性乾癬（汎発型）は，急激な発熱とともに全身の皮膚が潮紅し，無菌性膿疱が多発する稀な疾患である．病理組織学的に Kogoj 海綿状膿疱を特徴とする角層下膿疱を形成する．尋常性乾癬皮疹が先行する例と先行しない例があるが，再発を繰り返すことが本症の特徴である．経過中に全身性炎症反応に伴う臨床検査異常を示し，しばしば粘膜症状，関節炎を合併するほか，まれに眼症状，二次性アミロイドーシスを合併することがある．

1　主要項目

1）発熱あるいは全身倦怠感などの全身症状を伴う．

2）全身または広範囲の潮紅皮膚面に無菌性膿疱が多発し，ときに融合し膿海を形成する．

3）病理組織学的に Kogoj 海綿状膿疱を特徴とする好中球性角層下膿疱を証明する．

4）以上の臨床的，組織学的所見を繰り返し生じること．ただし，初発の場合には臨床経過から「3. 膿疱性乾癬（汎発型）の除外項目」記載の事項を除外できること．

以上の 4 項目を満たす場合を膿疱性乾癬（汎発型）（確実例）と診断する．

主要項目 2）と 3）を満たす場合を疑い例と診断する．

2　膿疱性乾癬（汎発型）診断の参考項目

1）重症度判定および合併症検索に必要な臨床検査所見

　（1）白血球増多，核左方移動

　（2）赤沈亢進，CRP 陽性

　（3）IgG 又は IgA 上昇

　（4）低蛋白血症，低カルシウム血症

　（5）扁桃炎，ASLO 高値，その他の感染病巣の検査

　（6）強直性脊椎炎を含むリウマトイド因子陰性関節炎

　（7）眼病変（角結膜炎，ぶどう膜炎，虹彩炎など）

　（8）肝・腎・尿所見：治療選択と二次性アミロイドーシス評価

2）膿疱性乾癬（汎発型）に包括しうる疾患

　（1）急性汎発性膿疱性乾癬（von Zumbusch 型）：膿疱性乾癬（汎発型）の典型例．

　（2）疱疹状膿痂疹：妊娠，ホルモンなどの異常に伴う汎発性膿疱性乾癬．

　（3）稽留性肢端皮膚炎の汎発化：厳密な意味での本症は稀であり，診断は慎重に行う．

　（4）小児汎発性膿疱性乾癬：circinate annular form は除外する．

3）一過性に膿疱化した症例は原則として本症に包含されないが，治療が継続されているために再発が抑えられている場合にはこの限りではない．

3　膿疱性乾癬（汎発型）の除外項目

1）尋常性乾癬が明らかに先行し，副腎皮質ホルモン剤などの治療により一過性に膿疱化した症例は原則として除外するが，皮膚科専門医が一定期間注意深く観察した結果，繰り返し容易に膿疱化する症例で，本症に含めた方がよいと判断した症例は，本症に含む．

2）Circinate annular form は，通常全身症状が軽微なので対象外とするが，明らかに汎発性膿疱性乾癬に移行した症例は本症に含む．

3）一定期間の慎重な観察により角層下膿疱症，膿疱型薬疹（acute generalized exanthematous pustulosis：AGEP を含む）と診断された症例は除く．

（文献 1 を参照して作成）

必要がある．診断の際には，特徴的な臨床像のほか，皮膚生検による病理組織学的検索が必須であり，International Psoriasis Council（IPC）の診断基準[14]とは大きな相違点である．皮膚生検により他疾患との鑑別をより正確に行うことができるため，重要事項である．自己免疫性水疱症（IgA 天疱瘡など）との鑑別が必要な場合は，診断基準には記載されていないが蛍光抗体直接法も行うべきである．角層下膿疱症と膿疱型薬疹（acute generalized exanthematous pustulosis：AGEP を含む）が除外診断として明確に述べられていることも ICP の診断基準と異なる点であり，より厳密な診断が求められている．一方で，AGEP の原因薬剤としてアモキシシリンが多数報告されているが，アモキシシリンによる AGEP の症例のなかには *IL36RN* 遺伝子変異を有する症例があることが知られており，さらに本疾患自体もアモキシシリンが発症のトリガーとなることがある[15]．よって，本疾患と AGEP は厳密には鑑別不能である可能性すらあると考えられる．また，海外では膿疱性乾癬（汎発型）のバリアントと認識されている circinate annular form は国内の診断基準では除外されていることに注意が必要である．Circinate annular form は，国内では再発性環状紅斑様乾癬と呼称されていることが多く，通常全身症状がほとんどない軽症型である．病態論的に異なる疾患というよりは，指定難病として医療費助成の対象とするかという社会的な要因で除外されている背景がある．診断の参考項目には，「一過性に膿疱化した症例は原則として本症に包含されないが，治療が継続されているために再発が抑えられている場合にはこの限りではない」との記載がある．治療が継続されているために再発が抑えられていると判断する具体的な基準はなく，初期治療での寛解後に何らかの治療が継続されていれば，その後の経過に関係なく診断可能ともいえるが，この点は判断が難しい[15]．また，除外診断の項目では，「尋常性乾癬が明らかに先行し，副腎皮質ホルモン剤などの治療により一過性に膿疱化した症例は原則として除外するが，皮膚科専門医が一定期間注意深く観察した結果，繰り返し容易に膿疱化する症例で，本症に含めた方がよいと判断した症例は，本症に含める」との記載がある．基本的には皮膚科専門

医である担当医が適宜判断してよいとも解釈でき，この点でどうしても診断基準としての曖昧さが残るといわざるを得ない[15]．しかし，これらのことは，膿疱性乾癬（汎発型）を明確に定義し，クリアカットな診断基準を作成することそのものが困難であることによる．ところで，IPC の診断基準の必須項目は，「肉眼で確認できる無菌性の膿疱が紅斑上に存在し，肢端部や乾癬局面内に限局していない」（筆者訳）ことのみである．この診断基準には角層下膿疱症，AGEP，好酸球性膿疱性毛包炎などの他の膿疱性疾患が除外できないという欠点がある．IPC の診断基準の作成には筆者も参加したが，IPC の診断基準は現時点で世界の専門家のコンセンサスが得られる「膿疱性乾癬（汎発型）であるための最低要件」と理解したほうがよいと筆者は考えている．

急激な経過で典型的な急性期の症状を呈している場合は，膿疱性乾癬（汎発型）を疑うことは必ずしも難しくない．しかし，緩徐に発症する場合などにおいては疑うことすら難しいことも多く，そのような場合は，当初は他疾患と間違われてしまう症例も少なくない．膿疱性乾癬（汎発型）の臨床的鑑別疾患として，乾癬性紅皮症，掌蹠膿疱症，アロポー（Hallopeau）稽留性肢端皮膚炎，角層下膿疱症，多形滲出性紅斑，AGEP，AGEP 以外の薬疹，好酸球性膿疱性毛包炎，中毒疹，ウイルス感染症，ジベル（Gibert）ばら色粃糠疹，天疱瘡群，類天疱瘡群，皮膚筋炎，エリテマトーデス，接触皮膚炎，自家感作性皮膚炎，アトピー性皮膚炎，蜂窩織炎，（伝染性）膿痂疹，体部白癬などが考えられる．

診断および治療を開始するにあたり必要な臨床検査は，一般的な血液検査項目のほか，診断基準の参考項目を参照して適宜行うとよ

表2　膿疱性乾癬（汎発型）の重症度判定基準

A．皮膚症状の評価（0〜9）

	高度	中等度	軽度	なし
紅斑面積（全体）*	3	2	1	0
膿疱を伴う紅斑面積**	3	2	1	0
浮腫の面積**	3	2	1	0

*体表面積に対する％（高度：75％以上，中等度：25以上75％未満，軽度：25％未満）
**体表面積に対する％（高度：50％以上，中等度：10以上50％未満，軽度：10％未満）

B．全身症状・検査所見の評価（0〜8）

スコア	2	1	0
発熱（℃）	38.5以上	37以上38.5未満	37未満
白血球数（/mL）	15,000以上	10,000以上15,000未満	10,000未満
CRP（mg/dL）	7.0以上	0.3以上〜7.0未満	0.3未満
血清アルブミン（g/dL）	3.0未満	3.0以上〜3.8未満	3.8以上

重症度判定（0〜17）

重症度分類 （AとBの点数の合計）	軽症 （0〜6）	中等症 （7〜10）	重症 （11〜17）

（文献1を参照して作成）

い．指定難病の個人調査票には白血球数，赤沈，CRP，免疫グロブリン（IgG，IgA，IgM），総蛋白，アルブミン，Ca，ASLO，リウマチ因子陰性関節炎，尿検査，肝機能検査，腎機能検査に関する記入欄があるため，これらの項目も含めるべきである．また，急性期は感染症の合併が否定できないことが多く，感染症の検索のために必要に応じて各種画像検査や血液培養を行うべきである．近年は生物学的製剤での治療を行うことも多いため，「乾癬における生物学的製剤の使用ガイダンス（2022年版）」[16]に従って，B型肝炎ウイルスやインターフェロンγ遊離試験を含む結核のスクリーニングなども併せて行うとよい．

臨床症状や検査結果を基に重症度を判定する（表2）．指定難病として医療費の助成が受けられるのは，初回申請時に中等症以上の場合である．

治療の実際

膿疱性乾癬（汎発型）では，特に急性期は全身治療が中心となる．重症度判定を行い全身性炎症反応に対するプライマリケアを行う[1]．その際，ARDSやcapillary leak症候群などの心・循環系・呼吸不全に対してはステロイドの全身投与が治療選択肢となる[1]．国内のガイドラインにおいては，皮膚症状に対する治療は，成人（非妊婦），妊婦・授乳婦，小児に分けて治療選択肢が記載されている[1]．妊婦に対しては，エトレチナートとメトトレキサートは禁忌である．現行ガイドライン刊行時は，国内では添付文書上はシクロ

膿疱性乾癬（汎発型）　193

スポリンは妊婦に対して禁忌であったが，現在は「治療上の有益性が危険性を上回ると判断される場合にのみ投与」と記載が変更されている．2025年1月現在，膿疱性乾癬に保険適用のある全身治療薬を表3に示した．現行のガイドライン[1, 17]刊行後に新たに認可された薬剤が非常に多く，実際の治療はガイドラインの記載を参考にしつつ保険適用を有する最新の治療選択肢まで考慮して行う必要がある．ガイドライン刊行時は小児例に対して承認された生物学的製剤はなかったが，現在はIL-17阻害薬のセクキヌマブが小児にも承認されている．また，IL-36阻害薬のスペソリマブは膿疱性乾癬の急性症状の治療に特化した薬剤であり，本疾患を対象としたプラセボ対照二重盲検試験で有効性が証明されたうえで承認されている．筆者らの調査では，

2021年における国内の本疾患の患者の2/3が生物学的製剤で治療されており，その半数がIL-17阻害薬であった[18]．

処方例

●顆粒球単球吸着除去療法
処方　アダカラム® 30mL/分 60分間（1クールにつき週1回を限度として，5週間まで）

●内服薬
処方　チガソン® カプセル25mg 1カプセル 1日2回

●生物学的製剤
処方　トルツ® 皮下注80mg 初回に160mgを皮下投与し，2週後〜12週後までは1回80mgを2週間隔で皮下投与し，以降は1回80mgを4週間隔で皮下投与

処方　スペビゴ® 点滴静注450mg（急性症状を呈する場合のみ）1回900mgを点滴静注．急性症状が持続する場合には，初回投与の1週間後に900mgを追加投与可能

専門医に紹介するタイミング

本疾患を疑った場合は，すみやかに専門医へ紹介する必要がある．無症状が長期間続くこともあるが，フレアが起こった際は入院治療が必要になることが多いため，基幹病院が中心となり診療を行うべきである．

専門医からワンポイントアドバイス

患者が典型的な症状を示していて本疾患を疑うことができれば，専門医や基幹病院へ紹介すればよいが，必ずしもそのような症例だ

表3　膿疱性乾癬（汎発型）の全身治療（保険適用を有するもの）

内服薬		エトレチナート
		副腎皮質ステロイド
		シクロスポリン
		メトトレキサート
		デュークラバシチニブ*
生物学的製剤	TNF阻害薬	インフリキシマブ
		アダリムマブ
		セルトリズマブ ペゴル*
	IL-17阻害薬	セクキヌマブ
		イキセキズマブ
		ブロダルマブ
		ビメキズマブ*
	IL-23阻害薬	グセルクマブ*
		リサンキズマブ*
	IL-36阻害薬	スペソリマブ*
その他		顆粒球単球吸着除去療法

*現行ガイドライン[1, 17]刊行後に膿疱性乾癬に承認．

けではない．発症初期には前述の鑑別疾患に挙げた他疾患と紛らわしいこともあり，そのようなときにステロイドの全身投与が行われると急激に悪化する可能性がある．他疾患と診断して，ステロイド投与で急に膿疱が出現した場合は，本疾患の可能性も考慮すべきである．

―――――― 文　献 ――――――

1) 照井　正，秋山真志，池田志孝 他：膿疱性乾癬（汎発型）診療ガイドライン 2014 年度版．日皮会誌 125：2211-2257，2015

2) 難病情報センター「膿疱性乾癬（汎発型）（指定難病 37）」 https://www.nanbyou.or.jp/entry/168

3) 安田秀美，小林　仁，大河原章 他：本邦における膿疱性乾癬の疫学．日皮会誌 102：971-976，1992

4) Kamiya K, Ohtsuki M：Epidemiological survey of patients with pustular psoriasis in the Japanese Society for Psoriasis Research from 2017 to 2020. J Dermatol 50：3-11, 2023

5) Uppala R, Tsoi LC, Harms PW et al："Autoinflammatory psoriasis"-genetics and biology of pustular psoriasis. Cell Mol Immunol 18：307-317, 2021

6) Sugiura K：The genetic background of generalized pustular psoriasis：IL36RN mutations and CARD14 gain-of-function variants. J Dermatol Sci 74：187-192, 2014

7) Mahil SK, Twelves S, Farkas K et al：AP1S3 mutations cause skin autoinflammation by disrupting keratinocyte autophagy and up-regulating IL-36 production. J Invest Dermatol 136：2251-2259, 2016

8) Frey S, Sticht H, Wilsmann-Theis D et al：Rare Loss-of-Function Mutation in SERPINA3 in Generalized Pustular Psoriasis. J Invest Dermatol 140：1451-1455.e13, 2020

9) Vergnano M, Mockenhaupt M, Benzian-Olsson N et al：Loss-of-function myeloperoxidase mutations are associated with increased neutrophil counts and pustular skin disease. Am J Hum Genet 107：539-543, 2020

10) Marrakchi S, Guigue P, Renshaw BR et al：Interleukin-36-receptor antagonist deficiency and generalized pustular psoriasis. N Engl J Med 365：620-628, 2011

11) Sugiura K, Takemoto A, Yamaguchi M et al：The majority of generalized pustular psoriasis without psoriasis vulgaris is caused by deficiency of interleukin-36 receptor antagonist. J Invest Dermatol 133：2514-2521, 2013

12) Hussain S, Berki DM, Choon SE et al：IL36RN mutations define a severe autoinflammatory phenotype of generalized pustular psoriasis. J Allergy Clin Immunol 135：1067-1070.e9, 2015

13) Sugiura K, Muto M, Akiyama M et al：CARD14 c.526G＞C（p.Asp176His）is a significant risk factor for generalized pustular psoriasis with psoriasis vulgaris in the Japanese cohort. J Invest Dermatol 134：1755-1757, 2014

14) Navarini AA, Burden AD, Capon F et al：European consensus statement on phenotypes of pustular psoriasis. J Eur Acad Dermatol Venereol 31：1792-1799, 2017

15) 藤田英樹：Case 2『汎発性膿疱性乾癬』．J Visual Dermatol 16：638，2017

16) 佐伯秀久，馬渕智生，朝比奈昭彦 他：乾癬における生物学的製剤の使用ガイダンス（2022 年版）．日皮会誌 132：2271-2296，2022

17) Fujita H, Terui T, Hayama K et al：Japanese guidelines for the management and treatment of generalized pustular psoriasis：The new pathogenesis and treatment of GPP. J Dermatol 45：1235-1270, 2018

18) Hayama K, Fujita H, Terui T et al：Current trend in the treatment of generalized pustular psoriasis in Japan：Results from a questionnaire-based epidemiological study. J Dermatol 49：e439-e440, 2022

9. 炎症性角化症

扁平苔癬

こう の みちよし
河野通良
かまがや河野皮膚科

POINT
- ●皮膚，爪，毛髪に加え，口腔，外陰部の粘膜にも病変が生じ，特に口腔扁平苔癬は歯科において common disease として認識されている．
- ●金属アレルギー，薬剤アレルギーが発症，増悪に関与するとされているが，それらの除去による効果には議論の余地があり慎重な対応が望まれる．
- ●皮膚，口腔粘膜病変における悪性腫瘍発生のリスクを念頭において診療を行う．

ガイドラインの現況

　扁平苔癬では皮膚だけでなく口腔粘膜にも病変が認められ，歯科においては口腔扁平苔癬と称され比較的 common な疾患として認識されている．わが国では，2015 年に厚生労働省難治性疾患克服事業「重症扁平苔癬の病態解析及び診断基準・治療指針の確立」研究班（https://mhlw-grants.niph.go.jp/project/23172）により「重症扁平苔癬診療ガイドライン（案）」が作成されており，同じ 2015 年に日本口腔内科学会雑誌において「口腔扁平苔癬全国調査に基づいた病態解析および診断基準・治療指針の提案」が発表されている．さらに 2023 年に同雑誌にて「口腔扁平苔癬の治療方法とその臨床評価に関する文献レビューとタスクフォースコンセンサス」が発表された．

【本稿のバックグラウンド】 本稿では「重症扁平苔癬診療ガイドライン（案）」と「口腔扁平苔癬全国調査に基づいた病態解析および診断基準・治療指針の提案」を参考に，口腔扁平苔癬も含めた扁平苔癬の診断・治療について概説した．

どういう疾患・病態か

　扁平苔癬は病因がいまだ明らかではない，角化異常を伴う慢性炎症性疾患である．四肢体幹に生じる多角形の扁平隆起した浸潤，角化を伴う紫紅色斑，丘疹が特徴的（**図1**）で，瘙痒を伴い慢性の経過をたどる．爪甲の白濁，肥厚，萎縮，脱落や頭部の紫紅色斑を伴う脱毛斑，口腔，外陰部の粘膜病変が認め

られることがある．口腔扁平苔癬では両側頬粘膜に網状またはレース状の白斑が出現し，白色線条の間にしばしば紅斑を伴う（**図2**）．病理組織学的には，表皮または粘膜上皮の基底細胞層直下に帯状のリンパ球浸潤と液状変性がみられ，上皮の鋸歯状変化を呈する．

　脱毛，爪の萎縮や脱落，体幹四肢の広範囲に及ぶ病変，口腔，外陰部の難治性びらん，潰瘍などを繰り返す症例のうち，治療抵抗性

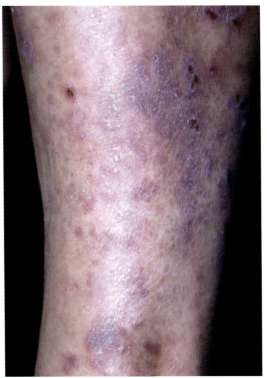

図1 下腿に生じた扁平苔癬
浸潤,角化を伴う紫紅色斑,丘疹を認める.

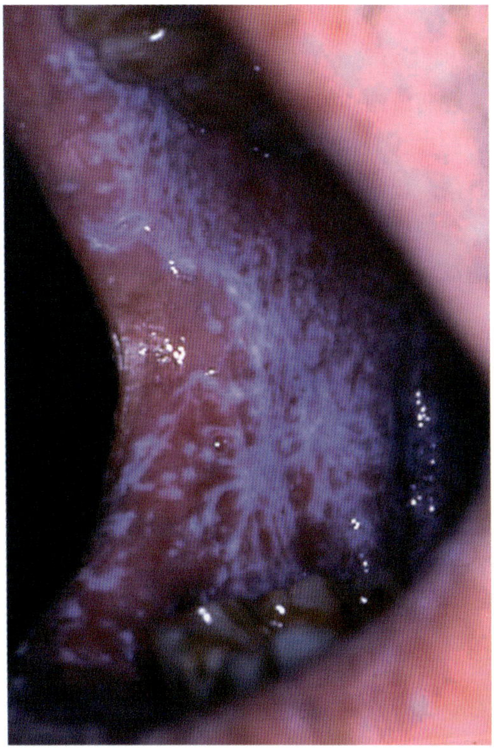

図2 頬粘膜に生じた扁平苔癬
網状,レース状の白斑を認める.

で日常生活に支障をきたすものは重症扁平苔癬と定義されている.

　扁平苔癬の発症頻度について,2009年に国内で行われた全国調査では,すべての皮膚科受診患者のうち0.3％を占めていたと報告されている.口腔扁平苔癬の有病率は,わが国を含む複数の国における調査で一般人口の1.27％を占め,女性に多い(男0.96％,女1.57％)とされている[1].発症年齢としては扁平苔癬が40〜45歳に多く,口腔扁平苔癬ではより高齢で50〜60歳に多い.口腔粘膜症状を呈する症例の16％に先行あるいは併存する皮膚症状がみられるという報告がある一方,皮膚症状を有する症例の75％に粘膜症状が併発していたという報告がある.口腔扁平苔癬では,およそ1％の頻度で有棘細胞癌が発症するという報告があり,2007年にWHOにおいて口腔粘膜の潜在悪性疾患(potentially malignant disorders of the oral mucosa)という名称が定義された際に,口腔扁平苔癬がその一つに含まれている[2].

　病変では,T細胞,NK細胞,樹状細胞,マクロファージ,好酸球など多彩な炎症細胞浸潤がみられ,浸潤するCD8陽性細胞傷害性T細胞(CTL)がperfolinやgranzyme Bという細胞傷害分子を介して上皮細胞の細胞死を誘導すると考えられている.外因性の発症因子としては,金属アレルギーや薬剤アレルギー,C型肝炎,慢性移植片対宿主反応(GVHD)などが挙げられる.一方,動物モデルにおいて自己反応性T細胞により苔癬型組織反応が引き起こされることから,自己免疫反応の関与も示唆されている[3].胸腺腫に伴って発症することがあり,Good症候群

と呼ばれる胸腺腫, 低γグロブリン血症, T/B細胞の異常, 免疫不全を呈する疾患では, 皮膚, 口腔の扁平苔癬がみられ, 胸腺腫の切除により消失することがある[4]. 以上のように, 扁平苔癬における病態, 発症機序には, 外因性の遅延型過敏反応や自己免疫反応が関与していると考えられている.

治療に必要な検査と診断

1 皮膚生検, 口腔粘膜生検

扁平苔癬の診断には臨床所見だけでは不十分であり, 病理組織所見と合わせて確定診断を行う. 口腔内病変では生検部位が重要であり, 病変部と正常部の境界を含むこと, 網状白斑では白斑を横断する部位を取ること, びらんや潰瘍があり悪性変化を疑う場合は複数箇所を取ることなどが推奨されている. 病理組織学的検査では, 上皮に浸潤するリンパ球による基底層の傷害がみられる. リンパ球浸潤の程度はさまざまだが, 典型像では帯状の強い浸潤が認められる. 上皮真皮境界部には, 液状変性と好酸性に染まる変性上皮細胞断片（コロイド小体, Civatte body）が観察される.

2 金属パッチテスト

病歴から歯科金属が原因として疑われる場合に, 金属パッチテストを行うことがある. 歯科金属除去によって症状が改善したという報告はあるが, 本疾患と歯科金属アレルギーとの関連や, パッチテストの意義については意見の分かれるところであり, その必要性についていまだ確立された指針はない.

表1 皮膚病変の分類

1) 環状扁平苔癬（annular LP）
　遠心性に拡大して中央部が消退した病変, 全体の10%を占めるとされている. 陰茎亀頭部でこの臨床型を呈する傾向がある.
2) 萎縮性扁平苔癬（atrophic LP）
　丘疹の拡大とともに中央部が萎縮した病変で下腿によく生じる. 硬化性萎縮性苔癬, 限局性強皮症との類似性が指摘されている.
3) 肥大性扁平苔癬（hypertrophic LP）
　下腿, 足背などに角化性局面を生じる. 有棘細胞癌の発生母地となりうる.
4) 水疱性扁平苔癬（bullous LP, LP pemphigoides）
　既存の扁平苔癬の病変に水疱が生じたものをbullous LPと呼び, 新たに水疱と扁平苔癬の病変が生じたもの, 類天疱瘡と扁平苔癬が混在するものをLP pemphigoidesと呼ぶ.
5) 線状扁平苔癬（linear LP）
　Blaschko線に沿って帯状に分布する. 比較的若年に認められる.
6) 光線性扁平苔癬（actinic LP）
　春から夏にかけて顔面, 手背などの露光部に発症する.
7) 急性扁平苔癬
　体幹, 手関節屈側部, 足背などに急速に全身に拡大するが, 自然治癒傾向があり多くは数ヵ月以内に治癒する.
8) 毛嚢性扁平苔癬（follicular LP）, lichen planopilaris
　被髪頭部や腋窩に生じる孔性角栓周囲の紫紅色局面を認め, 進展すると脱毛をきたす.
9) 爪扁平苔癬
　翼状爪, 爪の菲薄化, 萎縮, 縦裂などを生じる.
10) 潰瘍性扁平苔癬（ulcerative LP）
　掌蹠に生じる難治性病変で, 有棘細胞癌の発生母地となりうる.

表 2　口腔粘膜病変の分類

かつては Andreasen らにより網状型，丘疹型，斑状型，萎縮型，潰瘍・びらん型，水疱型の 6 型に分類されていたが，現在はその病態から 2 型に集約されている.

1）白色型（white type）
　網状，斑状，丘状の白色病変. 周囲やその一部に紅色病変を伴うことがある.

2）紅色型（red type）
　紅斑，びらん，潰瘍などの紅色病変が主体. 一部に白色病変を伴うことがある.

3 血液検査

抗 HCV 抗体，抗核抗体（SLE，DLE の鑑別のため），抗デスモグレイン 1，3 抗体および抗 BP180 抗体（天疱瘡，類天疱瘡，lichen planus pemphigoides の鑑別のため）などの検査を行う. 薬剤の関与が疑われる場合は，被疑薬剤のリンパ球幼弱化試験（DLST）を行う.

4 胸部 CT 検査

扁平苔癬の発症に胸腺腫の関連が報告されていることから，胸腺腫の有無について検索するため胸部 CT 検査を行う.

診断は，以上の検査所見と視診による臨床所見を合わせて行う. 皮膚の典型的臨床像では，多角形で紫紅色調を呈する扁平隆起した光沢のある丘疹と Wickham 線条と呼ばれる白色線条がみられ，口腔粘膜の典型像は白色の斑状，線状，丘状病変が融合した網状，レース状の白斑を呈するが，ほかにも多彩な臨床像がみられ，表 1，2 のような分類がなされている[1, 3].

治療の実際

前述のように扁平苔癬では HCV 感染，胸腺腫，金属アレルギー，薬剤アレルギーなどが発症，増悪因子とされており，それらの確認と対策を行う必要がある. しかし，扁平苔癬の 64～68％で 1 年以内の自然軽快がみられたという報告もあり，これらの増悪因子による影響を評価する際に自然治癒の可能性を否定することは難しい[5]. したがって，このような原因の除去による効果は議論の余地があり，慎重に行うことが望ましい.

扁平苔癬治療の中心はステロイド外用薬であり，ストロングからベリーストロングクラスのステロイドを外用する. 脱毛に対してはステロイド局所注射を試みてもよい. 外用が長期となる場合は免疫抑制薬（タクロリムス）含有軟膏の使用を考慮してもよいが，保険適用外使用となる. 瘙痒感を伴うことが多いため，抗アレルギー薬，抗ヒスタミン薬の内服を併用することがある. 重症例の場合はステロイド，エトレチナート，シクロスポリン，メトトレキサートなどの内服を行う場合もあるが，治療に熟達した専門医によって慎重に行われるべきである.

口腔扁平苔癬の治療においてもステロイド外用薬が基本となるが，病変の部位や範囲に合わせて軟膏薬，噴霧薬，貼付薬を使い分け，消炎薬，口腔衛生剤を併用する. 内服療法としてはエトレチナートが保険適用となっているが，催奇形性や口唇炎，口腔乾燥などの問題があり使用が難しい. 長期ステロイド外用による口腔カンジダの誘発と悪性転化の徴候を見逃さないことが重要である. 2023年に発表された「口腔扁平苔癬の治療方法とその臨床評価に関する文献レビューとタスクフォースコンセンサス」では，自覚症状を伴う赤色型と自覚症状のない慢性炎症である白色型に分けて治療方針を検討し，病変の表面

積から評価する REU scoring や Thongprason
の sing scale などにより治療効果の判定を行
うことが望ましいとされている[6].

処方例

外用療法

●皮膚, 爪

処方 ①アンテベート®軟膏 1日1〜2回
外用
②リンデロン®-V軟膏 1日1〜2回
外用

●頭皮

処方 ①アンテベートローション
1日1〜2回外用
②リンデロン®-Vローション
1日1〜2回外用

●口腔粘膜

処方 ①アフタッチ®口腔内貼付薬25μg
1日1〜2回貼付
②ケナログ®軟膏 1日1〜2回外用
③デキサルチン®軟膏 1日1〜2回
外用
④サルコート®カプセル外用50μg
1日2〜3回噴霧
⑤アズノール®うがい液4％
1日数回含嗽

内服療法

処方 ①アレロック®錠 (5mg) 1回1錠
1日2回 朝夕食後
②チガソン®カプセル (10mg)
1回1カプセル 1日2回 朝夕
食後

専門医に紹介するタイミング

爪病変や脱毛, 広範囲に及ぶ皮膚病変があ
る場合は, 皮膚科専門医へ紹介する. 口腔扁
平苔癬については, 口腔癌の初期病変である
可能性や悪性転化のリスクを考慮すると, 早
めに歯科・口腔外科へ紹介することが望まし
い.

専門医からのワンポイントアドバイス

皮膚, 口腔粘膜病変における悪性腫瘍発生
のリスクを念頭において診療を行うべきであ
る.

─────── 文 献 ───────

1) 小宮山一雄：口腔扁平苔癬全国調査に基づいた病態
解析および診断基準・治療指針の提案. 日口内誌
21：49-57, 2015
2) Warnakulasuriya KA, Ralhan R：Clinical, pathologi-
cal, cellular and molecular lesions caused by oral
smokeless tobacco--a review. J Oral Pathol Med
36：63-77, 2007
3) 塩原哲夫：扁平苔癬. 日皮会誌 116：165-172, 2006
4) Fatrez B, Cuny JF, Bursztejn AC et al：Good syn-
drome associated with lichen planus：a case report
and review. Eur J Dermatol 30：756-757, 2020
5) Irvine C, Irvine F, Champion RH：Long-term fol-
low-up of lichen planus. Acta Derm Venerol 71：
242-244, 1991
6) 川又 均：口腔扁平苔癬の治療方法とその臨床評価
に関する文献レビューとタスクフォースコンセンサ
ス. 日口内誌 29 (2)：21-35, 2023

9. 炎症性角化症

硬化性苔癬

長谷川稔
福井大学医学部 皮膚科

- 女性の性器や肛囲に好発するが，男性の性器にもみられる．
- 白色の局面を呈し，進行すると陰部構造の変形や性機能や排尿の機能障害をきたす．
- 女性の性器では約5％に悪性腫瘍が生じる．
- 病理学的には表皮直下の帯状のヒアリン化が特徴的である．
- 標準的な治療はstrongestからvery strongのステロイドの外用である．

ガイドラインの現況

本邦では「硬化性萎縮性苔癬　診断基準・重症度分類・診療ガイドライン」[1]が，2016年に日本皮膚科学会によって作成された．海外では2018年に「British Association of Dermatologists guidelines」，2021年に「Vulval lichen sclerosus：An Australasian management consensus」と「Diagnosis and management of cutaneous and anogenital lichen sclerosus：recommendations from the Italian Society of Dermatology (SIDeMaST)」，そして2024年に「EuroGuiderm guideline on lichen sclerosus」[2, 3]が発表されている．

【本稿のバックグラウンド】　それぞれのガイドラインによって，治療方法や国による診療体制に多少の違いがみられるが，本稿では本邦のガイドライン[1]に加え，最近発表されたIntroductionとTreatmentの2つのパートから構成された「EuroGuiderm guideline on lichen sclerosus」[2, 3]を参考に診断や治療を中心に解説する．

どういう疾患・病態か

硬化性苔癬（lichen sclerosus：LS）は慢性の炎症性皮膚疾患で，典型的には性器や肛門周囲に好発する（図1）．女性では病変部の痒みや痛み，男性では性機能障害や排尿障害が主な初期症状であるが，無症状の場合もある．LSの最初の徴候は発赤と浮腫であり，典型的には病変部皮膚の象牙色の白色化病変が持続する．ときには亀裂，瘢痕化，構造の縮小および融合が経過中に認められる．また，女性の性器病変部では有棘細胞癌などの癌の発生リスクが5％程度に認められる（図2）．

日本皮膚科学会の診療ガイドラインでは，事情により硬化性萎縮性苔癬という病名を使用しているが，必ずしも萎縮性の病変とは限

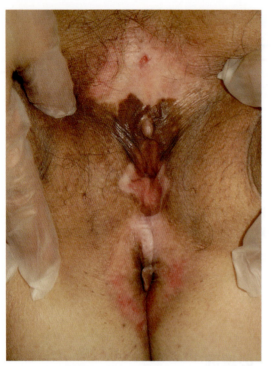

図1 成人女性の性器から肛囲にかけてのLSの典型的な病変

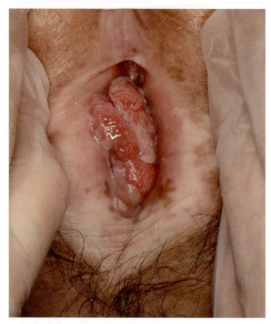

図2 成人性器LSの経過中に生じた有棘細胞癌

らず，近年は国際的にも本邦でもLSと呼ばれる．また，「balanitis xerotica obliterans」「kraurosis vulvae」「white spot disease」などの古い同義語は，もはや使用すべきでないとされている．

LSは診断されていない症例が多いことから正確な有病率は不明であるが，最近の研究では80歳までの女性における発症率は1.6%と報告されている．女性のほうが男性よりも罹患率が高く，女性：男性＝3：1〜10：1と報告されている．

性別，発症年齢，部位により臨床症状に多少違いがあるが，圧倒的に女性の性器に多い．女性性器のLSの発症時期には，初経前と閉経後の2つのピークがある．男性の場合には，少年期から高齢者までみられるが，30〜50歳に発症することが多い．

LSの原因は不明だが，性器LSの4〜12%にLSの家族歴がみられるとの報告や，特定のHLAクラスⅡ抗原との有意な相関が認められることから，遺伝的な背景の関与が示唆される．また，ターナー症候群ではLSの頻度が高いことから，低エストロゲンの本症への影響が推定されている．他に細胞外マトリックス蛋白の発現異常やエピジェネティクス異常の関与が指摘されている．

さらに，自己抗体の産生がみられたり，自己免疫疾患（特に甲状腺疾患）や乾癬の合併が多いとする報告もみられる．本症ではケブネル現象がしばしばみられることから，外的要因が誘因となる可能性も考えられている．

治療に必要な検査と診断

1 臨床徴候・所見

1. 女 性

女性に特徴的な病変の部位は，陰唇間溝，小陰唇，陰核包皮，後陰唇交連，会陰体，肛門周囲の皮膚である．大陰唇や尿道口も稀に影響を受けることがある．

性器に生じる象牙色ないし白色調の角化性や萎縮性の変化を伴う丘疹や局面で，浮腫，紫斑，水疱，びらん，潰瘍，亀裂，出血などを伴うことがある（図1）．扁平苔癬と異なり，腟や子宮頸部などの性器の粘膜部位は侵さないが，皮膚粘膜境界部に生じた場合に腟入口部の狭窄をきたしうる．経過中に瘢痕を生じやすいので，小陰唇の消失や陰核包皮の閉鎖，クリトリスの埋没などを生じうる．約30％では肛門周囲にも病変がみられ，性器の周囲から肛門周囲に広がって8の字型を示したり（図1），臀部や陰股部へ拡大することもある．

自覚症状は通常は瘙痒であり，しばしば強い瘙痒が悩みとなる．また，びらん，亀裂，腟入口の狭窄などが生じた場合には，痛みや性交痛または性交の快感の低下がみられることがある．一方で無症状のこともあり，健診などで気づかれることもある．

小児の性器病変では出血が目立つことが多く，その場合は性的虐待と間違えられたり，性的虐待によるケブネル現象として生じたり，悪化することもある．また，小児では肛囲周囲の病変が高率との報告や，裂肛のために排便痛が問題となり，便秘を引き起こすとの報告がある．

2. 男 性

男性のLSは通常，陰茎亀頭，冠状溝，尿道口および/または包皮に発生し，特に陰茎小帯周囲に好発する（図3）．自覚症状として

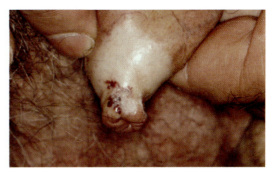

図3　成人男性の包皮にみられたLS

は包皮が締め付けられる感じで，以前は引っ込んでいた包皮が包茎になったり，包皮が亀頭に癒着して排尿障害や勃起痛を引き起こすことがある．男性の後天性（二次性）包茎は，LSによる疑いが強い．稀に，陰茎軸，会陰部，陰嚢，肛門周囲の皮膚が侵されることがある．尿道狭窄は排尿障害や尿閉につながることがあり，尿道から近位に病変が及ぶことがある．男性のLSは，割礼を受けていない男性や割礼後期の男性に多くみられ，出生後すぐに割礼を受けた男性では稀にしか発症しない．女性と異なり，痒みが主症状ということは少なく，肛囲の病変は稀である．

3. 性器以外のLS

性器外皮膚のみのLSは稀であり，罹患女性全体の約6％と報告されている．成人女性に多く，体幹上半分，腋窩，臀部，大腿外側が好発部位である．典型的な皮疹は象牙色の局面で，性器と同様に出血を伴いうる．ケブネル現象はよく認められ，外的刺激部位に生じる傾向がある．限局性強皮症との鑑別が問題になるが，本症では皮膚表面に角化性変化がみられ，瘙痒や痛みがみられることが多い．水疱型や瘢痕性脱毛を含む頭皮の罹患は稀であるが，報告がみられる．一般に，LSは口腔粘膜，爪，腟には影響しないとされているが，これらの部位での発症も報告されている．

硬化性苔癬　203

2 病理組織学的所見

　LSの鑑別疾患としては，扁平苔癬，慢性湿疹，限局性強皮症，白斑，悪性腫瘍，開口部形質細胞症などが挙げられる．診断確定のための生検は有用で望ましいが，臨床像が典型的な場合は必須ではない．臨床診断に疑問がある場合，適切な治療に反応しない場合，悪性腫瘍やその前段階が疑われる場合には実施すべきである．本疾患に合併する有棘細胞癌は数ヵ月で急速に増大することがあり，治療経過中に過角化病変，びらん，潰瘍などが新たに出現した場合には，生検を考慮すべきである．しかしながら，小児では悪性腫瘍の合併リスクがあるわけではなく，その侵襲を考えると性器の生検を行う場合は慎重を要する．

　生検は，白っぽく見える典型的な角化や硬化を伴う部位から採取すべきである．これが見つからない場合，例えば亀裂やびらんを主訴とする場合は，陰唇間溝にみられる亀裂やびらんの端（びらん性病変の中央部からは採取しない），あるいは小陰唇の後端が短縮しているように見える場合はその端から生検を行う．

　LSの典型的な病理組織所見は以下の通りである．

- コンパクトな正常角化
- 表皮は最初は過角化や毛孔角栓を示すが，後に萎縮して表皮突起は平坦化
- 基底層の空胞変性
- 表皮直下の真皮は帯状にヒアリン化しており，同部は無構造で浮腫性である（図4）．特徴的で診断に決定的な所見であるが，初期にはみられないことがある．
- ヒアリン化部位の下に帯状の細胞浸潤がみられることがあるが，時間とともに疎らになったり部分的になる

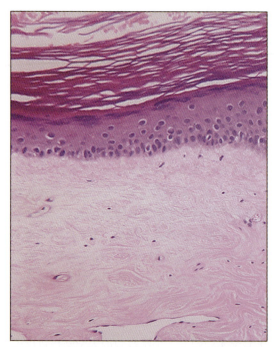

図4　LSの完成した病変部にみられた表皮突起の平坦化と真皮のヒアリン化

3 診断基準

　国際的な診断基準は確立されていない．日本皮膚科学会ガイドラインにおける診断基準[1]では，以下の2項目を満たす必要がある．

1. 境界明瞭な萎縮を伴う白色硬化性局面がある．
2. 病理組織学的に，過角化，表皮の萎縮，液状変性，真皮内の浮腫，リンパ球浸潤，膠原線維の硝子様均質化（透明帯）などの所見がみられる．

　上記の1と2を満たせば硬化性萎縮性苔癬と診断．ただし，以下の疾患を除外する：限局性強皮症，慢性湿疹，尋常性白斑，扁平苔癬．

　しかしながら，病期によっては萎縮がみられないこともあり，現在ガイドラインの内容の更新とともに診断基準の改訂も検討されている．

治療の実際

経過観察するうえで，すべての患者において，初診時および／または治療前や経過中に写真撮影を行うことが望ましい．また，悪性腫瘍の発生リスクがあるために，自己判断で放置しないように最初に説明しておく必要がある．

1 悪化因子の除去と皮膚の保護

性器や肛門周囲は，湿潤や摩擦刺激を受けやすい部位であり，汗，尿，腟分泌物，生理出血，精液，石鹸，下着やその洗剤，トイレットペーパー，生理用ナプキン，マイクロバイオームの変化などが悪化要因になりうる．また，タイトな衣服による摩擦や外的な機械的刺激は，ケブネル現象をきたして悪化につながる．このため，同部皮膚の保護のために保湿剤（クリームより軟膏）の使用が勧められている．肥満，高血圧，冠動脈疾患，糖尿病，喫煙もLSの発症や慢性化に関連していると考えられている．

また，経口避妊薬，特に抗アンドロゲン作用のある避妊薬によって，アンドロゲン依存性の外陰部皮膚の成長が阻害されることが，若い女性の早期LS発症の引き金になることが示唆されている．

2 治　療

1. ステロイド外用

性別や年齢，部位にかかわらず，副腎皮質ステロイドの外用がLSの第一選択の治療である．

早期の症例では治癒する可能性もあるが，通常は治療の目的は治癒ではなく，症状の改善と維持である．Strongestのステロイド外用薬であるクロベタゾールプロピオン酸エステル0.05％軟膏を1日1回（重症例では最初

の1ヵ月は2回）外用されることが多く，通常は10日目くらいから症状の軽快がみられ，3ヵ月までにほとんどの症例で痒み，灼熱感，痛み，性交痛などの症状の改善がみられる．肉眼的変化としても角化性の病変や紅斑，びらんなどが消失し，病理組織学的評価も改善することが知られている．3ヵ月終了後，あるいはそれよりも以前に寛解状態であれば，週当たりの外用回数を減らす，あるいはさらにステロイドのランクを下げるなどして，症状に合わせて調整しながら紅斑，角化病変，痒みなどの再発徴候がみられないように寛解を維持していく．このような外用方法で，通常は皮膚萎縮などの副作用は問題とならない．

一方，小児や妊婦では，ステロイドのランクを下げて使用されることが多い．小児では皮膚が薄く，ステロイド関連の副作用がより頻繁に起こる可能性があるためであり，妊娠中では安全性の面からステロイドの吸収を避ける必要があるためである．

女児の性器LS患者の一部では，小児期以降にLSが寛解する．しかし，経過はさまざまであり，LSの再発を早期に発見するためには，思春期以降も慎重な経過観察が必要である．

2. タクロリムス含有軟膏外用

LSには保険適応外であるが，ステロイド外用の代替治療や併用治療として使用されることが少なくない．クロベタゾールプロピオン酸エステル0.05％軟膏などの強力なステロイド外用薬よりは効果は乏しいが，皮膚萎縮などのステロイドの副作用を避けることができる．ステロイド外用で寛解させた後に，併用してステロイドの使用を減らしたり終了させ，寛解維持・再燃予防の目的で使用される．あるいは，ステロイド外用で効果が不十分な場合に併用することもある．本剤は外用

によってヒリヒリした感じなどの刺激感を呈することがあるので，特にびらんや掻破痕が残る病変に使用する際は注意が必要である．また，角化が目立つ病変では薬剤が吸収されにくくて効果を発揮できない可能性があることからも，ステロイド外用である程度軽快してから使用することが望ましい．

3．コルチコステロイド局所内投与

トリアムシノロンアセトニドまたはデキサメタゾンの月1回程度の局所注射は，一部の患者にとって，LS における強力なステロイド外用薬に代わる治療法である可能性が提案されている．

4．紫外線療法

女性の性器 LS において，外用治療で軽快しない場合には，紫外線治療が国際的には次の治療手段として考慮される．低用量から中用量の UVA1 光線療法が行われるが，本邦の紫外線療法の主流である narrow-band UVB については，性器外の LS に有用であったとの症例報告がみられるのみである．また，女性の性器 LS では，頻回な光線療法による外陰癌のリスクの増加に注意が必要である．

5．外科的治療

LS の女性に対する外科的介入は，前癌病変や外陰癌の治療のために行われることが多い．LS の女性は，細菌性膀胱炎を含む下部尿路症状に悩まされることが非常に多いが，尿道狭窄はほとんど認められず，女性におけるこの問題に対する外科的介入はほとんど報告がない．性機能や QOL 改善のための外科的治療は，手術結果に対する期待と治療満足度に隔たりが生じることがあるので，事前に十分な話し合いと慎重な検討が必要である．

男性においては，LS の標準的な抗炎症治療で望ましい結果が得られない場合は，手術を選択することもある．男性 LS の外科的な

ゴールドスタンダードは存在しないが，包茎や亀頭の病変がある症例では包皮の完全切除を行い，摘出した包皮を病理検査に提出する．他に，陰茎小帯の硬化，尿道狭窄，前癌病変または癌に対して外科的治療が行われる．

3 妊娠中の管理

ほとんどの女性では，LS が妊娠中に悪化することはなく，改善することさえある．禁忌がない限り，LS を有する女性には経腟分娩を勧める．妊娠中や授乳中は strongest の外用よりも very strong レベルのアンテドラッグステロイド外用薬の維持療法を，必要最小限の頻度で行うことが望ましい．出産の際の裂創などは，LS が十分にコントロールされていれば，創傷治癒に悪影響はないようである．

処 方 例

処方　成人：デルモベート® 軟膏　1日1回　病変部に塗布

小児：アンテベート® 軟膏　1日1回　病変部に塗布

上記に併用：プロトピック® 軟膏　1日1回　病変部に塗布

専門医に紹介するタイミング

臨床診断に疑問があるものの生検が実施できない場合，標準的なステロイド外用治療に反応しない場合，悪性腫瘍やその前段階が疑われる場合，あるいは排尿障害や性機能障害がある場合には，専門医に紹介する．

専門医からのワンポイントアドバイス

　早期に診断してステロイド外用治療を開始することで，病変の拡大，潰瘍形成，陰部構造の変形，機能障害を防ぐことができる．一方で，病変の進行に伴う炎症の持続や瘢痕形成は発癌リスクにつながりうるため，十分なコントロールと慎重な経過観察が必要となる．

文　献

1) 長谷川　稔, 石川　治, 浅野善英 他：硬化性萎縮性苔癬　診断基準・重症度分類・診療ガイドライン. 日皮会誌 126：2251-2257, 2016
2) Kirtschig G, Kinberger M, Kreuter A et al：Euro-Guiderm guideline on lichen sclerosus-introduction into lichen sclerosus. J Eur Acad Dermatol Venereol 38：1850-1873, 2024
3) Kirtschig G, Kinberger M, Kreuter A et al：Euro-Guiderm guideline on lichen sclerosus-Treatment of lichen sclerosus. J Eur Acad Dermatol Venereol 38：1874-1909, 2024

10. 色素異常症

眼皮膚白皮症

大磯直毅
近畿大学奈良病院 皮膚科

POINT
- 眼皮膚白皮症は非症候性と症候性のタイプがある．
- 原因遺伝子は20種類以上あり，確定診断は原因遺伝子の変異・多型解析結果に基づく．
- 眼症状，皮膚症状，遺伝学的解析，精神的なストレスへの対応が求められる．

ガイドラインの現況

わが国では，2014年に「眼皮膚白皮症診療ガイドライン」[1]が，2017年に「眼皮膚白皮症診療ガイドライン 補遺」[2]が日本皮膚科学会により作成された．2021年に「Management of albinism : French guidelines for diagnosis and care」[3]が欧州皮膚性病科学会雑誌に掲載された．それぞれ病因と病態，症状，診断，遺伝子解析，生活指導を主体とした診療が解説されている．

【本稿のバックグラウンド】本稿では，わが国ならびにフランスから報告された眼皮膚白皮症に対するガイドラインを引用し，最近の知見[4,5]を含めて解説した．

どういう疾患・病態か

眼皮膚白皮症（図1）は所属する人種の平均的な眼・皮膚・頭髪の色調よりも明らかに淡い色調を呈する遺伝性皮膚疾患である．現在20種類以上の遺伝子に変異が同定されている．すべて常染色体潜性遺伝形式をとる．眼白皮症は眼のみ明らかに淡い色調を呈する．1型のみ同定され，X連鎖性潜性遺伝形式を示す（表1）．

皮膚と頭髪はメラニンが全く産生されない眼皮膚白皮症1A型と，産生量が低下する複数のタイプがある（表2）．眼皮膚白皮症に

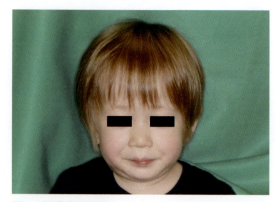

図1 眼皮膚白皮症

は全身症状を伴わないタイプと全身症状を伴うタイプがある．前者は眼皮膚白皮症と診断

表1 眼白皮症：非症候性

分　類	遺伝子	特　徴
眼白皮症1型 （MIM 300500）	OA1	メラノソーム膜の糖タンパク. 男性に眼症状. 女性は無症状保因者.

表2 眼皮膚白皮症：非症候性

分　類	遺伝子	特　徴
眼皮膚白皮症1A型 （MIM 203100）	TYR	皮膚は白色からピンク色で蒙古斑なし. 白毛. 青い眼. チロシナーゼ活性が完全消失し, メラニン産生がない.
眼皮膚白皮症1B型 （MIM 606952）	TYR	軽症から重症まで多彩. チロシナーゼ活性が低下する.
眼皮膚白皮症2型 （MIM 203200）	OCA2	軽症から重症まで多彩. OCA2はメラノソーム内のpH調整とメラノソーム輸送に関与する.
眼皮膚白皮症3型 （MIM 203290）	TYRP1	軽症から中等症. チロシナーゼ関連タンパク1はメラニン産生経路の酵素作用を示すとともにチロシナーゼを安定化させる.
眼皮膚白皮症4型 （MIM 606574）	SLC45A2	軽症から重症まで多彩. 日本人では主要病型の一つ. SLC45A2はメラノソーム内のpH調整に関与する.
眼皮膚白皮症5型 （MIM 615312）	none detected	パキスタン人家系で報告された. 原因遺伝子は同定されていない.
眼皮膚白皮症6型 （MIM 113750）	SLC24A5	軽症から重症まで多彩. 著しい光線過敏が生じうる. メラノソームの成熟化に関与する.
眼皮膚白皮症7型 （MIM 615179）	LRMDA	初期メラノソーム生合成に関与する[4]. 非常に稀. 中等症.
眼皮膚白皮症8型 （MIM 619165）	DCT/TYRP2	DOPA chromeからdihydroxyindole carboxylic acidへの互変異性化. 2例のみ報告. 中等症.

10

される. 後者は眼皮膚白皮症とそれぞれの疾患に特徴的な全身症状を示し, Chédiak-Higashi症候群とHermansky-Pudlak症候群がある（表3）. Griscelli症候群はメラニン顆粒を含有するメラノソームの輸送障害により淡い色調を示す（表4）.

　皮膚症状は日光曝露後の急性皮膚障害である日光皮膚炎が生じやすい. 繰り返しの日光曝露により, 相対的に露光部に多発性に日光角化症や有棘細胞癌が生じる. 眼症状は眼皮膚白皮症, 眼白皮症とも屈折異常, 眼振,

斜視, 羞明, 視力低下が生じうる.

治療に必要な検査と診断

1 検　査

　眼皮膚白皮症を疑うとまず眼底検査をする.
　Silver hairを示すChédiak-Higashi症候群とGriscelli症候群では, 頭髪を用いて顕微鏡で観察すると粗なメラニン顆粒を観察できる. Chédiak-Higashi症候群では, 白血球スメア塗抹標本を油浸レンズで観察すると巨大

眼皮膚白皮症　209

表 3 眼皮膚白皮症：症候性

分　類	遺伝子	特　徴
Chédiak-Higashi 症候群		中等症の眼皮膚白皮症，silver hair，免疫不全（化膿性感染症，血球貪食症候群）.
Chédiak-Higashi 症候群 1 型（MIM 214500）	*LYST*	小胞輸送に関与．機能異常により白血球内の巨大顆粒，メラノサイト内の巨大メラノソーム.
Hermansky-Pudlak 症候群		眼皮膚白皮症，出血傾向，一部のタイプに間質性肺炎と肉芽腫性腸炎，免疫不全. HPS1 型と HPS4 型の頻度が高く，HPS の 3 徴は眼皮膚白皮症，出血傾向，間質性肺炎とされてきた. 間質性肺炎と肉芽腫性腸炎は中年期以降に生じる. 原因遺伝子は小胞輸送に関与する 4 種類のタンパク複合体の構成因子，Biogenesis of lysosome-related organelles complex（BLOC）-1-3 と，Adaptor protein complex（AP）-3.
Hermansky-Pudlak 症候群 1 型（MIM 203300）	*HPS1*	眼皮膚白皮症，出血傾向，間質性肺炎，肉芽腫性腸炎 BLOC-3 の構成因子
Hermansky-Pudlak 症候群 2 型（MIM 608233）	*AP3B1*	眼皮膚白皮症，出血傾向，免疫不全 AP-3 の構成因子
Hermansky-Pudlak 症候群 3 型（MIM 614072）	*HPS3*	眼皮膚白皮症，出血傾向 BLOC-2 の構成因子
Hermansky-Pudlak 症候群 4 型（MIM 614073）	*HPS4*	眼皮膚白皮症，出血傾向，間質性肺炎，肉芽腫性腸炎 BLOC-3 の構成因子
Hermansky-Pudlak 症候群 5 型（MIM 614074）	*HPS5*	眼皮膚白皮症，出血傾向 BLOC-2 の構成因子
Hermansky-Pudlak 症候群 6 型（MIM 614075）	*HPS6*	眼皮膚白皮症，出血傾向 BLOC-2 の構成因子
Hermansky-Pudlak 症候群 7 型（MIM 614076）	*DTNBP1*	眼皮膚白皮症，出血傾向 BLOC-1 の構成因子
Hermansky-Pudlak 症候群 8 型（MIM 614077）	*BLOC1S3*	眼皮膚白皮症，出血傾向 BLOC-1 の構成因子
Hermansky-Pudlak 症候群 9 型（MIM 614071）	*BLOC1S6*	眼皮膚白皮症，出血傾向 BLOC-1 の構成因子
Hermansky-Pudlak 症候群 10 型（MIM 614050）	*AP3D1*	眼皮膚白皮症，出血傾向，免疫不全 AP-3 の構成因子
Hermansky-Pudlak 症候群 11 型（MIM 619172）	*BLOC1S5*	眼皮膚白皮症，出血傾向 BLOC-1 の構成因子

表4　Griscelli 症候群

分　類	遺伝子	特　徴
Griscelli 症候群		白色皮膚，silver hair，タイプにより免疫不全（化膿性感染症，血球貪食症候群），神経症状. メラノソームの細胞内輸送に関与. *MYO5A/RAB27A/MLPH* は複合体を構成.
Griscelli 症候群 1 型 （MIM 214450）	*MYO5A*	白色皮膚，silver hair，神経症状
Griscelli 症候群 2 型 （MIM 607624）	*RAB27A*	白色皮膚，silver hair，神経症状，免疫不全
Griscelli 症候群 3 型 （MIM 609227）	*MLPH*	白色皮膚，silver hair

顆粒を確認できる.

　Hermansky-Pudlak 症候群の出血傾向は，血小板機能異常による二次凝集抑制で生じるため詳細な血小板機能検査を行う[1]．出血時間は手技による誤差がある．中高年では間質性肺炎と肉芽腫性腸炎を鑑別するため，胸部 CT や下部消化管内視鏡検査を行う.

　汎血球減少を示す症例では，必要に応じて骨髄検査を行う.

❷ 診　断

　確定診断は遺伝子解析による．2021 年にわが国でのタイプ別頻度[5] が示されている（表 5）.

表5　日本人眼皮膚白皮症タイプ別頻度

タイプ	頻　度
OCA4	25.3%
OCA1	20.0%
HPS1	14.7%
OCA2	8.4%
HPS4	2.1%
HPS3	1.6%
HPS6	1.6%
OCA3	1.1%
HPS2	0.5%
HPS5	0.5%
HPS9	0.5%
未同定	23.7%

OCA：眼皮膚白皮症，HPS：Hermansky-Pudlak 症候群

治療の実際

　皮膚科領域では，紫外線対策，定期的な皮膚科診療，続発性に生じる皮膚疾患の治療からなる．紫外線対策は幼少期から生涯にわたって実施する．日光曝露を避け，紫外線対策を講じた服装，帽子，サングラス着用，日焼け止めクリーム外用や日傘使用などを実施する．皮膚障害には日焼け，日光角化症，光老化皮膚，色素斑，皮膚癌などがある．定期的な観察を行い，病変部が生じてきたらそれぞれに対し適切な診療を行う.

　眼科領域では，遮光眼鏡，各種コンタクトレンズやサングラス使用，屈折異常の矯正，弱視訓練，視覚支援学校の斡旋などがなされている.

　生活の質の低下に対する配慮をする．必要に応じて心療内科やメンタルヘルス科にも相談する.

　Chédiak-Higashi 症候群の免疫不全は，白血球の機能不全によるため，骨髄移植が考慮される.

Hermansky-Pudlak 症候群の肉芽腫性腸炎に対し，インフリキシマブが有用との報告がある．

専門医に紹介するタイミング

平成 27 年より眼皮膚白皮症は医療費助成対象疾患（指定難病 164）に指定された．眼皮膚白皮症を疑えば医療費助成の申請を含めて紹介する．

専門医からのワンポイントアドバイス

幼少期からの眼病変対策，紫外線対策，精神的な配慮が求められる．症候性のタイプもあり専門医へ紹介するほうがよい．

文 献

1) 深井和吉，大磯直毅，川口雅一 他：眼皮膚白皮症診療ガイドライン．日皮会誌 124：1897-1911, 2014

2) 深井和吉，大磯直毅，川口雅一 他：眼皮膚白皮症診療ガイドライン　補遺．日皮会誌 127：133-135, 2017

3) Moreno-Artero E, Morice-Picard F, Bremond-Gignac D et al：Management of albinism：French guidelines for diagnosis and care. J Eur Acad Dermatol Venereol 35：1449-1459, 2021

4) Beyers WC, Detry AM, Di Pietro SM：OCA7 is a melanosome membrane protein that defines pigmentation by regulating early stages of melanosome biogenesis. J Biol Chem 298：102669, 2022

5) Okamura K, Suzuki T：Current landscape of oculocutaneous albinism in Japan. Pigment Cell Melanoma Res 34：190-203, 2021

10. 色素異常症

尋常性白斑

種村 篤
たねむら あつし

大阪大学医学部 皮膚科

POINT
- 近年国際的に「vitiligo」と統一した用語が使用されているが，わが国では「尋常性白斑」と呼ぶことが一般的である．
- 尋常性白斑は分節型と非分節型に大別され，主に非分節型は遺伝学的背景や環境要因を基に，メラノサイトに対する酸化ストレス・自己免疫応答により，メラノサイトが減少もしくは消失するといわれる．一方，分節型の病態は不明点が多い．
- 尋常性白斑の治療には，外用療法・紫外線治療・外科治療・全身の免疫調整（抑制）治療が含まれ，病型や病期，年齢，各病変の治療反応性，整容性などを包括的に考慮し治療法を選択する必要がある．

ガイドラインの現況

わが国では，「尋常性白斑診療ガイドライン」が 2012 年に刊行され[1]，原則このガイドラインを参考に治療が行われてきた．一方，当時よりエキシマランプが普及していることや，海外での紫外線治療適応年齢の現在の治療環境に則した改訂が期待される．海外では，1996 年米国白斑治療ガイドライン，2008 年英国白斑診療ガイドライン，2013 年欧州白斑診療ガイドラインなどが出されている．近年 JAK 阻害薬の白斑に対する有用性を証明する報告[2] を受け，国際的な治療コンセンサスとして新しく JAK 阻害薬を加える動きがある．また，外科的治療のなかでメラノサイトを含む細胞治療も解説されている．

【本稿のバックグラウンド】 2012 年に刊行された「尋常性白斑診療ガイドライン」を参考に白斑の治療が行われている．特に，ここ 10 年間で新しい白斑の病態論が数多く提示され，白斑治療のエビデンスが蓄積されてきた．本稿では，現在提唱されている病態論と白斑治療のトピックを簡潔に解説した．

どういう疾患・病態か

尋常性白斑は何らかの原因でメラノサイトが減少もしくは消失し，色が白く抜ける疾患であり，大きく皮膚分節に沿った分節型と非

分節型に分かれる．その病態は，いまだ完全に解明されているわけではないが，近年の研究で多くの病態が明らかになってきた．主に非分節型では遺伝学的背景と環境因子を背景に，①メラニン合成過程で生じた活性酸素な

尋常性白斑　**213**

どの酸化ストレスによるメラノサイトの傷害，②メラノサイトもしくはメラノサイト幹細胞の機能低下，③メラノサイトに対する細胞傷害性の自己免疫応答，さらに④そもそも白斑患者のメラノサイトが酸化ストレスに脆弱であることなどが複合的に影響し，遺伝的因子および環境因子を背景に最終的にメラノサイトが消失し，白斑病変が進行もしくは維持される．現在報告されている白斑の病態を図1にまとめた．1970〜2004年の間に白斑の発症年齢が上昇し，成人白斑では二相性の発症ピークがあることや，白斑患者の配偶者で白斑発症リスクが1.89〜1.96倍上がることが報告されたことは，生活環境の関与を示唆する．近年の高脂肪・高塩分食により活性酸素を発生しやすくなり，体内が向炎症性に傾くことも影響しているかもしれない．遺伝学的背景としては，欧米人や日本人ではHLA-*A0201が有意に白斑を発症すること，メラノサイト構成成分や免疫制御蛋白の一遺伝子多型，自然免疫制御因子である*NALP1*の遺伝子変異などの因子が大きくかかわっていると考えられている．白斑メラノサイトの消失にはアポトーシスだけではなくネクローシス，ネクロプトーシス，パイロプトーシス，オキシエイプトーシスなど多様な細胞死メカニズムが絡んでいるとされ，「メラノサイト内の酸化ストレスの蓄積」と「メラノサイトに対する自己免疫応答の亢進」という2つの病態に大別される．特にATG5/12異常によるオートファジー機能低下や白斑メラノサイトのグルタチオンペルオキシダーゼ・カタラーゼ活性の低下，抗酸化応答システムの一つであるKeap1-Nrf2シグナル伝達低下によ

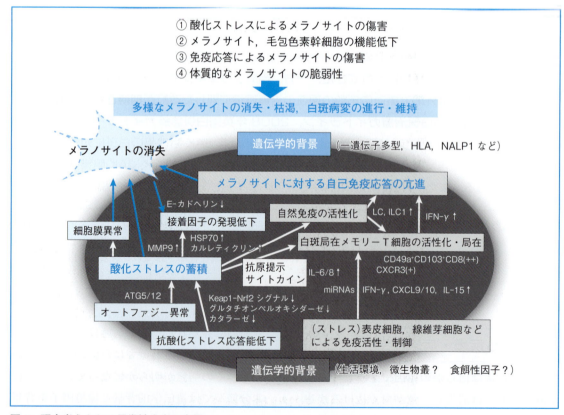

図1　現在考えられる尋常性白斑の病態

り抗酸化ストレス応答能が低下し，結果的に活性酸素が蓄積する．蓄積した酸化ストレスによりメラノサイトの細胞膜が傷害される，MMP-9が誘導されE-カドヘリンなどの接着因子が減少しメラノサイトが基底層から離脱，メラノサイト死の原因となる．さらに，酸化ストレスの蓄積により向炎症性サイトカインであるIL-6/8やHSP70，カルレティクリンが産生され，炎症を惹起する．一方，白斑病変部の自然免疫の活性化，抗原提示細胞の活性化およびメラノサイト関連抗原の提示，IFN-γを基軸としたメラノサイト周囲の表皮細胞や線維芽細胞による免疫環境の変化などが誘因として，最近ではCXCL9/10の受容体であるCXCR3を発現したCD49a⁺CD103⁺皮膚局在メモリーCD8 T細胞が白斑病変部にリクルートされ，メラノサイトに対する自己免疫応答が亢進していることが明らかになった．白斑の病期は活動期・色素再生期・維持期に分けられ，それぞれの病期で上記に病態が異なって複雑に影響し合っているだろう．一見炎症細胞の浸潤が乏しく"おとなしい"白斑病変に潜むこれらの複雑な病態を正しく理解し，対処することが真の白斑治療につながる．

治療に必要な検査と診断

　尋常性白斑の診断には，皮膚生検でメラノサイトの減少もしくは消失を証明することが有用である．また，Wood灯を用いた観察で強い蛍光を発し「Chalky white」様にみえること，直視下もしくはダーモスコピーにて「白毛」が存在することなども診断の一助となる．ただし，病初期では必ずしも病変内部が真白ではなく不均一であったり，白毛を伴わないこともあるため注意を要する．特に，幼少期の脱色素斑は脱色素性母斑との鑑別が

重要であり，病変の経過を詳細に観察する必要がある[5]．

治療の実際

処方例

軽症

下記薬剤のいずれかを用いる．あるいは，①＋②，①＋②＋③もしくは①＋②＋④の併用療法を試みる（①，②，③は保険適用外）

処方　①オキサロール®ローション　1日1回朝外用
　　　②プロトピック®軟膏　1日夜1回もしくは朝夕2回外用
　　　③ロコイド®クリーム　1日朝夕2回，毎日もしくは隔日外用，主に頭頸部の病変に対し
　　　④トプシム®クリーム　1日朝夕2回，毎日もしくは隔日外用，主に頭頸部以外の病変に対し

中等症（外用療法のみで効果が乏しい場合）

処方　①エキシマランプ（もしくはレーザー）照射　週1～3回（2日連続は避ける，病変が限局的な場合）
　　　②全身ナローバンドUVB照射　週1～3回（2日連続は避ける，病変が広範囲に及ぶ場合）

国内のガイドラインでは，将来的な紫外線発がんを考慮し16歳以上を適応としているが，海外では7～10歳頃から可能としている[6]．

上記の治療法で反応せず，かつ病勢が1～2年以上安定している場合

特に整容的な部位に外科的治療が考慮される．一般的に分節型で治療成績がよい．国内の皮膚移植は，主に①吸引水疱蓋表皮移植，

②ミニグラフト，③スマッシュグラフトが行われている．一方，欧米，インド，中国などではメラノサイトを含む（非）培養表皮単細胞移植，外毛根鞘細胞移植などの細胞移植が積極的に行われ，各種外科治療法のメリット・デメリット，適応，改良術式などについて検討されている．特に細胞移植では，小範囲のドナーで広範囲の病変を治療することが可能である[7]．また，メラノサイト含有培養表皮シート移植も国内で適用となり，メラノサイト含有培養表皮シートについては，下記に詳述する．

病状が急速に進行している場合

ステロイドや免疫抑制薬の全身投与を要する（国内ではすべて保険適用外）

処方 ①ベタメタゾン 5mg 内服，週 2 回，3～6 ヵ月

②メチルプレドニゾロン 500mg 点滴×3 日間，1～3 クール

③メトトレキサート 15mg/週，3 ヵ月

治療効果が乏しく整容的に残存色素が問題となる場合

脱色剤が使用されることがある（国内では未承認）

処方 A 20％ハイドロキノンモノベンジルエーテル，約 10 ヵ月間外用

1 これから期待される白斑の治療

JAK 阻害剤

新規白斑治療薬として，JAK（Janus Kinase）を標的とした JAK 阻害剤が注目されている．JAK 阻害剤は，皮膚科疾患領域ではすでにアトピー性皮膚炎で内服薬（ウパタシチニブ，バリシチニブ）・外用薬（デルゴシチニブ），円形脱毛症でリトレシチニブが承認されており，それらの有効性が明らかになっている．近年の研究により，白斑（特

に非分節型）病変の表皮細胞が IFN-γ シグナルを受けると，その下流の JAK/STAT1 経路が活性化し CXCL9/10 を産生，これらケモカインの受容体である CXCR3 をもった細胞障害性 T 細胞が選択的にメラノサイトを攻撃する病態が明らかになった[8,9]．その後さまざまな基礎研究の成果を受け，現在白斑に対する JAK 阻害剤の有効性が数多く検証されており，そのなかで代表的な治験データを紹介する（**表1**）．まず，外用剤として主に JAK1/2 を阻害するルキソリチニブクリームの治験が行われ，良好な治療成績が報告された[10]．12 歳以上 157 名の非分節型白斑症例を対象に 0.15％～1.5％増量実薬群とコントロール群を比較しており，その結果 24 週時点での F-VASI（Facial-Vitiligo Area Severity Index）50 達成率がすべての実薬群でコントロール群を上回っており，また 1.5％外用群が他の濃度より有意に高かった．その後第 3 相試験が欧米中心に 2 つのコホート 674 名に拡大され，1.5％ルキソリチニブクリーム外用群で 24 週時点の F-VASI75 が 29.8％と 30.9％，T-VASI50 が 20.6％と 23.9％であり，欧米で承認（Opzelura®）されるきっかけになった[11]．一方，主な有害事象は塗布部位の痤瘡および瘙痒，鼻咽頭炎などであった．さらに，52 週までの解析では，VASI50 達成率は顔面を除くすべての部位で経過とともに上昇しており（12 週 /24 週 /40 週 /52 週：8.7％ /20.8％ /37.0％ /47.7％），治療反応性が不良な手足の病変でも 46 週時点でそれぞれ 40.5％，30.7％と極めて良好であった[12]．なお，本試験は Fitzpatrick スキンタイプ I～III の皮膚色の薄い被検者が 70％以上含まれており，今後日本人を対象とした有効性および安全性の検証が待たれる．

次に内服薬として，主に JAIK3/Tyk2 を阻害するリトレシチニブ（国内ではリット

表1　JAK，TEC シグナル経路を標的とした白斑治療薬と開発状況

治療薬	阻害標的分子	剤型	開発状況
ルキソリチニブ[10〜12)]	JAK1/2	外用	2022 年に承認*
リトレシチニブ[13)]	JAK3/TEC	内服	第3相進行中，（NCT05583526，NCT06072183，NCT06163326）
ウパタシチニブ	主に JAK1	内服	第3相進行中，（NCT06118411）
ポボルシチニブ	JAK1	内服	第3相進行中，（NCT06113445，NCT06113471）
デウクラバシニブ	TYK2	内服	第3相，リクルート中，（NCT06327321）
SYHX1901	JAKs	内服	第2相，リクルート中，（NCT06511739）
AMG 714	IL-15	静脈内投与	第2a相，進行中，（NCT04338581）
TEV-53408	IL-15	皮下投与	第1b相，リクルート中，（NCT06625177）

*US および EU で承認

NCT：ClinicalTrials.gov で表示される治験番号．開発状況は 2025 年1月現在の進捗を記載した．

フーロ® として円形脱毛症に対し保険適用がある）の有効性が示されている[13)]．第2b相試験で 364 名の活動性非分節型白斑患者に対して，用量依存的に治療効果が上昇し 50mg/ 日内服し 24 週時点で F-VASI75 達成率が 12.1% と良好であった．その後の 48 週の延長期間でもさらに著明に病変が縮小しており，長期の有効性も確認されている．

2 メラノサイト含有自家培養表皮 ジャスミン™ を用いた植皮術

新規外科治療として，メラノサイト含有自家培養表皮 ジャスミン™ が再生医療等製品として 2023 年3月に製造販売承認を取得し，2024 年 10 月に保険収載された（図2）．患者自身から採取した正常な皮膚組織から酵素処理にて分離・回収した細胞を，X 線照射した 3T3-J2 細胞のフィーダーに播種した後，37℃，10% CO_2 存在下で継代培養し，約5週間かけてメラノサイトを含有した表皮細胞シートが製造される（図3）．白斑の表皮相当部分を CO_2 レーザー，水圧式ナイフなどで剝削した創面にジャスミン™ を移植すると，表皮細胞とメラノサイトが患部に供給されることから色素再生が期待される．細胞を培養して移植用の細胞シート（8cm×10cm）

尋常性白斑　217

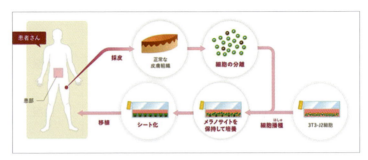

図2 ジャスミン™外観（J-TEC提供）　図3 ジャスミン™培養工程の概略図（J-TEC提供）

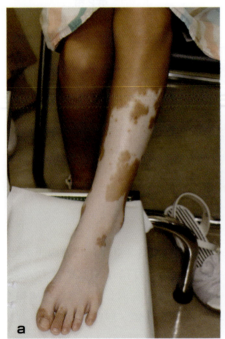
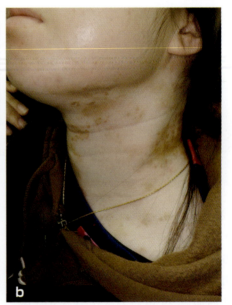
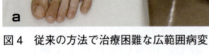

図4 従来の方法で治療困難な広範囲病変

を製造するため，"少量の皮膚組織で一度に広範囲にわたる治療が可能"である．したがって，これまでのミニグラフトや吸引水疱蓋表皮移植術で治療困難な足背〜下腿全周性や頸部〜下顎など，広範囲病変がよい適応となる（図4a, 4b）．また，原材料は全層の皮膚組織であるため，毛包由来メラノサイト幹細胞（前駆細胞）が供給される可能性を有している．安定期の白斑を有する患者を対象に，ジャスミン™の有効性および安全性の評価を目的として臨床試験が実施された[14]．その結果，色素再生効果に関しジャスミ

ンTM を移植した 24 例で移植 52 週目の色素再生率が 68.0％±35.3（平均値±標準偏差）であり，臨床的意義のある奏効率として設定した閾値 50％に対して統計的に有意な差が認められた（p＝0.0201，1 標本 t 検定）．一方，移植後の有害事象は 20 例（83.3％）に認められ，主な有害事象は適用部位疼痛，肥厚性瘢痕，皮膚びらんであった．また，培養表皮を用いたこれまでの報告では，分節型のほうが非分節型と比較し色素再生率およびカラーマッチがよい傾向であり，非分節型でも色素再生率は完全ではないが色素再生している症例もみられる．日本人 27 例に移植した報告では，分節型 20 例では 90％以上の色素再生率 14 例，50～90％ 6 例，非分節型 7 例では 90％以上 0 例，50～90％ 3 例，50％以下 4 例であった[15]．また，日本人 11 例 16 部位に移植した報告において，周辺皮膚とのカラーマッチ評価は分節型 5 例 6 部位で same 4 部位・Lighter 2 部位，非分節型 5 例 9 部位で same 2 部位・Lighter 7 部位，限局型 1 例 1 部で Lighter 1 部位であった[16]．分光測色計で色差を計測し，いずれの症例も移植前と比較して色差 ΔE^*ab 値は低下し，6 部位では位色差 ΔE^*ab 値が 5 より低値であった．一方ジャスミンTM の安全性に関して，in vivo および in vitro 試験にて造腫瘍性は否定され，臨床試験では 52 週までのヒトでの安全性情報はあるものの，より長期の安全性データはない．ジャスミンTM の技術導入元であるイタリアのグループの非分節型 11 例，分節型 4 例，限局型 6 例の計 21 例の報告では，平均色素再生率は 75.9％，再発した 3 例を除くと 18 例で 90％の色素再生であり，この報告内における 45 ヵ月の観察が安全性評価の最長実績となる[17]．そのため，今後長期的な安全性の確認も必要とされる．ジャスミンTM が保険収載されるにあたり，

日本白斑学会により「メラノサイト含有ヒト（自己）表皮由来細胞シート（販売名ジャスミン）」適正使用に向けた指針が作成され，学会ホームページに掲載されている[18]．

専門医に紹介するタイミング

特に整容部位に難治な病変がみられる場合，治療の継続や変更・中断などのアドバイスを含め専門医に紹介してもらいたい．また，急速に進行する症例では全身療法を要する場合もあるため，早めに専門医に紹介することが肝要である．

専門医からのワンポイントアドバイス

尋常性白斑の最適治療を行うため，各症例・各病変に適した治療を選択する必要があり，反応性の乏しい治療を決して漫然と行うべきではない．近年の急速な病態解明に基づき，新しい治療法の開発が期待されている．

───── 文 献 ─────

1) 鈴木民夫，金田眞理，種村 篤 他：尋常性白斑診療ガイドライン．日皮会誌 122：1725-1740，2012

2) Rosmarin D, Pandya AG, Lebwohl M et al：Ruxolitinib cream for treatment of vitiligo：a randomised, controlled, phase 2 trial. Lancet 396：110-120, 2020

3) Chen J, Li S, Li C et al：Mechanisms of melanocyte death in vitiligo. Med Res Rev 41：1138-1166, 2021

4) Cheuk S, Schlums H, Sérézal IG et al：CD49a expression defines tissue-resident CD8＋ T cells poised for cytotoxic function in human skin. Immunity 46：287-300, 2017

5) Takafuji M, Tanemura A, Hanaoka Y et al：Noninvasive evaluation and differential diagnosis for pediatric leukoderma in a single institute. JCDSA 9：313-320, 2019

6) Mohammad TF, Al-Jamal M, Hamuzavi IH et al：The Vitiligo Working Group recommendations for narrowband ultraviolet B light phototherapy treatment of vitiligo. J Am Acad Dermatol 76：879-888,

2017

7) Thakur V, Bishnoi A, Vinay K et al：Vilitigo：Translational research and effective therapeutic strategies. Pigment Cell Melanoma Res 34：814-826, 2021

8) Strassner JP, Harris JE：Understanding mechanisms of autoimmunity through translational research in vitiligo. Curr Opin Immunol 43：81-88, 2016

9) Martins C, Migayron L, Drullion C et al：Vitiligo skin T cells are prone to produce type 1 and type 2 cytokines to induce melanocyte dysfunction and epidermal inflammatory response through Jak signaling. J Invest Dermatol 142：1194-1205, 2022

10) Rosmarin D, Pandya AG, Lebwohl M et al：Ruxolitinib cream for treatment of vitiligo：a randomised, controlled, phase 2 trial. Lancet 396：110-120, 2020

11) Rosmarin D, Passeron T, Pandya AG et al：Two phase 3, randomized, controlled trials of ruxolitinib cream for vitiligo. N Engl J Med 387：1445-1455, 2022

12) Passeron T, Harris JE, Pandya AG et al：Repigmentation by body region in patients with vitiligo treated with ruxolitinib cream over 52 weeks. J

Eur Acad Dermatol Venereol, 2024［Online ahead of print］

13) Ezzedine K, Peeva E, Yamaguchi Y et al：Efficacy and safety of oral ritlecitinib for the treatment of active nonsegmental vitiligo：a randomized phase 2b clinical trial. J Am Acad Dermatol 88：395-403, 2023

14) 株式会社ジャパン・ティッシュエンジニアリング：ジャスミン 添付文書 第1版（2023年3月作成）

15) Matsuzaki K, Kumagai N：Treatment of vitiligo with autologous cultured keratinocytes in 27 cases. Eur J Plast Surg 36：651-656, 2013

16) Toriyama K, Kato H, Sato H et al：Cultured epidermal autografts for treatment of stable vitiligo：quantitative analysis of color matching with surrounding normally pigmented skin. J Dermatol 48：1405-1408, 2021

17) Guerra L, Primavera G, Raskovic D et al：Erbium：YAG laser and cultured epidermis in the surgical therapy of stable vitiligo. Arch Dermatol 139：1303-1310, 2003

18) 片山一朗：日本白斑学会「メラノサイト含有ヒト（自己）表皮由来細胞シート（販売名ジャスミン）」適正使用に向けた指針. 2024

10. 色素異常症

肝斑・日光黒子

船坂陽子
(ふなさかようこ)

池袋西口病院 美容皮膚科

POINT
- 肝斑および日光黒子はともに，正しい診断を下すことがもっとも重要である．
- 肝斑では美白剤による治療が，日光黒子ではレーザー治療がファーストラインとなる．
- いずれも紫外線曝露が発症因子であり悪化因子でもあるので，遮光指導を十分に行う必要がある．

ガイドラインの現況

わが国では，「美容医療診療指針」が令和元年度厚生労働科学特別研究事業として作成された．本事業は，美容医療にかかわる主要な学術団体である日本美容外科学会（JSAPS）と日本美容皮膚科学会（JSAD），およびそれぞれの基盤学会である日本形成外科学会（JSPRS）と日本皮膚科学会（JDA），さらに，日本美容外科学会（JSAS）と公益社団法人日本美容医療協会（JAAM）が初めて合同で協力した研究事業である．顔面の色素斑に対しては，多くのレーザー機器が開発され，レーザー治療が盛んに行われている．本指針では肝斑と日光黒子に対するレーザー治療の有効性と安全性について，文献検索によるエビデンスレベルを吟味して，施術による利益のアウトカムと不利益のアウトカムのバランスを考慮して推奨度ならびに推奨文が決定されている．病態を理解して正しい診断のもと，習熟した技術を保持して治療にあたる必要性について解説されている．

【本稿のバックグラウンド】令和元年度に作成された「美容医療診療指針」において，保存的治療を行ったうえでレーザー治療を行うことが，肝斑に対しては弱く提案され，日光黒子に対しては強く推奨されている[1]．いずれも病態を理解して正しい診断を下し，保存的治療も十分にできることが求められている．これらの点を踏まえてわかりやすく解説した．

どういう疾患・病態か

1 肝斑

肝斑は主として両頬に対称性に生じる後天性の色素異常症である．境界が不明瞭な淡褐色〜褐色斑が顔面，特に前額，頬，頬骨部，口囲に左右対称性に生じる（**図1**）．眼囲が抜けるのが特徴である．3つの臨床型があり，①centrofacial（顔面中央型：頬，前額，口唇上部，鼻，頤），②malar（頬骨型：頬，

肝斑・日光黒子　221

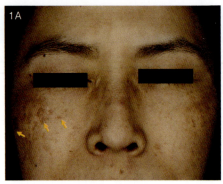
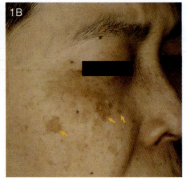

図1 肝斑と日光黒子の合併
両頬に境界が不明瞭な褐色斑として肝斑がみられる．その上および近傍に境界明瞭でやや色調が濃い色素斑として日光黒子（矢印）がみられる．A：正面像，B：右側面像．

鼻に限局），③mandibular（下顎型：下顎部）に分類される．線状，弓状，多環状および融合して不整形の斑を形成する．大半が20代後半〜40代に発症し，発症年齢の平均は30歳と報告されている．妊娠2〜3ヵ月に始まり，漸次高度となり，分娩後月経開始とともに徐々に消退するが，長期に持続して閉経後に及ぶこともある．

肝斑の病因には多因子の関与がある[2]．紫外線，女性ホルモン（妊娠，経口避妊薬による増悪），薬剤（抗痙攣薬および光毒性薬剤）が誘発や増悪に関与する．ほかに心理的要因，肝機能障害，遺伝因子，化粧品なども病因に挙げられている．重症度の判定には，色素斑の面積と濃さを考慮したMASI（Melasma Area and Severity Index）が使われる．

病理組織学的には，表皮のメラノサイトのサイズが大きくなり，発達した樹枝状突起のなかにメラニンが認められ，成熟したメラノソームが隣接した表皮細胞内に異常蓄積し，基底層およびそのすぐ上層のケラチノサイト内のメラニンの増加が顕著である．さらに顆粒層，角層と表皮全層においてメラニン含量が増加している．メラノサイトの数も肝斑周囲皮膚との比較で増加している．すなわちメラノサイトの数の増加と，メラニン産生および周辺ケラチノサイトへのメラノソームの受け渡しが亢進している．ケラチノサイトの増殖異常はみられない．真皮には程度の差はあるが，光線性弾性線維変性および少数のメラノファージが認められる．また，基底膜の傷害，毛細血管の増生，マスト細胞の浸潤がみられ，角層バリアの機能不全も示されている[3]．

免疫組織染色による検討で，肝斑病変部ケラチノサイトでのα-メラノサイト刺激ホルモン（α-melanocyte stimulating hormone：α-MSH）および血管内皮細胞増殖因子（vascular endothelial growth factor：VEGF）の発現増加，線維芽細胞での幹細胞増殖因子（stem cell factor：SCF）の発現増加が認められ，肝斑病変部の皮膚細胞のサイトカインネットワークにメラノサイトを活性化する異常がみられることが示唆されている．また，エストロゲン受容体β（oestrogen receptor β：ERβ）およびプロゲステロン受容体（progesterone receptor：PR）の表皮での発現亢進およびERβの真皮線維芽細胞での発現亢進がみられている．

2 日光黒子

日光黒子は 20 代からも散見されるが、主として中年以降の顔面、手背、前腕など日光曝露部に多発する（図1）。光老化の一症状である。慢性の紫外線曝露がその病因として重要である。日光黒子は小斑型（雀卵斑様に顔面に多発）、大斑型（直径 2〜3 cm くらいの大きな斑が少数出現）の 2 型に加え、稀な病型として白斑黒皮症型（白斑と色素斑が混在）がある。小斑型は数 mm で、その色調はほぼ一様の褐色調を示す。大斑型は、小斑型よりもやや色調が濃く、濃淡がみられる。病理組織学的に表皮突起の延長とメラノサイトの数の増加がみられ、メラニンが過剰に沈着している。日光黒子の病態としては、老化と慢性の紫外線曝露により細胞への損傷が蓄積する結果、表皮ケラチノサイト、メラノサイト、真皮乳頭層の線維芽細胞に異常をきたし、メラノサイトが活性化されてメラニン生成が亢進する。

異常ケラチノサイトからのパラクリンで作用する因子として、endothelin 1（ET 1）、stem cell factor（SCF）、proopiomelanocortin（POMC）が同定されている。また、P53 の発現増強およびそのリン酸化状態が紫外線曝露により亢進しており、メラノサイトにおいては MITF（microphthalmia associated transcription factor）や c-KIT およびチロシナーゼの発現増強が生じている。紫外線曝露により DNA 損傷が生じるが、fibroblast growth factor receptor 3（FGFR3、線維芽細胞受容体3）および phosphatidylinositol 3-kinase（PI3K）の遺伝子変異が日光黒子病変皮膚において見いだされている。日光黒子を有するヒトでは melanocortin receptor subtype 1（MC1R、MSH 受容体1）に変異があることが報告されており、素因も指摘されている。線維芽細胞においても HGF（he-patocyte growth factor）や KGF（keratinocyte growth factor）、SCF などの発現増強が示され、メラノサイト活性化を促進する[4]。

治療に必要な検査と診断

1 肝 斑

肝斑はその発症時期、悪化因子、皮膚症状の形態と分布などから診断する。色素斑は前額、頬骨部、口囲に生じる左右対称性の境界明瞭な淡褐色斑で、眼囲の色が抜けたようにみえる点が特徴的である。軽症の場合、頬の色素斑は明らかでなく、頬骨部に沿って線状、弓状にみられる。

Wood 灯を用いて、主たる増加部位が表皮であるのか真皮であるのかを判断し、表皮型（表皮にメラニン過多がみられる）および混合型（表皮のメラニン過多に加え、真皮のメラノファージによるメラニン沈着が目立つ型）に分けられる。従来真皮型とされていたのは、免疫組織染色の解析より両側性太田母斑様色素斑であると現在では考えられている。最近では reflectance confocal microscopy（RCM、共焦点反射顕微鏡）が Wood 灯よりも正確に病態を把握するのに有用であるとされている。RCM では肝斑病変部全体のメラニン分布の不均一性や真皮血管の状態を観察することができる。

肝斑との鑑別が難しいのは、色素沈着型皮膚炎と両側性太田母斑様色素斑である。前者の場合、色素斑が網目状であるか、灰色がかった褐色斑であるか、痒みを伴うかがポイントとなる。両側性太田母斑様色素斑は、肝斑と分布が同じで、増悪因子が共通しており、肝斑との合併例もみられる。灰色がかった小色素斑が集簇している場合は、両側性太田母斑様色素斑を疑う。ほかに炎症後色素沈着症との鑑別も必要である。また日光黒子な

肝斑・日光黒子　**223**

ど他の色素異常症の合併例もみられる．診断に困ったときは，生検による組織診断が必要となることがある．

2 日光黒子

日光黒子は臨床所見で診断がつく場合がほとんどであるが，悪性黒子との鑑別でダーモスコピーによる診断や生検による組織像の鑑別が必要なことがある．

治療の実際

1 肝 斑

1．治療方針の立て方

肝斑は緩解・再燃を繰り返す疾患であり，根治させることはできない．誘因となる紫外線曝露を避けることに加え，美白剤の内服や外用による治療が主体となる．レチノイドやケミカルピーリングとの併用療法による有効性も示されている[5]．

2．美白剤内服

美白剤の内服としては，トラネキサム酸，ビタミンC，ビタミンE，L-システインが挙げられ，併用されることが多い．トラネキサム酸は肝斑の治療に有効であるものの，止血剤であるので，血中コレステロールが高くないか，動脈硬化，血栓や梗塞病変がないか確認する必要がある．

3．美白剤外用

美白剤の外用としてもっとも強力な作用を示すのはハイドロキノンであるが，高濃度のハイドロキノンを長期連続使用した場合の日光曝露による色素沈着が世界的に問題となっており，3ヵ月のサイクル使用，すなわち3ヵ月ハイドロキノンを使用し，次の3ヵ月は他の美白剤を使用するようにして，漫然と長期間使用しないことが推奨される．ハイドロキノンの使用上の注意としては，かぶれ，

特に色素斑部に一致して紅斑反応を起こすことが比較的高率にみられるので，最初は一部分で試してから全体に使用するとよい．ハイドロキノンが酸化して生じるベンゾキノンは刺激が強いので，純度の悪い原料を用いた製品や劣化（茶色に着色）したものを使用しないようにする．高濃度のハイドロキノンを長期大量に使用し，無防備に日光を浴びた場合などに色素沈着が起こった例が報告されているので，ハイドロキノン使用中は必ずUVケアをする．

ほかの美白剤としてはアルブチン（3%），コウジ酸（1%），油溶性甘草エキス（0.1〜0.2%），ビタミンC誘導体（10%濃度ビタミンCリン酸マグネシウム塩），トラネキサム酸（1%），ルシノール（0.3%），リノール酸（0.1%リポソーム化リノール酸），カミツレエキス（0.5%），ニコチン酸アミド（5%），システアミン（5%）などにて有効性が示されている．これらの外用薬は安全性が高く，長期使用が可能である．

4．他の保存的治療

トラネキサム酸およびビタミンCのイオントフォレーシスにて色素斑の改善が得られる．光老化皮膚の改善を目指して，レチノイドの外用，ケミカルピーリングが有効であるが，炎症により色素沈着が増強することがあるので，注意が必要である．角層バリアの回復能に不全があることが示されているので，角層に対して正しいスキンケアが必要である．

5．レーザー・IPL (intense pulsed light)

外用療法や内服療法のみでは改善しない症例や副作用が問題となる症例などでは，よりよい治療効果を期待してレーザーやIPL（intense pulsed light）が治療に用いられている．日光黒子などの治療に広く用いられている高フルエンスでのQスイッチルビーレーザーやQスイッチアレキサンドライト

レーザー照射では，強い炎症が惹起されて肝斑は悪化するので禁忌である．細胞傷害が少なくメラノソームを選択的に破壊することができるとされる低フルエンスQスイッチ（1,064 nm）Nd：YAGレーザーや，肝斑の血管病変を標的とした色素レーザーやIPLが，専門知識と技術を有する医師が用いることで有効性が示されている．

2 日光黒子

1. 治療方針の立て方

慢性の日光曝露が大きな要因の一つなので，予防的側面より，サンスクリーン剤などを用いた遮光が重要である．病変部のメラニン含有細胞を破壊することができるQスイッチレーザー（ルビー，アレキサンドライト，Nd：YAG）にてもっとも簡便ですみやかに色素斑を除去できるが，痂皮が生じるためにいわゆるダウンタイムを伴うこと，炎症後色素沈着を生じる場合があることなどが短所として挙げられる．このことから色調の薄い小斑型の日光黒子に対しては他の治療法が用いられることも多い．

2. 色調の薄い小斑型に対する治療法

Qスイッチレーザーのほかに，IPLによる光治療，ケミカルピーリング，美白剤の外用，イオントフォレーシス，美白作用を有する薬剤の内服が挙げられる．これらについては肝斑の項で記載した通りである．

3. 合併症への対応

Qスイッチレーザー照射後，一過性に色素沈着をきたした場合は，経過観察でも色調の改善がみられるが，より早期に色素沈着を除去したい場合は，サンスクリーン剤の外用などによる遮光に努めたうえ，ハイドロキノン製剤の外用やビタミンCのイオン導入，美白作用のある薬剤の内服を併用する．

専門医に紹介するタイミング

レーザー治療を希望された場合，レーザーを保有し，またその技術を有する専門医に紹介する．ほかには，美白剤にても改善しない肝斑をみた場合や，悪性黒子との鑑別に迷う日光黒子を疑った場合も専門医を紹介する．

専門医からのワンポイントアドバイス

両疾患ともに紫外線曝露が誘発因子かつ悪化因子なので，遮光についてしっかりと指導することが肝要である．

--- 文　献 ---

1) 山田秀和，橋本一郎，吉村浩太郎 他：美容医療診療指針　令和元年度厚生労働科学特別研究事業．日美容外会報 42(特別号)：1-139, 2020
2) 船坂陽子：肝斑．"皮膚科診療カラーアトラス大系3 色調異常/血管性の色調異常/水疱性疾患/膿疱症"鈴木啓之，神崎　保編．講談社，pp50-53, 2009
3) 船坂陽子：肝斑の病態—up date—　美容皮医BEAUTY 4(5)：6-19, 2021
4) 船坂陽子：シミの鑑別と診断別治療の実際—理論と実践—．美容皮医BEAUTY 3(11)：29-39, 2020
5) Sheth VM, Pandya A：Melasma：A comprehensive update part II. J Am Acad Dermatol 65：699-713, 2011

11. 物理化学的皮膚障害

色素性乾皮症

もりわきしんいち
森脇真一
大阪医科薬科大学医学部 皮膚科学

POINT
- ●色素性乾皮症の臨床像は，異常なサンバーンを呈する場合と，サンバーン様反応を呈さず露光部皮膚の色素異常と皮膚がん発症で来院するという2つのパターンに分けられる．
- ●色素性乾皮症を疑った場合はすみやかに外注施設へ遺伝学的検査の依頼をする，もしくは外注検査可能な施設に患者紹介する．
- ●色素性乾皮症の早期確定診断は，合併症の予防，早期対応につながり，患者・家族のQOL低下防止や予後に寄与するものである．

ガイドラインの現況

色素性乾皮症（XP）は小児慢性特定疾病であり，指定難病（159）でもある．診断の手引き，診断基準，重症度分類や意見書作成については，小児慢性特定疾病情報センター（https://www.shouman.jp/disease/details/14_05_010/），難病情報センター（https://www.nanbyou.or.jp/entry/112）から情報提供を得ることができる．疾患の病態，診断のフローチャート，診断基準，重症度分類，患者対応に関しては，厚生労働省研究班（錦織千佳子班長）にて2015年に策定した「色素性乾皮症の診療ガイドライン」にて詳細に記載されている．同ガイドラインは現在改訂作業中（同研究班，朝比奈昭彦班長）で，2025年度末の公開を目指している．

【本稿のバックグラウンド】 色素性乾皮症（XP）は神経皮膚症候群に含まれる疾患であり，XP-A群など本邦典型例では複数科が連携して診療を行う必要がある．XP診療ガイドラインは2015年に皮膚科，小児神経科，神経内科，耳鼻咽喉科，リハビリテーション科のエキスパートにより策定し，日本皮膚科学会雑誌，The Journal of Dermatologyにて公開された（2025年1月現在改訂作業中）．

どういう疾患・病態か

色素性乾皮症（xeroderma pigmentosum：XP）は紫外線性DNA損傷の遺伝的修復欠損で発症する重篤な高発がん性光線過敏症である．XPには遺伝的に異なるA～G群，バリアント型（V）計8つの病型が存在するが，わが国では皮膚症状，神経症状いず

れも最重症型であるXPA群（XP-A）が55％ともっとも多く，次いで皮膚症状のみを呈するXPバリアント型（XP-V）が25％を占める．わが国の小児典型例では日光曝露後に激しいサンバーン様症状を繰り返したあと（サンバーン増強型XP）（図1A），徐々に雀卵斑様の小色素斑が増加し（図1B），厳重な紫外線防御を怠れば色素異常が進行し（図1C），若年時から露光部に皮膚がんが多発する．わが国の症例では60％に生命予後に関連する神経学的異常（精神運動発達障害，難聴など）を合併するが，サンバーン様症状を呈さない色素異常型XPでは，通常は神経学的異常を伴うことはなく，皮膚がん発症が予防できれば予後は比較的良好である．XPのわが国における頻度は2万人に1人と比較的稀ではあるが，光線過敏症が疑われた場合には鑑別すべき重要な疾患群である．常染色体潜性（劣性）形式で遺伝し，患者の両親は無症状の遺伝的保因者である．

確定診断の流れと患者評価

日に当たると異常に赤くなり，その反応が数日間持続する，不均一な雀卵斑様皮疹が徐々に増えてきた，その色素異常が顔面のみならず項部，手背，前腕外側にも広がり進行性である，若年齢（50歳以下）にもかかわらず顔面など露光部に皮膚がんが多発するという所見があればXPを疑う．現在XP検査は保険収載されており，まず外注にて遺伝学的検査を行う．同検査にてXPの確定診断ができない場合，専門施設への精査依頼を検討する．XP検査の実際は以下の通りである（図2）．

1 遺伝学的検査

わが国で過半数を占めるXPA患者では，*XPA*遺伝子のIVS3-1G>C変異がホモで99％，ヘテロで9％に検出される（創始者効果）．IVS3-1G>C変異の有無は，少量の血液を材料に*Alw*NIを用いた制限酵素多型解析から簡易・迅速に確認できる．創始者変異未同定のXPA，XPVなどXPA以外の確定診断は通常のdirect sequenceでなされる．2025年1月よりかずさDNA研究所遺伝子検査室にて外注可能となった（XPパネル検査，保険収載）．

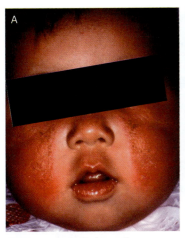
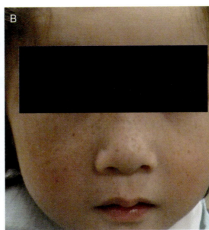
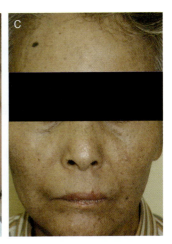

図1A　0歳女児（XP-A）
図1B　3歳女児（XP-A）
図1C　68歳女性（XP-D）

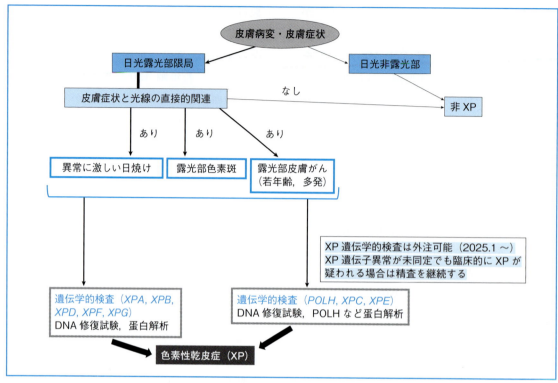

図2 XP診断のフローチャート
2015年版での光線照射試験の記載は削除．遺伝学的検査（XPパネル検査，保険収載）が外注にて可能となった．
（森脇真一，苅田典生，林　雅晴 他：色素性乾皮症の診療ガイドライン．日皮会誌 125：2013-2022, 2015 より引用して改変）

遺伝学的検査にて病的変異が同定できない場合，かつ臨床的にXPが否定できない場合には，下記の検査を厚労省研究班に相談のうえ，専門施設に依頼する．

2 紫外線感受性試験

検査は患者生検皮膚由来培養線維芽細胞を用いて *in vitro* で実施する．XP細胞はXP-E，XP-Vを除いて紫外線高感受性である．XP-V細胞では紫外線感受性は正常であるがカフェイン添加により感受性が高まる．

3 XP相補性試験

2同様，患者細胞を用いて，紫外線照射ルシフェラーゼ発現ベクターの宿主細胞回復能を指標に相補性群の同定を行う．以前は不定期DNA合成能UDSを測定していたが，近年非RIの検査が普及して実施する機会が減少している．

4 XP関連蛋白質解析

23同様，患者細胞を用いてウェスタンブロット法によりXP関連蛋白質の発現を解析する．

臨床所見や検査結果を踏まえてXPの確定診断，最終的な重症度評価を行う（**表1, 2**）．

表1　臨床所見と遺伝学的検査の結果を重視した XP の診断基準

〈診断根拠〉

A. 症状

1. 臨床的光線過敏症の慢性期の症状（年齢に比して著明な露光部に限局した特徴的な色素斑：皮膚萎縮，毛細血管拡張などを伴うこともある）
2. 臨床的光線過敏症の急性期症状（日光曝露後の高度の日焼け）＃
3. 50 歳以前に露光部の皮膚がん（基底細胞癌，有棘細胞癌，悪性黒色腫など），皮膚外症状の出現，検査所見（下記）
4. 原因不明の進行性脳・神経障害（難聴・歩行障害など）

＃日光曝露後の高度の日焼けで，以下の特徴を持つ
健常人が日焼けを起こすより遥かに少量の紫外線線量で日焼けを起こし，健常人では見られないような，高度の炎症性浮腫，水疱形成をきたすこと，日焼けの発現のピークが遅れ，日光曝露後 4 日くらいがピークとなり，消退するのに 10 日くらいかかるなど

B. 検査所見

1. 末梢神経障害（深部腱反射の低下，末梢神経伝導速度では感覚優位の軸索障害）
2. 患者細胞での DNA 修復試験での異常所見（紫外線致死感受性試験で高感受性，紫外線照射後の不定期 DNA 合成能の低下）
3. 患者細胞での紫外線感致死高感受性，または，カフェイン存在下での感受性増強
4. 聴力障害（聴性脳幹反応での I・II 波の異常，オーディオグラムでの聴力レベルの低下）

C. 鑑別診断

以下の疾患を鑑別する.
ポルフィリン症，遺伝性対側性色素異常症

D. 遺伝学的検査

XPA, XPB, XPC, XPD, XPE, XPF, XPG, XPV 遺伝子の変異

〈診断のカテゴリー〉Definite，Probable を対象とする

Definite XP
（1）A の症状を認める，または家族内発症から疑い，遺伝子検査で XP 関連遺伝子に病的変異が同定された場合
（2）A の症状の 1，2，3 のいずれかがあり，B-2 を満たし，遺伝的相補性試験により既知の *XP* 遺伝子導入により修復能が回復する．遺伝子検査で XP 関連遺伝子の病的変異は未同定

Probable XP
（1）A 症状の 4 のみがあり，B-2 を満たし，遺伝的相補性試験により既知の *XP* 遺伝子導入により修復能が回復する．遺伝子検査で XP 関連遺伝子の病的変異が未同定
（2）A 症状の 1，2，3 全てを満たす

Possible XP
（1）A 症状の 4 のみがあり，B-2 を満たし，遺伝的相補性試験により既知の *XP* 遺伝子導入により修復能が回復しない，もしくは遺伝的相補試験未実施
（2）A 症状の 1，2 全てを満たす
（3）A 症状の 1，2 いずれかを満たすが，類似の症状を呈する疾患は否定される
（4）A 症状の 1，2，3，4 いずれかを満たし，同朋が XP と診断されている

（森脇真一，苅田典生，林　雅晴 他：色素性乾皮症の診療ガイドライン．日皮会誌 125：2013-2022，2015 より引用して改変）

色素性乾皮症　229

表 2 XP 重症度の評価と分類

XP 重症度評価のための指標

皮膚症状（D）スコア

サンバーンの増強：0．なし，3．あり

雀卵斑様皮疹：0．なし，1．軽度（鼻梁部から頬部のみ），2．中等度（顔面全体に拡大），
　　　　　　　　3．重度（顔面の広い範囲に加えて頸，肩にも拡大）

皮膚がん：0．なし，3．あり（単発），5．あり（多発）

皮膚外症状（N）スコア

聴力：0．正常，1．低下（補聴器なし），3．低下（補聴器必要）

移動：0．障害なし，2．歩行障害，3．車いす，4．ねたきり

知的機能：0．正常，2．障害あり，3．日常生活困難

嚥下・呼吸機能：0．正常，3．時にむせる，4．嚥下困難・呼吸困難，5．気管切開・胃瘻

XP 重症度スコア

D1　スコア 0〜2：early cutaneous XP
D2　スコア 3〜5：pre-severe cutaneous XP
D3　スコア 6〜：severe cutaneous XP

N(0)：no neurological symptoms
N1　スコア 1：early neurological XP
N2　スコア 2〜4：progressing neurological XP
N3　スコア 5〜：advanced neurological XP

XP 重症度分類　ステージ 2 以上が医療助成対象

ステージ 1：D1＋N(−)
ステージ 2：D2＋N(−)　D1＋N1
ステージ 3：D3＋N(−)　D1＋N2　D2＋N1
ステージ 4：any D＋N3　D3＋any N

聴力に関しては，現在，定量化した聴力検査結果を用いたスコア分類（0〜3）を検討中である．
（森脇真一，苅田典生，林　雅晴 他：色素性乾皮症の診療ガイドライン．日皮会誌 125：2013-2022，2015 より引用して改変）

治療の一般方針と実際（患者に対する対応と生活指導）

XP は単一遺伝子疾患であるため，根本的な治療法はなく，患者対応は生活指導と対症療法が中心となる．

1 紫外線対策

XP 患者では生涯にわたり厳重な紫外線防御を行う必要がある．DNA 損傷を生じさせる UVB〜UVA 2 領域からの光線の直接曝露を完全に避けさせる．サンスクリーン剤の使用，紫外線防護服・長袖の衣服，眼鏡の着用は有用である．これらを患者のみならず家族や関係する教員などにも理解させる．

2 皮膚悪性腫瘍の早期発見と治療

XP では健常人と比べて数千倍リスクが高いとされる露光部皮膚がん（日光角化症，基底細胞癌，扁平上皮癌など）を早期に発見して切除する．抗腫瘍外用薬も有効であるが，光線力学療法は禁忌である．

3 神経症状への対応

酸化的 DNA 損傷が関与すると推測されて

いるが，まだ病態は不明であり根本的な治療法はない．診断直後から脳の刺激や水泳などの全身運動を勧め，足変形が進行してくればマッサージ，リハビリで対応する．車椅子使用，補聴器装着，気管切開，胃瘻造設のタイミングは，各専門科と相談して決定する．

処 方 例

XP は遺伝性疾患であるため根治的治療は困難である．患者ケアは患児の親や担当教員の協力のもと，厳重な遮光，対症療法，合併症対策が中心となる．

サンバーン様皮疹が生じた場合

局所の冷却，対症療法を行う．

処方　①ロコイド® 軟膏
　　　　　顔面皮疹に対して 1 日 2 回
　　　　②アンテベート® 軟膏
　　　　　顔面以外の皮疹に対して 1 日 2 回

皮膚悪性腫瘍が発生した場合

可能な限り腫瘍切除術施行をする．多発して切除が困難な場合には，適宜外用療法を実施する．

処方　①ベセルナ® クリーム　1 日 1 回（週 3 回）（日光角化症のみ保険適用）
　　　　②5-FU 軟膏　1 日 1〜2 回

遮光指導

XP 患者では生涯，UVB（＋UVA）からの曝露，回避を厳重に行う必要がある．そのため，物理的遮光に加え化学的遮光（サンスクリーン剤使用）が適切に行えるよう指導する．重症例では不要な屋外活動を制限し，外出の際は UV 防護服の着用を指示する．サンスクリーン剤は，紫外線吸収剤フリーのほうが低刺激で長期使用に適している．SPF は 40 以上，PA は＋＋＋以上が推奨される．

専門医に紹介するタイミング

異常なサンバーン反応が主訴の場合，露光部のみに雀卵斑様の小色素が進行している場合，光線過敏症があって原因不明の神経変性疾患を伴う場合，50 歳以下で露光部に皮膚がんが多発する場合には XP を疑い，すみやかに診断可能施設に紹介する．

専門医からのワンポイントアドバイス

早期確定診断は，患者・家族の QOL 低下を防ぐために重要である．患者フォローにおいては，生涯紫外線からの直接曝露を避ける必要があることを理解させる．患者・家族にとって，長期にわたる屋外活動の制限やサンスクリーン剤の使用は大変なストレスであることをわきまえ，よき理解者になるよう心がける．合併症（皮膚がん，神経症状，難聴など）の出現に留意して，皮膚科を中心に，小児科，耳鼻咽喉科，神経内科，整形外科，リハビリテーション科，眼科などがチームを組んで患者対応にあたる．

文　献

1) 森脇真一，苅田典生，林　雅晴 他：色素性乾皮症の診療ガイドライン．日皮会誌 125：2013-2022，2015
2) Moriwaki S, Kanda F, Hayashi M et al：Xeroderma pigmentosum clinical guideline. J Dermatol 44：1087-1096, 2017
3) 森脇真一：色素性乾皮症．皮膚科 5（1）：9-14，2024
4) 森脇真一：皮膚科検査法　色素性乾皮症・コケイン症候群における遺伝学的解析と細胞検査．皮膚病診療 46（増）：113-116，2024

色素性乾皮症　231

11. 物理化学的皮膚障害

熱　傷

よし の ゆういちろう
吉野雄一郎
下村皮ふ科クリニック

POINT

- ●熱傷の診療では，まず受傷原因，受傷面積，深達度などにより重症度の判定を行う．
- ●中等症以上の熱傷に対しては，初期輸液療法を検討する．
- ●急性期の外用治療として油脂性基剤の外用薬を用いる．明らかなⅢ度熱傷であればスルファジアジン銀でもよい．
- ●Ⅱ度熱傷に対してはドレッシング材が使用可能であり，慢性期のⅡ度熱傷，小範囲のⅢ度熱傷では創面の状態に合わせ使用する外用薬を調整する．
- ●体幹・四肢の全周性Ⅲ度熱傷や広範囲熱傷に対しては，減張切開を含め早期の外科的治療を行う．

ガイドラインの現況

わが国では2つの熱傷に対するガイドラインがあり，2024年に日本皮膚科学会「熱傷診療ガイドライン（改訂第3版）」が作成された．このガイドラインは開業医から基幹病院・大学病院勤務医までに必要な熱傷の重症度判定，初期治療を目的としている．また日本熱傷学会からも「熱傷診療ガイドライン（改訂第3版）」が2021年に作成された．このガイドラインでは全年齢層で4週程度の入院治療を必要とする熱傷を対象としており，急性期治療から手術，栄養，リハビリに及ぶ広い範囲の内容となっている．

【本稿のバックグラウンド】　本稿では日本皮膚科学会（改訂第3版），日本熱傷学会（改訂第3版）の両学会の熱傷診療ガイドラインを参考に熱傷患者への初期対応および局所治療を中心に解説した．

どういう疾患・病態か

　熱傷とは高熱（加熱液体，加熱気体・加熱固体，火炎など），低温（液体，気体，固体など），化学物質，電流などが皮膚に接触し生じる外傷であり，受傷原因により thermal burn（加熱液体，火炎，加熱固体，低温な

ど），化学熱傷，電撃傷，気道熱（損）傷などに分類される．温度と接触時間により深達度が変わり，深達度とその範囲（受傷面積）により全身状態に影響を与える．熱傷面積が15％TBSA（total body surface area：体表面積）を超えるような熱傷患者では，全身の血管透過性の亢進により血管内容量の減少と

組織臓器灌流の低下による熱傷ショックや，それに伴い全身性炎症反応症候群（systemic inflammatory response syndrome：SIRS）が生じる．また化学熱傷では原因となる化学物質の性状（酸・アルカリ，濃度）や接触時間のほか，組織からの吸収により全身状態へ影響を与えるものがある．電撃傷では体内に通過する電流により皮膚以外にもさまざまな臓器，組織の損傷を起こしうる．電撃傷での代表的な合併症として致死性不整脈，四肢のコンパートメント症候群，急性腎障害（ミオグロビン血症による），進行性壊死（動脈内皮損傷による）などがある．

治療に必要な検査と診断

熱傷の診断と重症度判定には，受傷原因のほかに熱傷の深度と熱傷面積が重要である．また，広範囲であっても熱傷のみでは意識障害をきたすことはないため，初療時に意識障害があるときには一酸化炭素中毒，薬物中毒，脳出血・脳梗塞，ショックなどの存在を考え検査・診断を行う．

熱傷深度の判定には，臨床症状による分類（表1，図1，2）がよく用いられる．視診のみでⅡ度熱傷とⅢ度熱傷の判断が困難なときは適宜ピンプリックテスト（注射針や先端が細い鑷子などで熱傷創を触り，疼痛がなければⅢ度熱傷）や抜毛法（生毛部において，毛を抜いてみて抵抗なく，疼痛なく抜毛できればⅢ度熱傷）を試すとよい．また機器があまり普及していないが深度判定にレーザードプラ血流計測法，ビデオマイクロスコープの使用も有効である．臨床所見は時間経過とともに多少変化がみられるため，初診時から数日後に熱傷深度の再評価が必要である．

熱傷面積の推定（図3）には9の法則，5の法則，Lund & Browderの法則を用いる．

表1　臨床症状による深度分類

分類	臨床症状
Ⅰ度熱傷 （epidermal burn）	紅斑，有痛性
浅達性Ⅱ度熱傷 （superficial dermal burn）	紅斑，水疱，有痛性 水疱は圧迫で発赤が消失
深達性Ⅱ度熱傷 （deep dermal burn）	紅斑，紫斑〜白色，水疱，知覚鈍麻 水疱は圧迫しても発赤が消失しない
Ⅲ度熱傷 （deep burn）	黒色，褐色または白色 水疱（－），無痛性

（岩崎泰政：熱傷．"最新皮膚科学大系　第2巻　皮膚科治療学　皮膚科救急"．中山書店，pp240-246, 2003を参照して作成）

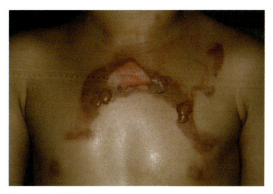

図1　Ⅱ度熱傷

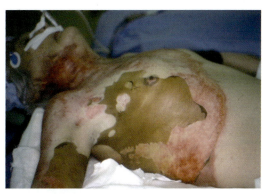

図2　Ⅲ度熱傷

また，局所的な熱傷面積の推定方法として手掌法（成人の場合に患者の手掌を体表の約1％として概算する方法）も用いられる．な

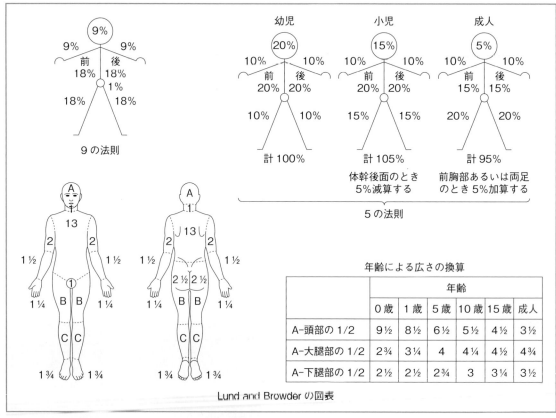

図3　熱傷面積算定法
（日本熱傷学会用語委員会　熱傷用語集改訂検討特別委員会　編：熱傷用語集2015改訂版，p53，2015より引用）

　お，熱傷面積はⅡ度熱傷とⅢ度熱傷を合わせた面積であり，**Ⅰ度熱傷（発赤のみ）は含めない**ので注意が必要である．実臨床において成人では9の法則に手掌法を併用し熱傷面積を推定する方法，小児では5の法則（全年齢層で上肢面積を10%TBSAと概算している）が簡便である．

　顔面の熱傷では，閉所での受傷，熱い蒸気または液体の吸引などでの受傷機転で，身体所見として口腔内または喀痰内のスス，鼻毛の先端の焦げ，顔面の熱傷などがあれば気道熱（損）傷を疑う．診断の確定には気管支鏡検査が有用であり，気管支内のススの付着，粘膜の蒼白と潰瘍化が有意な所見である．ただし検査から診断に時間をかけすぎて，搬送や治療開始が遅くなってはいけない．

　電撃傷では，致死的な不整脈や電撃による筋障害でミオグロビン血症や腎障害をきたしうるため初療時に心電図検査，血液・尿検査などが必要であり，状況に応じ継続的なモニタリングを行う．

　熱傷の重症度判定は，外来・入院での治療適応の判定，輸液治療を含めた全身管理の必要性を判断するうえで重要である．日本皮膚科学会の「熱傷診療ガイドライン」[1]では，まず熱傷患者の重症度判定を行うことを前提とし，診療アルゴリズムを作成している（**図4**）．重症度の判定ではthermal burnの場合，熱傷深度の判定と熱傷面積の算定が基本となり，それに加えて気道熱（損）傷，化学熱傷，電撃傷などの特殊熱傷や合併損傷・基礎疾患の有無も加味される．

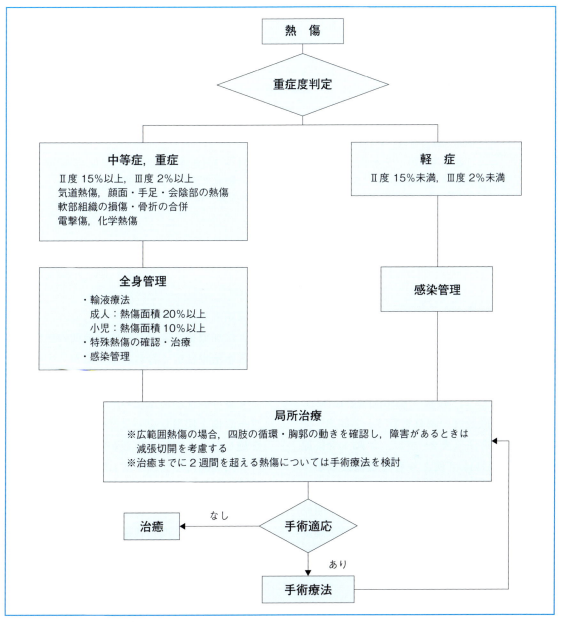

図4 熱傷診療アルゴリズム
(吉野雄一郎,天野正宏,飯野志郎 他:創傷・褥瘡・熱傷ガイドライン (2023) ―6:熱傷診療ガイドライン(第3版).日皮会誌 134:509-557, 2024 より引用,一部改変)

治療の実際

1 初期輸液療法

　熱傷面積が成人で体表面積の20%TBSA,小児で10%TBSAを超える症例については輸液療法の適応[1,2]となるが,患者の状況によりこれ以下の熱傷面積であっても輸液治療を開始してもよい.受傷早期(受傷後2時間以内)からの輸液開始が望ましく,一般的に初期輸液には乳酸リンゲルなどの細胞外液を用いる.輸液量の算定にはParkland法(Baxter法)[3]が簡便でありよく用いられる.

表2　ABLS 2018 での輸液方法

	成人，14 歳以上の小児 （火炎，加熱液体）	小児（14 歳未満） （火炎，加熱液体）	全年齢層 （高電圧電撃傷）
輸液量	2（mL）×体重（kg）× 熱傷面積（%TBSA）	3（mL）×体重（kg）× 熱傷面積（%TBSA）	4（mL）×体重（kg）× 熱傷面積（%TBSA）
速度	熱傷面積計算前（20%TBSA 以上）の輸液開始速度： 500mL/hr（14 歳以上），250mL/hr（6〜13 歳），125mL/hr（5 歳以下） 熱傷面積計算後： 上記輸液量の 1/2 を最初の 8 時間で，残りの 1/2 を 16 時間で投与．ただし，時間尿量が 2 時間連続で指標より多い/少ない場合は，輸液速度を 1/3 ずつ減らす/増やす． *体重 30kg 未満の小児には 5%ブドウ糖を含んだ維持輸液を投与する．		
尿量	成人：0.5mL/kg/hr（または 30〜50mL/hr） 体重 30kg を超える小児：0.5mL/kg/hr 体重 30kg 以下の小児：1mL/kg/hr		

（文献 4 より引用，一部改変）

Parkland 法は 4 mL×体重（kg）×熱傷面積（%）を 1 日量とし，半分を最初の 8 時間で投与，残りの半分をあとの 16 時間で投与する方法である．実際には時間尿量（mL/kg/hr）を目安とし，成人で 0.5mL/kg/hr 以上を目標に輸液速度の調整を行う．ABLS[4] での初期輸液方法（**表2**）では，年齢・受傷原因により Parkland 法よりも開始輸液量が少ないことが特徴であるが，加えて熱傷面積算定前に年齢に応じた輸液速度で輸液を開始し，熱傷面積の算定が終わった後に輸液速度の調整を行うことを提案しており，実際の臨床の現場では有用な方法と思われる．

2 感染対策

　熱傷局所が汚染された状態で受診・搬送された際には，微温湯ないし温めた生理食塩水で十分に洗浄する．一般的に受傷早期の画一的な抗菌薬の予防的全身投与は勧められない．しかしながら汚染創や易感染宿主の患者，小児例や周術期などでは創培養や施設・地域の特殊性を考慮して標的とする菌を設定し，抗菌薬の予防的全身投与を行うことを検討する．また汚染の程度により抗破傷風療法

を開始することが望ましい．

　入院加療を必要としない小範囲の熱傷に対する水治療は広く行われているが，広範囲熱傷に対する水治療は創部感染のリスクを上昇させる可能性があるため，共用の入浴・シャワー設備を使用しないなどの十分な感染対策を施したうえで行うことが望まれる．

　肛門周囲に熱傷創がある場合，創部感染や尿路感染の頻度を減らせる可能性があるため，排便管理チューブを使用してもよいが，合併症として肛門弛緩症，肛門部潰瘍，直腸潰瘍などが報告されており，患者の状態に留意が必要である．

3 局所治療

1．化学熱傷

　化学熱傷では，初期対応として十分な量による水洗浄を行うが，迅速な処置（受傷後 10 分以内が理想），十分な洗浄（15 分以上）が望まれる．ただしセメントや生石灰などの粉末状の化学物質の場合では，まずブラッシングで十分に除去した後に水洗浄を行う．初期対応が終われば，後述する局所治療を行う．特殊な初期対応が必要な受傷物質として

236　11．物理化学的皮膚障害

は，フェノール（ポリエチレングリコールを用いる），フッ化水素（グルコン酸カルシウムの局所外用や動注など）などがある．

2. 減張切開

四肢・躯幹の全周性に近い深達性Ⅱ度またはⅢ度熱傷の場合，四肢末梢循環障害や呼吸障害があれば減圧のため減張切開が必要となる．四肢の全周性熱傷においては，臨床所見に加えドプラ聴診のほか，パルスオキシメータによる酸素飽和度の測定も有用である．減張切開を行うにあたり熱傷深度によっては，皮下組織までの焼痂切開に止まらず，筋膜切開が必要となることがある．

また，電撃傷で四肢のコンパートメント症候群が疑われる場合にも，減張切開の検討が必要である．

3. 外用薬

急性期の熱傷創では，通常Ⅰ度からⅢ度熱傷までが混在していることも多く，初期外用治療としては，湿潤環境保持の目的で油脂性基剤軟膏を使用する．時間の経過とともにⅡ度熱傷，Ⅲ度熱傷がはっきりとしてきたら，創状態に合わせ外用薬を変更する．Ⅱ度熱傷に対してはトラフェルミンが有効であるが，液剤であるため他の外用薬やドレッシング材との併用が行われる．壊死組織の残存している深達性Ⅱ度熱傷と小範囲のⅢ度熱傷については，壊死組織除去目的でブロメライン軟膏，スルファジアジン銀などを用いる．明らかな広範囲Ⅲ度に対しては，受傷早期よりスルファジアジン銀外用を行ってもよい．

4. ドレッシング材

Ⅱ度熱傷に対してはドレッシング材での保存的治療も行われる．ドレッシング材については外用薬と比較し疼痛軽減，交換回数の減少などのメリットがあるが，感染を誘発する危険性や，Ⅱ度熱傷に保険適用がないものがあるため注意が必要である．小児の場合，小

範囲の熱傷であっても TSS（toxic shock syndrome）などの感染症を併発することがあるため，特に注意が必要である．熱傷創には銀含有ハイドロファイバー®，銀含有ポリウレタンフォーム/ソフトシリコン，ハイドロコロイド，ポリウレタンフィルム，非固着性ガーゼ（ソフトシリコン）などを用いるが，創面の状態，滲出液の量を目安にドレッシング材を選択する．

5. 手術療法

小範囲の深達性Ⅱ度，Ⅲ度熱傷に対しては待機的に自家皮膚による植皮術（全層ないし分層）が行われるが，広範囲熱傷（30% TBSA 以上）に対しては受傷早期（1週間以内）に壊死組織除去を行う．自家皮膚のみでは一期的な創閉鎖が困難なことも多く，症例

処方例

急性期（受傷早期）

処方 ①アズノール® 軟膏　1日1回　外用
②ゲーベン® クリーム　1日1回
外用（明らかなⅢ度熱傷の場合）

Ⅱ度熱傷

処方 フィブラスト® スプレー噴霧後，アクトシン® 軟膏，プロスタンディン® 軟膏，油脂性基剤軟膏など1日1回外用

慢性期（深達性Ⅱ度〜Ⅲ度熱傷で感染・壊死組織が残っている場合）

処方 ①ゲーベン® クリーム　1日1回
外用
②カデックス® 軟膏　1日1回　外用

ドレッシング材（Ⅱ度熱傷に対し）

処方 アクアセル®Ag BURN 貼付（2〜3日に1回）

に応じ凍結保存同種皮膚移植，自家培養表皮移植，人工真皮サンドウィッチ法，自家皮膚非培養細胞移植が検討される．

専門医に紹介するタイミング

熱傷の重症度として熱傷面積で中等症以上の熱傷（図2参照）や気道熱傷，電撃傷，広範囲の化学熱傷などについては，熱傷局所の治療に加え全身管理が必要となるため，専門医，専門施設への紹介搬送が必要となる．また，減張切開の検討が必要な症例や比較的小範囲の熱傷であっても，顔面，手指・足趾の受傷例や糖尿病，肝硬変，慢性腎不全などの合併症のある患者では，専門医への紹介が望ましい．

専門医からのワンポイントアドバイス

広範囲熱傷をみても慌てず，見た目に捉われずに受傷原因・状況により合併症（熱源を避けることができなかった原因疾患や受傷後の心筋障害など）がないかに留意する．また自施設で治療が困難であっても，初期治療を開始し，適切な医療機関へつなぐことが患者救命の第一歩である．

———————— 文　献 ————————

1) 吉野雄一郎，天野正宏，飯野志郎 他：創傷・褥瘡・熱傷ガイドライン（2023）—6：熱傷診療ガイドライン（第3版）．日皮会誌 134：509-557, 2024
2) 佐々木淳一，松嶋麻子，池田弘人 他：熱傷診療ガイドライン〔改訂第3版〕．熱傷 47：Suppl, 2021
3) Baxter CR, Shires GT：Physiological response to crystalloid resuscitation of severe burns. Ann NY Acad Sci 150：874-894, 1968
4) American Burn Association：Advanced Burn Life Support Course PROVIDER MANUAL 2018 UPDATE. American Burn Association, Chicago, 2018

11. 物理化学的皮膚障害

褥　瘡

磯貝善蔵
いそがいぜんぞう
国立長寿医療研究センター 皮膚科

POINT
- ●褥瘡は，持続する外力によって発症する皮膚・皮下組織の阻血性障害である．
- ●深さと病期によって治療が異なる．
- ●国内では，日本皮膚科学会，日本褥瘡学会からガイドラインが発表されている．
- ●ガイドラインを適用するためには，重症度や病態を適切に判断する必要がある．
- ●個々の患者のおかれた医学的，社会的状況も診療目標として考慮する．

ガイドラインの現況

日本皮膚科学会から創傷・褥瘡・熱傷ガイドライン—2：褥瘡診療ガイドライン（第3版）が2023年に[1]，また「褥瘡予防・管理ガイドライン（第5版）」が2022年に日本褥瘡学会から[2] 発表されている．また，Prevention and Treatment of Pressure Ulcers/Injuries：Clinical Practice Guideline が EPUAP（European Pressure Ulcer Advisory Panel），NPIAP（National Pressure Injury Advisory Panel），PPPIA（Pan Pacific Pressure Injury Alliance）の合同ガイドラインとして2019年に発表されている．日本皮膚科学会のガイドラインは，皮膚科医の診療上有用であり，日本褥瘡学会のガイドラインは，予防的ケアに関しても多くの記述がある．

【本稿のバックグラウンド】 本稿では，最新の日本皮膚科学会，日本褥瘡学会のガイドラインを参考にしつつ，実臨床での褥瘡患者の状況を考慮して，できるだけ実践的に解説した．

どういう疾患・病態か

現在の日本褥瘡学会の定義によると，褥瘡は身体に加わった一定時間持続する外力によって引き起こされる骨と皮膚表層の間の皮膚，軟部組織の阻血性障害とされている．一般病院における褥瘡は褥瘡対策未実施減算をはじめとしたさまざまな要因によって減少傾向にある．加えて，近年の医療制度の変化に伴って，複数の基礎疾患をもつ褥瘡患者が急性期病院で積極的に褥瘡診療を受ける機会は減少している．しかし，医療の制約を受ける在宅や高齢者施設などでは依然として問題である．また日本褥瘡学会の褥瘡実態調査によると，皮膚科医が関与するケースが少ないと想定される介護老人福祉施設においても，皮下組織を超える重度褥瘡が多くみられている．一方，大学病院では，経過を十分に追跡

褥瘡　239

できないため，深さ不明の褥瘡も多い[3]．また，近年推進されている在宅医療を支える在宅時総合診療管理料算定要件にも真皮を超える褥瘡が訪問診療の範疇として含まれている．つまり近年の病院・介護施設・訪問診療制度の変化によって，専門医による重度の褥瘡に対する初期診療の機会がない状況も多いのが実情である．このことは，さまざまな事例を理解し，データを読み解くうえで重要である．また，わが国以外のさまざまな国や地域からのデータは，皮膚科医が褥瘡診療に関与していない場合もあることに留意して解釈する必要がある．

治療に必要な検査と診断

褥瘡は，原則として骨突起部位に発症するため，仙骨部，踵部，腸骨部，大転子部，背部，尾骨部などに多い．これらの部位に発症した紅斑，紫斑，水疱，壊死，潰瘍の所見は褥瘡を疑う．しかし，これらの部位には他の皮膚疾患も必然的に発症しうる．褥瘡の診断は必ずしも容易ではなく，特に低温熱傷は鑑別が難しい．以下のように診断を行う．

1）荷重部にみられる皮膚病変から褥瘡を含む疾患群を想定し，皮膚科学的な診察法に基づいて褥瘡でない疾患は適切に除外する．

2）詳細な問診，既往歴などから患者固有の要素を同定して，特定の部位に外力が加わったと推定できる必然性を判断する．この過程は老年医学的な知識を必要とすることが多い．

褥瘡の診断確定の後に創部の評価を行う．Stage 分類は褥瘡のもっとも重症時の深達度を評価しており，治療経過では変化しない．一方，日本褥瘡学会の DESIGN 分類（D：深さ，E：滲出液，S：大きさ，I：感染，炎症，G：肉芽組織，N：壊死組織）は治療経過によって変動するため，創部の治療経過を評価することが可能であり，改善に伴って点数は減少する．およその治療方針を立てるためには Stage Ⅱ までの真皮が残存した浅い褥瘡と Stage Ⅲ 以上の真皮を超える深い褥瘡に分類するのが簡便である（表1）．

Stage Ⅱ までの浅い褥瘡では特別な検査を必要としない．深い褥瘡では創部から合併する軟部組織感染症を想定した細菌検査（嫌気性菌も含む）が必要なことがある．褥瘡に関連した骨折，骨髄炎，軟部組織感染症などに対して評価が必要な場合には，血球検査，血液生化学的検査，単純 X 線，CT，MRI などを行う．筋肉への病変の波及はクレアチンキナーゼやアルドラーゼが有用なこともあり，創部の解剖学的部位を考慮して解釈する．また，合併する感染症に関しては，白血球や CRP が参考になる．膠原病の症状としての

表1 深達度による褥瘡の大まかな分類

分　類	深さ	治癒過程	軟部組織感染症の合併	外科的治療	外用治療	治癒期間
浅い褥瘡（ステージⅡまで）	真皮層まで	毛嚢や汗腺（皮膚付属器）から再生	稀	不要	創傷被覆材でも外用薬でもよい	2~3 週間程度
深い褥瘡（ステージⅢ以上）	皮下組織を超える	肉芽組織形成を介して瘢痕治癒	しばしばあり	デブリードマン，ポケット切開など	病態に応じた外用薬の選択	長期（数ヵ月かかることもある）

真皮までの褥瘡と真皮を超えて深く到達する褥瘡では，病態，治療方針が大きく異なる．

240　11．物理化学的皮膚障害

皮膚潰瘍を鑑別するために，免疫学的検査が必要なことがある．また診断が難しいときや他の疾患の合併を疑う場合は，病理学的検査を適切な部位から行う．皮膚カンジダ症の合併を疑う場合は，真菌鏡検を行う．

褥瘡発症に関与した外力の推定では，体位変換ができず体圧分散マットレスなどが用いられていない状況においては容易である．しかし，発症時期が推定不可能なこともあり，創部の所見と問診を総合して推定する．

治療の実際

褥瘡と診断した後，局所の病態と患者の全体像を評価して治療ゴールを設定する．日本皮膚科学会のガイドラインではその性質上，局所病態に絞って記述している．特に，専門医の関与が必要な深い褥瘡の前半の治療ではwound bed preparation（創面環境調整）のコンセプトの基に創が治癒しやすい状態にさせ，後半の治療はmoist wound healing（湿潤環境下創傷治癒）を目指すというスキームが示されている（図1）．一方，日本褥瘡学会のガイドラインでは学会が提唱するDESIGN分類の項目に対応してクエスチョンが設定されている．

個々の患者からみた褥瘡診療の位置づけも重要である．創治癒は褥瘡に関連する不利な点をすべて解消できるため，患者の全身状態を勘案しつつ治癒を目指す．適切な治療によって短期間で改善することを説明して病態と病期に応じた治療を行う．しかし，基礎疾患や患者のおかれた状況によっては疼痛緩和や感染予防を優先することもあり，柔軟に対

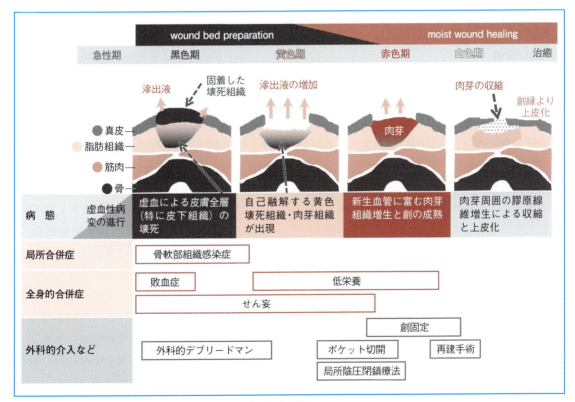

図1 深い褥瘡の色分類に基づいた病態とおよその治療選択
深い褥瘡では病期に応じた治療が求められる．

応することが求められる．治療ゴールの設定は医療・介護状況を十分勘案して，患者，家族，他の医療者と相談し，連携をとりつつ決定する．以下は局所の治癒を診療目標とした治療に関して，ガイドラインを参考にして記述する．

1 急性期褥瘡

急性期はその深達度が正確には不明であるため，ポリウレタンフィルムなどで被覆して経過を観察する．一定期間後に深達度を評価するが，実臨床では急性期が経過した後に受診する場合も多い．

2 急性期を過ぎて，深さが確定しつつある褥瘡

Stage II までの浅い褥瘡と Stage III 以上の深い褥瘡に分けて考えるのが簡便である（表1）．日本皮膚科学会ガイドラインを参考にすると以下のようになる．

1．浅い褥瘡

真皮が残存する浅い褥瘡の経過は残存した皮膚付属器から表皮が再生して治癒する．創傷被覆材（ドレッシング材）を用いても簡便に治療でき，ハイドロコロイド，ハイドロジェル，ポリウレタンフォーム，ポリウレタンフォーム/ソフトシリコン，キチン，アルギン酸フォームなど多種多様な製品から選択する．外用薬としては，白色ワセリン，酸化亜鉛，ジメチルプロピルアズレンなどの油脂性基剤軟膏，ブクラデシンナトリウム（アクトシン®軟膏），プロスタグランジン E_1 などが用いられる．

2．深い褥瘡

深い褥瘡は皮膚付属器が消失しているため，肉芽形成を介して瘢痕治癒する．浅い褥瘡とは治癒機転が異なる（図1）．日本皮膚科学会のガイドラインでは前半の wound

preparation と後半の moist wound healing のコンセプトを採用している．深い褥瘡の前半部分での黒色壊死組織が固着した状態（黒色期）では外用薬物療法の効果は期待できず，軟部組織感染症のリスクも高まるため，壊死組織の外科的デブリードマンが必要な場合が多く，日本皮膚科学会のガイドラインでは弱い推奨となっている[1]．その後は軟らかい壊死組織と新生肉芽が混在し，滲出液の多い状態である黄色期に移行するが，創からの滲出液の量が多い場合にはカデキソマー・ヨウ素（カデックス®軟膏），ポビドンヨード・シュガー（ユーパスタ®）を用い，少ない場合にはスルファジアジン銀（ゲーベン®クリーム），ブロメライン軟膏の使用が推奨される．このような深い褥瘡の前半部分の治療コンセプトは wound bed preparation（創面環境調整）とも呼ばれる．

壊死組織が概ね消退し，肉芽増生が観察される赤色期～白色期褥瘡では moist wound healing（湿潤環境下創傷治癒）のコンセプトに基づいて適度な湿潤環境を調整するための外用薬物療法を行う．滲出液が適正～少ない創に対してはトラフェルミン（フィブラスト®スプレー），プロスタグランジン E_1（プロスタンディン®軟膏）の使用が，滲出液が少ない創には補水性の基剤であるトレチノイントコフェリル（オルセノン®軟膏）の使用が推奨される（2024 年12 月現在出荷停止）．また滲出液が過剰または浮腫が顕著な創にはブクラデシンナトリウム（アクトシン®軟膏），ポビドンヨード・シュガー（ユーパスタ®）もよく用いられている．外用薬は主剤だけではなく，基剤の性質も考慮して選択する．深い褥瘡への創傷被覆材の使用は，創面が平坦になってきた状態で考慮される．

局所陰圧閉鎖療法は，深い褥瘡で壊死組織が取り除かれた病態に対して主に選択され，

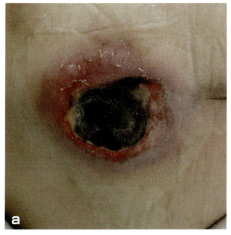
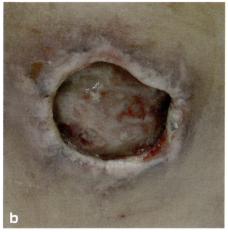

図2 仙骨部の深い褥瘡
　a：80歳代女性，仙骨部の黒色期の深い褥瘡．b：70歳代女性，仙骨部の赤色期の深い褥瘡．

創の収縮に有効な場合があり，日本皮膚科学会のガイドラインでは弱い推奨となっている[1]（図1）．また，部位や患者の状況によっては，外科的再建治療も適応になる．また，ポケット形成はさまざまな創傷のなかでも褥瘡に特徴的であるが，適応をみてポケット切開を行う．また創部の変形が起こりやすい場合には，テーピングなどの創固定のコンセプトに基づいて治療を行ってもよい[4]．いずれにしても，外科的治療と外用薬物療法を適切に選択し，予防にも留意しながら治療を行う．局所治療は適切であるものの，患者の予期できない動きによって創部が悪化していく例があり，褥瘡診療で難しい点である．

処方例

- 仙骨部の黒色壊死組織に覆われた褥瘡（図2a）
外科的デブリードマンを行う．
- 踵部の壊死組織が10％程度の褥瘡
ゲーベン®クリーム　1日1回
- 仙骨部の肉芽組織が形成された褥瘡（図2b）
ポビドンヨード・シュガー（ユーパスタ®）

感染が制御されていればトラフェルミン（フィブラスト®スプレー）を併用　1日1回，もしくは局所陰圧閉鎖療法
- 仙骨部の平坦な肉芽の褥瘡
アクトシン®軟膏
- 浅い真皮の残存した褥瘡
ハイドロコロイド（デュオアクティブ®）週に1～2回

専門医に紹介するタイミング

1）褥瘡部位に連続して，顕著な発赤，熱感，握雪音があり，褥瘡からの軟部組織感染症が疑われる場合．経験があり，緊急的デブリードマンが可能な施設に迅速に紹介．

2）大きなポケット（下掘れ病変）がある場合：待機的な切開などが可能な施設に紹介．

3）褥瘡の診断が不明確な場合．

専門医からのワンポイントアドバイス

褥瘡診療は創部を診ることと，褥瘡を有す

る患者を診ることを両立させる必要がある.
創部の診療は,感染症などの合併症を含めた
マネジメントが必要になる.また,全身状態
や個々の患者のおかれた状況を適切に把握す
る.さらに,慢性期では地域の有する医療・
介護資源を把握して,地域包括ケアシステム
のなかで診療することが必要となる.実臨床
では予防と治療の両輪は必要であり,治療を
選択し,優先度を決めるためにはさまざまな
要素を考慮することが必要である.このよう
な点からも,ガイドラインの臨床適用が難し
い疾患である.

文 献

1) 藤原　浩,入澤亮吉,大塚正樹 他:創傷・褥瘡・熱傷ガイドライン（2023）―3:褥瘡診療ガイドライン（第3版）．日皮会誌,133(12):2735-2797,2023
2) 日本褥瘡学会学術教育委員会:褥瘡予防・管理ガイドライン（第5版）:褥瘡会誌24:29-83,2022
3) 日本褥瘡学会実態調査委員会報告2:療養場所別自重関連褥瘡の有病率,有病者の特徴,部位・重症度およびケアと局所管理.褥瘡会誌20:446-485,2018
4) Mizokami F, Takahashi Y, Nemoto T et al:Wound fixation for pressure ulcers:A new therapeutic concept based on the physical properties of wounds. J Tissue Viability 24:35-40, 2015

12. 薬　疹

薬　疹

渡邉裕子，山口由衣
横浜市立大学大学院医学研究科 環境免疫病態皮膚科学

POINT

●薬疹の臨床型は，播種状紅斑丘疹型，多形紅斑型など頻度の高いものから，Stevens-Johnson 症候群，中毒性表皮壊死症といった最重症型まで多彩な臨床型を呈する．

●軽症例は，薬剤中止のみで改善する症例が多い．瘙痒を伴う症例では，抗アレルギー薬，外用ステロイドを考慮する．

●発熱などの全身症状を伴う症例，粘膜疹や広範囲の皮疹を有する症例，肝障害などの検査異常を伴う症例では，中等量程度の全身性ステロイド投与を検討する．

ガイドラインの現況

わが国では，2016 年に最重症の薬疹である Stevens-Johnson 症候群，中毒性表皮壊死症に対するガイドラインが改訂され，2023 年に「薬剤性過敏症症候群診療ガイドライン」，2024 年に「重症多形滲出性紅斑 スティーヴンス・ジョンソン症候群・中毒性表皮壊死症診療ガイドライン補遺 2024」が発表された．しかし，薬疹の多くは軽症であり，原因薬剤中止のみで軽快するため，一般的な薬疹についてのガイドラインは確立されていない．軽症例では薬剤中止および皮疹に対する対症療法が施行されるが，発熱などの全身症状，粘膜疹や広範囲の皮疹，肝障害，腎障害などの臓器障害を有する症例では全身性ステロイドの投与が推奨される．

【本稿のバックグラウンド】　本稿では，一般的な薬疹である遅延型薬疹（最重症薬疹を除く）について，その疾患概念や最新の病態，薬疹の診断および薬剤同定検査について解説した．また，通常診療で行われている軽症例および中等症例の薬疹の治療について概説した．

どういう疾患・病態か

薬疹は，薬物あるいはその代謝産物によって誘発される皮膚，粘膜障害の総称である．薬疹は入院患者の 10%，多剤併用患者の 1〜3%が罹患する頻度の高い疾患である．大部分は軽症だが，ときに致死的な重症薬疹がみられる．皮膚所見としては多彩な臨床型を示し，報告によっては 20〜30 種類に及ぶ．薬疹は即時型と遅延型の大きく 2 つに分けられ，即時型にはアナフィラキシーや蕁麻疹型があり，それ以外の多くの薬疹が遅延型薬疹

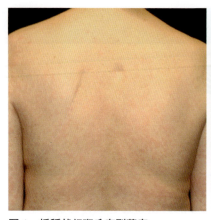
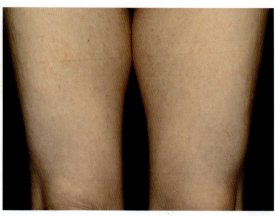

図1 播種状紅斑丘疹型薬疹
体幹および四肢近位部に爪甲大までの紅斑が多発して，一部癒合している．

表1 遅延型薬疹の臨床型別発生割合

臨床型	人数	%
播種性紅斑丘疹型薬疹	428	47.3
多形紅斑型薬疹	147	16.3
固定薬疹	66	7.3
薬剤性過敏症症候群（DIHS）	61	6.7
Stevens-Johnson症候群	28	3.1
アナフィラキシー	23	2.5
蕁麻疹型薬疹	21	2.3
湿疹型薬疹	17	1.9
ざ瘡型	12	1.3
中毒性表皮壊死症（TEN型薬疹）	12	1.3
乾癬型薬疹	10	1.1
急性汎発性発疹性膿疱症（AGEP）	10	1.1
苔癬型薬疹	9	1.0
光線過敏型薬疹	8	0.9
手足症候群	7	0.8
紫斑型薬疹	5	0.6
その他	40	4.4
総計	904	

皮膚免疫アレルギー学会：薬疹データベース資料（2024年10月現在）https://www.dermatologyosaka-u.jp/yakushin-db/login/

となる．遅延型薬疹のうち，播種状紅斑丘疹型薬疹（図1），多形紅斑型薬疹の2つの臨床型の頻度が高く，全体の約60％を占める（表1）[1]．また近年では，分子標的薬や免疫チェックポイント阻害薬などの新規薬剤による新たな臨床型が報告されている．あらゆる薬剤が薬疹を誘発しうるが，わが国では消炎鎮痛薬，抗生物質，抗てんかん薬による薬疹の頻度が多い．薬剤と臨床型は1対1対応ではなく，1つの薬剤でも複数の臨床型を取りうることに注意が必要である．

次に，遅延型薬疹の発症機序について解説する．薬剤が抗原として免疫細胞に認識されることが発症のトリガーとなることが想定されている．原因薬剤が抗原提示細胞（antigen presenting cells：APCs）のヒト白血球抗原（human leukocyte antigen：HLA）上に提示され，T細胞受容体（T cell receptors：TCRs）に結合することでT細胞が活性化し，免疫反応を引き起こす．原因薬剤またはその代謝産物の抗原提示およびTCRsとの結合・認識については，4つの説が提唱されている．

1 ハプテン/プロハプテンコンセプト

薬剤やその代謝産物は低分子であり，単体では抗原となりえず，ペプチドと共有結合してはじめてハプテンとして抗原性を示す．このハプテンが APCs 上の HLA に抗原提示されて，エフェクター T 細胞が活性化するという説がハプテン/プロハプテンコンセプトである[2]．

2 Pharmacological interaction concept（p-i コンセプト）

一方，薬剤自体が緩やかに TCRs や HLA と結合することで T 細胞を活性化させるという説が p-i コンセプトである．T 細胞は薬剤感作を必要とせず，他の抗原によって感作されたメモリー T 細胞であってもよい．薬剤の初回投与での薬疹発症やハプテンになりえない薬剤による薬疹などは，p-i コンセプトの抗原認識と捉えると説明しやすい．p-i コンセプトは，アロプリノール，ラモトリギン，カルバマゼピン，スルファメトキサゾール，セレコキシブなどの限られた薬剤で証明されている[3]．

3 Altered peptide concept

ある特定の薬剤では，HLA の抗原提示部位にあたる溝に薬剤がはまり込むことが知られている．薬剤がはまり込んだ HLA は，本来の抗原提示可能な TCR とは別の T 細胞受容体や異なる抗原の提示が可能となることで薬疹を惹起する．この現象は altered peptide コンセプトと呼ばれる[4]．HIV の治療薬であるアバカビルは，HLA-B*57：01 の抗原が結合する溝の底にある F ポケットの C 末端に高い特異性をもって非共有結合，ポリクローナルな $CD8^+$ T 細胞が活性化して免疫反応が起きる．

4 Altered TCR repertoire model

原因薬剤がペプチドや HLA ではなく，TCR と直接相互作用するモデルである．薬剤は特定の TCR に結合し，構造変化を引き起こすことで，HLA 内在性ペプチド複合体と相互作用し，免疫反応を誘発する[5]．

治療に必要な検査と診断

1 問診および血液検査

薬歴と皮疹発症の経緯を詳細に問診し，原因薬剤を絞りこむ．また，頻度の高い薬疹である播種状紅斑丘疹型薬疹や多形紅斑型薬疹は，ウイルス感染や食物などによって出現する全身性の発疹との鑑別が問題となる．実際に中毒疹といわれる皮疹は薬剤性および感染症の両者が関与していることも多い．麻疹，風疹，単純ヘルペス，マイコプラズマ，溶連菌などは皮疹を呈することが多いため，周辺地域での感染症の流行状況を詳細に問診する．発熱などの全身症状を伴う患者，皮疹が広範囲に及ぶ患者，粘膜疹を伴う患者では，積極的に血液検査や尿検査，画像検査を行う．血液検査では，白血球数や炎症反応の上昇，肝機能障害・腎機能障害の有無を確認する．感染症の関与が疑われる場合，抗ストレプトリジン-O（anti-streptolysin O：ASO），単純ヘルペス抗体価，マイコプラズマ抗体価や，流行状況に応じて麻疹・風疹などの抗体価を測定する．

2 皮膚生検

病理組織学的所見は薬疹の確定診断とはならないが，重症度判定の参考となるため，判断に迷う場合は皮膚生検を行うことを推奨する．

3 薬剤同定検査

遅延型薬疹の原因薬剤同定の検査としては，薬剤リンパ球刺激試験（drug-induced lymphocyte stimulation test：DLST），パッチテスト，チャレンジテストがある．検査の順序としては，安全性の高いDLSTやパッチテストを優先し，チャレンジテストはDLSTやパッチテストで陽性所見が得られない場合に考慮すべきである．DLSTは患者から採取した末梢血単核球を薬剤と培養し，その増殖率を測定する．薬剤と反応するTリンパ球があれば，このリンパ球が増殖して陽性となる．薬剤によって偽陽性，偽陰性が出やすいことに注意が必要である．DLSTの陽性率は約30～40％とされるが，多形紅斑型薬疹，重症薬疹であるStevens-Johnson症候群（SJS），中毒性表皮壊死症（toxic epidermal necrolysis：TEN），薬剤性過敏症症候群では陽性率が高い傾向がある．パッチテストは背部や上腕外側に，薬剤を貼付する検査である．48時間後，72時間後にその部位に紅斑を生じれば陽性と判定する．パッチテストの陽性率は薬剤，臨床型で異なるが，固定薬疹や重症薬疹では陽性率が高い．チャレンジテストはもっとも信頼性の高い検査である．全身症状を伴う薬疹の場合，原則入院で行うことが望ましく，SJS/TENなどの重症薬疹では基本的に禁忌である．チャレンジテストは，1日1用量を原則として，常用量の1/10から開始し，徐々に用量を上げていく．広範囲な皮疹や発熱などの全身症状を伴う臨床型では1/100程度から開始するほうが望ましい．単回投与では誘発されないことがあるため，常用量3～5日程度の内服を行う（図2a，2b）．もともとは軽症の薬疹であっても，皮疹の誘発により重症化するリスクが

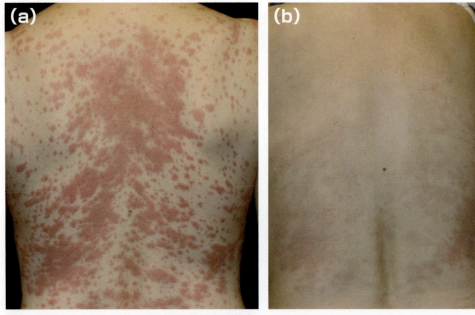

図2　アモキシシリンによる多形滲出性紅斑型薬疹
　（a）体幹に鮮紅色の紅斑が散在し，中央は癒合している．個疹として標的状の紅斑がみられる．
　（b）アモキシシリンの内服テストで誘発された皮疹．内服テスト4日目に背部に淡い紅斑が誘発されて，陽性と判断した．

ある．チャレンジテストを施行するかどうかは，患者への説明を十分に行ったうえで慎重に判断すべきである．

治療の実際

1 原因薬の中止

　軽症，重症にかかわらず，T細胞活性化のトリガーとなる原因薬剤の中止がまず原則である．実際，重症薬疹以外の遅延型薬疹では，薬剤中止のみで軽快する症例が80〜90％といわれている．しかし，高齢者など合併症の多い患者では内服薬が複数に及び，中止が困難な薬剤も多い．全身症状を伴わない軽症例であれば，各薬剤の投与期間や薬疹頻度からもっとも疑わしい薬剤1〜2剤を中止し，数日単位で皮疹の状態を確認しながら改善に乏しければ他の薬剤中止を検討していく．変更，中止が難しい薬剤については，同じ効能をもつが系統や化学構造式が異なる薬剤に変更する．

2 内服・外用療法

　外用療法として，紅斑や瘙痒が強い部分にはベリーストロングクラスのステロイド軟膏の外用を行い，抗ヒスタミン薬の内服を併用して行う．38℃以上の発熱や肝障害などの臓器障害を伴う場合や，紅斑が広範囲に及ぶ場合は，すみやかな炎症の沈静化を目的に，中等量のステロイド（0.5mg/kg/日程度）の全身投与を検討する．

処 方 例

軽症例

処方A　リンデロン®V軟膏　1日2回　紅斑部に塗布

処方B　①アレグラ®錠（60mg）　1日2回
　　　　②リドメックス®軟膏　1日2回
　　　　　顔面・陰部の紅斑に塗布
　　　　③アンテベート®軟膏　1日2回
　　　　　体幹・四肢の紅斑部に塗布
●瘙痒が強い場合（上記の内服に加えて）
ポララミン®（2mg）　1日3回

中等症以上の症例（重症薬疹を除く）

処方　①プレドニゾロン錠　20〜50mg/日（0.5〜1.0mg/kg/日）
　　　②オメプラゾール（20mg）　1日1回
　　　③リドメックス®軟膏　1日2回
　　　　顔面・陰部の紅斑に塗布
　　　④アンテベート®軟膏　1日2回
　　　　体幹・四肢の紅斑部に塗布

専門医に紹介するタイミング

　患者に新規薬剤を投与して皮疹が生じた場合は，まずは薬疹の可能性を考え，可能であれば被疑薬を中止し，皮膚科専門医に紹介を検討する．薬疹を初診で確定することは難しく，初診時は軽症だった患者が数日後に重症化している症例も散見される．発熱などの全身症状や粘膜疹や広範囲の皮疹，肝機能障害・腎機能障害などの検査異常がある場合，重症化のリスクを念頭に，早めの対応が重要である．

専門医からのワンポイントアドバイス

　薬疹の大部分は薬剤中止のみで軽快する症例が多い．しかし，多数の薬剤を内服している場合，中止すべき薬剤の選択やその後の検査などが十分に行われずに終診となる症例も多い．患者が薬疹を繰り返さず，安心して医療を受けられるように，正確な診断および原

薬疹　249

因薬剤の検査を行うことが重要である.

———————— 文　献 ————————

1) 日本皮膚免疫アレルギー学会「薬疹データベース」https://www.dermatologyosaka-u.jp/yakushin-db/login/（2024年10月参照）

2) Friedmann PS, Lee MS, Friedmann AC et al：Mechanisms in cutaneous drug hypersensitivity reactions. Clin Exp Allergy 33：861-872, 2003

3) Pichler WJ：Pharmacological interaction of drugs with antigen-specific immune receptors：the p-i concept. Curr Opin Allergy Clin Immunol 2：301-305, 2002

4) Ostrov DA, Grant BJ, Pompeu YA et al：Drug hypersensitivity caused by alteration of the MHC-presented self-peptide repertoire. Proc Natl Acad Sci U S A 109：9959-9964, 2012

5) Watkins S, Pichler WJ：Sulfamethoxazole induces a switch mechanism in T cell receptors containing TCRVβ20-1, altering pHLA recognition. PLoS One 8：e76211, 2013

12. 薬 疹

Stevens-Johnson 症候群

浅田秀夫
奈良県立医科大学 皮膚科学教室

POINT

● Stevens-Johnson 症候群（SJS）は，発熱を伴い，眼，口唇・口腔，外陰部などを含む全身に，紅斑，びらん・水疱が多発する重症薬疹の一つである．

● 死亡率が高く，視力障害などの後遺症を残すことが多い．

● 早期のステロイド全身投与が第一選択となる．血漿交換療法やヒト免疫グロブリン製剤大量静注療法などを併用することもある．

● 入院設備のある病院で皮膚科専門医による治療を行うことが推奨される．

ガイドラインの現況

わが国では，2005 年に厚生労働省難治性疾患政策研究事業 重症多形滲出性紅斑に関する調査研究班において Stevens-Johnson 症候群（SJS）の診断基準が作成され，2016 年にはその改訂が行われた．同年に，日本皮膚科学会において「重症多形滲出性紅斑　スティーヴンス・ジョンソン症候群・中毒性表皮壊死症 診療ガイドライン」[1] が作成され，さらに 2024 年にはその補遺が公開された．また，厚生労働省「重篤副作用疾患別対応マニュアル」に，SJS の早期発見・早期対応のためのマニュアルが掲載されている．

【本稿のバックグラウンド】2016 年に作成された「重症多形滲出性紅斑　スティーヴンス・ジョンソン症候群・中毒性表皮壊死症 診療ガイドライン」[1] および 2024 年に作成された補遺[2] を基に，さらに近年，重症多形滲出性紅斑に関する調査研究班によって実施された全国疫学調査の結果や，病態に関する最近の知見を交えて SJS の病態，診断，治療指針について解説した．

どういう疾患・病態か

Stevens-Johnson 症候群（SJS）は，発熱や全身倦怠感などの症状を伴って，口唇・口腔，眼，外陰部などを含む全身に紅斑，びらん・水疱が多発し，表皮の壊死性障害を認める疾患である（**図 1**）．原因として薬剤性が多いが，マイコプラズマ感染や単純ヘルペスウイルスなどのウイルス感染に伴い発症することもある．SJS と中毒性表皮壊死症（TEN）は同一スペクトラム上の疾患であり，わが国では，水疱，びらんなどの表皮剥離が体表面積の 10 ％未満は SJS，10 ％以上を TEN と診断するが，欧米では 10 ％以上

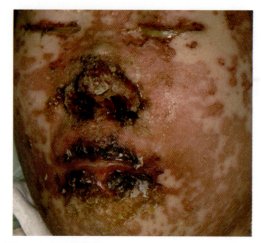

図1　SJSの臨床像

30％未満の場合はSJS/TENオーバーラップとされる．わが国の2016〜2018年の全国疫学調査では，SJSの発症頻度は人口100万人当たり2.5人，視力障害などの後遺症を残す率が11.1％，致死率は4.1％とされている[3]．

臨床症状としては，高熱とともに，眼，口唇・口腔，外陰部の粘膜に紅斑，びらんがみられる．眼症状としては眼球結膜の充血，偽膜形成，眼脂，角膜および結膜上皮の欠損などがみられ，重篤な眼病変では，視力障害，眼瞼癒着，ドライアイなどの後遺症を残すことが多い．ときに上気道粘膜や消化管粘膜を冒し，呼吸器症状や消化管症状を併発する．閉塞性の呼吸器病変が後遺症として残り，QOLの低下をまねくことがある．皮膚病変は，全身に大小の水疱・びらんを有する紅斑あるいは紫紅色〜褐色調の斑が多発する．個疹は平坦で，ときに中心に小水疱・水疱を伴うflat atypical targetsと呼ばれる紅斑が特徴的で，顔面・体幹を中心にみられることが多い．一方，通常の多形紅斑では，紅斑の辺縁が堤防状に隆起し，中心部が暗紅色の標的状を呈するtypical targetsが，四肢優位に分布することが多い．

基本的な病態は，ある一定のHLAアレルを有する人において，薬剤が外来抗原として認識され，活性化されたT細胞あるいはNK細胞から産生される因子が表皮を傷害することにより生じる．SJSの表皮の傷害，つまり表皮細胞の細胞死には，アポトーシスとネクロプトーシスという異なる機序の細胞死が混在している．アポトーシスは可溶性Fasリガンド，パーフォリン/グランザイムB，グラニュライシンなどにより誘導される[4,5]．ネクロプトーシスは単球が放出するアネキシンA1により生じる[6]．ネクロプトーシスの誘導には，好中球が放出するneutrophil extracellular traps（NETs）の関与も明らかになっている[7]．これらの細胞死の誘導には細胞傷害性T細胞などが放出するTNF-αなどのサイトカインも重要な役割をはたしている[8]．その他の機序として，併発する感染症による制御性T細胞の機能低下，proinflammatory cytokineの産生亢進によるT細胞の活性化亢進などが推測されている．

治療に必要な検査と診断

特徴的な検査所見は呈さないが，CRPの上昇，白血球増加あるいは白血球減少，肝機能障害，腎機能障害の有無や程度を確認する．腸管への炎症により下血がみられることがあり，便の潜血反応を定期的に行う．SJSの診断において病理組織学的に表皮の壊死性変化を確認することが重要である．特徴的な所見は表皮の広範な壊死性変化であり，表皮細胞の全層にわたる壊死と表皮—真皮間の裂隙（表皮下水疱）形成がみられる．水疱辺縁部では表皮細胞の個細胞壊死と，壊死に陥った表皮細胞にリンパ球が接着するsatellite cell necrosisがみられるのも特徴である．SJSの診断基準では，病理組織学的に完成し

表 1　Stevens-Johnson 症候群の診断基準（2024）

主要所見（必須）

1. 皮膚粘膜移行部（眼，口唇，外陰部など）の広範囲で重篤な粘膜病変（出血・血痂を伴うびらんなど）がみられる．
2. 皮膚の汎発性の紅斑に伴って表皮の壊死性障害に基づくびらん・水疱を認め，軽快後には痂皮，膜様落屑がみられる．その面積は体表面積の 10% 未満である．ただし，外力を加えると表皮が容易に剝離すると思われる部位はこの面積に含まれる．
3. 発熱がある．
4. 病理組織学的に表皮の壊死性変化を認める*．
5. 以下の疾患を除外できる．
    - 多形紅斑重症型（erythema multiforme［EM］major）**
    - 遅延型アレルギーではなく，細胞障害性抗がん剤の薬理作用による皮膚障害

副所見

1. 紅斑は顔面，頸部，体幹優位に全身性に分布する．紅斑は隆起せず，中央が暗紅色の flat atypical targets を示し，融合傾向を認める．
2. 皮膚粘膜移行部の粘膜病変を伴う．眼病変では偽膜形成と眼表面上皮欠損のどちらかあるいは両方を伴う両眼性の急性結膜炎がみられる．
3. 全身症状として他覚的に重症感，自覚的には倦怠感を伴う．口腔内の疼痛や咽頭痛のため，種々の程度に摂食障害を伴う．
4. 自己免疫性水疱症を除外できる．

診断

副所見を十分考慮の上，主要所見 5 項目をすべて満たす場合，SJS と診断する．初期のみの評価ではなく全経過の評価により診断する．

〈参考〉

1) 多形紅斑重症型との鑑別は主要所見 1〜5 に加え，重症感・倦怠感，治療への反応，病理組織所見における表皮の壊死性変化の程度などを加味して総合的に判断する．
2) *病理組織学的に完成した病像では表皮の全層性壊死を呈するが，少なくとも 200 倍視野で 10 個以上の表皮細胞（壊）死を確認することが望ましい．
3) **多形紅斑重症型（erythema multiforme［EM］major）とは比較的軽度の粘膜病変を伴う多形紅斑をいう．皮疹は四肢優位に分布し，全身症状としてしばしば発熱を伴うが，重症感は乏しい．SJS とは別疾患である．
4) まれに，粘膜病変のみを呈する SJS もある．

（厚生労働省難治性疾患政策研究事業：重症多形滲出性紅斑に関する調査研究班）

た病像では表皮の全層性壊死を呈するが，少なくとも 200 倍視野で 10 個以上の表皮細胞（壊）死を確認することが望ましい．

SJS の診断は，高熱，皮膚粘膜移行部（眼，口唇，外陰部など）に広範囲で重篤な粘膜病変（出血，血痂を伴うびらんなど）がみられること，皮膚の汎発性の紅斑に伴って表皮の壊死性障害に基づくびらん・水疱を認め，その面積が体表面積の 10% 未満であることで診断する（**表 1**）．発症初期に表皮壊死が 10% 未満にとどまるか超えるのかは予測できず，全経過の評価により診断する．皮膚生検で病理組織学的に表皮の壊死性変化を確認することが必須となり，多形紅斑重症型（erythema multiforme［EM］major）や抗がん剤の薬理作用による皮膚障害を除外する．

治療の実際

治療の第一はすみやかに被疑薬を中止する

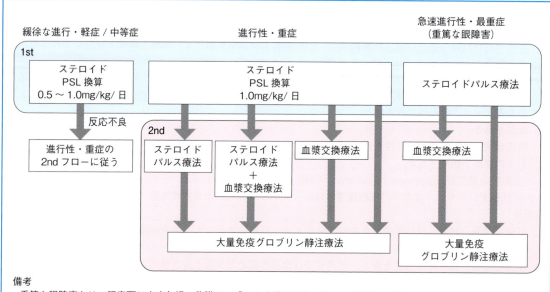

図2 SJS/TEN 治療のアルゴリズム (2024)
（渡辺秀晃, 小川陽一, 山口由衣 他：重症多形滲出性紅斑 スティーヴンス・ジョンソン症候群・中毒性表皮壊死症診療ガイドライン補遺 2024 より引用）

ことである．補液・栄養管理，進行する炎症反応の抑制，感染防止，粘膜部の局所処置が重要である．重篤な後遺症を残しやすい眼病変の管理を適切に行うことが大切である．入院設備のある病院で皮膚科専門医による治療が推奨される．

薬物治療として，早期のステロイド全身投与が第一選択となる．症例に応じて血漿交換療法やヒト免疫グロブリン製剤大量静注（IVIg）療法などを併用する．治療のアルゴリズムを図2に示す．これらの治療効果の判定には，紅斑・表皮剥離・粘膜疹の進展の停止，びらん面からの滲出液の減少，解熱傾向，末梢血白血球異常の改善，肝機能障害などの臓器障害の改善などを指標とする．マイコプラズマなどの感染が原因となることがあるが，その場合も必要に応じて抗菌薬を併用

しながら同様の治療を行う．

処方例

処方A （中等症〜重症例） プレドニン®錠 1日1mg/kgを2回に分割して投与

処方B （最重症例） ソル・メドロール®注 500〜1,000mg 1日1回

●上記で効果不十分な場合，感染症の合併など

処方 献血グロベニン®-I注 400mg/kg 1日1回点滴静注 5日間

●上記で効果不十分な場合

処方 血漿交換療法（単純血漿交換法と二重膜濾過血漿交換法があるが，主に単純血漿交換法が行われる） 週2〜3回，連日または隔日

専門医に紹介するタイミング

全身性の紅斑に加え，発熱や全身倦怠感などの全身症状を伴う場合，粘膜病変を伴う場合，皮疹に水疱・びらん，疼痛を伴う場合は，すみやかに皮膚科専門医へ紹介する．SJS の初期には典型的な臨床像を呈さないことがあるため，皮疹が軽度であっても，発熱，粘膜疹などを伴う場合には，皮膚科専門医に紹介することが望ましい．

専門医からのワンポイントアドバイス

専門医への紹介に際して，発症までの薬剤投与歴や症状出現後に治療として用いた薬剤，過去に同じ薬剤を投与した際の薬疹歴の有無などを紹介状に記載する．また，紹介先の病院で原因薬剤の検査を行う場合があるため，内服した薬剤を持参していただくことが推奨される．紹介先の病院では病態を迅速に把握する必要があるため，すでに検査などを施行している場合にはそのデータを同封する．また，患者に「お薬手帳」を持参するように伝える．緊急の検査を要し，入院になることも多いので，患者が高齢者や未成年の場合には，家族あるいは保護者とともに受診するように伝える．

文　献

1) 塩原哲夫，狩野葉子，水川良子 他：重症多形滲出性紅斑 スティーヴンス・ジョンソン症候群・中毒性表皮壊死症診療ガイドライン．日皮会誌126：1637-1685，2016

2) 渡辺秀晃，小川陽一，山口由衣 他：重症多形滲出性紅斑 スティーヴンス・ジョンソン症候群・中毒性表皮壊死症診療ガイドライン補遺2024

3) Sunaga Y, Kurosawa M, Ochiai H et al：The nationwide epidemiological survey of Stevens-Johnson syndrome and toxic epidermal necrolysis in Japan, 2016-2018. J Dermatol Sci 100：175-182, 2020

4) Chung WH, Hung SI, Yang JY et al：Granulysin is a key mediator for disseminated keratinocyte death in Stevens-Johnson syndrome and toxic epidermal necrolysis. Nat Med 14：1343-1350, 2008

5) Abe R, Shimizu T, Shibaki A et al：Toxic epidermal necrolysis and Stevens-Johnson syndrome are induced by soluble Fas ligand. Am J Pathol 162：1515-1520, 2003

6) Saito N, Qiao H, Yanagi T et al：An annexin A1-FPR1 interaction contributes to necroptosis of keratinocytes in severe cutaneous adverse drug reactions. Sci Transl Med 6：245ra95, 2014

7) Kinoshita M, Ogawa Y, Hama N et al：Neutrophils initiate and exacerbate Stevens-Johnson syndrome and toxic epidermal necrolysis. Sci Transl Med 13：, 2021（doi：10.1126/scitranslmed.aax2398）

8) Viard-Leveugle I, Gaide O, Jankovic D et al：TNF-α and IFN-γ are potential inducers of Fas-mediated keratinocyte apoptosis through activation of inducible nitric oxide synthase in toxic epidermal necrolysis. J Invest Dermatol 133：489-498, 2013

12. 薬 疹

TEN

武居慎吾，濱 菜摘，阿部理一郎

新潟大学大学院医歯学総合研究科 分子細胞医学専攻細胞機能講座 皮膚科学分野

POINT
- ●中毒性表皮壊死症（TEN）は，主に薬剤摂取により発熱を伴って全身に紅斑，水疱形成をきたし，広範囲の表皮壊死をきたす重症薬疹である．
- ●熱傷に準じた全身管理と，ステロイドパルス療法を含むステロイド全身投与による早急な抗炎症治療を行う必要がある．
- ●国際的に標準化された治療はないが，抗TNFα抗体（エタネルセプト）の有効性が欧米を中心に報告されている．

ガイドラインの現況

　Stevens-Johnson症候群（Stevens-Johnson syndrome：SJS）・中毒性表皮壊死症（toxic epidermal necrolysis：TEN）については，重症多形滲出性紅斑に関する調査研究班より2016年に診療ガイドライン[1] が作成された．その際改訂された診断基準では，それまでの基準に加え，病理組織学的に表皮の壊死性変化を認めること，多形紅斑重症型（erythema multiforme major）を除外できることが追加され，さらにTENでは除外すべき疾患としてブドウ球菌性熱傷様皮膚症候群（staphylococcal scalded skin syndrome：SSSS）以外に5疾患が加わり，診断精度が高まることが期待されている．さらに2024年12月に発行された補遺版では，除外項目として「遅延型アレルギーではなく，細胞障害性抗がん剤の薬理作用による皮膚障害」が追加された[2]．現在のガイドラインでは，薬物治療としてステロイド全身投与が第一選択であるが，国際的に標準化された治療はなく，抗TNFα抗体などを用いた新規治療の症例集積がわが国でも行われている．またSJS/TENでの表皮細胞死の様式としてネクロプトーシスが提唱され，これにかかわる分子生物学的な研究により，診断や重症度にかかわるバイオマーカーの開発が進んでいる．

【本稿のバックグラウンド】　本稿では2016年に作成された重症多形滲出性紅斑，スティーヴンス・ジョンソン症候群・中毒性表皮壊死症診療ガイドラインおよび2024に作成された補遺版を参考に解説した．TENはSJSから進展する例が多く，その診断や治療方針については重複するものも多い．

どういう疾患・病態か

　TEN は，高熱や全身倦怠感などの症状を伴って，口唇・口腔，眼，外陰部などを含む全身に紅斑，びらんが広範囲に出現する疾患である（図 1）．主に薬剤を契機として SJS から進展する場合が多いが，びまん性の紅斑から出現するびまん性紅斑進展型もある．原因薬剤としては抗菌薬と非ステロイド性抗炎症薬が多く，他に痛風治療薬のアロプリノールや抗てんかん薬にも注意が必要である．感染症が原因となることもあり，原因微生物としては単純疱疹ウイルスをはじめとするウイルスやマイコプラズマが多く報告されている．肺炎マイコプラズマ感染が原因である場合の多くは小児例であるが，成人例の一部でもマイコプラズマが原因で発症することが報告されている．

　SJS と同様に全身症状として高熱が出現し，脱水，全身倦怠感，食欲低下などが認められ全身状態不良である．初期病変は広範囲にみられる斑状紅斑で，その特徴は隆起せず，中央が暗紅色の flat atypical target（非典型的ターゲット状紅斑）もしくはびまん性紅斑である．紅斑は急速に播種状に多発し，融合性で水疱，びらんがみられうる．全体的に皮疹は顔面，頸部，体幹優位に分布する．口唇・口腔粘膜，鼻粘膜，陰部粘膜に水疱や血痂がみられる．眼では眼球結膜の充血や偽膜形成，角膜上皮のびらんなどがみられ，失明などの重篤な後遺症を残す可能性がある．わが国では水疱・びらんなどの表皮剥離面積が 10% を超えた場合に，SJS と区別して TEN と診断する．外力を加えると表皮が容易に剥離する Nikolsky 現象がみられる部位は，表皮剥離面積に含める．

　発症機序としては，体内に取り込まれた薬剤によって活性化した細胞傷害性 T 細胞が Fas-FasL 経路や perforin/granzyme 経路により直接的に表皮細胞のアポトーシスを誘導することが想定されてきた．一方でネクローシスの形態をとるプログラムされた細胞死であるネクロプトーシスが疾患特異的に表皮細胞にみられ，これには単球から放出される annexin A1[3] や好中球が放出する neutrophil extracellular traps（NETs）[4] が関与することが近年報告されている．このように，アポトーシスとネクロプトーシスという異なる細胞死が表皮細胞で混在して生じ発症すると考えられている．SJS/TEN を発症した日本人

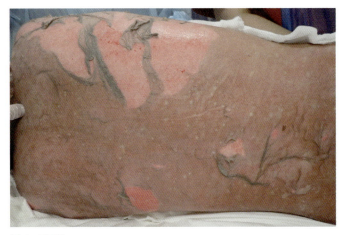

図 1　TEN
表皮が広範囲に剥離し，紅色の真皮が大部分に認められる．

患者の遺伝子多型解析からアロプリノールにおける HLA-B*58：01 やカルバマゼピンにおける HLA-B*15：11 など発症リスクと関連する HLA（human leukocyte antigen）が同定されており，一部の患者では遺伝的背景が発症リスクとなると考えられている．また健常人と比較して HIV 感染者では 100 倍，SLE 患者では約 60 倍 SJS/TEN の発症率が高いことが報告されており，基礎疾患も発症リスクとなる[5, 6]．また，第 2 回全国調査の結果から敗血症が SJS/TEN の死亡リスク因子であること，糖尿病が敗血症のリスク因子であることがわかった[2]．

治療に必要な検査と診断

確定診断や重症度把握のため皮膚生検，血液検査が必須であり，眼病変や咽頭・喉頭病変の精査加療のため眼科や耳鼻科へのコンサルトを行う．TEN では広範囲に表皮剝離を呈している状態だが，皮膚生検においては剝離していない辺縁の表皮細胞の個細胞壊死の所見を得るために，水疱やびらんの中心部から辺縁の紅斑にかけて紡錘形に生検することが望ましい．血液検査では一般的な血算，生化学に加え，原因検索のため各種ウイルス抗体（単純ヘルペスウイルス，水痘帯状疱疹ウイルス，EB ウイルス，サイトメガロウイルス）やマイコプラズマ抗体を検査する．TEN の入院時に，死亡率を予測する SCORTEN（Severity-of-Illness Score for Toxic Epidermal Necrolysis；表 1）のスコアリングには，血清グルコースや血清重炭酸塩の測定も必要である．また高用量ステロイド投与を行うにあたり，B 型肝炎，C 型肝炎のスクリーニングを行い，抗原や抗体が陽性であった場合には肝臓専門医へコンサルトを行う．原因薬剤検索目的には，薬剤リンパ球刺激試験（drug-induced lymphocyte stimulation test：DLST）やパッチテストが比較的有用な検査方法とされている．特に本邦においては全国調査の結果，DLST の施行率（SJS

表1　SCORTEN

SCORTEN　危険因子評価法		
	0 点	1 点
年齢	40 歳未満	40 歳以上
悪性腫瘍の合併	なし	あり
表皮剝離面積	10% 未満	10% 以上
血清 BUN	28 mg/dL 未満	28 mg/dL 以上
血清グルコース	252 mg/dL 未満	252 mg/dL 以上
血清重炭酸塩	20 mEq/L 以上	20 mEq/L 未満
心拍数	120/min 未満	120/min 以上

SCORTEN に基づく死亡率	
危険因子の合計点	死亡率
0〜1	3.2%
2	12.1%
3	35.5%
4	58.3%
≧5	90% 以上

（文献 1 を参照して作成）

67.3％，TEN 66.1％）はパッチテスト（SJS 13.3％，TEN 13.8％）よりも高い．DLST は同一患者でも血液を採取する時期により結果が異なり，SJS/TEN では発症まもない急性期に陽性となることが多い．高用量ステロイド投与中は偽陰性となる可能性があるため，ステロイド導入前に行うことが望ましい．しかし第1回 SJS/TEN 全国疫学調査の結果では，DLST 陽性率は SJS で 32.3％，TEN で 28.6％[7]，第2回調査では SJS で 50.0％，TEN で 51.3％[7] であり，陽性率は上昇しているものの陰性であっても原因薬剤ではないという判断はできない．最終的には，確定診断は重症多形滲出性紅斑ガイドライン作成委員会の TEN の診断基準に基づいて行う

（表2）．TEN との鑑別を特に要する疾患として，成人ブドウ球菌性熱傷様皮膚症候群（SSSS），急性汎発性発疹性膿疱症（acute generalized exanthematous pustulosis：AGEP），多発性固定薬疹が挙げられる．

SSSS では，びまん性紅斑型中毒性表皮壊死症と臨床的に鑑別することが難しいことがあるが，一般的に SSSS では間擦部で紅斑，水疱，表皮剝離が顕著であること，粘膜疹がないこと，病理組織学的に表皮細胞の壊死性変化を認められず，角層下（表皮顆粒層レベル）で水疱形成がみられることが鑑別点となる．

AGEP では，経過中に小膿疱が融合して角層がシート状に剝離する場合があり，TEN との鑑別を要する場合があるが，臨床

表2　TEN 診断基準

主要所見（必須）

1. 広範囲に分布する紅斑に加え体表面積の 10％を超える水疱・びらんがみられる．外力を加えると表皮が容易に剝離すると思われる部位はこの面積に含める．（なお，国際基準に準じて体表面積の 10〜30％の表皮剝離は SJS・TEN オーバーラップと診断してもよい）

2. 発熱がある

3. 以下の疾患を除外できる．
   ・ブドウ球菌性熱傷様皮膚症候群（SSSS）
   ・トキシックショック症候群
   ・伝染性膿痂疹
   ・急性汎発性発疹性膿疱症（AGEP）
   ・自己免疫性水疱症
   ・遅延型アレルギーではなく，細胞障害性抗がん剤の薬理作用による皮膚障害

副所見

1. 初期病変は広範囲にみられる斑状紅斑で，その特徴は隆起せず，中央が暗紅色の flat atypical targets もしくはびまん性紅斑である．紅斑は顔面，頸部，体幹優位に分布する．

2. 皮膚粘膜移行部の粘膜病変を伴う．眼病変では偽膜形成と眼表面上皮欠損のどちらかあるいは両方を伴う両眼性の急性結膜炎がみられる．

3. 全身症状として他覚的に重症感，自覚的には倦怠感を伴う．口腔内の疼痛や咽頭痛のため，種々の程度に摂食障害を伴う．

4. 病理組織学的に表皮の壊死性変化を認める．完成した病像では表皮の全層性壊死を呈するが，軽度の病変でも少なくとも 200 倍視野で 10 個以上の表皮細胞死を確認することが望ましい．

診断
副所見を十分考慮のうえ，主要所見3項目のすべてを満たすものを TEN とする．全経過を踏まえて総合的に判断する．

（文献1を参照して作成）

的に小膿疱を確認できた場合，病理組織学的に表皮全層性の壊死がみられない場合には鑑別することができる．多発性固定薬疹ではともに粘膜疹を伴い，広範囲に紅斑が出現し得ることからTENと鑑別が難しいことがあるが，多発性固定薬疹は大型で円形〜類円形であり境界明瞭かつ，flat atypical targetがないことが臨床的な鑑別点となる．また両疾患ともSJS/TENと比較して病理組織で炎症細胞浸潤が多い．また，補遺版ではSJS/TENと区別して除外すべき項目として「遅延型アレルギーではなく，細胞障害性抗がん剤の薬理作用による皮膚障害」が追加された[2]．例えば，近年抗Nectin-4抗体であるエンホルツマブベドチンにより表皮剥離をきたし，重症例ではSJS/TENに類似した臨床像を呈する症例が報告されているが，これはエンホルツマブベドチンによる直接的な表皮障害により生じているものであり，発症メカニズムが異なることからSJS/TENとは区別する必要がある．

治療の実際

SJS/TENが疑われる症例では，入院設備のある病院で皮膚科専門医による治療が推奨される．可能性のある被疑薬はすみやかに中止し，入院下で熱傷に準じた補液・栄養管理による全身管理や皮膚びらん面からの感染予防を行う．進行する炎症反応を抑制するために，わが国では副腎皮質ステロイドの全身投与が第一選択となる．ガイドラインでは急速進行性の症例，重症度分類で6点以上の重症例，眼表面の上皮欠損や偽膜形成を伴う例，SJS/TENに起因する呼吸障害のみられるもの，びまん性紅斑進展型TENにおいて，初期治療としてステロイドパルス療法を行い，その後血漿交換療法や免疫グロブリン大量静注療法（IVIg療法）を併用するとされてい

る．これらの追加治療の組み合わせや施行する順番に関しては，症例ごとの基礎疾患や感染の有無などにより異なる．

ステロイド全身投与に関しては，プレドニゾロン1〜2mg/kg/日で開始し，効果がみられたら4〜7日後にプレドニゾロン換算で10mg/日または20%程度減量し，以降は改善の程度に合わせて3〜7日ごとにプレドニゾロン換算で10mg/日程度減量する．ステロイドパルス療法ではメチルプレドニゾロン500〜1,000mg/日を3日間投与する．ステロイドパルス療法後のステロイド投与量は十分量を投与し，以降漸減する．初回のパルス療法で効果が十分にみられない場合，または再燃例には，さらに1コース施行する場合もある．血漿交換療法では細胞傷害性分子やFasリガンド，サイトカインなどの低分子物質の除去が可能な単純血漿交換療法（PE）が望ましく，一連につき8回まで施行する．びらん面積が広いTENでは，カテーテル刺入部からの細菌感染に注意が必要である．

IVIg療法では，ヒト免疫グロブリン製剤400mg/kg/日を5日間連続で投与する．血栓傾向や血小板減少などの有害事象に注意が必要である．

そのほかに国内では薬事承認されていないが，シクロスポリンや抗TNFα抗体（特にエタネルセプト）の有用性も報告されている．特に抗TNFα抗体であるエタネルセプトは，SJS/TENにおける細胞死を阻害すると考えられており，わが国でも現在，特定臨床研究が行われている．

皮膚処置に関しては熱傷に準じて行い，皮膚びらん面からの細菌感染を予防するうえでも連日行うことが望ましい．臨床的に細菌二次感染を疑う状況では敗血症への進行が懸念されるため，抗菌薬の全身投与をすみやかに行う．

上記治療の病勢評価は紅斑の色調や，水

疱，びらん，表皮剥離面積，びらん面からの滲出液の量や上皮化の徴候が指標となる．また口唇・口腔粘膜症状や眼症状も総合的に判断する．

処 方 例

●ステロイドパルス療法
処方 ソル・メドロール®（500 mg/本）
2本　点滴静注　3日間

●ステロイド全身投与
処方 ①プレドニン®錠（5 mg）　1回6錠
1日2回
②ネキシウム®カプセル（10 mg）
1カプセル　1日1回
③バクタ®配合錠　1錠　1日1回
④アレンドロン酸錠（35 mg）　1錠
週1回

●免疫グロブリン大量静注療法
処方 献血グロベニン®-I静注用
（5,000 mg/本）　4本点滴静注
5日間

●局所療法
処方A 白色ワセリン　びらん面
1日1回
処方B （感染徴候が疑わしい場合）
ゲーベン®クリーム　びらん面　1日1回

専門医に紹介するタイミング

TEN は致死的な重症薬疹である．また眼症状は重篤な後遺症を残す可能性があること，熱傷に準じた集学的治療を必要とすることから必ず入院のうえ，皮膚科専門医の下での治療が必要である．SJS/TEN を疑った段階で，早急に集中治療室の設備のある高度救命医療機関に紹介する．

専門医からのワンポイントアドバイス

TEN は SJS から進展することが多いが，その病初期には通常の播種状紅斑丘疹型薬疹や多形滲出性紅斑と臨床的な区別が難しいこともある．早期診断や重症度・予後予測のためのバイオマーカーが研究されている．

文　献

1) 塩原哲夫，狩野葉子，水川良子 他：重症多形滲出性紅斑，スティーヴンス・ジョンソン症候群・中毒性表皮壊死症診療ガイドライン．日皮会誌 126：1637-1685，2016
2) 渡辺秀晃，小川陽一，山口由衣 他：重症多形滲出性紅斑，スティーヴンス・ジョンソン症候群・中毒性表皮壊死症診療ガイドライン補遺 2024
3) Saito N, Qiao H, Yanagi T et al：An annexin A1-FPR1 interaction contributes to necroptosis of keratinocytes in severe cutaneous adverse drug reactions. Sci Transl Med 6：245ra95, 2014
4) Kinoshita M, Ogawa Y, Hama N et al：Neutrophils initiate and exacerbate Stevens-Johnson syndrome and toxic epidermal necrolysis. Sci Transl Med 13 (600), 2021 (doi：10.1126/scitranslmed.aax2398)
5) Mittmann N, Knowles SR, Koo M et al：Incidence of toxic epidermal necrolysis and Stevens-Johnson Syndrome in an HIV cohort：an observational, retrospective case series study. Am J Clin Dermatol 13：49-54, 2012
6) Ziemer M, Kardaun SH, Liss Y et al：Stevens-Johnson syndrome and toxic epidermal necrolysis in patients with lupus erythematosus：a descriptive study of 17 cases from a national registry and review of the literature. Br J Dermatol 166：575-600, 2012
7) 北見　周，渡辺秀晃，末木博彦 他：Stevens-Johnson 症候群ならびに中毒性表皮壊死症の全国疫学調査―平成 20 年度厚生労働科学研究費補助金（難治性疾患克服研究事業）重症多形滲出性紅斑に関する調査研究―．日皮会誌 121：2467-2482，2011

12. 薬 疹

薬剤性過敏症症候群

高橋勇人
慶應義塾大学医学部 皮膚科

POINT
- ●薬剤性過敏症症候群（drug-induced hypersensitivity syndrome：DIHS）は薬剤により誘発され，経過中に免疫動態が劇的に変化するきわめて特殊な疾患である．
- ●DIHS の診療は，急性期の治療と軽快後の管理に大きく分かれる．
- ●急性期は，サイトメガロウイルスをはじめとする各種感染症に注意する．
- ●慢性期は，自己免疫疾患の発症に注意する．

ガイドラインの現況

　本邦では本疾患の初のガイドラインとして，「薬剤性過敏症症候群診療ガイドライン2023」が厚生労働省の重症多形滲出性紅斑に関する調査研究班によって作成され，日本皮膚科学会誌 2024 年 134 巻 3 号に掲載されている．本稿に記載するように，本疾患の病態は複雑であり，実診療での疑問に答えられるように，Q&A を充実させた内容となっている．欧米においては DIHS に相当する疾患を DRESS（drug rash with eosinophilia and systemic symptoms）として捉えているが，診断基準に HHV-6 の再活性化を含んでいないことから，DIHS と全く同一ではなく，軽症例も含むより広い範囲で類似の薬剤アレルギー反応として扱われている．2023 年にスペインが単独で DRESS の診療ガイドラインを発表しているが，国際的なガイドラインやコンセンサスはまだ存在していない．

【本稿のバックグラウンド】 本邦における「薬剤性過敏症症候群診療ガイドライン 2023」を基本とし，厚生労働省の重症多形滲出性紅斑に関する調査研究班内で議論されてきた内容なども含め，その他各種学術論文を参考に本稿は作成した．

どういう疾患・病態か

　薬剤性過敏症症候群は重症薬疹の 1 病型である．通常の薬剤アレルギーと異なる DIHS の特徴として，誘発する薬剤の種類が限られていること，遅発性に生じ原因薬剤中止後も症状が遷延すること，経過中に HHV-6 の再活性化があることが挙げられる．原因薬剤を中止すれば通常は薬剤アレルギーの症状は軽快するが，DIHS では症状が遷延するという点が通常の薬疹と大きく異なる．逆に DIHS では原因薬剤が除去されても，症状が遷延す

表1 DIHS診断基準 (2005)

(1) 概念
高熱と臓器障害を伴う薬疹で，薬剤中止後も遷延化する．多くの場合，発症後2から3週間後にHHV-6の再活性化を生じる．

(2) 主要所見
1. 限られた薬剤投与後に遅発性に生じ，急速に拡大する紅斑．しばしば紅皮症に移行する．
2. 原因薬剤中止後も2週間以上遷延する
3. 38度以上の発熱
4. 肝機能障害
5. 血液学的異常：a，b，cのうち1つ以上
   a. 白血球増多（11000/mm^{3}以上）
   b. 異型リンパ球の出現（5%以上）
   c. 好酸球増多（1500/mm^{3}以上）
6. リンパ節腫脹
7. HHV-6の再活性化

典型DIHS：1～7すべて
非典型DIHS：1～5すべて，ただし4に関しては，その他の重篤な臓器障害をもって代えることができる．

○参考所見
1. 原因薬剤は，抗けいれん薬，ジアフェニルスルフォン，サラゾスルファピリジン，アロプリノール，ミノサイクリン，メキシレチンであることが多く，発症までの内服期間は2週から6週間が多い．
2. 皮疹は，初期には紅斑丘疹型，多形紅斑型で，後に紅皮症に移行することがある．顔面の浮腫，口囲の紅色丘疹，膿疱，小水疱，鱗屑は特徴的である．粘膜には発赤，点状紫斑，軽度のびらんがみられることがある．
3. 臨床症状の再燃がしばしばみられる．
4. HHV-6の再活性化は，①ペア血清でHHV-6 IgG抗体価が4倍（2管）以上の上昇，②血清（血漿）中のHHV-6 DNAの検出，③末梢血単核球あるいは全血中の明らかなHHV-6 DNAの増加のいずれかにより判断する．ペア血清は発症後14日以内と28日以降（21日以降で可能な場合も多い）の2点にすると確実である．
5. HHV-6以外に，サイトメガロウイルス，HHV-7，EBウイルスの再活性化も認められる．
6. 多臓器障害として，腎障害，糖尿病，脳炎，肺炎，甲状腺炎，心筋炎も生じうる．

る特殊な病態が存在することを意味し，HHV-6やサイトメガロウイルス（CMV）などの再活性化が関与する．さらに，一般的な薬疹と異なる点として，急性期症状が回復した後数年して，しばしば自己免疫疾患を発症することが知られており，きわめて特殊な免疫学的な異常を伴う疾患といえる．

DIHSの診断基準（表1）には，典型的なDIHSの臨床経過が盛り込まれている．なかでも，遷延・再燃する症状について，図1にDIHSの典型的な経過を模式図で示す．DIHSは当初二峰性に生じるといわれてい

た．薬剤によって誘発された発熱や肝機能障害などの1峰目の症状は典型例では1～2週目にピークを迎えて，一度症状は軽快するが，その後，主に発熱，肝機能障害の再燃をみる（2峰目）．その直前にHHV-6の再活性化が観察され，2峰目の症状の再燃はHHV-6の再活性化によるものと考えられている[1]．

その後，一部のDIHSでは，HHV-6だけでなく，他のヘルペスウイルスであるCMVや水痘・帯状疱疹ウイルス（VZV）などの再活性化による3峰目以降の症状の再燃がみ

薬剤性過敏症症候群　263

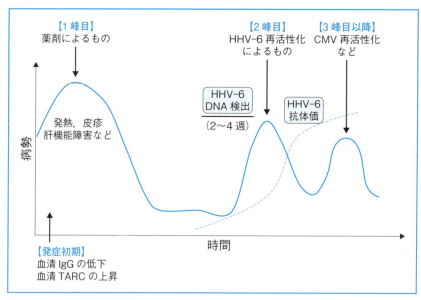

図1　DIHSの典型的経過

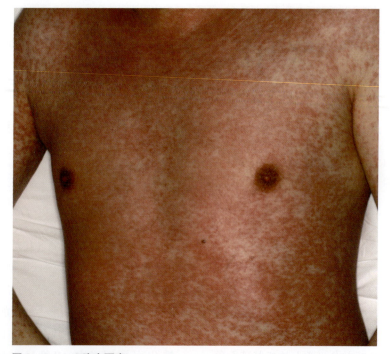

図2　DIHSの臨床写真

られることが知られている（図1）．特に，CMVにより皮膚潰瘍，消化管病変，肺炎，心筋炎，肝炎などが生じ，死亡例も報告されていることから，CMV感染症は予後を左右する重要な因子となっている．

DIHSの診断基準の本文には発疹学的な記載がほぼ含まれていないが，参考所見に記載があるように，いくつかの特徴が知られている．発疹は播種状紅斑丘疹型の発疹をとることが多い（図2）．特に顔面は浮腫をきたし，

眼囲は正常皮膚を残すことが多い．口囲は紅色丘疹，膿疱や鱗屑が多発する傾向がある．一方，下腿の紫斑は重症度と相関することが報告されている[2]．

治療に必要な検査と診断

DIHS の診断は表1の診断基準に従って行う．診断に必要な検査所見は現行の診断基準には規定されていないが，診断に有用な検査はいくつか知られており，DIHS らしさを知る良い指標となる．

1 TARC（Thymus and activation-regulated chemokine）

DIHS 発症早期において，TARC が異常高値となることが知られている．Ogawa らの検討によると通常薬疹の約 2,500 pg/mL の上昇に対し，DIHS 急性期においては約 31,000 pg/mL の血清 TARC 値の上昇を認めた[3]．5 桁の TARC 値をみた場合には DIHS を強く疑いたい．

2 血清 IgG

DIHS 急性期の検査所見として，血清 IgG 値の低下を認める．Kano らは DIHS 急性期では血清 IgG 値が 745±163 mg/dL（コントロール 1,210±219 mg/dL）と低下し，回復期には IgG 値が正常域まで回復すると報告している．ときに 400 mg/dL 程度まで低下することもある．血清 IgG の低下は積極的に DIHS を疑う手がかりになると考えられる．

3 薬剤リンパ球刺激試験（drug lymphocyte stimulation test：DLST）

薬剤アレルギーの際に原因薬の同定に用いられる DLST は DIHS では通常薬疹とは異なる結果を示し，DIHS では急性期には DLST は陰性になりやすく，回復期に陽性となりやすい．このようなパターンは診断の助けになる．また，DIHS 患者のなかには 1 年以上経過したのちに SI 値が 20～40 と異常に上昇し，数年間この値が維持されるケースも確認される．このことから，DIHS における DLST の結果は，従来の薬疹で観察されるような末梢血中の薬剤特異的 T 細胞の頻度の変化を単に反映したものではないことが，少なくとも理解できる．

治療の実際

DIHS の管理は，急性期症状に対する治療と，その後のフォローアップに分けて整理し行うとよい．

1 DIHS 急性期治療の注意点と問題点

DIHS 急性期の治療に関して，現状では確立された治療法はない．多くの施設では被疑薬を中止後，副腎皮質ステロイドの全身投与で加療する，という大枠はほぼ一致していると思われる．しかし，使用するステロイドの量・期間，ステロイドパルス療法や IVIG の併用の有無については，施設により考え方が異なる．

エキスパートの意見においては，以前より DIHS 症例においてステロイドパルス療法と IVIG は施行しないほうがよいという考えがあった．これは，DIHS が経過中にヘルペスウイルスの再活性化による重症化をきたす病態であることから，ステロイドパルス療法と IVIG をステロイド全身投与に追加した場合には，強力な免疫抑制状態が重ねて引き起こされる可能性があり，その結果，症状の再燃・遷延の制御が効かなくなるであろう，という考えである．

DIHS で死亡の転帰をとる症例では，ステ

薬剤性過敏症症候群　**265**

ロイドパルス療法やIVIGがされているケースが多いと経験的に指摘されることがある.

しかし，ステロイドパルス療法やIVIGをDIHS症例に使うと予後が悪化するというエビデンスがないため，使わないほうがよいという推奨は科学的・学術的な観点から行われていない．そのため，本邦ガイドラインでは，過去の報告を公平に考慮する形で，ステロイドパルス療法は慎重に実施すること，IVIGについては，単独では行わないこと，ステロイド療法との併用では効果がある可能性がある，としている.

急性期で管理が難しくなるケースでは，先に述べたようにヘルペスウイルス再活性化による病態の修飾が主な理由であることが多く，そのなかでも現在積極的に薬物治療が可能なものはサイトメガロウイルスのみである．そのほかのウイルスが原因である場合の多くは，一過性に増悪した肝機能障害などが時間経過とともに，ピークアウトすることが多い．多少の検査結果の変化に敏感に反応してステロイドの量を増量することなく，じっと経過観察するという選択肢はDIHS管理のうえで重要である.

また，後述するDIHS急性期の免疫抑制状態を背景に，ヘルペスウイルスのみでなく，細菌感染，真菌感染が合併する可能性は常に念頭に入れておく必要があり，これらの感染症の結果，症状の増悪をみることもある．その場合には，抗生剤，抗真菌薬の投与がまずは必要であり，ステロイドパルス療法やIVIGが優先的に選択されるべきではない．DIHS急性期の患者管理は感染症との戦いである.

2 DDSスコアとCMV感染に対する治療介入

DIHS急性期の患者管理に関して，

Mizukawaらが DIHS の重症度の評価と CMV 感染症の合併を予測する DIHS/DRESS severity（DDS）score を報告している[4]．急性期の DSS score が 4 以上のときは，CMV 感染症の合併と関連する可能性があるとされている．この DDS score は，発症早期の患者に対して，今後 CMV 感染にどの程度注意を払う必要があるかが把握でき，CMV に対する迅速な治療介入を手助けする有用なスコアとされている.

3 ステロイド初期投与量と減量法

ステロイドの初期量については，経験的にプレドニン® 1mg/kg/日の大量ステロイド投与で多くの場合，DIHS急性期の症状を軽快させることが可能である．プレドニン® 10〜20mg/日の少量〜中等量ではときに抑えきれずにステロイドを漸増せざるを得ないケースがあり，その場合，初期から大量に投与した場合と同等の効果を得にくいため，治療が難航することがある．したがって初期からの十分量のステロイド投与は，エキスパートの間でもある程度のコンセンサスがとられている.

一方，ステロイドの減量方法については，意見が分かれる．十分量のステロイド初期治療で症状が軽快したのちに，比較的早期にステロイドを減量する方法と，週に5〜10mg程度の漸減をする方法がある．ステロイドを漸減する理由として，DIHSの治療中にヘルペスウイルスが再活性化している場合には，ステロイドによりマスクされていた症状が減量により顕著になるためや，ステロイドを急に減量することにより，リンパ球の増殖能が回復し，その結果リンパ球の増殖と関連したヘルペスウイルスの再活性化が促進されるのではないか，という考えがある．一方，迅速な減量であってもヘルペスウイルスが全例で

再活性化するわけではないため，問題なく減量ができることも多い．この場合，長期間大量のステロイドを使用することによる副作用を避けられるメリットは大きい．

ステロイドの減量法についても，現在，科学的根拠で裏づけされた方法は存在せず，この論争は簡単には解決しない．どちらの方法であっても，経過中に再活性化するヘルペスウイルスや他の感染症の存在に注意することは必要である．

4 DIHS 慢性期の管理

DIHS における服薬指導は，通常の薬剤アレルギーとは異なる．DIHS は多剤感作を起こしやすいといわれている．新たな薬剤に対する過敏症は必ずしも DIHS の病型を示さず，多形紅斑型や播種状丘疹斑型などの他の臨床型をとることが多い．そのような事例が知られていることから，DIHS 患者には，不必要な薬剤の服用は可能な限り避けるように指導されることが多い．ただし，すべての薬剤に過敏症を生じるわけではないため，治療に必要な投薬は制限せずに受けるべきと考えられる．

一方，DIHS 発症後に自己免疫疾患が続発してくることが知られている．特に甲状腺機能異常と劇症 1 型糖尿病の発生がしやすい[5]．甲状腺機能異常は各種病型を含むが，DIHS 発症後 2 ヵ月〜3 年の期間で発症しやすい．一方，劇症 1 型糖尿病は DIHS 発症後 2 ヵ月以内で発症することが多いため，発症後比較的早期の血糖チェックが重要といえる．その他，関節リウマチ，脱毛，白斑など自己免疫機序で発症すると思われる疾患が続発することが知られている．

DIHS は自己免疫疾患の発症という通常の薬疹とは全く異なる臨床経過をたどり，長期的にフォローアップが必要な疾患といえる．

処 方 例

軽症の場合，被疑薬を中止のうえ
アンテベート® 軟膏　1 日 2 回　外用

専門医に紹介するタイミング

薬剤性過敏症症候群は急激に症状が悪化する経過をたどるため，本疾患を疑った場合は，可能な限りすみやかに専門医に紹介すべきと考える．

専門医からのワンポイントアドバイス

薬剤性過敏症症候群の急性期においては，外来診療にて投与可能な程度の少量のステロイドを内服投与し，のちに症状の増悪に伴って，投与量を漸増せざるを得なくなるケースが散見される．少量のステロイド投与でコントロール可能な程度の薬剤アレルギーであれば，当初よりステロイドを使用せずに経過観察をしていくことも可能かもしれない．本疾患の治療においては，適切なタイミングで十分な治療を行うことが重要であり，本疾患を疑った場合には，ステロイド投与の適応を十分に検討することが望まれる．

--- 文　献 ---

1) Tohyama M, Hashimoto K, Yasukawa M et al：Association of human herpesvirus 6 reactivation with the flaring and severity of drug-induced hypersensitivity syndrome. Br J Dermatol 157：934-940, 2007

2) Takei S, Hama N, Mizukawa Y et al：Purpura as an indicator of severity in drug-induced hypersensitivity syndrome/drug reaction with eosinophilia and systemic symptoms：evidence from a 49-case series. J Eur Acad Dermatol Venereol 36：e310-e313, 2022

3) Ogawa K, Morito H, Hasegawa A et al : Identifica-
tion of thymus and activation-regulated chemokine
(TARC/CCL17) as a potential marker for early in-
dication of disease and prediction of disease activity
in drug-induced hypersensitivity syndrome
(DIHS)/drug rash with eosinophilia and systemic
symptoms (DRESS). J Dermatol Sci 69 : 38-43,
2013
4) Mizukawa Y, Hirahara K, Kano Y et al : Drug-in-
duced hypersensitivity syndrome/drug reaction
with eosinophilia and systemic symptoms severity
score : A useful tool for assessing disease severity
and predicting fatal cytomegalovirus disease. J Am
Acad Dermatol 80 : 670-678.e2, 2019
5) Kano Y, Tohyama M, Aihara M et al : Sequelae in
145 patients with drug-induced hypersensitivity
syndrome/drug reaction with eosinophilia and sys-
temic symptoms : survey conducted by the Asian
Research Committee on Severe Cutaneous Adverse
Reactions (ASCAR). J Dermatol 42 : 276-282, 2015

13. 肉芽腫症

サルコイドーシス

金澤伸雄
（かなざわのぶお）
兵庫医科大学 皮膚科学

POINT
● 非乾酪性類上皮細胞肉芽腫が組織学的に証明され，かつ既知の原因の肉芽腫性疾患を除外できれば，単一臓器病変のみでもサルコイドーシスと診断される．
● サルコイドは類上皮細胞肉芽腫が集合して小さな結節を形成し肉眼で見えるようになったもの，皮膚サルコイドはサルコイドーシスの特異疹を指す．
● 皮膚病変のある症例については皮膚科医が定期的にフォローし，必要に応じて専門医に紹介するなどの役割を果たすことが期待される．

ガイドラインの現況

　類上皮細胞肉芽腫が組織学的に証明され，かつ既知の原因の肉芽腫性疾患を除外できる「組織診断群」と，組織生検を得ることができない場合でも，明確な規定に基づいて診断される「臨床診断群」からなる厚生省の診断基準が 1976 年に作成され，一部改訂されたものが 2014 年まで使用されていた[1, 2]．2015 年の難病法施行に伴い，日本サルコイドーシス／肉芽腫性疾患学会と厚生労働省のびまん性肺疾患に関する調査研究班とが合同で診断基準の改訂を行い，重症度分類と合わせて発表した[3]．さらに診療の手引きが 2020 年に作成後に[4] 2023 年に改訂され，冊子として刊行されている[5]．

【本稿のバックグラウンド】 本稿では，サルコイドーシス診療の手引き 2023 を参考に，サルコイドーシスについて解説した．「サルコイド」と「サルコイドーシス」の使い分けについても，手引きに従い，類上皮細胞肉芽腫が集合して小さな結節が形成され，肉眼的に見えるようになったものをサルコイド（類肉腫），サルコイドが全身性に現れている疾患をサルコイドーシスとした（慣用的に「サルコイドーシスの皮膚病変」は「皮膚サルコイドーシス」と表現される）．

どういう疾患・病態か

　サルコイドーシスは，19 世紀後半に英国で見出された疾患であり，当初は皮膚疾患とみられていたが，その後全身のほぼすべての臓器が罹患しうることが明らかになった．発病時の症状はきわめて多彩であり，検診発見の肺サルコイドーシスなど無症状のものもあるが，2000 年以降では有症状のものが増えている．症状には，咳・痰・息切れ，眼症状，皮疹，不整脈，神経麻痺，筋肉腫瘤，骨痛などのさまざまな臓器特異的なものと，発

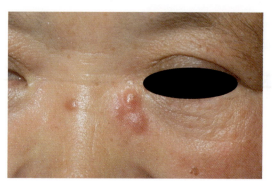

図1　皮膚サルコイド（結節型）

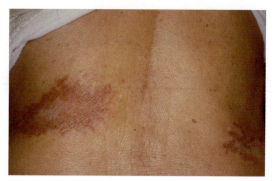

図2　皮膚サルコイド（局面型）

熱，体重減少，疲れ，痛み，息切れなどの臓器非特異的な全身症状がある．特に疲れと痛みは，全身の肉芽腫性病変が消失した後にもしばしば長期間にわたり持続し，患者のQOLを低下させる要因となる．確定診断のためには病理学的に「乾酪壊死を伴わない類上皮細胞肉芽腫」を証明し，さらに肉芽腫を形成する既知の疾患を除外する必要がある．臨床経過もきわめて多様であり，ごく短い期間で自然改善するものから，治療の有無によらず慢性に持続するもの，ときには著しいQOLの低下をきたして難治化するものまである．女性に多く，2000年以前は発病年齢では女性は20代と50代以降にピークがある2峰性を示し，男性は20代のみにピークがある1峰性とされていたが，2000年以降は男女で若年発症が減少し，高齢者発症の増加がみられている．

　皮膚病変は，わが国では福代の分類に基づき，特異疹（皮膚サルコイド），瘢痕浸潤，非特異疹の3つに分けて考えられてきたが，最近，瘢痕浸潤を特異疹に含め，特異疹と非特異疹の2つに分けようとする考えが提唱されている[6, 7]．特異的病変としては，①結節型（図1：顔面や四肢に好発する結節で，正常皮膚色や紅色を呈する），②局面型（図2：顔面，頭部，下肢に多い，鱗屑を乗せる比較的境界明瞭な環状から楕円形の局面で，中央がやや陥凹し辺縁がわずかに堤防状に隆起する．頭部に生じると脱毛を伴うことがある），③びまん浸潤型（手指，鼻，頰，耳に凍瘡様の紫紅色から紅色を呈する斑がみられるがわが国では少ない．手指の病変は骨の単純X線像で囊腫状骨炎の所見がみられることがある），④皮下型（四肢や臀部に皮下結節が単発あるいは多発する．四肢に広範囲に板状の硬結を呈することもある．わが国では比較的多い），⑤瘢痕型（陳旧性の外傷瘢痕や熱唱瘢痕が赤みを帯びてきたり隆起してきたりする．小丘疹や局面が膝にみられることがもっとも多いが，手，腕，下腿など外傷を受けやすい部位にもみられる），⑥その他（苔癬様型，結節性紅斑様皮疹，魚鱗癬型，その他の稀な病型：乾癬様，潰瘍型，強皮症様，白斑型，紅皮症型など）がある．非特異疹としては，結節性紅斑が代表的で，表面は境界不明瞭な紅斑を呈し，圧痛を伴う皮下結節が散在する．わが国では少ない．

　原因は不明とされているが，疾患感受性のある個体において，病因となる抗原に対するTh1型細胞免疫反応（Ⅳ型アレルギー反応）によって全身諸臓器に肉芽腫が形成され，原因抗原に対するアレルギー反応が継続する期間は疾患の活動性も継続すると考えられている．原因抗原として *Cutibacterium acnes*（アクネ菌）や抗酸菌などの微生物が有力な候補

として挙げられており，遺伝要因としてヒト白血球抗原（HLA）遺伝子の他，複数の疾患感受性遺伝子の関与が推定されている．なお，若年発症のタイプは皮膚，関節，眼を系統的に冒し遺伝歴が多いことが知られていたが，2005年に*NOD2*遺伝子変異による自己炎症性疾患であるBlau症候群と同一疾患であることが判明した[8]．Blau症候群はサルコイドーシスとは別に指定難病に登録されている．

治療に必要な検査と診断

自覚症状がなく健康診断の胸部写真で異常を指摘される場合と，眼症状，呼吸器症状，皮膚症状，不整脈や心不全などの循環器症状からサルコイドーシスが疑われる場合があり，胸部X線単純写真，胸部CT，採血をまず行い，サルコイドーシスが疑わしい場合は精密検査を勧める．検査としては病変の拡がりを確認するための画像診断（X線単純写真，CT，超音波検査，^{67}Ga citrate シンチグラフィー，MRI，^{18}F-FDG PET，内視鏡検査などがあり，臓器病変ごとにその有用性が異なる），組織学的な診断に重要な各種生検（肺生検，リンパ節生検，皮膚生検など），鑑別診断に重要な各種検査（血液尿検査（血算，生化学（肝機能，腎機能，カルシウムなど），蛋白分画，免疫グロブリン，リゾチーム，アンギオテンシンI変換酵素（ACE），可溶性IL-2R，KL-6など），ツベルクリン反応，気管支肺胞洗浄など）がある．その他，鑑別診断のために抗酸菌検査（塗抹，培養検査，結核菌PCR，非結核性抗酸菌PCRなど）と真菌検査も必要である．

サルコイドーシスは単独の検査や生検の結果のみでは診断できず，各種検査を行い，他の原因の肉芽腫性疾患の除外診断をしたうえで，総合的に診断する．診断基準により臨床診断群，組織診断群，疑診のいずれか判定するが，組織学的な検討が困難な場合でも，臨床診断群として申請，治療ができることに留意する．臨床診断群や組織診断群が確定し，経過観察中に新たに臓器病変が出現した場合にも，各臓器病変と特殊病態の診断を支持する所見リストに従って臨床的に診断し，必要に応じて治療を選択することが推奨されている．

ただ，皮膚病変においては，多彩で他の皮膚疾患と類似することがあるため，サルコイドーシスによるものと確定診断するためには皮膚生検が必須である．特に，皮膚は生検組織を採取しやすいため，確定診断のために皮膚生検の重要性が強調されている．

治療の実際

1 副腎皮質ステロイド（以下，ステロイド薬）

サルコイドーシスは全身の慢性肉芽腫性炎症性疾患であり，自覚症状が少なく自然改善もありうる反面，心臓病変，神経病変，肺病変などは生命を脅かす重篤な結果をもたらしうる．また，眼，皮膚，腎臓などいくつかの臓器病変では病変の持続によってQOLが著しく損なわれることから，適切な治療介入が必要である．ステロイド薬は少なくとも短期的には本症の肉芽腫性炎症の制圧にきわめて有効であることは周知の事実であり，すべての臓器病変において急激に悪化してくる例ではためらわずに十分な治療を開始すべきである．しかし，本疾患では臨床経過が多様で長期にわたるために治療の有効性を適切に評価することは難しく，大規模な前向き臨床試験はこれまで肺病変に限られており，その数も少ないのが現状である．

サルコイドーシスの呼吸器病変に対する全身ステロイド薬投与の有効性について，エビ

デンスの総括として「観察期間中に限れば，胸部陰影の改善度はステロイド治療群の方が無治療群よりもややすぐれており，サブグループ解析では，I期ではこの有効性はなく，II期とIII期で認められた」とされるが，肺野病変消退率と肺機能改善度がわずかに治療群で優れていた程度の益ではステロイド治療によるさまざまな害を払拭できるとはいいきれない．若年で健診発見のI期肺サルコイドーシスに限れば，ステロイド治療では肺野陰影の残存率が高くなってむしろ有害であるとの報告もある．

2003年に日本サルコイドーシス/肉芽腫性疾患学会から出された「サルコイドーシス治療に関する見解-2003」では[1]，「II期，III期の肺病変例で症状が無いか乏しいものは経過観察とし，これに画像所見の悪化を伴うものでは個々の状態に応じてステロイド治療を考慮する」という内容の「肺サルコイドーシスの治療手順」が示され，「肉芽腫性病変が広汎に線維化していく例（広汎線維化型）」では早期にステロイド薬などの抗炎症薬による治療介入が必要と考えられる一方，「肉芽腫性病変が慢性化するものの線維化をきたさないか乏しい例（肉芽腫型）」ではできるだけ自然改善を目指し，治療内容もステロイド薬の量や期間が小さくなるようにしてよいと思われる．ただどういう所見の場合に広汎線維化型と考えて治療を開始すべきか合意を得るのはこれからである．

肺外病変に対するステロイド薬の適応についての報告はほとんどない．心臓病変の存在はそれだけで life threatening であり，自然寛解が期待できる可能性があっても自覚症状の有無によらず病変の存在が認められればステロイド治療が勧められる．しかし，ステロイド薬の初期投与量，減量の方法，維持量など確立されたプロトコールはない．

その他の臓器の治療適応は主に QOL の改善であるため，自然寛解を待つ余裕がある場合には無治療とし，臓器病変で QOL の低下がある例では短期的な肉芽腫性炎症に対する効果を期待してステロイド薬が第一選択薬になるとされている．QOL の低下がある臓器病変として骨病変，外分泌線（耳下腺，涙腺），筋肉病変，関節病変が報告されており，多臓器に病変がある場合には治療適応となる．カルシウム代謝異常や腎病変による腎機能障害も，無症状で進行し腎不全に陥る例があるため，適切に経過観察を行い治療介入することが求められる．

皮膚病変の治療にあたっては，副作用を考え外用ステロイド薬か外用タクロリムス薬が最初に用いられることが多く，経口ステロイド薬は顔面に多発する局面や頭部の脱毛を伴う局面に使われることが多い．

2 免疫抑制薬

ステロイド薬の副作用を軽減する目的やステロイド不応性の患者において，ステロイド代替薬として第二次選択薬である免疫抑制薬（メトトレキサート，アザチオプリン，レフルノミドなど），抗菌薬，第三次選択薬である TNF 阻害薬などが欧米において使用され，これらの薬剤を患者の状態に合わせ段階的に追加することも推奨されている．ただしわが国ではステロイド代替薬でサルコイドーシスに保険適用のある薬剤はなく，またこれらの薬剤は効果や副作用の出現に個人差があり，罹患臓器によっても効果が異なる．特に肺外病変においては肺病変における肺機能などのような客観的生理学的指標が少なく治療決定と効果判定が難しく，エビデンスが確立されていない．なお，難治性の非感染性ブドウ膜炎に対してシクロスポリンが保険適用となっている．

3 TNF 阻害薬

TNFαは肉芽腫の形成において主要な役割を担うサイトカインであり，これを阻害するTNF阻害薬は難治性サルコイドーシスの治療において大きな期待がもたれ，各臓器のサルコイドーシスについて多くの研究が行われた．厳密に行われたランダム化比較試験は少ないが，これまでのエビデンスを総合して欧州のガイドラインで肺，皮膚，中枢神経のサルコイドーシスにおいてステロイド薬，免疫抑制薬に続く3rd lineの治療薬として弱く推奨されている．TNF阻害薬のなかではインフリキシマブ（IFX）がもっともよく研究され評価もほぼ定まり，アダリムマブ（ADA）がそれに続く．IFXの有効率は肺サルコイドーシス79%，皮膚サルコイドーシス89%，中枢神経サルコイドーシス77%，眼サルコイドーシス69%と要約されている．ADAは非感染性ブドウ膜炎に対して保険適用となっている．

ただいずれも短期間（3〜6ヵ月間程度）の投与であり中止後の再発が多く報告されており，再燃の少ない適切な投与期間の解明が求められている．有害事象としては，結核などの重篤な感染症の発生率がやや高く，死亡例も少数ながら報告されている．また，逆説的な事態として，関節リウマチなどに使用された後の副反応としてサルコイドーシス様の病態を呈することが多数報告されており，エタネルセプト（ETN）投与例が多い．ただ，サルコイドーシスに使用されて悪化，進行させたとの報告はない．同様のことが免疫チェックポイント阻害薬などの薬剤でも起こるとの知見が蓄積され，現在は薬剤によるサルコイドーシス様反応と呼ばれる．

4 抗菌薬

わが国では*C. acnes*，欧米では*Mycobacterium*がサルコイドーシスの病因として検討されており，抗菌薬は根本的な治療薬になる可能性を有する．*Mycobacterium*を想定した治療として，皮膚病変と肺病変に対するレボフロキサシン，エタンブトール，アジスロマイシン，リファンピシン併用療法の有効性をランダム化比較試験で検討した結果，抗菌薬使用群において皮膚病変のサイズと重症度に有意な改善が認められたが，肺病変はプラセボと差がなかったと報告されている．また，*C. acnes*を標的とした抗菌薬治療として，テトラサイクリンの有効性が症例集積研究および症例報告で示されている．これらはいずれも皮膚病変に対するものであり，一部の症例では病変部における*C. acnes*に対する抗PAB抗体の染色結果が陽性であることから，テトラサイクリンの*C. acnes*に対する抗菌活性が働いたと考えられる一方，肺病変がまったく改善していないことから肺と皮膚における発症機序の違いを想定し，皮膚では*C. acnes*に対する過剰な免疫反応が病態の主軸であり，そこにミノサイクリンによる免疫調整作用が働いたとする考えもある．

以上から，皮膚病変は抗菌薬（特にテトラサイクリン）の有効性が期待できる臓器病変であり，代替療法として検討することは可能と考えられる．ただし，本疾患に抗菌薬の保険適用がないことから，使用にあたっては未承認薬としての対応が必要である．また，肺病変には抗菌薬の有効性は期待できない．

5 皮膚病変に対して

サルコイドーシスのような皮膚症状を含む全身性疾患では，もっとも活動性のある臓器が主な治療対象となる．早期にステロイド薬の内服を開始すべきサルコイドーシスの皮膚病変としては，まず，醜形を残す可能性が高い，顔面に多発し中央が陥凹する局面型が考

えられる．顔面以外に，頭部の局面型病変も脱毛を伴うことがあり，積極的な治療介入を要する．

皮膚病変に対する治療法には，外用薬，紫外線照射，内服薬，注射薬などがあり，病変の部位や深さ，数などに応じて選択する．なお，ほとんどの薬剤はサルコイドーシスに保険適用はない．わが国ではテトラサイクリン系抗菌薬（ミノサイクリン）が使われることが多いが，効果は個々の症例によって差がある．メトトレキサートも関節リウマチに準じて投与される．ヒドロキシクロロキンも海外で使用されている．アプレミラストも海外で使用され，硬結が有意に改善したと報告されている．さらに最近，JAK阻害薬のトファシチニブの有効例が複数報告され，ルキソリチニブの有効例も報告されている．生物学的製剤では，TNF阻害薬（ADAとIFX）の有効性が報告されている．

処 方 例

処方A プレドニン® 0.5mg/kg/日にて開始し2〜4週間継続した後，4〜8週ごとに5〜10mg/日ずつ漸減し，2.5〜5mg/日で維持する（標準療法）

処方B プレドニン® 5〜10mg/日（糖尿病や感染症の合併がある場合）

●上記で軽快しない場合，副作用にて十分量投与できない場合（上記内服に加え）

処方A リウマトレックス® 6〜8mg/週（2〜3回に分割）
フォリアミン® 5mg/週（MTX最終内服24〜48時間後）必要に応じて併用

処方B ヒュミラ® 40〜80mg皮下注/2週

●皮膚病変に対して

処方A デルモベート®軟膏2回/日 単純

塗布

処方B エクラー®プラスター1回/日貼付（病変部に合わせて）

処方C ミノマイシン® 200mg 1日2回

処方D リザベン® 300mg 1日3回

専門医に紹介するタイミング

サルコイドーシスが疑われれば生検すべき皮膚病変を探し，病理学的にサルコイドーシスと診断されれば，内臓病変を検索する．有意な所見があれば，罹患臓器の専門医と併診し，難病申請や全身療法の要否を判断する．

専門医からのワンポイントアドバイス

皮膚病変は，患者に自覚され治療対象になるとともに，生検により確定診断できることから他科から紹介されることも多く，サルコイドーシスの診断と治療のキーとなりうる．したがって，皮膚病変のある症例については，皮膚科医が定期的に全体像を把握しつつ経過をフォローし，必要に応じて専門医に紹介するなどコーディネーター的役割を果たすことが期待される．

文　献

1) 日本サルコイドーシス/肉芽腫性疾患学会 治療ガイドライン策定委員会：サルコイドーシス治療に関する見解-2003. 日呼吸会誌 41：150-159, 2003

2) 日本サルコイドーシス/肉芽腫性疾患学会，日本呼吸器学会，日本心臓病学会，日本眼科学会，日本皮膚科学会，日本神経学会，厚生労働科学研究 難治性疾患克服研究事業 びまん性肺疾患に関する調査研究班：サルコイドーシスの診断基準と診断の手引き-2006. 日サ会誌 27：89-102, 2007

3) 四十坊典晴，山口哲生：わが国におけるサルコイドーシスの診断基準と重症度分類. 日サ会誌 35：3-8, 2015

4) 日本サルコイドーシス / 肉芽種性疾患学会 サルコイドーシス診療の手引き 作成委員会：サルコイドーシス診療の手引き 2020

5) 日本サルコイドーシス / 肉芽種性疾患学会 サルコイドーシス診療の手引き 作成委員会編：サルコイドーシス診療の手引き 2023. 克誠堂出版, 2023

6) 山本俊幸：本邦におけるサルコイドーシスの瘢痕浸潤の考え方について. 日皮会誌 132：1665-1670, 2022

7) 山本俊幸：瘢痕浸潤と scar sarcoidosis の国内外での考え方について：サルコイドーシスの皮膚症状の新たな分類の提案. 日サ会誌 42：12-15, 2022

8) Kanazawa N, Okafuji I, Kambe N et al: Early-onset sarcoidosis and *CARD15* mutations with constitutive nuclear factor-kappa B activation: common genetic etiology with Blau syndrome. Blood 105：1195-1197, 2005

14. 母斑症

神経線維腫症 1 型（NF1）

吉田雄一
鳥取大学医学部 感覚運動医学講座皮膚科学分野

POINT
- 6 個以上のカフェ・オ・レ斑をみた場合には，神経線維腫症 1 型（NF1）の可能性を考える．
- 家族歴がなく，確定診断が難しい場合には，遺伝子検査を検討する（外注検査：2024 年 6 月より保険適用）．
- 小児（3 歳以上 18 歳以下）の切除不能で症候性の叢状神経線維腫に対して，2022 年 9 月に MEK 阻害薬（セルメチニブ，商品名：コセルゴ® カプセル）が承認された．海外の報告では，約 7 割の患者で 20％以上の腫瘍縮小が期待できる．

ガイドラインの現況

2007 年に海外で，わが国では 2008 年に日本皮膚科学会により「神経線維腫症 1 型（レックリングハウゼン病）の診断基準および治療ガイドライン」が初めて作成された．そして，10 年後の 2018 年に多診療科によってクリニカルクエスチョンを含む，「神経線維腫症 1 型（レックリングハウゼン病）の診療ガイドライン」の改訂が行われた．2021 年には海外で NF1 の診断基準の改定が行われ，*NF1* 遺伝子の病的バリアントが診断基準の 1 項目に加えられ，本邦でも NF1 の遺伝子診断が保険適用となった．2022 年には，わが国においても小児の叢状神経線維腫に対して，セルメチニブが承認された．2024 年には日本レックリングハウゼン病学会の監修のもと，叢状神経線維腫–悪性末梢神経鞘腫瘍の診療ガイドラインが作成された．今後も定期的に NF1 診療についてアップデートしていく必要があると考えられる．

【本稿のバックグラウンド】 本稿では 2018 年に改訂された「神経線維腫症 1 型（レックリングハウゼン病）の診療ガイドライン」を参考に，NF1 の診療について解説するとともに，新たな治療薬（MEK 阻害薬），叢状神経線維腫–悪性末梢神経鞘腫瘍の診療ガイドラインについても紹介した．

どういう疾患・病態か

神経線維腫症 1 型（NF1）は出生約 1/3,000 人の割合で発症する常染色体顕性の遺伝性疾患である（浸透率は 100％）[1]．ただし，家族歴を有する患者は半数以下である．原因遺伝子は 17 番染色体にある *NF1* 遺伝子で，遺伝子産物はニューロフィブロミンと呼ばれる．

ニューロフィブロミンは細胞の増殖を抑制する作用があり，この遺伝子に病原性のある変化（病的バリアント）が生じると細胞増殖のシグナル（RAS/MAPK経路）が活性化され，さまざまな病変を生じる．NF1ではもともとgermline（生殖細胞系列）にヘテロ接合性病的バリアントを生じているが，多くの病変（たとえばカフェ・オ・レ斑のメラノサイトや神経線維腫のシュワン細胞など）で，セカンドヒットによる体細胞の病的バリアントが認められる．

治療に必要な検査と診断

表1に日本皮膚科学会におけるNF1の診断基準を示す[2]．わが国では遺伝学的診断基準と臨床的診断基準に分かれているが，2021年に海外で改定された診断基準では，家族歴（両親がNF1であるかどうか）の有無で基準が分けられている（表2）[3]．特徴的な色素斑によりNF1の診断は比較的容易であるが，皮膚の神経線維腫（図1）は思春期以降に生じるため，家族歴がない場合には小児期におけるレジウス（Legius）症候群との鑑別は難

表1 神経線維腫症1型の診断基準（日本皮膚科学会，2018）

1）遺伝学的診断基準
*NF1*遺伝子の病因となる変異が同定されれば，神経線維腫症1型と診断する．ただし，その判定（特にミスセンス変異）においては専門科の意見を参考にする．

2）臨床的診断基準
1. 6個以上のカフェ・オ・レ斑
2. 2個以上の神経線維腫（皮膚の神経線維腫や神経の神経線維腫など）またはびまん性神経線維腫
3. 腋窩あるいは鼠径部の雀卵斑様色素斑（freckling）
4. 視神経膠腫（optic glioma）
5. 2個以上の虹彩小結節（Lisch nodule）
6. 特徴的な骨病変の存在（脊柱・胸郭の変形，四肢骨の変形，頭蓋骨・顔面骨の骨欠損）
7. 家系内（第一度近親者）に同症

7項目中2項目以上で神経線維腫症1型と診断する．

（吉田雄一，倉持　朗，太田有史 他：神経線維腫症1型（レックリングハウゼン病）診療ガイドライン2018．日皮会誌128：17-34，2018より引用し，改変）

表2 NF1診断基準，2021

Ａ：NF1と診断された親のいない場合は，以下の2項目以上がみられる者
・6個以上のカフェ・オ・レ斑
・腋窩あるいは鼠径の雀卵斑様色素斑
・2個以上の神経線維腫（どのタイプでも良い）あるいは1個以上の叢状神経線維腫
・視神経膠腫
・2個以上の虹彩小結節あるいは2個以上の脈絡膜の異常
・特有の骨病変（蝶形骨形成不全，前外側への脛骨の弯曲，長管骨の偽関節）
・一見正常な組織においても50％以上の*NF1*遺伝子のヘテロ接合性病的バリアント
Ｂ：Ａの診断基準を満たす親がいて，Ａの1項目以上がみられる小児

（文献3より引用し，要約・改変）

神経線維腫症1型（NF1）

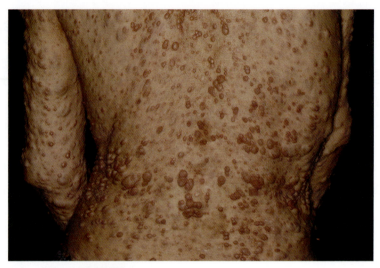

図1　皮膚の神経線維腫

しい．希望があれば，遺伝カウンセリングを行った後に，遺伝子検査（外注）を検討する．

これまでは深部に生じた plexiform neurofibroma（PN，叢状神経線維腫：後述）に対して有効な治療薬がなかったため，画像検査はあまり推奨されてこなかったが，小児の切除不能な PN に対してセルメチニブの有効性が明らかとなり[4]，2022 年 9 月にわが国でも承認された．2024 年に作成された叢状神経線維腫‐悪性末梢神経鞘腫瘍の診療ガイドラインでは，画像検査に関するクリニカルクエスチョン（CQ）が取り上げられており，全身 MRI による叢状神経線維腫のスクリーニング（CQ2）は弱い推奨，叢状神経線維腫の悪性化評価に関する画像検査（CQ6）は強い推奨となっており，参考にしていただきたい．画像検査に加え，PN は悪性末梢神経鞘腫瘍を続発する可能性があるため，悪性化が疑われる場合には，整形外科専門医へ紹介し，病理組織学的検査が必要である．また，PN に対してセルメチニブを使用する際には，注意すべき有害事象があるため，多診療科による横断的な連携診療体制の構築（チーム医療）を推進して，適切に検査を行っていくことが今後ますます重要になってくると考えられる．

治療の実際

1 色素斑の治療

NF1 に合併する色素斑としてカフェ・オ・レ斑，雀卵斑様色素斑，大レックリングハウゼン斑がある．近年，レーザー機器の改良が進み，カフェ・オ・レ斑に対していわゆるピコレーザーやナノレーザーが有効であったという報告が散見されるが，フォローアップの期間が短く，長期的な効果については不明である．逆に色調が濃くなる例もあり，明確なエビデンスのある報告はみられない．今後，年齢や部位，照射回数，効果の判定時期を定めて臨床試験（前向き）にて有効性を確認する必要があるが，NF1 は遺伝性の稀少疾患であるため，real-world では試験を行うのは難しいと思われる．また，色素斑に有効な外用薬や内服薬についても現時点では明らかではない．

2 神経線維腫（皮膚・皮下）の治療

皮膚の神経線維腫は年齢とともに増数・増大し，患者のQOLを低下させるが，現在有効な治療薬がなく，対症的な外科的治療が主体である．通常悪性化することはないが，治療の希望があれば，局所麻酔あるいは全身麻酔下に切除を行う．現在，海外で内服薬や外用薬によるいくつかの臨床試験が行われているので，今後の結果が待たれる．皮膚の神経線維腫は弾性軟の腫瘍であるが，皮下に痛みを伴う可動性良好な硬い結節を触れることがあり，わが国では神経の神経線維腫（海外では皮下型）と呼ばれる．複数個，数珠状に連なっていることがあり，蔓状神経線維腫（蔦ではなく，蔓）とされてきた．皮下に単独に生じる場合（狭義のPN）や，いわゆるびまん性神経線維腫に合併することがある（広義のPN）．皮下であれば切除は可能であるが，術後にしびれなどの後遺症を生じる可能性があり，注意が必要である．後腹膜や脊髄神経根あるいは運動神経に沿って生じた場合には，切除は困難であり，叢状神経線維腫-悪性末梢神経鞘腫瘍の診療ガイドラインでは，症候性の叢状神経線維腫に対する手術療法（CQ3）は条件付きの弱い推奨となっている．

3 PNの治療

PNはびまん性神経線維腫と神経の蔓状神経線維腫の両者を包括した概念であり，叢状神経線維腫とも呼ばれる．もともと皮膚科領域では生下時から存在し，徐々に懸垂する神経線維腫をpachydermatoceleと呼び，これをPNとして取り扱ってきた．形成外科においても主に体表に生じる病変の治療が主であるため，PN＝びまん性神経線維腫とされてきた．しかしながら，NF1のモデルマウスではこのような腫瘍を生じることはなく，脊髄神経に沿って多発性に生じる蔓状神経線維腫がPNとして報告されてきた．一方，整形外科領域では深部の神経に発生する神経線維腫から生じる悪性末梢神経線維腫の治療を行うことが多く，PN＝叢状神経線維腫という考え方が一般的のようである．Plexiformとはnerve plexus（神経叢）に由来すると思われるので，PNを叢状神経線維腫という文言に統一したほうが，幅広い診療科で理解が得られやすいかもしれない．

PNは約50％の患者に合併し，整容的・機能的にQOLを著しく低下させる．ときに腫瘍内出血や悪性化など生命予後に関与する可能性があるが，根治的な外科的切除が困難な場合が多かった．これまでさまざまな薬剤により，治療が試みられてきたが，2022年9月にセルメチニブがわが国でも承認され，使用できるようになった．小児では成人に比較してPNの増大速度が早いことが知られており，適用は現在小児のみである．成人のPNに対してはセルメチニブを含む複数の臨床試験が進行中であり，効果が確認されれば将来的に適用が拡大される可能性がある．叢状神経線維腫-悪性末梢神経鞘腫瘍の診療ガイドラインでは，手術不能，症候性の叢状神経線維腫に対する分子標的薬による治療（CQ4）は弱い推奨となっている．現時点ではMEK阻害薬の長期的な効果と有害事象についてはデータに乏しく，投与に際しては，リスク/ベネフィットについて事前に十分に検討する必要がある．海外では，アドバイザリーボードにより治療方針が決定される場合も多く，わが国でも多科・多診療科によるNF1のチーム医療が進みつつある．

4 その他の病変に対する治療

小児のPN以外の病変については，セルメチニブの効果は明らかではない．脳腫瘍につ

いては脳神経外科専門医へ，悪性末梢神経鞘腫瘍あるいは骨病変については整形外科専門医へのコンサルトが必要である．

処 方 例

NF1における叢状神経線維腫（3歳以上18歳以下）

注：疼痛や外観上の変形などの臨床症状を有し，重大な合併症のリスクを伴うことなく切除できない叢状神経線維腫

処方　コセルゴ®カプセル　1回25mg/m²（1回量の上限50mg），1日2回空腹時

＊本剤は，緊急時に十分対応できる医療施設において，本剤についての十分な知識とNF1の治療の十分な知識・経験をもつ医師のもとで，本剤の投与が適切と判断される症例についてのみ投与すること

専門医に紹介するタイミング

出生時に6個以上のカフェ・オ・レ斑がみられれば，確定診断のため皮膚科専門医に紹介するのが望ましい．皮膚の神経線維腫は思春期以降に出現するが，PNは出生時からみられる大型の色素斑に合併することが多いため，治療の適応を含めて専門医へ紹介する．頻度は低いが，四肢骨の変形も乳幼児期にみられることが多いので，早期に整形外科専門医への紹介が必要である．なお，小児の画像検査は通常，鎮静下（麻酔）に行われる場合が多いので，小児科との連携が重要である．

専門医からのワンポイントアドバイス

小児のNF1患者に対する皮膚科医の役割は，確定診断が主となる．小児では特に知的障害（発達障害含む），限局性学習症，注意欠如多動症，自閉スペクトラム症，片頭痛の合併が多いため，必要に応じて小児科医への紹介を検討する．また，コセルゴ®の使用に関して，重篤な有害事象として心機能障害や眼障害の報告があり，採血を含む定期的な検査のため，他科との連携が必要不可欠である．その他に比較的頻度の高い（50％以上）の副作用として，痤瘡様皮膚炎，皮膚乾燥，爪囲炎などがあるので，皮膚科医として専門的な治療を行う必要がある．

文　献

1) Wilson BN, John AM, Handler MZ et al：Neurofibromatosis type 1：New developments in genetics and treatment. J Am Acad Dermatol 84：1667-1676, 2021

2) 吉田雄一，倉持　朗，太田有史 他：神経線維腫症1型（レックリングハウゼン病）診療ガイドライン2018．日皮会誌 128：17-34，2018

3) Legius E, Messiaen L, Wolkenstein P et al：Revised diagnostic criteria for neurofibromatosis type 1 and Legius syndrome：an international consensus recommendation. Genet Med 23：1506-1513, 2021

4) Gross AM, Wolters PL, Dombi E et al：Selumetinib in children with inoperable plexiform neurofibromas. N Engl J Med 382：1430-1442, 2020

5) 日本レックリングハウゼン病学会 監：叢状神経線維腫─悪性末梢神経鞘腫瘍 診療ガイドライン．医学図書出版，2024

14. 母斑症

結節性硬化症

金田眞理
大阪大学大学院医学系研究科 保健学専攻 神経皮膚症候群の治療法の開発と病態解析学寄附講座

POINT
- 全身にさまざまな皮膚症状が出るので，本症を疑ったら全身皮膚を精査する．
- 他臓器病変の精査と他科コンサルトは必須．
- 遺伝学的検査には事前の遺伝子カウンセリングが必要．
- 結節性硬化症の遺伝学的検査は令和4年度より保険収載されたが，保険診療上は "臨床症状や他の検査等では診断がつかない場合" と注釈が付いており，臨床診断基準を満たす症例は対象としていない．

ガイドラインの現況

結節性硬化症（TSC）の診断基準やガイドラインは1979年のGomezの診断基準に始まる．1990年代の本症の責任遺伝子の同定につれ，1998年に第1回 Clinical Consensus Conference が開催され，Roach の診断基準が制定．2000年代の本症の病態解明に伴い，2012年に第2回 Clinical Consensus Conference で Roach の診断基準が改訂され，新規診断規準が制定．その後，mTORC1 阻害薬のてんかんへの使用拡大や，外用薬の開発に伴い，2021年には第2回 Clinical Consensus Conference の診断基準の改訂版が作成された．本邦では2008年に日本皮膚科学会より「結節性硬化症の診断基準及び治療ガイドライン」が初めて作成され，2012年の新規診断基準との相同性も加味して2018年にその改訂版が出された[1]．本邦では現在各学会で TSC の臓器別ガイドラインが作成済みであるため，2024年度の本邦の改訂版「結節性硬化症診療ガイドライン2024」[2] は TSC 診療の全体的な統括ガイドラインとして位置づけ，各学会のガイドラインを取り上げるという形式で作成した．

【本稿のバックグラウンド】 結節性硬化症は全身の疾患で，症状が多彩で，程度もさまざまであるため，通常は診断基準に従って診断する．世界中でもっともよく使用されているのは，2012年に第2回 Clinical Consensus Conference で批准され2021年に改訂された新規診断規準・診療指針で，本邦の「結節性硬化症診療ガイドライン2024」はこの新規診断規準・診療指針と同時に，本邦の各学会で 制定された TSC の臓器別ガイドラインとも相同性を有し，それらを統括するという形で作成された．本稿では前述の3つの診断基準を中心に解説する．

どういう疾患・病態か

結節性硬化症（tuberous sclerosis complex：TSC）は有病率：0.014％，わが国の推定患者数：15,000人の常染色体性顕性遺伝の疾患で，皮膚をはじめとする全身の過誤腫，TAND（TSC-associated neuropsychiatric disorders）と呼ばれる精神神経症状，白斑など，程度の異なる多彩な症状がさまざまな時期に出現し徐々に進行する疾患である．

本症は，9番の染色体上の *TSC1* 遺伝子[3]もしくは16番の染色体上の *TSC2*[4] 遺伝子の異常の結果，それぞれの遺伝子産物であるハマルチン（hamartin），チュベリン（tuberin）に異常を生じ，下流のmTORC1が恒常的に活性化し，全身に過誤腫やTAND，白斑を生じる（図1）[5, 6]．

本症の症状として，まず出現するのが，心臓の横紋筋腫で，最近は胎児期に多発性の心横紋筋腫でTSCと診断される例も多い．心横紋筋腫は胎児期，新生児期，乳幼児期に高頻度に認められるが，多くは自然退縮する．

中枢神経精神症状は，2012年のinternational TSC clinical consensus conference

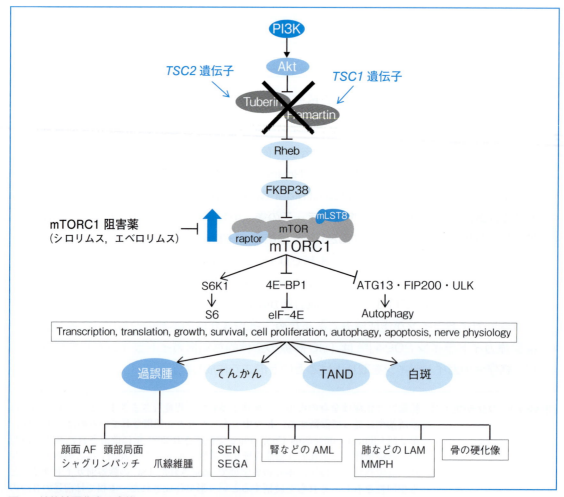

図1　結節性硬化症の病態
　　SEN：上衣下結節，SEGA：上衣下巨細胞性星細胞腫，AML：血管筋脂肪腫，LAM：リンパ脈管筋腫症，MMPH：multifocal micronodular pneumocyte hyperplasia．

で，①脳の構造に関するものと腫瘍，②てんかんおよび，③TAND に分けられた．①の脳の構造に関するものには，皮質異形成（cortical dysplasia）と腫瘍があり皮質異形成には皮質結節（cortical tuber）と大脳白質放射状神経細胞移動線（cerebral white matter radial migration lines）がある．皮質異形成は難治性てんかんや発達障害との相関が示唆されている．腫瘍には上衣下結節（subependymal nodule：SEN）と SEGA（subependymal giant cell astrocytoma）があり，SEN は胎児期から出生時に出現し，TSC 患者の70～80％に認められる．一方，SEGA は径が1cm以上の増大傾向のある良性腫瘍で，SEN より発症し，TSC 患者の5～15％に認められ，モンロー孔の付近に好発する．増大すると水頭症の原因になるが，20歳以上での増大は稀．てんかんは TSC 患者の84％に認められ，生後4～6ヵ月頃に気づかれ，初発症状で，多彩な発作を生じ，治療に抵抗性のことも多い．なかでも点頭てんかんは TSC の患者の65％以上に認められ，大部分が知的障害を伴う（West症候群）．TAND は TSC に高頻度に認められる精神神経症状を総括した概念で，2012年の新規診断基準・治療指針で提唱され，2021年度の改訂版で詳しく述べられている[7, 8]．

TSC の60～80％が腎病変を有する．腎病変には腎嚢腫と血管筋脂肪腫（angiomyolipoma：AML）腎細胞癌がある．本症の腎 AML は孤発性と異なり，両側多発性に生じ，加齢とともに頻度が増加し，成人では60～80％に達する．腫瘍が血管成分に富み，直径4cm以上で，径5mm以上の動脈瘤を有する場合は破裂の危険性が高くなる．突然の激しい腹痛，血尿，貧血，ショックを起こし，成人期の注意するべき合併症の一つである．腎嚢胞は20～50％にみられ，*TSC2* 遺伝子に隣接する polycystic kidney 遺伝子（*PKD1*）の関与も考えられ，TSC に PK が合併すると小児期に発症し，症状が重篤になる．腎細胞癌は2～4％にみられ，孤発性よりも若年で発生する傾向にある．

本症の特徴的な肺病変には LAM（lymphangioleiomyomatosis）と MMPH（multifocal micronodular pneumocyte hyperplasia）および clear cell "suger" tumor of lung（CCSTL）である．

LAM は LAM 細胞の浸潤により多発性の嚢胞を生じる間質性肺疾患である．通常，女性に多く30歳頃に発症し，繰り返す気胸と徐々に進行する呼吸困難が特徴的な症状である．

治療に必要な検査と診断

遺伝的な検査に関しては令和4年度より保険収載されたが，保険診療上は"臨床症状や他の検査等では診断がつかない場合"が対象である．遺伝学的検査の実施に際しては，臨床遺伝の専門医のいる施設で事前に遺伝カウンセリングを行う必要がある．

皮膚病変は臨床的診断基準の多項目を占め（**表1**），診断に重要である．顔面の血管線維腫（AF，**図2**）は Birt-Hogg-Dube 症候群の毛嚢系の小腫瘤や，多発性丘疹状毛包上皮腫，痤瘡との鑑別が必要．頭部の局面は脂腺母斑と，爪線維腫は外傷性のものとの鑑別が重要．白斑（**図3**）は尋常性白斑，脱色素性母斑，伊藤白斑などとの鑑別が必要で，出現時期や配列が重要．尋常性白斑と異なり不完全脱色素斑で周囲の色素増強はない．散在性小白斑は老人性白斑との鑑別が必要で，鑑別点は発症時期である．シャグリンパッチは，小さなものは瘢痕との鑑別が必要．歯肉や口腔内の線維腫は，抗てんかん薬フェニトイン

表1 結節性硬化症の診断基準

A. 遺伝子検査での診断基準

TSC1, *TSC2* 遺伝子のいずれかに機能喪失変異があれば，TSC の確定診断に充分である．ただし，明らかに機能喪失が確定できる変異でなければ，この限りではない．また，遺伝子検査で原因遺伝子が見つからなくとも，結節性硬化症でないとは診断できない．

B. 臨床診断の診断基準

大症状
1. ３個以上の低色素斑（直径が 5mm 以上）
2. 顔面の３個以上の血管線維腫または前額部，頭部の結合織よりなる局面
3. ２個以上の爪囲線維腫（ungual fibromas）
4. シャグリンパッチ（shagreen patch/connective tissue nevus）
5. 多発性の網膜の過誤腫（multiple retinal nodular hamartomas）
6. 大脳皮質の異型性（大脳皮質結節（cortical tuber）・放射状大脳白質神経細胞移動線（cerebral white matter radial migration lines）を含める）
7. 脳室上衣下結節（subependymal nodule）
8. 脳室上衣下巨大細胞性星状細胞腫（subependymal giant cell astrocytoma）
9. 心の横紋筋腫（cardiac rhabdomyoma）
10. 肺リンパ管筋腫症（lymphangiomyomatosis LAM）[*1]
11. 血管筋脂肪腫（renal angiomyolipoma）（２個以上）[*1]

小症状
1. 散在性小白斑（confetti skin lesions）
2. ３個以上の歯エナメル質の多発性小腔（multiple, randomly distributed dental enamel pits）
3. ２個以上の口腔内の線維腫（intraoral fibromas）
4. 網膜無色素斑（retinal achromic patch）
5. 多発性腎嚢腫（multiple renal cyst）
6. 腎以外の過誤腫（nonrenal hamartoma）
7. 骨硬化像

[*1] lymphangiomyomatosis と renal angiomyolipoma の両症状がある場合は Definitive TSC と診断するには他の症状を認める必要がある．

Definitive TSC：大症状２つ，または大症状１つと小症状２つ以上

Possible TSC：大症状１つ，または小症状２つ以上

（金田眞理，水口 雅，波多野孝史 他：結節性硬化症診療ガイドライン 2024．日皮会誌 134(9)：2237-2254，2024 より引用）

の副作用の歯肉の増殖との鑑別が必要．皮質異形成や SEN，SEGA の診断には FLAIR（fluid attenuated inversion recovery）イメージを入れた脳 MRI による検査が有用．TAND に関しては "TAND リスト" を用いて評価する．腎 AML の精査には腹部 CT が有用であるが，被曝量が多いため，患者の年齢や状態により，腹部エコー検査を行う．LAM の検査には HRCT（high-resolution computed tomography）や DLco（肺拡散能）を入れた精密肺機能検査が有用である．

治療の実際

従来の TSC の治療法は，腎の AML に対する外科手術や TAE（経動脈的塞栓術），SEGA に対する手術療法，AF に対する手術やレーザー療法，LAM に対する肺移植な

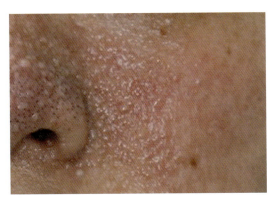

図2　AF

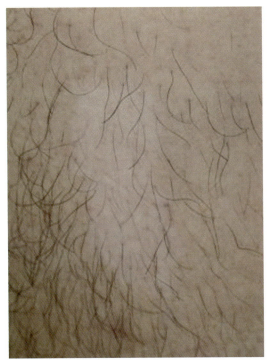

図3　白斑

ど，各臓器に特化した外科的治療が中心であった．

　TSC のすべての症状に効果のある mTORC1 阻害薬の登場で，本症の治療法が大きく変わった．2021 年の新規診断基準の改訂版では，顔面の AF に対しては mTORC1 阻害薬の外用薬が，LAM や無症状で増大する AML や SEGA に対しては mTORC1 阻害薬の内服が第一選択/推奨治療法として挙げられた[7,8]．mTORC1 阻害薬で，TSC の治療薬として承認されているのは，エベロリムス（アフィニトール®）とシロリムス（ラパリムス®）で，エベロリムスはわが国では 2020 年より TSC の治療薬として承認され，シロリムス/ラパマイシン（ラパリムス®）は TSC と孤発性 LAM に対して，シロリムスゲル（ラパリムス®ゲル）は日本とアメリカ合衆国，EU，英国，中国で TSC の皮膚病変に承認された．ただ，mTORC1 阻害薬は，投与中止で病変が再燃し，病変は縮小するが消退しない．また，mTORC1 阻害薬の内服薬はすべての病変に効果をもたらすが，副作用も全身に及ぶ．本症患者は個人差が著明で程度もさまざまであるので，それぞれの状態に合わせて外科的治療法，mTORC1 阻害薬の内服治療，外用治療を選択することが可能である．

　各治療法の特徴を表2にまとめた．一般に皮膚病変に対しては，外用薬は内服薬以上の即効性と有効性が期待できるため，当科では他臓器の病変で内服が必要な患者には，初期は内服と外用の併用を行い，皮疹が落ち着いてからの維持には内服のみで様子をみている．内服薬が不必要で皮膚病変の治療が希望の患者には，AF が小さな赤い軟らかい皮疹の場合は外用療法のみで行い，皮疹消退後は一旦中止し，再燃時に再開している．大きな硬い AF に対しては，半年から 1 年間をめどに外用を継続している．最近は手術が可能な患者には，大きな腫瘤は外科的手術を施行し，その他の皮疹は外用薬で加療するという手術と外用の併用を行っている．短期間で綺麗になり，患者の満足度は高い．顔面の血管線維腫以外にシャグリンパッチや爪線維腫，白斑にも有効である．ただし，シャグリンパッチは消退に時間がかかり，年単位の治療

表2　各治療法の特徴

症　状	外科的療法	mTORC1 阻害薬の内服薬	mTORC1 阻害薬の外用薬
痛　み	あり（要麻酔）	なし	なし
効果の範囲	対象病変のみ	全身の病変	皮膚病変のみ
副作用の範囲	局所（対象臓器＋術野）	全身	局所（皮膚）のみ
対象病変	腫瘍性病変 難治性てんかん	シロリムスは LAM エベロリムスは TSC	TSC の皮膚病変
問題点	痛みを伴い麻酔が必要	効果が一過性	効果が一過性
利　点	効果の持続が長い	痛みがなく，簡便	痛みがなく，簡便
治療法・治療薬	腫瘍切除術，アブレージョン，植皮術，レーザー治療，液体窒素	シロリムス，エベロリムス	シロリムスゲル

が必要なことが多い．外科的切除後に外用を始めると再燃しにくい．また爪下の腫瘍は，爪の下に外用薬をつめこんでおくと，縮小消退してくるのを経験している．最適の使用方法に関してはまだコンセンサスを得たものはない．

日本脳腫瘍学会より“上衣下巨細胞性星細胞腫 脳腫瘍診療ガイドライン 小児脳腫瘍編 2022 年版”が，肺病変に対しては，“ATS/JRS 公式診療ガイドライン”および“難病班手引き”が，心横紋筋腫に対しては，“結節性硬化症における新生児心横紋筋腫によるエマージェンシーに対するエベロリムス治療エキスパートオピニオンコンセンサス”が，作成されており，「結節性硬化症診療ガイドライン 2024」では前述した各学会のガイドラインを組み入れた形で結節性硬化症全体について診断基準や治療指針を示すと同時に，それらのガイドラインや専門家のオピニオンを示して，詳細な内容を確認できるようにしている．

処 方 例

処方　ラパリムス® ゲル　20g　1日2回
　　　ヒルドイド® クリーム　20g　1日2回

専門医に紹介するタイミング

本症は全身疾患であり，早期から他科コンサルトが必要な場合が多い．TSC ボードなどと呼ばれる多科協同の横断的診療体制をとっているところも多いので，そういったところへの紹介が望ましい．

専門医からのワンポイントアドバイス

本症を疑い，疑ったら全身を診ることが大切．

───────── 文　献 ─────────

1) 金田眞理，水口　雅，波多野孝史 他：結節性硬化症の診断基準及び治療ガイドライン―改訂版―．日皮会誌 128：1-16，2018

2) 「結節性硬化症の診断基準及び治療ガイドライン」改訂委員会：結節性硬化症診療ガイドライン 2024．日皮会誌：134（9）：2237-2254，2024

3) van Slegtenhorst M, de Hoogt R, Hermans C et al：Identification of the tuberous sclerosis gene TSC1 on chromosome 9q34. Science 277：805-808, 1997

4) The European Chromosome 16 Tuberous Sclerosis Consortium：Identification and characterization of the tuberous sclerosis gene on chromosome 16. Cell 75：1305-1315, 1993

5) Tee AR, Manning BD, Roux PP et al：Tuberous sclerosis complex gene products, Tuberin and Ha-

martin, control mTOR signaling by acting as a GT-Pase-activating protein complex toward Rheb. Curr Biol 13：1259-1268, 2003

6) Inoki K, Li Y, Xu T et al：Rheb GTPase is a direct target of TSC2 GAP activity and regulates mTOR signaling. Genes Dev 17：1829-1834, 2003

7) Northrup H, Krueger DA：Tuberous sclerosis complex diagnostic criteria update：recommendations of the 2012 Iinternational Tuberous Sclerosis Complex Consensus Conference. Pediatr Neurol 49：243-254, 2013

8) Northrup H, Aronow ME, Bebin EM et al：Updated international tuberous sclerosis complex diagnostic criteria and surveillance and management recommendations. Pediatr Neurol 123：50-66, 2021

15. 皮膚悪性腫瘍

有棘細胞癌

並木　剛
東京科学大学大学院医歯学総合研究科 皮膚科学分野

POINT
- 有棘細胞癌は高齢者に多く生じる皮膚悪性腫瘍であり，わが国の高齢化に伴い増加傾向にある．
- 早期例から進行例に至るまで多様な症例があり，ガイドラインに基づいた適切な診断と治療が行われることが望まれる．
- 外科的治療は治療の基本ともなるため，術前の評価を含めた適切な治療計画の立案が必須となる．

ガイドラインの現況

わが国では，「皮膚悪性腫瘍ガイドライン第3版」の一つとして「有棘細胞癌診療ガイドライン」が日本皮膚科学会により作成され2020年に公表されている[1]．前版である第2版が2015年に出版されているが，皮膚有棘細胞癌の診断治療においても直近の数年間で新たな知見が蓄積されており，第3版として改訂が行われた．今回の改訂においては，最新の知見が蓄積されている現状に則したガイドラインとなっており，幅広く診断から治療まで，また個々のクリニカルクエスチョンへの豊富なエビデンスに基づいた回答が記載されたガイドラインとなっている．このため，各施設でも「有棘細胞癌診療ガイドライン」に則った診断治療が行われることが望まれる．

【本稿のバックグラウンド】 本稿では，2020年に改訂された「皮膚腫瘍ガイドライン第3版・有棘細胞癌診療ガイドライン」を参考に，皮膚有棘細胞癌の診断治療につきわかりやすく解説した．

どういう疾患・病態か

皮膚有棘細胞癌（squamous cell carcinoma（SCC）of the skin）は，表皮および毛包などの皮膚付属器のケラチノサイトより生じるもしくは分化を示す上皮性悪性腫瘍である．一般的には，主に基底膜を越えて真皮内へ浸潤傾向を示すものを指すことが多い．しかし浸潤の度合いから分類する場合には，上皮内にとどまるものを上皮内有棘細胞癌（SCC *in situ*），上皮基底膜を破って真皮内へ浸潤しているものを浸潤性有棘細胞癌（invasive SCC）という．上皮内有棘細胞癌に含まれる主な病型としては，高齢者の露光部に生じることが多い日光角化症や，特徴的な病理組織型を示すボーエン病などが含まれ

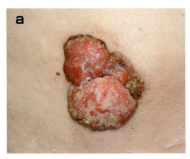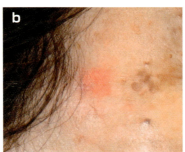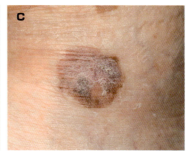

図1　各疾患の臨床像
(a) 皮膚有棘細胞癌：鮮紅色の隆起性腫瘤を形成．(b) 日光角化症：露光部の紅色局面を示す．(c) ボーエン病：境界明瞭な軽度の角化傾向を示す茶色局面．

る．またヒトパピローマウイルス（human papillomavirus：HPV）を誘因として発症することが多いボーエン様丘疹症も初期では上皮内にとどまることが大部分でもあり，上皮内有棘細胞癌に含まれることが多い．浸潤性有棘細胞癌について「有棘細胞癌診療ガイドライン」では臨床病理学的分類として，Ackermanらの分類に基づき，1）日光角化症型，2）ボーエン病型，3）ケラトアカントーマ型，4）囊腫型，5）外陰部型，6）瘢痕型，7）放射線皮膚炎型，8）色素性乾皮症型，の8型に分類している．この分類は比較的に予後を反映したものとなっている．

　発症年齢は高齢者であることが多く，近年のわが国の高齢者の増加に伴い皮膚有棘細胞癌も増加傾向にある．受診時の年齢からみると70歳以上が8割近くを占めており，また平均年齢が77.8歳と大部分の症例は高齢者に生じていることがわかる[2]．

　皮膚有棘細胞癌は de novo での発症も多いものの前駆病変（熱傷部・放射線皮膚障害・化膿性汗腺炎・褥瘡など）から生じてくることも多く，これらの前駆病変を把握しておくことでより早期での診断につながるものと考えられるため，事前に熟知しておくことは重要である．色素性乾皮症・汗孔角化症・疣贅状表皮発育異常症などの遺伝性疾患を基盤として皮膚有棘細胞癌を発症してくる例もある．特に色素性乾皮症では，遺伝子異常のためヌクレオチド除去修復などのDNA損傷修復機構に障害をきたしており，十分なDNA修復ができなくなっているため癌化に至ることが解明されている．事前に各症例の遺伝的なバックグラウンドを把握しておくことで，より早期に正確な診断に至るものと考えられる．また免疫抑制状態にある患者では，皮膚有棘細胞癌の発症が増加するというデータもあり，留意しておくべき点である[3]．

　皮膚有棘細胞癌の臨床像は，多彩なことが多いものの，上皮内有棘細胞癌でもある日光角化症やボーエン病では，特徴的な臨床像を呈することが多い．一般的には常色から紅色調の斑状局面もしくは隆起性結節や腫瘤を呈することが多く，しばしば厚い痂皮を付着したりびらん潰瘍を伴うこともある（図1a）．日光角化症では，高齢者の露光部に発症することが多く，軽度の角化性鱗屑を伴った紅色局面を呈することが多い（図1b）．紅色局面内に隆起や結節を伴ってくる場合には，浸潤性の有棘細胞癌（日光角化症癌）に移行してきている徴候でもあるため注意が必要である．ボーエン病では比較的に境界が明瞭な角化性局面を呈することが多く，主に紅色調や茶褐色調となることが多いものの，色素沈着

を伴い黒色調を混じる例も多い（**図1c**）．

治療に必要な検査と診断

初診時においては臨床所見を基にして皮膚有棘細胞癌を疑い，皮膚生検により病理組織学的に有棘細胞癌の診断を確定することが第一歩となる．さらに所属リンパ節転移の有無を触診・エコーにて評価とし，遠隔転移の有無を造影CTやPET/CTを用いて検索とする．そのうえにて，外科的治療を中心とした適切な治療計画を立てていくことになる．

生検は皮膚有棘細胞癌の診断においてもっとも重要な検査であり，診断確定および浸潤度の評価に至るまで，その後の治療方針の決定に大きくかかわる．臨床所見だけでは皮膚有棘細胞癌と見分けが難しいことが多い脂腺腫などの良性皮膚付属器腫瘍もあり，皮膚有棘細胞癌を疑った場合には，診断を確定するためにもまずは生検を施行することが必須となる．また診断の確定とともに浸潤度の評価も重要であり，生検時には深部への浸潤度の評価が可能となるようにメスを用いて紡錘形に切除し生検を施行することが望ましい．パンチ生検のみで腫瘍の深部まで取り切れない場合には，組織学的な浸潤度の評価が不完全となる可能性も高いため，注意が必要である．

病理所見では，有棘細胞癌としての診断の確定と浸潤度の評価の2点が重要となる．一般的な病理所見としては，表皮もしくは皮膚付属器と連続性に異型性のある腫瘍細胞が増殖して真皮内に浸潤する．高分化型であれば腫瘍細胞に角化傾向がみられ複数の癌真珠を腫瘍胞巣内に確認できるが，低分化型の場合には確認できないことも多い．上皮内有棘細胞癌でもある日光角化症の場合には，表皮基底層に位置する細胞に核異型を認めるものの，毛包部では核異型を伴う細胞が認められない

ことが多い．またボーエン病では表皮内に極性の乱れた異型性を有する細胞の増殖を表皮のほぼ全層性に認め，多核巨細胞にも見えるclumping cellを散在性に認めることが多い．

術前の画像検索においては，主に原発巣の浸潤度の評価・所属リンパ節転移の有無・遠隔転移の有無の3点に重点をおきつつ検索することとなる．原発巣の浸潤度の評価においては，腫瘍の下床に存在する筋膜・筋肉・腱組織および骨などへの浸潤があるか，また神経などを巻き込んでいるかなどの評価が必要である．初診時には簡便にエコーを用いることで評価することが可能だが，より詳細な検討のためには造影MRIを用いた評価が望まれる．造影MRIの評価により浸潤度のみならず，腫瘍と周囲組織の全方向での立体的な関係性が把握できるため，外科的治療を行う際の詳細な手術計画の立案にも寄与できる．所属リンパ節転移の有無については，原始的であるものの触診での評価が検出力も高く侵襲もないことからまずは初診時に行うべきものと考えられる．またエコーによるリンパ節の評価は初診時にも簡便に施行することができ，長径・短径などのリンパ節の大きさやリンパ門部を含めたリンパ節全体の形状が評価可能であり，さらに血流流入の有無なども評価できるため，リンパ節転移の有無を決定するうえで有用である．そのうえで，造影CTもしくはPET/CTを用いてリンパ節転移の有無を評価することとなる．特にPET/CTは，2-deoxy-2-[^{18}F]-D-glucose（FDG）の取り込みにてリンパ節を質的にも評価することが可能であり有用である．しかしながらコスト面での難点がある．遠隔転移の評価では，造影CTおよびPET/CTが有用である．造影CTでは，ヨード造影剤を用いることにより多相のCT画像を得ることができ，病変を鑑別するうえにおいて役立つ．PET/

CT は，FDG 集積を CT 画像と合成することにより評価し，病変の質的評価を糖代謝の観点から評価することが可能である．ただ FDG は，必ずしも悪性腫瘍のみに集積するわけでもなく，炎症性の良性病変にも集積することがあるため，その解釈には注意を要する．

治療の実際

病理組織学的に有棘細胞癌の診断を確定し，浸潤度の評価を行い，画像検索を含めて局所リンパ節転移および遠隔転移を評価した後に，実際の治療を開始することとなる．まず治療開始前には，UICC 第 8 版の規約を参考に皮膚原発有棘細胞癌の TNM 分類を行って記載しておくとよい．UICC 第 8 版では皮膚原発有棘細胞癌について部位別に異なる分類を使用しており，「外陰・陰茎・肛門皮膚・眼瞼・頭頸部を除く皮膚原発有棘細胞癌」「頭頸部皮膚原発有棘細胞癌」「眼瞼皮膚原発有棘細胞癌」の 3 つの分類を使用して，症例に応じた原発巣の部位により分類しておく[4]．

皮膚有棘細胞癌においては薬物療法の効果が限定的なこともあり，初期治療の主体はあくまで外科的治療と放射線治療となる．原発巣に対する外科的治療では，十分な切除マージンを確保して切除することが重要となる．まず再発リスク分類（National Comprehensive Cancer Network のガイドライン）に基づき「低リスク群」と「高リスク群」に分け，低リスク群であることが確実な症例については 4～6 mm を離した切除マージンとし，それ以外の高リスク群と捉えられる症例については 6～10 mm 離した切除マージンの設定とする[5]．その切除マージンを最小限としたうえにて原発巣の切除を行う．また原発巣の長径が 2 cm 以上のものについては，わが国においてもセンチネルリンパ節生検が保険適用となっており，原発巣切除と同時にセンチネルリンパ節生検を施行することが望まれる．皮膚有棘細胞癌においては，大部分の症例でリンパ行性に転移してくることから，センチネルリンパ節生検の高い有用性が示唆されている．臨床上および画像検索にて術前に明らかなリンパ節転移を有する症例では，リンパ節生検を施行して病理組織所見上から診断を確定したうえにてリンパ節郭清術を行うことが望まれる．口唇・足底などに位置してその特徴的な病理組織型から疣状癌と診断される症例では，放射線治療が選択される．合併症などのため外科的治療が難しい症例などでも放射線治療は適応となる．放射線治療では，各施設の放射線治療専門医にコンサルトのうえで治療計画を立案してもらい，適切な線量と回数での照射を施行していく．

専門医に紹介するタイミング

初診時に臨床症状から有棘細胞癌を疑った場合には，専門の施設に紹介することが望ましいが，臨床症状のみでは診断に確信をもてない場合などには，生検を施行し病理組織学的に確定診断を行ってからでもよい．有棘細胞癌には高齢者も多いため，自宅に近い施設での加療を希望されるような場合は特には紹介せずとも治療を進めてもよいものと考えられる．ただし所属リンパ節腫大を伴うような症例では，より専門的な加療を行える施設への紹介が望ましいため，初診時における触診やエコーでの所属リンパ節転移の有無の確認は簡便に行えるため，ぜひとも紹介前に済ましておくべきである．

専門医からのワンポイントアドバイス

有棘細胞癌の大部分は比較的早期の原発巣

のみでの切除で治療が完了できる症例も多い
ものの，一部の症例は深部への浸潤を伴った
り，所属リンパ節転移や遠隔転移などをすで
に生じている症例もある．このため触診にて
原発巣の可動性の乏しい症例やリンパ節腫大
を伴う症例などでは，早めに専門的な施設へ
の紹介が望まれる．

―――――――― 文　献 ――――――――

1）安齋眞一，梅林芳弘，勝俣範之 他：皮膚悪性腫瘍ガ
　イドライン第3版　有棘細胞癌診療ガイドライン
　2020．日皮会誌 130：2501-2533，2020

2）石原和之：本邦における皮膚悪性腫瘍の疫学．Skin
　Cancer 12：18-25，1997
3）Bangash HK, Colegio OR：Management of non-
　melanoma skin cancer in immunocompromised sol-
　id organ transplant recipients. Curr Treat Options
　Oncol 13：354-376, 2012
4）Brierley JD, Gospodarowicz MK, Wittekind CH
　eds：Union for International Cancer Control. TNM
　Classification of Malignant Tumours 8th Edition.
　Oxford, Willey Blackwell, 2017
5）NCCN Clinical Practice Guidelines in Oncology
　（NCCN Guidelines）：Squamous Cell Skin Cancer.
　Version 1. 2019

15. 皮膚悪性腫瘍

基底細胞癌

<small>ほ あしとしひこ</small>
帆足俊彦
日本医科大学付属病院 皮膚科

POINT

●基底細胞癌は高齢者の頭頸部に好発し，皮膚悪性腫瘍のうちでもっとも頻度が高い．

●転移を起こすことは稀であるが，局所進展しやすいため，的確な診断，確実な治療が要求される．

●ダーモスコピー検査により，臨床診断の精度が上がってきた．

●治療については，手術療法がもっとも確実で一般的である．

ガイドラインの現況

わが国では「皮膚悪性腫瘍診療ガイドライン」が 2007 年に日本皮膚科学会によって作成され，2015 年に改訂第 2 版が作成された．改訂第 3 版は癌種別となり，基底細胞癌については 2021 年に改訂第 3 版が作成された．さらに，今回，「皮膚がん診療ガイドライン第 4 版　基底細胞癌診療ガイドライン 2025」が 2025 年に上梓された．改訂第 3 版以降は，GRADE (Grading of Recommendations, Assessment, Development and Evaluation) システムに準拠し，日本皮膚科学会誌だけでなく日本医療機能評価機構の運営する Minds (Medical Information Network Distribution Service) にも収載されている．

【本稿のバックグラウンド】　本稿では，2025 年に改訂された「皮膚がん診療ガイドライン第 4 版 基底細胞癌診療ガイドライン 2025」を参考に，基底細胞癌の診断，治療について簡潔に解説した．特にガイドラインを読む際に混乱をまねきそうな事項について解説した．

どういう疾患・病態か

1 疾患概念と疫学

基底細胞癌は皮膚悪性腫瘍の一つであり，毛包間上皮や毛包の基底細胞が起源とされている[1, 2]．基底細胞癌は浸潤性増殖を起こし，局所破壊しうる腫瘍である．一方，転移は起こしにくく，予後はよい[1~5]．

基底細胞癌は欧米，わが国ともに皮膚悪性腫瘍のうちでもっとも頻度が高い[1]．わが国では 10 万人当たり 3.63 人の罹病率であるが，米国では格段に多く 10 万人当たり 535 人である．わが国での男女比は 1：1.05 と，男女差はほぼなく，平均年齢は 74.3 歳であ

基底細胞癌　293

る．好発部位は顔面であり，わが国では61.7％が顔面発症例である．

わが国では有色素性の病変が88％であるが，白人の基底細胞癌は有色素性の病変が6％と非常に少なく，白人例と本邦例とでは臨床所見が大きく異なる．海外の文献を読む際には，そのことを念頭においたほうがよい．

2 臨床病型

基底細胞癌の臨床像は多彩である．わが国では有色素性の病変が大多数であるため，下記の基本3病型と，その他とする分類が広く用いられている（表1）[1〜3]．

1. 結節・潰瘍型

わずかに隆起した黒点として気づかれる．次第に数個の黒色の小隆起が融合し，中央が陥凹し，周囲を蠟様に光る黒色小結節が取り囲む．取り囲んだ黒色小結節は触診上，硬く触れる．陥凹した中央はしばしば潰瘍化する（図1）．もっとも頻度が多く，わが国では77.9％を占め，頭頸部での発症が83％を占める．

2. 表在型

扁平で境界明瞭な病変で，辺縁に小さい黒色丘疹が配列する．病変中央部は萎縮状であるが，潰瘍はまずみられない．自然消退が起こることがあり，ときに白斑を混じうる．わが国では19.5％を占める．

3. 斑状強皮症型

光沢のある紅色ないし白色の浸潤を触れる局面の病変であり，明らかな腫瘍を形成しな

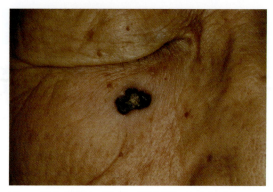

図1　基底細胞癌（結節・潰瘍型）の臨床写真

い．腫瘍の境界は不明瞭である．わが国ではわずか2.0％しか占めないが，顔面に生じる割合が92.6％である．

4. その他

進行速度が早く，潰瘍形成傾向が強く，眼窩・骨・髄膜まで浸潤する，破壊型が知られている．わが国では0.4％で，すべて顔面例である．Pinkus型（fibroepithelial tumor Pinkus）と呼ばれる，非常に稀であるが，軀幹や四肢に有茎ないし広基性の淡紅色ないし黒褐色腫瘤を呈する型もある．

3 病理組織型

基底細胞癌の病理組織型はさまざまな分類方法があるが，予後と関連した浸潤様式による分類法が一般的には用いられている[1, 2, 4, 5]．浸潤の低い組織型（非aggressive型）と浸潤の高い組織型（aggressive型）とに分けられる（表2）．下記に病理所見の分類を示すが，これらの病理所見はしばしば混在する[1]．また臨床病型と一対一に対応しているわけでもない．混在している場合は辺縁を評価し，よりaggressiveなほうを重視する．病理組織型に関しては，有色素性かどうかはあまり問題にならないため，臨床病型と異なり，欧米での分類法を基本的には踏襲している．

表1　基底細胞癌の臨床分類

臨床分類
結節・潰瘍型
表在型
斑状強皮症型
その他（破壊型，Pinkus型）

表 2　基底細胞癌の病理組織分類

非 aggressive	Aggressive
結節型 （nodular）	硬化 / モルフェア （斑状強皮症）型 （sclerosing/morpheic）
表在型 （superficial）	浸潤型 （infiltrating） 微小結節型 （micronodular）
線維上皮型 / ピンカスの線維上皮腫 （fibroepithelial/ fibroepithelioma of Pinkus）	基底有棘細胞癌 （basosquamous carcinoma）

1．非 aggressive 型

・結節型

円形ないし類円形の腫瘍細胞胞巣が真皮内にみられ，境界明瞭である[1]．腫瘍胞巣辺縁には特徴的な柵状配列がみられ，腫瘍胞巣と間質との間に裂隙がしばしばみられる．アポトーシス，アミロイド沈着も伴うことがある．

・表在型

表皮から連続的に，小型の腫瘍胞巣が蕾状に真皮乳頭層に向かって突出している．一般的にアミロイドを伴う間質に囲まれている．通常，腫瘍細胞は真皮乳頭層に限局し，腫瘍胞巣辺縁の柵状配列，裂隙がみられる．

2．Aggressive 型

・浸潤型

腫瘍胞巣は細長く，辺縁の輪郭は不規則で，鋸歯状や棘状を呈する．腫瘍胞巣は真皮内膠原線維間に浸潤していく．神経浸潤を起こしやすく，しばしば斑状強皮症型と重複する．

・斑状強皮症型

腫瘍胞巣は細い索状で，間質での膠原線維の増加が目立つ．浸潤型よりも腫瘍胞巣は細く，真皮の正常な膠原線維の構築は破壊されている．膠原線維の増加を伴いながら深部にまで浸潤する．裂隙は不明瞭である．浸潤型

としばしば重複する．

・微小結節型

小型円形ないし類円形の腫瘍胞巣が稠密にあるいは散在性に真皮全層，皮下組織へ増殖する．しばしば薄い間質で区画されているように見える．神経浸潤も起こしうる．

治療に必要な検査と診断

1　視診と触診

最初に行うべきは視診と触診である．前述した臨床病型を基にそれに適合するかを判断して診断するわけであるが，一定のトレーニングを必要とする．

2　ダーモスコピー検査

視診にダーモスコピー検査を加えることで，感度が 66.9 ％ から 85.0 ％，特異度が 97.2 ％ から 98.2 ％ に上昇し，診断の正確さが増す．ダーモスコピー検査は万能ではなく，過信は禁物である．ダーモスコピー検査で基底細胞癌と診断されても，他の腫瘍である可能性も少なからずあることに注意すべきである．

3　病理組織学的検査

ダーモスコピー検査の一般化により基底細胞癌の診断精度は高くなったが，診断が困難な場合，迷いがある場合は組織生検を行って診断を確定することが確実であり重要である．それ以外でも境界が不明瞭な場合や，前述した組織型の評価を目的とする場合には，組織生検を行うべきである．病理組織の特徴，所見については前述した．

病理組織の補助的診断として，種々の抗体を用いた免疫組織学的染色が行われている．現在，基底細胞癌のマーカーとして Ber-EP4 抗体の，有棘細胞癌のマーカーとして

EMA（epithelial membrane antigen）抗体の使用が一般的になってきている．通常，基底細胞癌であれば，Ber-EP4 陽性，EMA 陰性となり，有棘細胞癌であれば，Ber-EP4 陰性，EMA 陽性となる．

治療の実際

1 手術療法

基底細胞癌の手術療法はもっとも有効であると考えられており，他の治療法よりも有意に局所再発を抑えることができる[1]．NCCN（National Comprehensive Cancer Network）のガイドライン，皮膚がん診療ガイドライン第 4 版では基底細胞癌を低リスク群と高リスク群とに分けて論じられている（**表3**）[1, 4]．非 aggressive 型でかつ，部位が躯幹・四肢，腫瘍径の小さいものが低リスク群，その他が高リスク群である．NCCN のガイドラインでは低リスク群は 4 mm，高リスク群はそれ以上のマージンで切除することを推奨している[4]．わが国での基底細胞癌は有色素性病変が多数を占め，腫瘍境界の判断が，無色素性病変に比べて容易である．近年わが国から，NCCN ガイドラインでの推奨マージンよりも，縮小したマージンでの手術療法に関する臨床研究が発信されてきた．そのため，皮膚がん診療ガイドライン第 4 版では「CQ1 有色素性基底細胞癌において縮小マージン切除を行うことは勧められるか？」が設定された[1]．

縮小マージン切除の前提として腫瘍辺縁の正確な診断のため，ダーモスコピーによる術前の評価が重要であり，また術者の皮膚悪性腫瘍に関する専門性および熟練度によって断端陽性率に差があることは留意しなければならない．そのため縮小マージン切除を選択するか否かは個々の症例によって判断することが求められる．パネル会議では，弱い推奨，つまり，縮小マージン切除を行うことを提案する，となった[1]．

2 放射線療法

基底細胞癌の治療はほとんどの症例で手術療法が選択される．しかしながら，手術療法を行ったが，切除断端に腫瘍が残存していた場合，放射線療法と追加切除とどちらが望ましいかは議論の必要がある．皮膚がん診療ガ

表3　基底細胞癌の再発にかかわるリスク因子[a]

	低リスク	高リスク
部位，腫瘍径	躯幹，四肢＜20 mm	躯幹，四肢≧20 mm 頭頸部，手足，前脛骨部， 外陰部，肛門周囲（腫瘍径を問わない）
病変辺縁	明瞭	不明瞭
初発／再発	初発	再発
免疫抑制状態	（－）	（＋）
放射線照射歴のある部位	（－）	（＋）
病理組織		
組織型	非 aggressive 型	Aggressive 型
神経周囲浸潤	（－）	（＋）

[a] 高リスクの因子が 1 つでもあれば，高リスクとして扱う．
[b] 高リスク部位（頭頸部，手足，前脛骨部，外陰部，肛門周囲）については腫瘍径を問わない．
（National Comprehensive Cancer Network（NCCN）ガイドライン（Version 3.2024）[4] より改変）

イドライン第4版では「CQ2 切除断端陽性の基底細胞癌に対して，術後放射線療法は追加切除に比べて勧められるか？」が設定された[1].

症例数が少なく，また放射線療法群と追加切除群の比較検討がまだ充分ではない．実臨床においては，追加治療を要する場合に，まず追加切除を検討したうえで，患者のPS（performance status），追加切除後の整容面・機能面での損失，患者の希望などを考慮し，追加切除が困難な場合に限り，放射線療法を選択肢として検討すべきであろう．パネル会議では，術後放射線療法を追加切除と比較して積極的に推奨する根拠に乏しく，追加治療としてはまず追加切除を検討することが望ましい．術後放射線療法を選択する状況は限定的であることが議論され，術後放射線療法を実施しないことを提案する，という結果となった[1].

3 非手術局所療法

基底細胞癌治療の第一選択は手術療法である．しかしながら，患者が高齢である，PSが低いなどの理由により手術療法が難しい場合がある．代替局所療法としては，5-fluorouracil（5-FU）軟膏，イミキモド（保険適用外）などの外用療法，液体窒素による凍結療法などが挙げられる．5-FU軟膏は，わが国では基底細胞癌を含む皮膚悪性腫瘍に保険適用がある．イミキモドクリームは尖圭コンジローマ（外性器または肛門周囲に限る）および日光角化症（顔面または禿頭部に限る）に保険適用があり，基底細胞癌に対しては保険適用がないが，NCCNガイドラインでは治療の選択肢の一つである[4].これらのうちどの治療がより望ましいか検討の必要がある．皮膚がん診療ガイドライン第4版では「CQ3 手術療法が困難な主として表在

型基底細胞癌に対し，他の局所療法（5-fluorouracil（5-FU）軟膏外用療法，凍結療法）と比べイミキモド外用療法は勧められるか？」が設定された[1].

局所再発率について，イミキモドと5-FUの比較では，イミキモド外用群が5-FU外用群に比べて有意に高かった．イミイモドと凍結療法の比較では，イミキモド外用群と凍結療法群に有意差はなかった．パネル会議では，エビデンスは弱いとしたうえで，個々の患者に対して既存の治療法に勝る可能性がある治療法を選択肢として提示することを意図してイミキモド外用を5-FU外用や凍結療法に替えて用いることを提案すると結論づけた[1].

4 全身療法

基底細胞癌は第一選択は手術療法であるが，手術療法・放射線療法不能例や遠隔転移をきたした例には，全身療法が検討される．わが国では保険適用のある抗がん剤はなく，みなし標準治療として殺細胞性抗がん剤であるシスプラチン（CDDP）（本邦保険適用外）とドキュソルビシン（本邦保険適用外）の併用療法が事実上使用されてきた．そこで，皮膚がん診療ガイドライン第4版では「CQ4 手術療法や放射線療法不能もしくは転移性の基底細胞癌に対して，殺細胞性抗がん剤と比べて免疫チェックポイント阻害薬は勧められるか？」が設定された[1].

進行期基底細胞癌に対する免疫チェックポイント阻害薬と殺細胞性抗がん剤の比較試験は存在せず，希少がんであり第Ⅲ相試験が存在しない．また，欧米で抗PD-1抗体の効果を検討した研究が発表されているが，いずれも二次治療以降（ヘッジホッグシグナル伝達経路阻害薬；ビスモデギブ，ソニデギブ（いずれも本邦未承認）不応）のデータであるの

で，一次治療での使用に比べ効果が減弱している可能性がある．わが国では進行・再発上皮系皮膚悪性腫瘍に対する抗PD-1抗体ニボルマブの効果を検証する多施設共同第II相試験（NMSC-PD1：KCTR-D014）の結果により2024年2月に承認され，進行期基底細胞癌に対してもニボルマブが使用可能となった．しかし，本試験では31例登録された上皮系皮膚悪性腫瘍のうち基底細胞癌は2例のみであり，その効果は部分奏効1例，安定1例であった．パネル会議では手術療法や放射線療法不能もしくは転移性の基底細胞癌に対する全身治療として，免疫チェックポイント阻害薬を積極的に推奨するまでの根拠は乏しいものの，提案するという投票結果が多数となり，免疫チェックポイント阻害薬を提案するとなった．

専門医に紹介するタイミング

基底細胞癌をまず疑うことが最初のステップである．疑った場合，基底細胞癌の診断，治療に慣れていないのであれば，早めに慣れた施設，先生に紹介するのがよいであろう．

専門医からのワンポイントアドバイス

基底細胞癌は多くの場合，確実に切除できていれば予後は良好な疾患である．治療を行うには，基底細胞癌かどうかの診断を行うだけでは十分ではない．腫瘍が水平方向，垂直方向どこまで広がっているかを診断するスキルが必要である．また，そこから適切マージンをつけて安定して腫瘍を取りきるスキルも不可欠である．自信がない場合は，上級医の指示を仰ぐ，治療に慣れた施設，先生に紹介するなどを行うほうがよい．不十分な切除のために，再発を起こした場合，治療が難しくなる．

文　献

1) 帆足俊彦，石川雅士，上原治朗 他：皮膚がん診療ガイドライン第4版 基底細胞癌診療ガイドライン2025．日皮会誌（投稿中）
2) Messina J, Patel RM, Epstein EH Jr et al：Basal cell carcinoma. In "WHO Classification of Skin Tumours" eds. Elder DE et al. IARC Press, Lyon, pp26-34, 2018
3) 竹之内辰也：基底細胞癌．"1冊でわかる皮膚がん" 斎田俊明 編．文光堂，pp122-134，2011
4) NCCN clinical practice in oncology（NCCN guidelines），Basal cell skin cancer, version 3, 2024, Mar 1, 2024
5) Hoashi T, Kanda N, Saeki H：Molecular mechanisms and targeted therapies of advanced basal cell carcinoma. Int J Mol Sci 23：11968, 2022

15. 皮膚悪性腫瘍

乳房外 Paget 病

吉野公二

がん研究会有明病院 皮膚腫瘍科

POINT

● 乳房外 Paget 病は高齢者に生じやすく，表皮内癌の状態で長年経過していくが，真皮内浸潤をきたすと約 20％にリンパ節転移を起こす．

● 早期診断が重要だが，湿疹との鑑別が困難なこともあり，漫然と外用薬による治療で経過を診ていることが多い．

● リンパ行性転移から，肺，肝臓等に転移を生じていくが，その場合の薬物療法として従来はドセタキセルやシスプラチン＋5-FU 併用療法が行われていたが保険適用外であった．2024 年 2 月に「根治切除不能な進行・再発の上皮系皮膚悪性腫瘍」にニボルマブが承認され，本疾患に対して初めて保険適用された薬剤となった．

ガイドラインの現況

「乳房外パジェット病診療ガイドライン 2021」が日本皮膚科学会，日本皮膚悪性腫瘍学会から作成された．海外の患者数は少なくアジア圏で多いとされているが，それでも他の皮膚悪性腫瘍と比べると少ない疾患である．進行例の治療方針となるとシステマティックレビューやメタアナリシスなどのエビデンスレベルが高い報告はなく，症例報告やエキスパートオピニオンを基に作成している．薬物療法は本疾患で保険承認されているものが皆無で，未承認薬の使用は各施設の倫理委員会に委ねられており，現在実臨床で使用されている薬剤を中心にクリニカルクエスチョンを設定している．また，2024 年に本疾患に対して初めてニボルマブが保険承認されたが，次回ガイドライン改訂までには，その効果などに対するエビデンスを求めることは難しいと思われる．

【本稿のバックグラウンド】 本稿は，2021 年に改訂された皮膚悪性腫瘍ガイドライン第 3 版「乳房外パジェット病診療ガイドライン 2021」を中心に診断，治療法について解説した．また本疾患の稀少癌であるが故に生じている問題点についても言及している．

どういう疾患・病態か

乳房外 Paget 病は，高齢者に生じる傾向にある表皮内癌である（**図 1**）．好発部位が外陰部，肛囲，そして腋窩であることからアポクリン汗腺由来の腫瘍と考えられている．

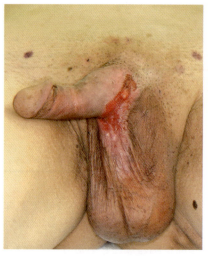
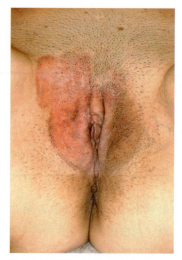

陰茎から肛門にかけて脱色素斑，びらんを呈する．

鼠径から陰唇にかけて紅斑を呈する．

図1　乳房外Paget病の臨床写真

臨床的に早期から境界不明瞭な紅斑を生じることがあり，陰部湿疹，白癬，カンジダ症と誤診されやすく，不適切な外用治療が漫然と続けられていることが多い．表皮内癌の状態で緩徐に進行していくが，真皮内浸潤を起こすとリンパ行性，血行性転移をきたし，予後不良となる．

外陰部などに生じるものを原発性，肛門管癌や直腸癌が肛門皮膚へ進展した状態を続発性乳房外Paget病（二次性）としている．二次性が疑われる場合は，大腸内視鏡検査などの精査が必要であり，両者の鑑別には免疫染色のサイトケラチン20，GCDFP15，CDX2が有用とされる[1]．早期であれば外科的切除を行うことで病状コントロールが可能となるが，進行期症例が少ないため治療方針は確立されたものはない．患者数が少なく，進行期症例もさらに少ないため本疾患に対するステージ分類は存在しないが，本邦では案として，T分類：腫瘍浸潤距離，N分類：リンパ節転移数，M分類：遠隔転移有無を組み合わせたものを提案している[2]．

治療に必要な検査と診断

乳房外Paget病を疑った場合は，確定診断のために皮膚生検を行う．生検部位は外陰部へ広範囲に生じていることが多いため，浸潤評価目的に結節，びらん，潰瘍面から行う．ただし，皮膚生検で表皮内病変だったとしても全切除した結果が真皮内浸潤を生じている場合もあり，あくまでも診断優先的な検査となる．生検結果で本疾患の診断が確定した際には，全身状態に問題がなければ外科的切除の方針となるが，高齢者に多い疾患であるので，全身麻酔や腰椎麻酔が可能かを判断するために心肺機能検査の実施，糖尿病や高血圧の既往，抗血栓薬服用の有無は確認するべき事項である．多くが表皮内病変であるが，真皮内浸潤例では約20％にリンパ節転移を伴っているとされ[3]，治療前はスクリーニング検査として画像検査を行うべきである．本疾患の転移様式はリンパ行性転移であり，体表超音波検査を施行しリンパ節転移の評価を行い，転移の可能性があればCT検査

を追加するのが望ましい．画像所見の特徴として，病状と画像所見が解離することがあるので注意を要する．おそらく腫瘍塞栓により造影効果が乏しくなるために，肝転移の状態はCT検査で正確に描出することが難しく，採血所見や全身状況から把握していくことになる．リンパ節転移の有無を病理組織学的に評価する方法としてセンチネルリンパ節生検があり，その他，肺，肝臓，骨，稀に脳に転移を生じることがあるため，病状や病勢を把握しながら適宜画像検査を行う．これらの検査を行い，明らかな臓器転移がなければ腫瘍切除となるが，病巣が境界不明瞭で，多中心性に病巣が存在することから局所再発率が高く，病巣範囲を特定することが重要となる．その際には剃毛を行って病状を観察する必要がある．

病巣部に炎症を伴っていることがあり，ステロイド外用薬を使用することで境界が明瞭になることもあるが，境界不明瞭な部位はマッピング生検を行うことになる．生検部位は臨床的に境界と思われる部位から1cm離したところから行うのがよいとされる．マッピング生検を腫瘍の全周囲から行っていることもあるが，基本は境界明瞭な部位からの生検は不要である．

また，二次性Paget病では，外尿道口，腟壁，肛門周囲などに病変が認められ，それぞれ膀胱癌，子宮癌または直腸癌・肛門癌からの二次性Paget病が疑われる場合には，膀胱鏡，子宮鏡，大腸内視鏡などの検査を行う必要がある．両者の鑑別には組織学的所見が有用とされ，特に免疫組織化学的に原発性ではサイトケラチン20陰性，GCDFP15陽性，CDX2陰性，二次性はサイトケラチン20陽性，GCDFP15陰性，CDX2陽性となる．

遠隔転移を生じている場合は，基本的に薬物療法となるが，高齢者に多いこともあり，Performance Status（PS）を把握したうえで治療を行うかを決める必要がある．現時点では殺細胞性抗がん薬が主体となっており，治療前にHBs抗原，HBc抗体，HBs抗体を測定し，場合によりHBV DNA定量を行うことになる．

治療の実際

1 外科的治療

水平方向の切除範囲は，肉眼的境界が明瞭か，またマッピング生検で陰性が確認された部位であれば切除マージンは1cmとなる．マッピング生検は臨床的に境界と推定されるところから1cm外側を生検する．深部方向の切除範囲は，表皮内限局であれば，毛包・汗腺などの皮膚付属器を含むレベルで切除することになり，脂肪織中層まで切除する．

浸潤を認める際には皮下脂肪織全層を含めて，陰嚢であれば肉様膜を含むレベルで切除する．再建術は切除範囲により植皮術もしくは皮弁形成術を選択する．

リンパ行性転移を生じるため所属リンパ節転移の有無は予後予測因子とされている．リンパ節転移の有無を評価するためにセンチネルリンパ節生検を行うことの臨床的有用性については不明である．臨床的リンパ節腫脹を呈する場合は70％にリンパ節転移を認めたとする報告もあり，このような症例に対するセンチネルリンパ節生検の意義はなく，腫脹したリンパ節を摘出するリンパ節生検が望ましい．しかし，真皮浸潤がある症例においてはリンパ節腫脹がなくても約20％にリンパ節転移を認めるとされ，リンパ節転移有無を評価することは臨床的な意味があると考える．しかし，センチネルリンパ節生検を行い早期にリンパ節転移を確認しても，リンパ節郭清を行うことで予後が改善するかは不明で

ある。この辺りを踏まえ施行するか検討する必要があるが、現在のところ各施設の判断となる。

2 薬物療法

転移様式としてリンパ行性転移から、肺、肝臓、骨、脳に転移を生じ、さらに腫瘍細胞のリンパ管閉塞で生じるパンツ型浸潤を起こしてくる。根治的切除が適応とならないリンパ節転移もしくは遠隔転移を生じている場合には何らかの薬物療法が必要であると考える。わが国で使用されることの多い治療法としてドセタキセルやlow-dose FP療法があり、ドセタキセルでは22症例を検討した報告によるとリンパ節転移群において、無増悪生存期間11.6ヵ月、全生存期間20.7ヵ月、一方、遠隔転移群の無増悪生存期間3.7ヵ月、全生存期間20.2ヵ月と、リンパ節転移に対し有効であるとしている[4]。一方、low-dose FP療法を行った22症例の報告によるとCR 1例、PR 12例、SD 6例、PD 3例で、全生存期間中央値は12ヵ月、CRおよびPR症例では13ヵ月、SD症例では11ヵ月であった[5]。どちらの治療法が予後を改善するかは不明であり、ランダム化比較試験による検討が必要である。しかし、稀少癌でありそのような試験は現実的ではなく、症例の蓄積により有効性がありそうな治療法に対して多施設前向き臨床研究などで検証することが将来的には望ましい。遠隔転移を生じているときは薬物療法となるが、これら薬剤は保険適用されておらず、使用する際には各施設の倫理委員会などへの申請を行うことになる。また、近年、ドセタキセルにTS-1を併用することでより奏功するとの報告もあり、ドセタキセルを軸に併用療法が主流になる可能性もある。しかし、2024年2月にニボルマブは本疾患に保険承認されたが、「上皮系皮膚悪性腫瘍」として申請されており外陰部Paget病自体の効果は治験症例数が少ないこともあり、今後の実臨床での結果が待たれることになる。

骨転移を生じることもあり、そのときの対応としてBMA（bone modifying agents）のデノスマブ、ゾレドロン酸水和物を使用する。

3 代替治療

乳房外Paget病は高齢者に好発するため、全身状態が悪い、通院や介護といった社会的不適応、手術による整容面、機能障害が生じるため手術が適さない、根治手術を患者が拒否することなどが考えられる。このような場合、びらん・潰瘍に対する処置を行うための治療として姑息的切除、放射線照射、イミキモド外用療法などが挙げられる。放射線照射やイミキモド外用療法は根治的切除に近い疾患制御が期待できるとされており、場合により治療選択として挙げられるが、イミキモド外用薬は本疾患には保険適用外であることに注意が必要である。また、皮膚転移巣（パンツ型浸潤）への緩和目的に放射線照射が施行されることがある。

4 その他

リンパ管への腫瘍塞栓で皮膚転移（パンツ型浸潤）を起こすと、下腹部から下肢に著明なリンパ浮腫を伴い、歩行障害の原因になる。そのためリンパ浮腫軽減のため、弾性ストッキングや利尿薬を使用することもある。

処方例

進行期症例に対して

処方A　ドセタキセル80mg/m² 静注（Day 1投与・休薬期間3週間）

浮腫予防のため Day 2〜3 にデカドロン®（4mg）錠　1回2錠　1日1回内服（朝食後）

処方B　シスプラチン 15mg/m² ＋5-FU 800mg/m² 静注（両剤を Day 1〜5 まで連続投与・休薬期間4週間）

処方C　ニボルマブ1回240mg を2週ごと，もしくは1回480mg を4週間ごとに静注

骨転移症例に対して

処方A　ランマーク®（120mg）（デノスマブ）皮下注射（4週間に1回）

処方B　ゾメタ®（4mg）（ゾレドロン酸水和物）静注（3〜4週間に1回）
両剤とも低カルシウム血症を生じることがあり，カルシウム値を測定しながらデノタス®チュアブル配合錠を1回2錠　1日1回内服

リンパ浮腫に対して

処方A　ラシックス®（20mg）錠（フロセミド）1回1〜2錠　1日1回（朝食後）

処方B　サムスカ®（7.5mg）錠（トルバプタン）1回1〜2錠　1日1回（朝食後）

専門医に紹介するタイミング

外陰部であることから患者自身が患部をあまり見せたがらないことが多く，症状が軽快しないと外用薬を変更して経過を診ることが多い．早期であれば外科的治療を行うことで生命予後の改善に寄与するため，いかに早く診断するかが重要となるが，発症早期は湿疹との鑑別が困難なため，ステロイド外用薬を使用して改善がないのであれば皮膚生検を施行するか，がん専門病院へ紹介するのが望ましい．

専門医からのワンポイントアドバイス

乳房外 Paget 病は，発症から診断確定まで年余にわたることが多い疾患であり，かなり進行した状態で受診される方も少なくはない．外陰部に生じた皮疹で，湿疹と思っても改善傾向がなければ乳房外 Paget 病を念頭におく必要がある．

文　献

1) Zeng HA, Cartun R, Ricci A Jr et al：Potential diagnostic utility of CDX-2 immunophenotyping in extramammary Paget's disease. Appl Immunohistochem Mol Morphol 13：342-346, 2005

2) 吉野公二，清原隆宏，逆瀬川純子 他：皮膚悪性腫瘍ガイドライン第3版　乳房外パジェット病診療ガイドライン 2021．日皮会誌 131：225-244, 2021

3) Fujisawa Y, Yoshino K, Kiyohara Y et al：The role of sentinel lymph node biopsy in the management of invasive extramammary Paget's disease：Multicenter, retrospective study of 151 patients. J Dermatol Sci 79：38-42, 2015

4) Kato M, Yoshino K, Maeda T et al：Single-agent taxane is useful in palliative chemotherapy for advanced extramammary Paget disease：a case series. Br J Dermatol 181：831-832, 2019

5) Tokuda Y, Arakura F, Uhara H et al：Combination chemotherapy of low-dose 5-fluorouracil and cisplatin for advanced extramammary Paget's disease. Int J Clin Oncol 20：194-197, 2015

15. 皮膚悪性腫瘍

メラノーマ

福島　聡
熊本大学病院 皮膚科

POINT

● メラノーマの薬物療法の進歩は目覚ましく，新たな臨床試験の結果により，欧米のガイドラインは頻繁に書き替えられる現状である．

● メラノーマの外科療法も大規模臨床試験によりセンチネルリンパ節生検およびリンパ節郭清の適応につき，診療が変化しつつある．

● 免疫チェックポイント阻害薬，分子標的薬は術後補助療法，進行期療法ともに用いられており，適応病期や *BRAF* 遺伝子変異の有無により適切に選択する必要がある．

● 東アジア人では欧米人に比べて免疫チェックポイント阻害薬の有効性が劣る．欧米のガイドラインを参考にすることは重要であるが，鵜呑みにせずわが国のガイドラインに示されているエビデンスを確認すべきである．

ガイドラインの現況

わが国の「メラノーマ診療ガイドライン」はメラノーマ，有棘細胞癌，乳房外パジェット病，基底細胞癌を４つの皮膚悪性腫瘍を取り扱う「皮膚悪性腫瘍診療ガイドライン」として 2007 年に出版された．以後 2015 年に第 2 版，2019 年に第 3 版として改訂されてきた．メラノーマに関しては，今日までダーモスコピーやセンチネルリンパ節生検などの新たな診断技術や手技の導入による低侵襲化，術後補助療法や進行期治療としての新規薬物療法の導入などが相次いでおり，実臨床に即した指針の提供のためには，数年単位でのガイドライン改訂が必要である．そこで，2024 年 12 月に日本皮膚科学会および日本皮膚悪性腫瘍学会により，第 4 版が出版された．また，米国 NCCN ガイドラインも頻繁に改訂されることから，わが国の診療における参考となる．

【本稿のバックグラウンド】 本稿では，日本人皮膚メラノーマを対象 2024 年に作成された「メラノーマ診療ガイドライン第 4 版」，メラノーマ（メラノーマ）薬物療法の手引き（version 1. 2022），および米国 NCCN ガイドライン最新版（2025 年 3 月現在）を基盤に，メラノーマに関する治療指針につき解説した．

どういう疾患・病態か

1 疫　学

　メラノーマ（悪性黒色腫）は色素細胞が癌化した腫瘍である．以前は，悪性黒色腫と記載することが常であったが，昨今は海外でも単に「melanoma」と記載されることが多く，わが国でも，「メラノーマ」と表記されることが増えている．よって本稿でも「メラノーマ」と表記する．臨床症状と病理所見より表在拡大型，末端黒子型，悪性黒子型，結節型の4病型に分類（クラーク分類）されてきた．皮膚以外の粘膜や眼球脈絡膜，脳軟膜などにも生じる．人種間の各病型の頻度や病型ごとの遺伝子変異の相違があり，昨今，これら遺伝子変異の相違や紫外線暴露量を基盤とした新たな分類も提唱されている．

　わが国における罹患率は1.3人/10万人・年と少なく[1]，なかでもクラーク分類での末端黒子型が40.4％ともっとも多い（図1）．病型は米国では表在拡大型が約65.8％と圧倒的に多く，末端黒子型はわずか1.9％と稀である[1]．

2 病　態

　一般に転移をしやすい予後不良のイメージがある疾患だが，病期（表1，2）の進行度により生存率は大きく異なる．早期発見・治療ができれば生存率も非常に高い．米国における10年生存率は病期ⅠAで98％，ⅠBで94％，ⅡAで88％と高い[2]．一方，ⅡB以降の病期はハイリスクとされており，米国における10年生存率はⅡBで82％，ⅡCで75％と低くなる．病期Ⅲ期では特にⅢB以降の生存率が低下し，10年生存率はⅢAで88％，ⅢB 77％，ⅢCで60％，ⅢDで24％と報告されている[2]．

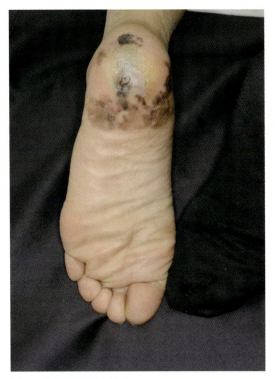

図1　末端黒子型メラノーマ

治療に必要な検査と診断

1 視診・ダーモスコピーによる診断

　一般にABCD（E）ルール（Asymmetry, Border irregularity, Color variegation, Diameter＞6mm, Evolution）がほくろ（色素性母斑）とメラノーマの鑑別に有用とされている．

　臨床診断の補助検査として，ダーモスコピーも有用であり，2006年より保険適用となり広く普及している．本検査により診断精度が向上することもメタアナリシスで示されている[1]．

2 生　検

　メラノーマの病理診断確定と，行うべき画像検査・治療計画立案のために重要となる全摘（全切除）生検と部分生検がある．

表 1　TNM 病理学的分類（pTNM 分類）

T–原発腫瘍

pTX 　原発腫瘍の評価が不可能（部分生検や退縮した黒色腫などを含む）

pT0 　原発腫瘍が認められない

pTis 　上皮内悪性黒色腫（Clark レベル I）（畏敬メラノサイトの増殖，メラノサイトの高度異形成，非浸潤性悪性病変）

pT1 　厚さが 1 mm 以下の腫瘍

　　pT1a 　厚さが 0.8 mm 未満で，潰瘍を伴わない腫瘍

　　pT1b 　厚さが 0.8 mm 未満で潰瘍を伴う腫瘍，または潰瘍の有無に関係なく，厚さが 0.8 mm を超えるが 1 mm 以下の腫瘍

pT2 　厚さが 1 mm をこえるが 2 mm 以下の腫瘍

　　pT2a 　潰瘍を伴わない

　　pT2b 　潰瘍を伴う

pT3 　厚さが 2 mm をこえるが 4 mm 以下の腫瘍

　　pT3a 　潰瘍を伴わない

　　pT3b 　潰瘍を伴う

pT4 　厚さ 4 mm をこえる腫瘍

　　pT4a 　潰瘍を伴わない

　　pT4b 　潰瘍を伴う

N–領域リンパ節

pN カテゴリーは TNM 臨床臨床分類 N カテゴリーに準ずる．

pN0 　領域リンパ節を覚醒した標本を組織学的に検査すると，通常，6 個以上のリンパ節が含まれる．通常の検索個数を満たしていなくても，すべてが転移陰性の場合は pN0 に分類する．またセンチネルリンパ節生検のみを行い，続いてづいてリンパ節郭清を行わなかった場合の分類には，"pN0(sn)" や "(p)N1(sn)" のように "(sn)" を付記する．

M–遠隔転移

TNM 臨床臨床分類の M カテゴリーと同様

表 2　病理学的病期

0 期	Tis	N0	M0
I A 期	T1a，T1b	N0	M0
I B 期	T2a	N0	M0
II A 期	T2b，T3a	N0	M0
II B 期	T3b，T4a	N0	M0
II C 期	T4b	N0	M0
III A 期	T1a/b，T2a	N1a，N2a	M0
III B 期	T1a/b，T2a	N1b/c，N2b	M0
	T2b，T3a	N1a/b/c，N2a/b	M0
III C 期	T1a/b，T2a/b，T3a	N2c，N3a/b/c	M0
	T3b，T4a	N1–3	M0
	T4b	N1a/b/c，N2a/b/c	M0
III D 期	T4b	N3a/b/c	M0
IV期	T に関係なく	N に関係なく	M1
注）明らかな原発巣なくリンパ節が特定される場合，病期は下記の通りである			
III B 期	T0	N1b，N1c	M0
III C 期	T0	N2b/c，N3b/c	M0

・全切除生検

縫縮可能な小型のメラノーマで選択する. 病巣辺縁より1〜3mm 離して深部は取り残しのない深さで生検する[3].

・部分生検

縫縮困難な大きな病変(顔面病変, 掌蹠病変など)で選択する. もっとも本症が疑わしい, 腫瘍の厚さ(tumor thickness:TT)が厚いと思われる部分を生検する. 深部は取り残しのない深さで生検する[3].

3 画像検査

スクリーニング画像検査としてCT(多くは頸部または胸部から骨盤鼠径部の造影CT)を行う. スクリーニング画像検査でたとえ転移がなくても, 治療前の正確な病期決定に役立ち, 経過観察時の画像との比較が可能になる. 領域リンパ節転移の有無評価には超音波検査も考慮する[1].

予後良好な Tis(上皮内病変)および T1a 症例については, 基本的に画像検査は不要である[1]. また, 未治療の病期Ⅱ以下の患者で画像検査にて脳転移が発見されることは稀である. 病期Ⅲ以上では脳転移チェックのため頭部造影 MRI を追加する.

治療の実際

1 切除不能領域リンパ節や遠隔転移のない例

1. 原発巣拡大切除

原発巣の拡大切除を行う. 推奨マージンは表3のように TT により設定されている[1, 3]が, 解剖学的にマージンの確保が難しい部位では適宜マージンの修正が許容されている[3]. In situ 病変について, 以前のわが国のガイドラインでは, 3〜5mm の側方マージンが推奨されていたが, 昨今の研究成果を経

表3 推奨マージン

TT (mm)	側方マージン (cm)
in situ	0.5 〜 1
TT ≤ 1	1
1 < TT ≤ 2	1 〜 2*
2 < TT ≤ 4	2
4 < TT	2

*1cm と 2cm マージンを比較する臨床試験が進行中(MelMarT-Ⅱ試験, NCT03860883)
TT:tumor thickness

て, 第4版ガイドラインでは, 0.5cm〜1cm と変更されている点に注意する.

2. センチネルリンパ節生検(SLNB)

T2a(1.0mm<TT≤2.0mm かつ潰瘍なし)より厚い病変では SLNB を提案する. それより薄い病変では SLNB を行ってもリンパ節転移が検出される確率は極めて低いため, 推奨されていない.

一方で, すでに病期Ⅱ以上が確定しているT3b 以上の病変では, SLNB の結果にかかわらず後述する抗 PD-1 抗体による術後補助療法が現在使用できるため, SLNB 施行の是非については今後変化していく可能性がある.

3. 領域リンパ節郭清

・臨床的領域リンパ節腫大例

切除可能なリンパ節転移であれば, リンパ節郭清の適応となる. 可能であれば腫大したリンパ節の摘出生検や針生検で, メラノーマのリンパ節転移であることを病理組織学的に確認したうえで郭清を行う.

・SLNB 陽性例

わが国のガイドラインではリンパ節郭清を行わないことを弱く推奨している. 海外の複数大規模臨床試験[4]より SLNB 後の即時郭清が予後向上に寄与しなかったことを重視しての推奨としている. 郭清を省略する場合は, 触診やエコー検査を含めた, 領域リンパ節の定期診察が必要となる.

表4　術後補助療法におけるわが国での保険適用薬剤と推奨使用病期

病期	*BRAF* 遺伝子変異例	*BRAF* 野生型例
病期ⅡB	ペムブロリズマブ ニボルマブ	
病期ⅡC	ペムブロリズマブ ニボルマブ	
病期ⅢA*	ペムブロリズマブ ダブラフェニブ＋トラメチニブ	ペムブロリズマブ
病期ⅢB	ペムブロリズマブ ニボルマブ ダブラフェニブ＋トラメチニブ	ペムブロリズマブ ニボルマブ
病期ⅢC	ペムブロリズマブ ニボルマブ ダブラフェニブ＋トラメチニブ	ペムブロリズマブ ニボルマブ
病期ⅢD	ペムブロリズマブ ニボルマブ ダブラフェニブ＋トラメチニブ	ペムブロリズマブ ニボルマブ
病期Ⅳ	ニボルマブ	ニボルマブ

＊領域リンパ節転移の長径が1mm以上の場合

4．術後補助療法

　抗PD-1抗体単剤療法，*BRAF*遺伝子変異陽性例では加えてBRAF阻害薬＋MEK阻害薬併用療法の使用も推奨されている．*BRAF*遺伝子変異の有無や病期により使用できる薬剤は異なる（**表4**）．一方，いずれの薬剤が術後補助療法として優れているかは不明であり，投薬経路（点滴or内服），投与間隔，投与期間，有害事象の違い加味したうえで患者と相談し決定する．

　上記薬物療法以外の術後補助療法としては，領域リンパ節部位への再発予防として，術後放射線療法が挙げられる．わが国ガイドラインでは，術後放射線療法について明確に推奨はできないが，局所再発リスクの高い患者に対しては選択肢として考慮するとしている．

　患者が術後補助療法を希望しない場合は，術後補助療法なしに経過観察することもありうる．

2 切除不能領域リンパ節や遠隔転移のある例

　進行期療法として抗PD-1抗体単剤療法，抗PD-1抗体＋抗CTLA-4抗体併用療法，*BRAF*遺伝子変異陽性例では加えてBRAF阻害薬＋MEK阻害薬併用療法が治療の選択肢となる（**図2**）．わが国のガイドラインでは，東アジアにおいては根治切除不能なBRAF変異陽性例の一次治療として，BRAF/MEK阻害薬，抗PD-1抗体，ないしは抗PD-1抗体＋抗CTLA-4抗体併用療法を同程度に提案するとなっている．　一方，NCCNガイドライン最新版（2025年3月現在）では一次治療として抗PD-1抗体＋抗CTLA-4抗体併用療法が好ましいレジメンとして推奨されている．これは，*BRAF*遺伝子変異陽性例における海外ランダム化比較試験（一次治療として抗PD-1抗体＋抗CTLA-4抗体併用療法とBRAF阻害薬＋MEK阻害薬の一次治療の有効性を比較下試験）の結果によりPD-1抗体＋抗CTLA-4抗体併用療法の優位性が示された[5]ことによるものと思われる．しかしながら，そのエビデンスとなった臨床試験は白人を主体に行われた欧米の試験である．最近の多くのリアルワールドデータや基礎研究の結果から，免疫チェックポイント阻害薬の効果には地域差，人種差があり，東アジア人では免疫チェックポイント阻害薬の効果が欧米人よりも劣ることが明らかになってきている．わが国のガイドラインでは，現状の東アジアのリアルワールドデータを利用した解析から，この3つの

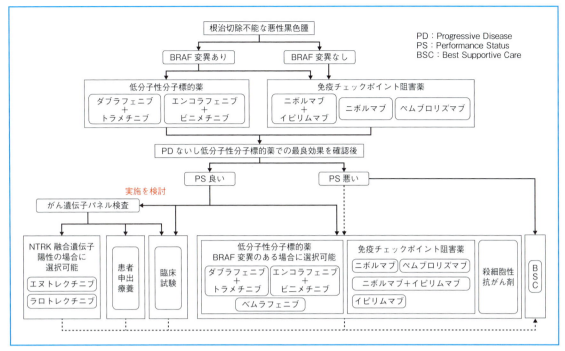

図2 わが国における進行期悪性黒色腫薬物療法の手引き

(日本皮膚悪性腫瘍学会ホームページ www.skincancer.jp/tebiki_malignant_melanoma_2022.pdf より引用)

治療に優劣をつけるべきエビデンスは十分でないと判断し，同程度に提案するとなっている．

また，わが国のガイドラインでは根治切除不能なBRAF変異陰性メラノーマの一次治療は抗PD-1抗体＋抗CTLA-4抗体併用療法ではなく，抗PD-1抗体単独療法を提案するとなっている．NCCNガイドラインなど欧米のガイドラインでは，根治切除不能メラノーマに対する一次治療として抗PD-1抗体＋抗CTLA-4抗体併用療法がより強く推奨されている．一方，わが国のガイドラインでは併用による有益性よりも害が上回るとの見解から抗PD-1抗体単独療法を提案するとなっている．

いずれにせよ，わが国の症例での進行期一次治療に関する前向き試験は存在しないため，術後補助療法と同様，投薬経路（点滴or内服），投与間隔，投与期間，有害事象の違い加味したうえで患者と相談し薬剤選択につき決定する（図2）．

処方例

術後補助療法

● *BRAF* 遺伝子変異例

処方A　タフィンラー®300mg　分2
　　　　メキニスト®2mg　分1
　　　　連日1年間内服
　　　　（病期ⅢA-ⅢD完全切除後）

処方B　キイトルーダ®400mg　30分かけて点滴静注
　　　　6週おきに1回，1年間投与
　　　　（病期ⅡB-C，ⅢB-ⅢD完全切除後）

● *BRAF* 野生型例

処方A　オプジーボ®　480mg　30分かけて点滴静注

4週おきに1回，1年間投与

（病期ⅢB-ⅢD，Ⅳ完全切除後）

処方B　*BRAF* 遺伝子変異例処方Bに準じる

進行期療法

● *BRAF* 遺伝子変異例

処方A　ビラフトビ®　450mg　分1

 メクトビ®　90mg　分2

処方B　オプジーボ®　80mg

ヤーボイ®　3mg/kg

3週おきに1回，4回投与

● *BRAF* 野生型例

処方A　術後補助療法野生型例処方Aに準じる（投薬期間については奏効中制限なし）

処方B　進行期療法 *BRAF* 遺伝子変異例処方Bに準じる

専門医に紹介するタイミング

ほとんどの病期におけるメラノーマは専門的診療を要し，かつ経過観察も長期にわたる．再発・転移時には治療のかいなく死亡に至るケースも多く，終末期，死亡時まで診療は続くこととなる．そのため，本疾患を疑った時点で専門医へ紹介すべきである．

専門医からのワンポイントアドバイス

診断においては古典的であるがABCDE

ルールがもっともわかりやすい．本ルールに従いメラノーマを疑う場合は，躊躇なく専門医へ紹介してよい．

また，以前は禁忌とされてきた部分生検も前述の通り，現在ではむしろ推奨されている．一方で，最厚部を全層で生検しないとTTが正確に評価できなくなるため，不適切な生検をするよりは，専門医へ生検なしに紹介したほうがよい．

───── 文　献 ─────

1) 福島　聡，伊東孝通，浅井　純 他：皮膚がん診療ガイドライン第4版 メラノーマ診療ガイドライン2025．日皮会誌 134：3149-3265，2024

2) Gershenwald JE, Scolyer RA, Hess KR et al：Melanoma staging：Evidence-based changes in the American Joint Committee on Cancer eighth edition cancer staging manual. CA Cancer J Clin 67：472-492, 2017

3) NCCN Clinical Practice Guidelines in Oncology Melanoma: Cutaneous. https://www.nccn.org/professionals/physician_gls/pdf/cutaneous_melanoma.pdf

4) Faries MB, Thompson JF, Cochran AJ et al：Completion dissection or observation for sentinel-node metastasis in melanoma. N Engl J Med 376：2211-2222, 2017

5) Atkins MB, Lee SJ, chmielowski B et al：Combination dabrafenib and trametinib versus combination nivolumab and ipilimumab for patients with advanced BRAF-mutant melanoma: The DREAMseq trial-ECOG-ACRIN EA6134. J Clin Oncol 41：186-197, 2023

15. 皮膚悪性腫瘍

皮膚血管肉腫

ふじさわやすひろ
藤澤康弘
愛媛大学大学院医学系研究科 皮膚科学

POINT

● 血管肉腫は非常に稀な腫瘍ではあるが，その 1/3〜1/2 が皮膚に発生するため最初に皮膚科を受診する可能性が高い.

● 肺転移を生じることが多く，遠隔転移を生じた場合の平均生存期間は 6〜8 ヵ月程度と非常に予後不良.

● 腫瘍の状態によって手術，薬物，放射線を組み合わせた集学的治療が必要.

● タキサン系抗がん薬を継続することで遠隔転移を抑制する可能性はあるが，投与量や期間についてのコンセンサスはない.

ガイドラインの現況

　米国 NCCN ガイドラインで（皮膚）血管肉腫は "Sarcoma" のなかに肉腫の一つのカテゴリーとしての記載にとどまっているが，2013 年にドイツ皮膚科学会が皮膚血管肉腫とカポジ肉腫の，2015 年に日本皮膚科学会が頭部血管肉腫のガイドラインを発刊しており，2021 年には両学会とも皮膚血管肉腫単独のガイドラインにアップデートしている．欧米のガイドラインでは他の肉腫と同様に基本的に完全切除を目標とした手術に主眼がおかれているのに対して，わが国のガイドラインでは腫瘍径が大きい場合は化学放射線療法など手術以外の治療法も重視するなど，国により治療方針のスタンスが若干異なるが，再発転移が多いため治療に難渋するという点では共通している.

【**本稿のバックグラウンド**】　本稿では，2021 年に改訂された日本皮膚科学会「皮膚悪性腫瘍診療ガイドライン第3 版　皮膚血管肉腫診療ガイドライン 2021」を参考に解説した.

どういう疾患・病態か

　間葉系の悪性腫瘍である肉腫は，上皮系の悪性腫瘍である癌腫の発生率の 1％ 程度と非常に少なく，さらに血管肉腫は肉腫の約 2〜3％ 程度とされており，きわめて稀な腫瘍である[1, 2]．しかし血管肉腫の約半数が皮膚に発生することから[3]，患者は皮膚科をまず受診する可能性が高く，実際に血管肉腫に関連した学術報告は皮膚科医からが多い．欧米での発生頻度は 100 万人当たり 0.4 人程度とされているが[4]，わが国は皮膚悪性腫瘍学会予後統計委員会が行った全国調査[5] によると，皮膚血管肉腫の年間推定受診患者数は 323.2

皮膚血管肉腫　**311**

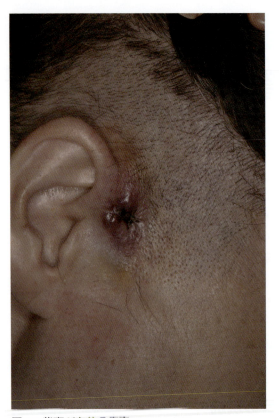

図1　紫斑が主体の病変

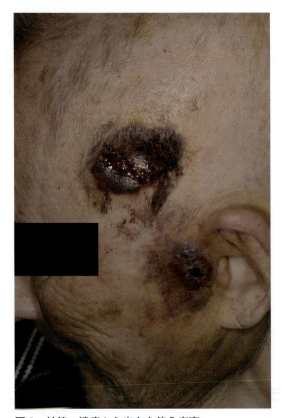

図2　結節・潰瘍から出血を伴う病変

人であり，100万人当たりで計算すると2.5人程度と欧米より高い数値となっている．

皮膚に生じる血管肉腫は大きく分けて，①頭部および顔面に発生する血管肉腫，②慢性リンパ浮腫に続発する血管肉腫，③放射線照射に続発する血管肉腫の3つに分類される．なお，病理組織学的にはこれらの分類の間での差はない．①の頭部および顔面に発生する症例がもっとも多く，わが国では皮膚血管肉腫の約90％[6]，欧米でも約60％を占める[3,4]．なお，頭頸部発生例の約3割が何らかの外傷の既往があったとされるが[6]，その因果関係は不明である．②の慢性リンパ浮腫に続発する血管肉腫はStewart-Treves症候群として知られており，多くはリンパ節郭清などの後天性のリンパ浮腫が原因であるが，先天性のリンパ浮腫にも生じうる．なお，リンパ浮腫

の発生から血管肉腫の発症までは平均でも10年以上とされており[7]，リンパ浮腫に伴う局所免疫不全や慢性的なリンパ管への損傷などがその発症にかかわると推察されている．③の放射線照射後に続発する血管肉腫でもっとも多いのが乳癌に対する放射線照射後であり，放射線治療を受けた乳癌症例の0.1％に生じるとされる[8]．照射から発症までは平均8年で，乳房温存手術が行われるようになってから発生率が上昇しているが[2]，その8割は皮膚に生じており[9]，乳房組織が温存されることで発生率が上昇する理由は不明である．

初期病変は浸潤や隆起のない境界不明瞭な紅斑や紫斑であり（**図1**），頭部の発生が多いことから毛髪が多い症例ではそもそも病変に気づかれにくい．また，前述のように外傷の既往が3割の症例でみられていることから

312　15. 皮膚悪性腫瘍

見過ごされている可能性がある．進行すると範囲は拡大し，一部が結節や潰瘍となりしばしば易出血性となる（**図2**）．病変の境界は不明瞭であり，ときに主病変から離れたところに衛星病変を形成することがある．血管肉腫は早期からリンパ行性転移や血行性転移を生じ，特に肺転移の頻度は高く血胸や血気胸となり致死的である．

多くの研究で腫瘍径が5cmを超える場合は予後が悪いことが示されており[10, 11]，残念ながらわが国の症例の多くがこの条件に該当する[12]．わが国の統計[12]で遠隔転移がなく手術ができた症例でも生存期間中央値が20ヵ月未満で，全体の5年生存率も10%未満と予後不良である理由の一つに，この腫瘍径が寄与していると考えられる．

治療に必要な検査と診断

淡い紅斑や紫斑だけの場合に血管肉腫を疑うことは難しいが，範囲が広い場合や徐々に拡大する場合など少しでも疑う所見があれば積極的に生検を行う．しかし，初期病変は真皮浅層の拡張した不整な脈管構造のみで結節性の増殖がないため診断が難しい．しかし，よく見ると脈管構造の内腔に向かって大型の核をもつ内皮細胞や膨化した細胞が突出する像を認めることがある．また，腫瘍細胞は血管内皮細胞マーカーであるCD31やCD34だけでなくリンパ管内皮細胞マーカーであるD2-40も陽性となるため，正常の血管やリンパ管と区別できる（リンパ管はCD31陽性であるが，血管と比べて弱いため鑑別可能[13]）．また，脈管周囲における赤血球の血管外漏出も腫瘍性の脈管を疑う手がかりになる．一方で結節や潰瘍を形成する病変では低分化となり結節性に増殖することが多い．低分化な部分では腫瘍細胞は大型で多型に富

み，管腔形成も乏しくなるため他の未分化腫瘍との鑑別が必要となる．血管肉腫が疑われる場合は一般的に施行可能なvimentin，pan-keratin，S-100，CD31，CD34，D2-40などの免疫染色でスクリーニングを行うとよい．また，放射線照射やリンパ浮腫に続発する血管肉腫ではc-mycの増幅が全例でみられたと報告されており，異型血管病変との鑑別に有用であるとされる[14, 15]．また，肉腫では隆起性皮膚線維肉腫の淡明細胞肉腫の*EWS-ATF1*融合遺伝子や隆起性皮膚線維肉腫の*COL1A1-PDGFB*融合遺伝子のように特徴的な融合遺伝子が見つかることがあり，血管肉腫症例でも*NUP160-SLC43A3*融合遺伝子が見つかったとする報告があるが[16]，25例中有9例にとどまるため血管肉腫症例のすべてがこの融合遺伝子によるものではない．

画像検査については，原発巣の深達度診断にMRIやCTが有用である．転移の検索については特に頻度の高い肺転移の検索が重要となる．肺転移は他の腫瘍のように結節性の病変として描出されることが多いが，ときに囊胞性病変として描出されることもあり[17]，特に胸膜直下だと良性のブラとの鑑別が難しい．皮膚における紫斑のように肺で出血性になるとびまん性浸潤影やすりガラス状陰影を呈し，肺炎との鑑別が難しいこともある．また，PET-CTは早期の転移の検出に優れるとする報告があることから[18]，可能であればPET-CTを選択してもよい．

治療の実際

外科切除，放射線治療，薬物治療を組み合わせた集学的治療が行われることが多い．転移のない症例は，他の軟部肉腫と同様に外科切除による完全切除が第一とされている．実

皮膚血管肉腫　**313**

際にこれまで多くの臨床研究で完全切除と術後放射線が重要とされてきた[10, 11]．しかし，実際には腫瘍径が5cmを超える病変や多中心性病変であることが多く，腫瘍の境界が不明瞭であり切除後の再発率は26〜100%と高い[11, 19〜21]．欧米のガイドライン[22]でも病変がスキップしていて境界がわからないような症例では完全切除を目指した大がかりな手術は避けて，可及的すみやかに術後放射線照射を行うべきと提言している．よって，小型（<5cm）で境界が明瞭な症例であれば広範切除と術後放射線治療がよい選択となるが，大型の病変や多中心性病変の場合は姑息的切除と術後放射線治療という選択肢が現実的である．なお，多くの臨床研究で単独治療（外科切除のみ，ないし放射線治療のみ）は予後不良であるため，必ず併用すべきである[11, 22]．また，リンパ節転移や遠隔転移に対する外科切除は慎重であるべきとしている．その理由は放射線や薬物療法の効果を考慮すると，外科的切除を積極的に選択する理由に乏しいためである．

　手術が困難な大型の腫瘍または多中心性病変の場合は，手術以外の選択肢として放射線治療とタキサン系抗がん薬とを同時併用する化学放射線治療（concurrent chemoradio-therapy：CCRT）が有用であるとする報告がされている[23〜25]．今回のガイドラインでは原発巣が大きい遠隔転移のない皮膚血管肉腫に対して，CCRTを弱く推奨するとしている．これまでの研究はいずれも後ろ向きの結果でありエビデンスレベルが低いことから，現時点ではCCRTのほうが優れるという強い根拠はない．しかし，実臨床で外科切除による完全切除が困難な症例は多く，そのような場合はCCRTも第一選択の治療として考慮してよいとの結論となっている．

　病変境界が不明瞭であるだけでなく多中心

性病変もあることから，放射線治療でいちばん問題になるのは照射範囲の設定である．ガイドラインでは臨床的に病変の進展が疑われるラインから3cm外側に設定するとよいとしている．しかし，病変が前額部や顔面に及ぶ場合，視機能温存のため十分なマージンが取れないこともある．線源については電子線がもっとも一般的であるが，頭部のように曲面に対する広範囲照射の場合は照射線量が不均一になりやすい．そこで近年では強度変調放射線治療（IMRT）が用いられることも増えており，このIMRTを使用すればより均一な照射が期待できる．なお，照射線量は70Gyが妥当としている．

　薬物治療については，現在わが国で保険適用となっていて血管肉腫での使用経験があるのはパクリタキセル，エリブリン，パゾパニブ，ドキソルビシン，イホマイドである．なお，ドセタキセルは「頭頸部がん」であれば使用可能なため，頭頸部発生例では使われることもある．ファーストラインで使われることが多いのはパクリタキセルであり，不応例に対するセカンドラインとしてガイドラインはドセタキセル（タキサンスイッチ）を提案している．これはエリブリンやパゾパニブ使用に関するエビデンスがほぼ皆無であったため，実臨床で行われていたタキサンスイッチが妥当であろうという判断による．しかし，ガイドラインでの論文検索時になかったエリブリンの前向き観察研究が報告され[26]，また現在日本臨床腫瘍グループでパゾパニブの臨床試験が行われているなど，次の改訂では記載は変更になる可能性が高い．また，ゲノム検査でMSI-high（microsatellite instability）やTMB-high（tumor mutational burden）と判定されれば，免疫チェックポイント阻害薬であるペムブロリズマブが使用可能である．

処方例

処方A パクリタキセル

100mg/m^2 を1日1回，週1回投与を6週連続し，少なくとも2週間休薬する．

これを1クールとして投与を繰り返す．

＊高齢者が多いため，1回投与量として100mg程度まで減量することもある．

処方B ドセタキセル

70mg/m^2 を1日1回，3～4週間隔で投与する．

処方C エリブリン

1.4mg/m^2 を1日1回，週1回投与を2週連続し，3週目は休薬する．

これを1クールとして投与を繰り返す．

処方D パゾパニブ

1日1回800mgを食事の1時間以上前または食後2時間以降に経口投与する．

処方E ペムブロリズマブ

200mgを1日1回，3週間隔で投与する．

専門医に紹介するタイミング

非常に稀な腫瘍であることから，血管肉腫が強く疑われる症例は積極的に治療経験が多い大学病院やがんセンターなどのハイボリュームセンターに紹介すべきである．

専門医からのワンポイントアドバイス

早期病変は非常に診断が難しい．筆者が経験した症例で，不整形の紫斑だけしかなく生検でも悪性所見が全くなかったが，1ヵ月後には小さな結節を形成してきてその部位からの生検で血管肉腫の診断に至っている．今までなかった紫斑が消えずに徐々に広がるなど，通常の外傷とは思えない症例は積極的に生検するだけでなく，仮に悪性所見が捉まらなくとも厳重なフォローアップをすべきである．また，進行が非常に早く初診時すでに肺転移を生じている症例もあり，血気胸などを起こすと急激に状態が悪化して死に至る可能性があることを説明しておく必要がある．

進行が早く判断に迷っている間に病変がどんどん広がることもあるため，すみやかに診断して治療が開始されるべきである．筆者は初診時すでに診断がついている症例もしくは臨床的にほぼ診断できる症例に関しては，可能なら翌日からパクリタキセルの投与を開始している．それくらいの迅速な対応が望まれる腫瘍である．

文献

1) Coindre JM, Terrier P, Guillou L et al : Predictive value of grade for metastasis development in the main histologic types of adult soft tissue sarcomas : a study of 1240 patients from the French Federation of Cancer Centers Sarcoma Group. Cancer 91 : 1914-1926, 2001

2) National Cancer Intelligence Network : Soft Tissue Sarcoma Incidence and Survival Tumours Diagnosed in England Between 1985 and 2009. http://www.ncin.org.uk/view?rid=2062

3) Lahat G, Dhuka AR, Hallevi H et al : Angiosarcoma : clinical and molecular insights. Ann Surg 251 : 1098-1106, 2010

4) Rouhani P, Fletcher CD, Devesa SS et al : Cutaneous soft tissue sarcoma incidence patterns in the U.S. : an analysis of 12,114 cases. Cancer 113 : 616-627, 2008

5) Fujisawa Y, Funakoshi T, Nakamura Y et al : Nation-wide survey of advanced non-melanoma skin cancers treated at dermatology departments in Japan. J Dermatol Sci 92 : 230-236, 2018

6) 田口理史，水上晶子，緒方　大 他：2012年度血管

肉腫グループスタディー．日皮外会誌 18：147-
149，2014

7) Fletcher CDM, Bridge JA, Hogendoorn PCW et al：WHO Classification of Tumours of Soft Tissue and Bone, 4th ed. IARC Press, Lyon, 2013

8) Rombouts AJM, Huising J, Hugen N et al：Assessment of radiotherapy-associated angiosarcoma after breast cancer treatment in a Dutch population-based study. JAMA Oncol 5：267-269, 2019

9) Vorburger SA, Xing Y, Hunt KK et al：Angiosarcoma of the breast. Cancer 104：2682-2688, 2005

10) Buehler D, Rice SR, Moody JS et al：Angiosarcoma outcomes and prognostic factors：a 25-year single institution experience. Am J Clin Oncol 37：473-479, 2014

11) Guadagnolo BA, Zagars GK, Araujo D et al：Outcomes after definitive treatment for cutaneous angiosarcoma of the face and scalp. Head Neck 33：661-667, 2011

12) 水上晶子，田口理史，鈴木 正 他：血管肉腫ガイドライン作成に向けて 血管肉腫 日本皮膚外科学会アンケート調査結果を中心に．Skin Cancer 24：350-362, 2010

13) 佐藤 徹：口腔扁平上皮癌の脈管侵襲について―精度の高い検出を目指して―．口腔腫瘍 13：199-200，2001

14) Fraga-Guedes C, André S, Mastropasqua MG et al：Angiosarcoma and atypical vascular lesions of the breast：diagnostic and prognostic role of MYC gene amplification and protein expression. Breast Cancer Res Treat 151：131-140, 2015

15) Fernandez AP, Sun Y, Tubbs RR et al：FISH for MYC amplification and anti-MYC immunohistochemistry：useful diagnostic tools in the assessment of secondary angiosarcoma and atypical vascular proliferations. J Cutan Pathol 39：234-242, 2012

16) Shimozono N, Jinnin M, Masuzawa M et al：NUP160-SLC43A3 is a novel recurrent fusion oncogene in angiosarcoma. Cancer Res 75：4458-4465, 2015

17) Tateishi U, Hasegawa T, Kusumoto M et al：Metastatic angiosarcoma of the lung：spectrum of CT findings. AJR Am J Roentgenol 180：1671-1674, 2003

18) Vasanawala MS, Wang Y, Quon A et al：F-18 fluorodeoxyglucose PET/CT as an imaging tool for staging and restaging cutaneous angiosarcoma of the scalp. Clin Nucl Med 31：534-537, 2006

19) Hodgkinson DJ, Soule EH, Woods JE et al：Cutaneous angiosarcoma of the head and neck. Cancer 44：1106-1113, 1979

20) Patel SH, Hayden RE, Hinni ML et al：Angiosarcoma of the scalp and face：the Mayo Clinic experience. JAMA Otolaryngol Head Neck Surg 141：335-340, 2015

21) Abraham JA, Hornicek FJ, Kaufman AM et al：Treatment and outcome of 82 patients with angiosarcoma. Ann Surg Oncol 14：1953-1967, 2007

22) Vogt T, Müller CSL, Melchior P et al：S1-Guideline Cutaneous Angiosarcomas - Update 2021. J Dtsch Dermatol Ges 19：1801-1812, 2021

23) Fujisawa Y, Yoshino K, Kadono T et al：Chemoradiotherapy with taxane is superior to conventional surgery and radiotherapy in the management of cutaneous angiosarcoma：a multicentre, retrospective study. Br J Dermatol 171：1493-1500, 2014

24) Seo T, Kitamura S, Yanagi T et al：Efficacy of a combination of paclitaxel and radiation therapy against cutaneous angiosarcoma：A single-institution retrospective study of 21 cases. J Dermatol 49：383-386, 2022

25) Roy A, Gabani P, Davis EJ et al：Concurrent paclitaxel and radiation therapy for the treatment of cutaneous angiosarcoma. Clin Transl Radiat Oncol 27：114-120, 2021

26) Fujisawa Y, Yoshino K, Fujimura T：The efficacy of eribulin for patients with taxane-resistant cutaneous angiosarcoma：Interim result of multi-center, prospective observational study. Ann Oncol 29：VIII591-VIII592, 2018

15. 皮膚悪性腫瘍

皮膚リンパ腫

濱田利久
国際医療福祉大学医学部 皮膚科学教室

POINT
- 皮膚に原発もしくは皮膚と親和性の高いリンパ腫の1群. 病型は, 2024年刊行の造血器腫瘍のWHO分類第5版に定義されている.
- もっとも頻度の高い菌状息肉症は, 斑もしくは局面として初発する. 進行すると腫瘤形成し, 徐々にリンパ節や, 稀に内臓・血液浸潤しうる.
- 菌状息肉症の治療は, 皮膚病変に対するステロイド外用, 紫外線療法, 放射線療法を主とした局所療法と全身療法があり, これらを組み合わせて計画する.

ガイドラインの現況

皮膚リンパ腫は, 節外性リンパ腫の中で, 皮膚に原発もしくは皮膚と親和性の高いリンパ腫で, 皮膚病変に対する治療戦略が重要視されるため, 皮膚リンパ腫診療ガイドラインが該当する. 本診療ガイドラインは, 皮膚がん診療ガイドラインの一翼として2025年に第4版として改訂された. 病型については, 2024年に改訂された造血器腫瘍のWHO分類第5版に基づいており, 最新のエビデンスを含めて総説として解説されている. クリニカルクエスチョンは, 菌状息肉症/セザリー症候群8つ, 原発性皮膚未分化大細胞型リンパ腫1つ, 成人T細胞白血病・リンパ腫1つ, 原発性皮膚B細胞リンパ腫2つをそれぞれ作成し, 菌状息肉症, 原発性皮膚未分化大細胞型リンパ腫, 皮下脂肪織炎様T細胞リンパ腫, 成人T細胞白血病・リンパ腫, 皮膚B細胞リンパ腫に対して, 5つの治療アルゴリズムを作成した. 本稿では, 代表的病型である菌状息肉症の診療指針を主に取り上げる.

【本稿のバックグラウンド】 菌状息肉症は, 皮膚リンパ腫の40%以上を占め, 早期においては, 炎症性・反応性皮膚疾患との鑑別が難しい場合がある. 本稿では, 2025年に改訂された皮膚リンパ腫診療ガイドラインに沿って, 病態から検査, 診断, 治療についてわかりやすく解説した.

どういう疾患・病態か

皮膚に原発, もしくは皮膚と親和性の高い節外性リンパ腫で, 2024年改訂の造血器腫瘍のWHO分類第5版[1]に沿って, **表1**に病型リストを示した[2]. 多数の病型からなり, **表2**に示した各病型の予後[3]からわかるように, インドレントな病型が多い. このな

皮膚リンパ腫　**317**

表 1 皮膚リンパ腫の病型

皮膚 T 細胞・NK 細胞リンパ腫
菌状息肉症（Mycosis fungoides：MF）
菌状息肉症のバリアント
　　・毛包向性菌状息肉症（Folliculotropic MF）
　　・パジェット様細網症（Pagetoid reticulosis）
　　・肉芽腫様弛緩皮膚（Granulomatous slack skin）
セザリー症候群（Sézary syndrome）
成人 T 細胞白血病・リンパ腫（Adult T-cell leukemia-lymphoma）
原発性皮膚 CD30 陽性リンパ増殖異常症（Primary cutaneous CD30-positive T-cell lymphoproliferative disorder）
　　・原発性皮膚未分化大細胞型リンパ腫（Primary cutaneous anaplastic large cell lymphoma）
　　・リンパ腫様丘疹症（Lymphomatoid papulosis）
皮下脂肪織炎様 T 細胞リンパ腫（Subcutaneous panniculitis-like T-cell lymphoma）
節外性 NK/T 細胞リンパ腫（Extranodal NK/T-cell lymphoma）
種痘様水疱症リンパ増殖異常症（Hydroa vacciniforme lymphoproliferative disorder）
重症蚊刺アレルギー（Severe mosquito bite allergy）
原発性皮膚γδT 細胞リンパ腫（Primary cutaneous γδT-cell lymphoma）
原発性皮膚 CD8 陽性進行性表皮向性細胞傷害性 T 細胞リンパ腫
　　（Primary cutaneous CD8-positive aggressive epidermotropic cytotoxic T-cell lymphoma）
原発性皮膚 CD4 陽性小型・中型 T 細胞リンパ増殖異常症
　　（Primary cutaneous CD4-positive small or medium T-cell lymphoproliferative disorder）
原発性皮膚末梢性 T 細胞リンパ腫，非特定型
　　（Primary cutaneous peripheral T-cell lymphoma, NOS）
原発性皮膚末端型 CD8 陽性 T 細胞リンパ増殖異常症
　　（Primary cutaneous acral CD8-positive T-cell lymphoproliferative disorder）

皮膚 B 細胞リンパ腫
原発性皮膚辺縁帯リンパ腫（Primary cutaneous marginal zone lymphoma）
原発性皮膚濾胞中心リンパ腫（Primary cutaneous follicle center lymphoma）
原発性皮膚びまん性大細胞型 B 細胞リンパ腫，下肢型（Primary cutaneous diffuse large B-cell lymphoma, leg type）
EBV 陽性粘膜皮膚潰瘍（EBV-positive mucocutaneous ulcer）
血管内大細胞型 B 細胞リンパ腫（Intravascular large B-cell lymphoma）

（文献 2 より引用）

かで，セザリー症候群，節外性 NK/T 細胞リンパ腫，原発性皮膚 CD8 陽性進行性表皮向性細胞傷害性 T 細胞リンパ腫，原発性皮膚びまん性大細胞型 B 細胞リンパ腫，下肢型などは予後不良であり，病型診断が予後の推定に重要である．

菌状息肉症は，**図 1** に示すように，斑もしくは局面として皮膚に原発し（早期），緩徐な経過で腫瘍形成しうるが（進行期），進行しても斑や局面が混在するのが特徴である．早期菌状息肉症は予後良好で，斑のまま数十年以上経過することもある．腫瘤形成すると，一般的に予後は不良になり，進行に従ってリンパ節や血液，内臓浸潤をきたしうる．病理学的に，CD4 陽性 T 細胞由来の腫瘍細胞が表皮向性浸潤する．

表2 病型別予後

皮膚T細胞・NK細胞リンパ腫	5年生存率
菌状息肉症	88%
菌状息肉症のバリアントと亜型	
・毛包向性菌状息肉症	80%
・パジェット様細網症	100%
・肉芽腫様弛緩皮膚	100%
セザリー症候群	24%
成人T細胞白血病・リンパ腫	NDA
原発性皮膚CD30陽性リンパ増殖症	
・原発性皮膚未分化大細胞型リンパ腫	95%
・リンパ腫様丘疹症	100%
皮下脂肪織炎様T細胞リンパ腫	82%
節外性NK/T細胞リンパ腫，鼻型	NDA
原発性皮膚末梢性T細胞リンパ腫，非特定型	16%
・原発性皮膚進行性表皮向性CD8陽性細胞傷害性T細胞リンパ腫	18%
・原発性皮膚γδT細胞リンパ腫	NDA
・原発性皮膚CD4陽性小・中型多型性T細胞リンパ腫	75%
皮膚B細胞リンパ腫	
原発性皮膚辺縁帯B細胞リンパ腫	99%
原発性皮膚濾胞中心リンパ腫	95%
原発性皮膚びまん性大細胞型B細胞リンパ腫，下肢型	50%
原発性皮膚びまん性大細胞型B細胞リンパ腫，その他	65%

NDA：データなし

（文献3より引用）

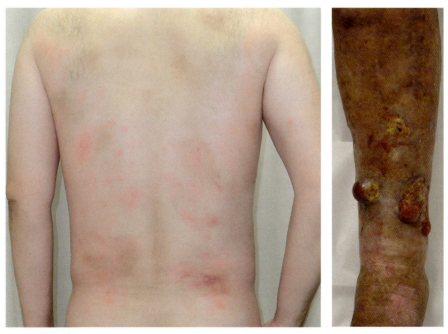

図1 菌状息肉症の臨床像
　　左：斑と局面が散在　右：色素斑を背景に，結節や腫瘤形成を認める．

治療に必要な検査と診断

1 臨床徴候・所見

皮膚リンパ腫は，斑や局面，丘疹・結節・腫瘤，ときに紅皮症や皮下硬結などさまざまな皮膚症状で発症するので，診療時に鑑別の一つとして念頭におく．斑状類乾癬と早期菌状息肉症，偽リンパ腫と節外性辺縁帯リンパ腫，原発性皮膚濾胞中心リンパ腫，原発性皮膚 CD4 陽性小型・中型 T 細胞リンパ増殖異常症は鑑別が難しいことがある．また，皮膚リンパ腫には HTLV-1 や EB ウイルスと関連する病型があることを知っておく．

菌状息肉症は，アトピー性皮膚炎や乾癬と皮膚症状が類似することがある．紅皮症においては，菌状息肉症やセザリー症候群，成人 T 細胞白血病・リンパ腫などの可能性がある．原発性皮膚未分化大細胞型リンパ腫は，ときに表皮増生が顕著で有棘細胞癌やケラトアカントーマとの鑑別が必要になる場合がある．また強い好中球浸潤を伴う場合，皮下膿瘍を伴いうるので，慢性細菌感染症との鑑別が必要になることもある．

皮膚リンパ腫患者やこれを疑った患者に対しては，表在リンパ節の触診を行い，リンパ節腫脹の有無を定期的に観察する．

2 血液生化学検査

全血算，血液像，カルシウム・アルブミン・肝機能・LDH を含む生化学検査，血清可溶性 IL-2 レセプター，抗 HTLV-1 抗体をチェックする．セザリー症候群など末梢血に異常リンパ球が増加する病型では，末梢血のフローサイトメトリー（CD4/8 比など）を，種痘様水疱症リンパ増殖異常症など EB ウイルス関連の病型を疑う場合は，全血で EB ウイルス DNA 定量を実施する．

3 病理検査

皮膚病変および腫大したリンパ節を生検し，HE 染色による病理組織像と免疫染色を行って腫瘍細胞の形質を確認する．菌状息肉症においては，腫瘍細胞は CD3，CD4 陽性であるが，稀に CD8 陽性の場合もある．腫瘤期以降は，中型～大型の腫瘍細胞において，CD30 が陽性になりうる．CCR4, CD30, CD25 に対する抗体薬が選択できるので，腫瘍細胞の形質は治療選択の参考になる．

皮下脂肪織炎様 T 細胞リンパ腫や菌状息肉症，末梢性 T 細胞リンパ腫と原発性皮膚 $\gamma\delta$T 細胞リンパ腫の鑑別に，パラフィン包埋標本で使用可能な βF1 が有用であるが，うまく染色できない場合に，生検体によるフローサイトメトリーでの，T 細胞受容体（TCR）$\alpha\beta$，TCR$\gamma\delta$のチェックが役立つ．

EB ウイルス関連の病型においては，パラフィン包埋標本で実施可能な，EBER *in situ* hybridization が有用である．

4 遺伝子検査

TCR 遺伝子のクローナルな再構成の検出は，T 細胞腫瘍であることの証明につながるので，菌状息肉症の診断時に有用である．しかし，斑や局面から採取した標本では DNA 量に限界があり，腫瘍細胞以外の T 細胞浸潤も併存するので，検出率は高くはない．したがって，臨床像，HE 染色所見，免疫染色態度，遺伝子検査結果を統合して診断する．

B 細胞リンパ腫においては，免疫グロブリン遺伝子のクローナルな再構成の検出，成人 T 細胞白血病・リンパ腫においては，サザンブロット法による腫瘍細胞への HTLV-1 プロウイルス DNA のモノクローナルな組み込みの証明，EB ウイルス関連の病型では，サザンブロット法により腫瘍細胞の EB ウイルス，ターミナルリピートを指標としたモノ

クロナリティの証明，がそれぞれ重要な所見である．

5 画像検査

病変の位置に応じて耳下腺周囲から鼠径部までの造影 CT と可能なら FDG-PET を施行する．ただし，リンパ節の触診や血液検査，胸部 X 線で異常所見がない病期 IA の菌状息肉症患者では省略してよい．また，血管内大細胞型 B 細胞リンパ腫や，眼周囲など顔面に病変のある節外性辺縁帯リンパ腫などでは，頭蓋内や顔面の MRI を必要に応じて施行する．

治療の実際（図 2）

病型ごとに治療戦略が異なるが，誌面の制約もあるので，ここでは菌状息肉症を中心に解説した．基本的には皮膚病変に直達性の skin-directed therapy（SDT）と全身療法を組み合わせて計画する．

SDT のメインは，ステロイド外用と紫外線療法である．この他に結節・腫瘤に対する放射線療法や，図 2 に記載はないが手術療法，ステロイド局所注射もこの範疇の治療法であり，皮膚リンパ腫で広く使用される．菌状息肉症の斑・局面に対しては（図 1，左），紫外線療法を選択し，施設の設備によりナローバンド UVB（NB-UVB）療法や PUVA 療法を選択する．患者背景にもよるが，週 1〜3 回程度で導入し，効果をみて週 1〜月 1 回程度で維持する．

結節や腫瘤性病変に対しては（図 1，右），放射線療法が選択できる．従来は電子線や X 線を使用し，1 回線量 2〜3Gy，総線量 30Gy 程度の根治的照射が標準であったが，近年は総線量 8〜12Gy といった低線量照射へシフトしつつある．また，強度変調放射線

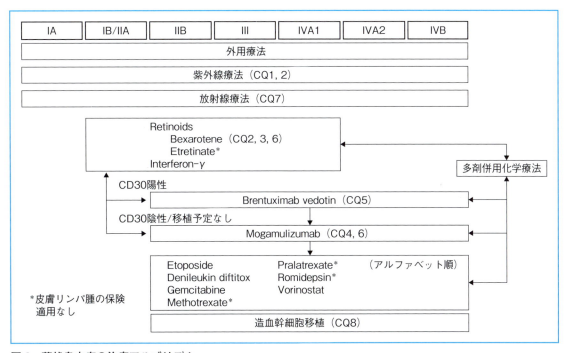

図 2 菌状息肉症の治療アルゴリズム

（文献 2 より引用）

治療（IMRT）機器の普及に伴って，広範囲照射については全身電子線照射ではなく，IMRT も選択されるようになった．

SDT 抵抗性の皮膚病変や皮膚外病変に対しては，全身療法の追加を検討する．また，病期 IIB 期以降の進行期患者に対しては，SDT と全身療法の併用を一次治療として検討する．図 2 の上段のボックス内にあるベキサロテン，インターフェロン-γ 製剤，エトレチナート（保険適用なし）から選択する．ベキサロテンは，レチノイド X 受容体に結合し，リンパ腫細胞のアポトーシス誘導や，細胞周期停止により抗腫瘍効果をもたらす．高トリグリセリド血症，高コレステロール血症，甲状腺機能低下症，血液毒性として好中球数減少もしくは白血球数減少の頻度が高い．承認用量は 300mg/m^2 であるが，上記の副作用を念頭に低用量で開始することも可能である．皮膚病変への奏効率と多くの副作用は用量に依存するので，患者と治療目標や安全性を共有して導入する．脂質異常症は，スクリーニング検査ではじめて指摘された場合，専門医へコンサルトする．ベキサロテンによる脂質異常症は，開始 1 週間から発症しうるので，薬物療法やベキサロテンの減量が必要になることが多い．LDL コレステロールに効果が高いスタチンと，トリグリセリドに効果が高いフィブラートや選択的 PPARα モジュレーターを主に使用する．甲状腺機能低下症は大部分が開始 1 週間程度で発現するので，レボチロキシンナトリウムなどによる甲状腺ホルモン補充を早期に開始する．開始後の採血は，全血算 生化学検査と血清トリグリセリド，総コレステロール，LDL コレステロール，TSH，フリー T4 を，保険診療の範囲内でフォローする．維持期には，1〜2 か月に 1 回程度で検査を続ける．

上記に抵抗性・進行性の場合は，二次治療としてモガムリズマブ，ブレンツキシマブ ベドチンや，その他の薬剤群から選択するが，移植可能年齢の患者に対しては，数年程度で増悪し予後不良と予想できる場合，同種造血幹細胞移植の選択も可能である（図 2）．腫瘍細胞が CD30 陽性の場合は，ブレンツキシマブ ベドチンから検討する．副作用は，末梢神経障害の頻度が高い．CD30 陰性の場合は，モガムリズマブから検討する．輸注反応や薬疹，リンパ球数減少の頻度が高い．重篤な薬疹とウイルス性肝炎に注意が必要である．

モガムリズマブとブレンツキシマブ ベドチンはキードラッグになるので，移植を検討している場合には，これらの薬剤を使用する前に十分な治療方針の検討が必要になる．理由は，これらの薬剤に抵抗性になってからでは，移植前のブリッジング治療薬の選択肢が非常に狭まるためである．また，成人 T 細胞白血病・リンパ腫患者に対し，モガムリズマブ投与後に造血幹細胞移植を行うと，グレード 3 以上もしくは，副腎皮質ステロイド抵抗性の急性 GVHD の発症頻度と，移植 1 年での非再発死亡割合が上昇することが報告されており，モガムリズマブの最終投与から 50 日以内に移植した患者群で有意に非再発死亡割合が上昇する[4]．したがって，代替薬がない場合を除き，移植を検討した段階でモガムリズマブを含めた治療計画について，血液内科医と協議しておく．

処方例

外用療法

処方 アンテベート® 軟膏，1 日 1〜2 回皮膚病変に塗布．

紫外線療法

処方 ナローバンド UVB 療法　$0.5J/cm^2$, 週1回. 導入時は, 1/2 最小紅斑量または $0.3J/cm^2$. 紅斑を生じない程度で $0.05～0.1J/cm^2$ ずつ増量し, 週1～3回で開始.

全身療法

●レチノイド

処方 タルグレチン® カプセル $300mg/m^2$, 1日1回, 朝食後.

●抗体薬

処方 ポテリジオ® 点滴静注（20mg）　1回 1mg/kg を1週間隔で5回, その後は2週に1回投与.

処方 アドセトリス® 点滴静注（50mg）1回 1.8mg/kg, 3週に1回投与.

専門医に紹介するタイミング

　慢性の経過で, 皮膚リンパ腫とは確定できない原因不明の紅斑症や, 皮膚リンパ腫の進行期症例で, 治療選択に難渋したり, 疑義を生じる場合は, 皮膚リンパ腫の専門医に紹介する.

専門医からのワンポイントアドバイス

　慢性に経過する紅皮症患者については, 原疾患の診断について十分精査することが必要. 原疾患を特定できない場合は, 血清抗 HTLV-1 抗体, 病理検査, T細胞受容体遺伝子再構成検査, 末梢血フローサイトメトリーにより CD4/8 比をチェックする.

――――――――― 文　献 ―――――――――

1) The WHO Classification of Tumours Editorial Board：WHO Classification of Tumours, 5th ed., Vol.11 In 2 vols. Haematolymphoid Tumours. IARC Press, Lyon, 2024

2) 日本皮膚科学会 他：皮膚がん診療ガイドライン第4版 皮膚リンパ腫診療ガイドライン 2025. 2025

3) Willemze R, Jaffe ES, Burg G et al：WHO EORTC classification for cutaneous lymphomas. Blood 105：3768-3785, 2005

4) Fuji S, Inoue Y, Utsunomiya A et al：Pretransplantation Anti-CCR4 Antibody Mogamulizumab Against Adult T-Cell Leukemia/Lymphoma Is Associated With Significantly Increased Risks of Severe and Corticosteroid-Refractory Graft-Versus-Host Disease, Nonrelapse Mortality, and Overall Mortality. J Clin Oncol 34：3426-3433, 2016

皮膚リンパ腫　323

16. 真菌感染症

足白癬・爪白癬

佐藤友隆

帝京大学ちば総合医療センター 皮膚科

POINT
- 自称水虫は水虫でないことが多い. 足白癬・爪白癬の診断の基本は直接鏡検.
- 足白癬は, 市販薬などによる接触皮膚炎ではステロイド外用で消炎してから再度鏡検し, 陽性時に抗真菌薬を外用する.
- 趾間型は洗浄過剰の症例も多い. 清潔は重要であるが, 真菌症は多湿がリスクであり, 過剰な洗浄は皮膚バリアを障害し感染をまねく.
- 角化型は爪白癬の合併が多い. 爪甲変形の半数が爪白癬. 全爪診察で正確な診断に基づく爪の真菌陰性化を目指す.

ガイドラインの現況

「日本皮膚科学会皮膚真菌症診療ガイドライン 2019」に表在性皮膚真菌症の診断治療の概略がまとめられている[1, 2].

①足白癬を KOH 直接鏡検で診断後に行う治療のゴールについては, 鏡検で菌が陰性化してもしばらくは治療を継続するよう指導する. 塗布期間は病巣の角層の厚さによって異なり, 指(趾)間型では 2 ヵ月以上, 小水疱型(汗疱型)では 3 ヵ月以上, 角化型では 6 ヵ月以上が目安である. 外用範囲は, 肉眼で確認できる病巣より十分広く行う. 角化型や接触皮膚炎を合併して難治な症例では, 抗真菌薬内服を行うのもよい(CQ2, 推奨度A). 爪白癬合併例では, 内服抗真菌薬を第一選択とする. 生活指導としては, 病巣や好発部位が蒸れないようにすること, 過角化をもたらす機械的刺激(健康サンダルの使用や軽石による擦過)を避けるようにと記載されている.

②爪白癬の治療は, 表在性白色爪真菌症(superficial white onychomycosis:SWO)以外では内服が推奨され, 外用は内服が不可能な際に選択するとされている.

【本稿のバックグラウンド】　海外のガイドラインでは爪白癬に対して利用できる薬剤が異なり, 「日本皮膚科学会皮膚真菌症診療ガイドライン 2019」を基に, 足白癬, 爪白癬の診断治療についてまとめた.

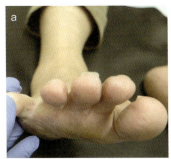
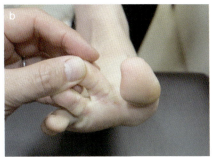
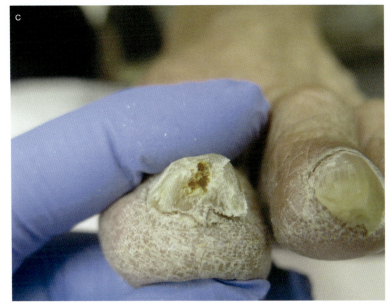

図1　足白癬および爪白癬を合併した足白癬

どういう疾患・病態か

　足白癬はもともとはヒト皮膚の常在真菌ではない白癬菌が足の皮膚の角層に寄生する感染症である．

　足白癬は臨床的に，
①趾間型：趾間の浸軟や鱗屑（**図 1a**）
②小水疱型：足底の鱗屑や小水疱（**図 1b**）
③角化型（角質増殖型）（**図 1c**）
がある．これらが合併してみられることもある．

　爪白癬の臨床分類としては
①遠位側縁爪甲下真菌症（distal and lateral subungual onychomycosis：DLSO）
②表在性白色爪真菌症（superficial white onychomycosis：SWO）
③近位爪甲下爪真菌症（proximal subungual onychomycosis：PSO）
④全異栄養性爪真菌症（total dystrophic onychomycosis：TDO）（**図 1c**）

がある[3]（**図 2**）．それぞれの罹患爪に病型が合併することもあり，たとえば第Ⅰ足趾 DLSO，第Ⅳ足趾 SWO，第Ⅴ足趾 TDO などのように足趾別に合併することがあるので，全体の診察が重要である．

治療に必要な検査と診断

　足白癬の診断には皮疹の診察とKOH直接鏡検，検体採取部位が重要である．鑑別診断

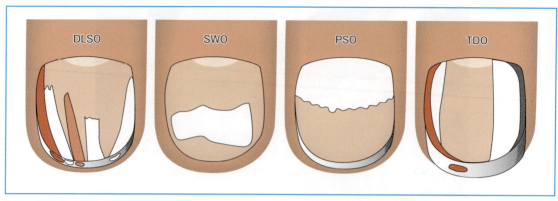

図2 爪白癬の臨床分類
足趾爪甲を斜め上方から観察したシェーマで臨床分類を表現する．正常爪甲を肌色とし病変を白色や濃暗赤色とするとSWO以外では爪甲下角質増殖で爪甲が肥厚し，DLSOで縦走線条，近位端が不揃いな鋸近位端を呈する．爪甲下角質増殖の一部が褐色などを呈する点も特徴である．TDOは最終型と理解できる．実臨床ではSWO＋DLSOなど1つの爪甲に2つ以上の病型が重なることもある．

には，接触皮膚炎，紅色陰癬，カンジダ症，湿疹，掌蹠膿疱症，乾癬などがある．紅色陰癬との鑑別には，Wood灯が有用である．

足白癬では抗真菌薬の外用，爪白癬では経口抗真菌薬が第一選択であるとガイドラインでは記載されている．診断には直接鏡検が必須である．

爪白癬と爪乾癬の鑑別には，ダーモスコピーが有用[4]であるが，確定診断にはKOH直接鏡検査が必須である．

治療の実際（表1）

爪白癬の外用治療では，足白癬も同時に治療する．爪に菌がいるとすれば，足の皮膚にも陽性となる可能性があり，足白癬の外用治療を併用する．また両足の治療をする点も基本であるが，稀に片足のみ外用している症例に遭遇する．爪の外用は罹患爪のみでよいが，足白癬に対しては広く，両足外用することが大切である．

爪白癬は完治しないと結局足白癬を繰り返すので，早期になるべく内服で完治を目指す．結局内服治療になるのであれば，初めから内服して完治を目指すことが，医療費抑制につながる．

表1 爪白癬治療薬

内服	ネイリン®カプセル ラミシール®錠 イトリゾール®
外用	クレナフィン®爪外用液 ルコナック®爪外用液

処方例

足白癬

処方A　ルリコン®軟膏　30g
　　　　1日1回外用　足底爪周り足底趾間

処方B　ゼフナート®クリーム　30g
　　　　1日1回外用　足底爪周り足底趾間

爪白癬

処方A　①クレナフィン®爪外用液
　　　　　爪に1日1回外用
　　　　②ゼフナート®クリーム　30g
　　　　　1日1回外用　足底爪周り足底趾間

処方B	ネイリン® カプセル
	1回1錠 1日1回 12週間
	内服終了後から以下の処方C
処方C	ルリコン® クリーム 30g
	1日1回外用 足底爪周り足底趾間

専門医に紹介するタイミング

dermatophytoma（白癬菌塊）を形成する臨床的に楔型などを呈する爪白癬では，ニッパーで爪を開窓して外用するなどの工夫が必要であり[5]，専門医に紹介するのがよい．

直接鏡検の根拠がない内服処方はしないこと，爪の変形には悪性腫瘍も含まれることを忘れてはいけない．漫然と外用治療を継続しない．外用治療が爪病変悪化の原因であることもある．爪白癬の治療を試みて治らない際には，専門医へコンサルテーション．

専門医からのワンポイントアドバイス

爪白癬の診断については，新しい抗原検出キットが保険収載されているが，まずKOH直接鏡検が第一原則であることを強調したい．

文　献

1) 望月　隆，坪井良治，五十棲健 他：日本皮膚科学会皮膚真菌症診療ガイドライン2019．日皮会誌129：2639-2673，2019
2) 福田知雄：新ガイドラインに基づく白癬の治療（解説）．日皮会誌132：2125-2131，2022
3) 佐藤友隆：爪白癬を正確に見極める．Derma 320：17-22，2022
4) 佐藤友隆：爪疾患の診断　ダーモスコピー所見を中心に（総説）．帝京医誌44：201-209，2021
5) Sato T, Asahina Y, Toshima S et al：Usefulness of Wood's lamp for the diagnosis and treatment follow-up of onychomycosis. Med Mycol J 61：17-21, 2020

16. 真菌感染症

皮膚粘膜カンジダ症

福田知雄
埼玉医科大学総合医療センター 皮膚科

POINT
- 皮膚粘膜カンジダ症の治療の基本は外用であり，有効な抗真菌薬の連日 1, 2 回の外用で概ね 2 週間以内に治癒させることができる．
- 再発を防ぐには，患部を清潔に保ち，できるだけ乾燥させることが重要である．
- 患部が広範囲な場合や，炎症症状が強い場合，カンジダ性爪囲爪炎，爪カンジダ症には内服薬が用いられる．
- 外陰腟カンジダ症の治療には，腟錠もしくは内服薬が用いられる．

ガイドラインの現況

わが国では，「日本皮膚科学会皮膚真菌症診療ガイドライン 2019」が日本皮膚科学会と日本医真菌学会の合同事業として作成された[1]．このなかの「表在性皮膚真菌症」の項目で，皮膚・粘膜カンジダ症が解説されている．また，このガイドラインでは，皮膚カンジダ症，口腔カンジダ症，外陰腟カンジダ症に対し，それぞれ外用療法，内服療法が有用か否かの clinical question（CQ）が設定され，推奨度が付与されている．

【本稿のバックグラウンド】本稿では，10 年ぶりに改訂された皮膚真菌症診断・治療ガイドラインの第 2 版である「日本皮膚科学会皮膚真菌症診療ガイドライン 2019」を参考に，皮膚粘膜カンジダ症についてわかりやすく解説した．

どういう疾患・病態か

カンジダ属真菌は，消化管，粘膜，皮膚に常在する真菌で，これによって引き起こされる代表的な感染症が，皮膚カンジダ症と口腔・外陰部の粘膜カンジダ症である．

主な皮膚カンジダ症としては，夏季に多く本症のなかでもっとも頻度の高い "カンジダ性間擦疹（図 1）"，水仕事をよくする人に発症しやすい "カンジダ性指（趾）間びらん症"，乳児におけるカンジダ性間擦疹ともいえる "乳児分芽菌性紅斑"，"カンジダ性爪囲爪炎"，"爪カンジダ症"，口腔内に白苔が生じる "口腔カンジダ症（鵞口瘡）（図 2）"，"外陰腟カンジダ症"，"カンジダ性亀頭炎・亀頭包皮炎" などが代表的な病型として挙げられる．稀な病型として，"毛嚢炎型皮膚カンジダ症（毛包炎，痤瘡，毛瘡）"，"角質増殖型皮膚カンジダ症"，"汎発性皮膚カンジダ症" などがある．

328   16. 真菌感染症

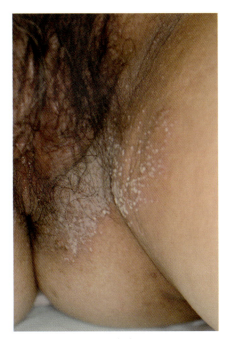

図1　陰股部のカンジダ性間擦疹

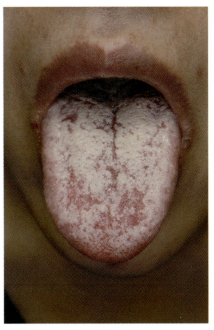

図2　口腔カンジダ症

本症は宿主の免疫に異常のない健常者に生じる場合と，免疫異常を背景に発症する場合がある．前者では，水仕事，おむつ使用などによる皮膚の浸軟・湿潤，バリア障害，肥満，多汗などの体質，ステロイド外用薬の誤用などの局所的因子が誘因となる．後者では，糖尿病，膠原病，HIV感染症，血液疾患，免疫抑制薬・生物学的製剤の使用歴があるなどの免疫力低下にかかわる薬剤の投与を考慮する必要がある．

治療に必要な検査と診断

指と指の間や皮膚のくびれ部分，絆創膏やおむつ・衣服などに覆われた高湿度状態の部分に，正常な部位と境界明瞭な紅斑，びらん，薄い膜状の鱗屑が現れる．小膿疱が特徴的で，薄い膜状の鱗屑と多発する小膿疱が揃う患者では，見た目だけで容易に本症を疑うことができる．しかしながら，カンジダ症に類似する鑑別疾患は多いため，誤診を避ける

ためにも治療開始前に真菌検査は必ず行うようにしたほうがよい．

もっともよく行われているのが直接顕微鏡検査であり，検体を採取し，10〜30％水酸化カリウム溶液で処理し，顕微鏡でカンジダの寄生形態である仮性菌糸と桑実様の出芽型分生子集団が認められれば診断は確定する．直接顕微鏡検査で注意すべき病型として，爪カンジダ症では，真性菌糸のみで仮性菌糸を確認できないことも多く，爪白癬と鑑別を行うには真菌培養を必要とする．また，外陰腟カンジダ症では，菌糸形菌要素が認められないことがあるため，誤診に注意する必要がある．

サブロー・ブドウ糖寒天培地で真菌培養すると，数日で乳白色の光沢のあるコロニーが生じる．カンジダ属に分類される真菌の種類は多いが，大多数を占める原因菌種は *Candida albicans* であり，次いで *C. glabrata, C. parapsilosis, C. tropicalis, C. krusei* の分離頻度が高い．カンジダ属を原因菌種まで同定するには，菌種により異なる色のコロニーが

発育してくる発色培地を用いるか，質量分析装置を用いた解析が必要となる．

治療の実際

1 皮膚カンジダ症

ほとんどの皮膚カンジダ症は，有効な抗真菌薬を連日1〜2回外用することで概ね2週間以内に治癒させることができる．皮膚カンジダ症に保険適用を有する外用抗真菌薬は，いずれもエビデンスレベルの高い臨床研究によってその有用性が担保されているが，特にアゾール系外用薬は皮膚カンジダ症に有効であることを示したメタアナリシスがあり[2]，その効果が証明されている．推奨文は，「皮膚カンジダ症に抗真菌薬による外用療法を行うよう強く勧める」となっており，推奨度Aが付与されている．

皮膚カンジダ症はいうまでもなく真菌による感染症であり，高温，多湿で増悪する．カンジダにとって環境を悪くすること，すなわち，患部を清潔に保ち乾燥させることは，回復促進と再発予防効果につながる．

患部が広範囲に及ぶあるいは強い炎症症状を伴って患者の苦痛が大きいなどの重症例，カンジダ性爪囲爪炎，爪カンジダ症には内服薬が用いられる．皮膚カンジダ症に内服薬が有用か否かのCQの推奨文には，「重症例では抗真菌薬の内服療法を行うよう勧める」となっており，推奨度Bが付与されている．

2 口腔カンジダ症

口腔カンジダ症に抗真菌薬による治療が有用か否かのCQでは，「外用療法，内服療法ともに推薦文として強く勧める」と記載されており，推奨度Aが付与されている．

口腔カンジダ症に対して保険適用のある局所抗真菌薬にはミコナゾールとアムホテリシンBシロップがある．粘膜は吸収がよいので，外用薬であっても併用禁忌に注意する必要がある．ミコナゾールはチトクロームP450阻害作用を有するため，ワルファリン，トリアゾラム，シンバスタチン，リバーロキサバンなど併用禁忌薬が多い．

内服療法は中等症から重症の口腔カンジダ症での使用が推奨されている．AIDS患者の口腔カンジダ症を対象としたランダム化比較試験が多数実施されており，フルコナゾールおよびイトラコナゾール内用液の有用性が示されている．わが国ではイトラコナゾール内用液およびイトラコナゾールカプセルが口腔カンジダ症に対して保険適用を有する．

3 外陰腟カンジダ症

外陰腟カンジダ症に抗真菌薬による治療が有用か否かのCQでは，「外用療法，内服療法ともに推薦文として強く勧める」と記載されており，推奨度Aが付与されている．

経腟薬と経口薬の比較では，経腟薬は薬価が安い，全身的な副作用を生じる可能性がきわめて低い，過敏症以外の禁忌がないなど，経口薬よりも優れた点が多くあり，「経腟薬は外陰腟カンジダ症の第一選択として推奨できる」と，CQの解説文中に記載されている．しかしながら，腟錠の自己挿入時に痛みや刺激感を生じやすく，ときに自己挿入ができない患者もいることから，「内服はアドヒアランスもよく，患者にとって有益性の高い治療である」とも記載されている．どちらを選択するかは患者の意向が考慮されるべきと考える．

処 方 例

皮膚カンジダ症

処方A　ルリコン® クリーム　1日1回外用

処方B　アスタット® クリーム　1日1回外用
〔不適切処方に注意！〕　メンタック
ス® クリーム，ゼフナート® クリー
ムのようにカンジダに保険適用，効
果のない外用薬もあるので要注意.

●重症例，カンジダ性爪囲爪炎，爪カンジダ
症への内服薬処方

処方　イトリゾール® カプセル（50 mg）
1回2カプセル　1日1回　食直後
〔併用禁忌・注意薬に注意！〕　イト
ラコナゾールはCYP3A4の強力な
阻害作用を有するため，薬剤相互作
用をきたしやすく，併用禁忌・注意
薬が数多く存在する.

口腔カンジダ症

下記のいずれかを用いる. 口腔内製剤を口に
含んでしばらく置いた後，嚥下する.

処方A　フロリード® ゲル口腔用
1日10〜20 g（製剤量として）を4
回に分けて

処方B　イトリゾール® 内用液
1回200 mg（成分量として）
1日1回　空腹時

外陰腟カンジダ症

処方A　オキナゾール® 腟錠
1日1回1錠を腟深部に挿入し，6
日間継続使用

処方B　ジフルカン® カプセル（50 mg，
100 mg）1回150 mg　1日1回
内服

最近のトピックス；*Candida auris*

Candida auris は2009年にわが国におい
て患者の外耳道から分離され，帝京大学医真
菌研究センターの槇村浩一，佐藤一朗により

新種と同定されたカンジダ属の一種である.
環境中に長く生存し，人を介して感染が広が
りやすく，患者の腸管内や皮膚表面に常在し
て，アウトブレイクを起こす可能性がある菌
と捉えられている. すでに世界40ヵ国以上
で検出報告があり，急速な世界的拡大，多剤
耐性による死亡率の高さもあり，今後注意を
払うべき新興感染症の一つとして知っておく
必要がある菌種として紹介しておく[3,4].

専門医に紹介するタイミング

通常治療を行っても難治な場合は誤診の可
能性があるので，専門医にコンサルトする.

専門医からのワンポイントアドバイス

乳房外Paget病，家族性良性慢性天疱瘡
（Hailey-Hailey病）はカンジダ症との鑑別が
ときに難しく，また，合併することもあるた
め，疑った場合は積極的に皮膚生検を施行
し，誤診を避けねばならない.

看護師，介護者へ，患部の清潔，乾燥が再
発防止につながることを説明し，徹底させる
ことも重要である.

文　献

1) 日本皮膚科学会皮膚真菌症診療ガイドライン改訂委員会（委員長：望月　隆）：日本皮膚科学会皮膚真菌症診療ガイドライン2019. 日皮会誌 129：2639-2673, 2019

2) Rotta I, Otuki MF, Sanches AC et al：Efficacy of topical antifungal drugs in different dermatomycoses：a systematic review with meta-analysis. Rev Assoc Med Bras 58：308-318, 2012

3) 山口英世：カンジダ・アウリス（*Candida auris*）感染症―初の真菌性新興感染症，Modern Media 63：213-229, 2017

4) 廣瀬由紀，田渕経司：Candida auris. 日耳鼻免疫アレルギー感染症会誌 2：1-5, 2022

16. 真菌感染症

癬風・マラセチア毛包炎

北見由季
(きたみ ゆき)
牧田総合病院 皮膚科

POINT

- ●癬風，マラセチア毛包炎は，皮膚常在性真菌であるマラセチアが増殖して生じる疾患である．
- ●診断は病変部の KOH 直接鏡検法を行い，真菌要素の有無を確認する．
- ●癬風の治療は，抗真菌外用薬が有効である．広範囲に多発している場合は，イトラコナゾールの内服治療を考慮する．
- ●マラセチア毛包炎の治療は，イトラコナゾールの内服が有効である．外用薬については，十分なエビデンスがないもののケトコナゾールクリームが推奨される．

ガイドラインの現況

わが国では 2009 年に「皮膚真菌症診断・治療ガイドライン」が日本皮膚科学会誌に発表された．その後，治療については clinical question（CQ）を設定し，それぞれの質問に対してエビデンスレベルと推奨度を決定し改訂された「日本皮膚科学会皮膚真菌症診療ガイドライン 2019」が作成された．このなかでは，癬風およびマラセチア毛包炎を含むマラセチア感染症の総論と診断，治療についても解説されている．

【本稿のバックグラウンド】 本稿では 2019 年に改訂され，日本皮膚科学会誌に発表されたガイドラインを参考に，癬風およびマラセチア毛包炎についてわかりやすく解説した．

どういう疾患・病態か

癬風およびマラセチア毛包炎は，マラセチアによる表在性皮膚真菌症である．マラセチアとは，ヒトの皮膚に常在している脂質要求性の真菌である．現在 18 種類の菌種が確認されており，そのうち 10 菌種がヒト由来で，皮膚疾患に関与する菌相は主に *Malassezia*（*M.*）*globosa*，*M.restricta* である[1]．

マラセチアは癬風やマラセチア毛包炎以外

に，脂漏性皮膚炎やアトピー性皮膚炎の発症や増悪に関与する因子としても考えられている．

1 癬 風

癬風は皮脂腺の分泌が活発となる青壮年に発症することが多い．主に発汗量が増える夏季にマラセチアが角層内で過剰に増殖して病変を引き起こす．好発部位は胸部，肩甲部，背部で，皮疹の特徴は境界明瞭な円形あるいは類円形の淡褐色斑が多発散在し，一部融合

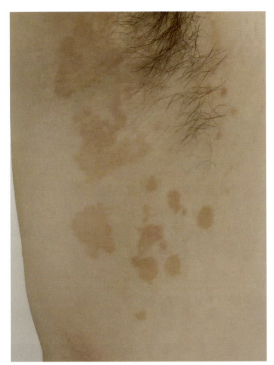

図1 癜風（右腋窩から側胸部に褐色斑が散在，一部融合）

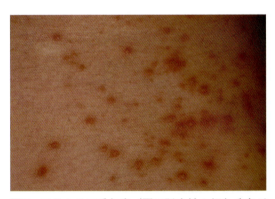

図2 マラセチア毛包炎（肩に孤立性の紅色丘疹が多発）

2 マラセチア毛包炎

マラセチア毛包炎も癜風と同様に皮脂腺の分泌が活発となる青壮年に多い．夏季に毛包内のマラセチアが増殖して引き起こされる．好発部位は胸部，背部（特に肩甲部）である．孤立性の紅色丘疹や膿疱が出現し（図2），ときに瘙痒感を伴う．尋常性痤瘡との鑑別が難しい場合があるが，本症の丘疹は面皰を伴わない．

治療に必要な検査と診断

いずれの疾患も診断はKOH直接鏡検法を行い真菌要素の確認を行う．

癜風では病変部をメスで軽く擦り，得られた粃糠様鱗屑を検体として検査を行う．太く短い短冊型の菌糸と円形の胞子の集塊がみられると診断が可能である．通常癜風では染色をしなくても菌成分を確認できるが，酸性メチレンブルーあるいはズームブルー®などで染色すると，より鮮明に菌成分を検出することができる．

マラセチア毛包炎では，丘疹あるいは膿疱を圧して内容物を採取し直接鏡検を行う．マラセチア毛包炎は，菌が胞子の状態で存在しているため菌糸はみられない．そのため，通常の直接鏡検では気泡と胞子の鑑別が困難である．酸性メチレンブルーあるいはズームブルー®などを用いて染色を要する．胞子は円形，卵円形，雪だるま形など呈する．マラセチアは毛包内に常在しているため，1つの毛包内に10個以上検出されれば本症と診断できる[2]．

傾向を示す（図1）．色調は淡褐色から褐色が多いが，脱色素斑としてみられることもある．通常は自覚症状に乏しいが，ときに軽度の瘙痒感を伴う．病変部は視診上，明らかな鱗屑がみられないが，メスで軽く擦過すると粃糠様鱗屑が認められる．

治療の実際

1 癜風

治療の第一選択は抗真菌外用薬である．アゾール系であるケトコナゾールクリームの外

用が有効である．外用は1日1回で2週間程度行う．ガイドラインにおいても，癜風治療に対する外用療法の効果を示すエビデンスがあり，特にアゾール系の抗真菌薬による外用療法を第一選択として強く勧めている．アゾール系以外は，アリルアミン系，モルホリン系，ベンジルアミン系の外用薬は癜風に保険適用がある．なおチオカルバミン系（ゼフナート® クリーム）は適用がないので，外用薬を選択する際に注意を要する．外用は2週間を目安に行うが，軽快しても色素沈着を残すことがあるので，あらかじめ患者に伝えておくとよい．

病変が広範囲に認められる場合，また再発を繰り返している場合は，経口抗真菌薬の投与も考慮する．わが国で癜風に対して保険適用がある内服薬は，イトラコナゾールのみである．1日1回100 mgの内服を2週間行う．癜風に対する内服薬治療による効果の検討によれば，イトラコナゾール100 mg/日，15日間連続内服療法後に40週の追跡調査を行った分析疫学的研究では，15日間の内服後の完全治癒率は100 %（20/20）であり，40週の追跡調査後の完全治癒率は95 %（19/20）であったと報告がある[3]．結果として，内服療法は癜風再発防止にも有効だといえる．

たびたび再発を繰り返す場合は，日常生活での防止策も重要である．室内の温度，湿度の調整，発汗後のシャワー浴などスキンケアによる予防を促すとよい．また医薬部外品であるが，ミコナゾール配合の液体石鹸の使用も推奨される．

2 マラセチア毛包炎

マラセチア毛包炎の治療は，イトラコナゾールの内服が有効であり保険適用もある．1日1回100 mgの内服を目安として2週間行う．一方，抗真菌外用薬はマラセチア毛包炎に対し保険適用がない．十分なエビデンスはないものの，一定の治療効果は証明されているため，軽症例に対してはケトコナゾールクリームを含むアゾール系抗真菌薬の外用が推奨される[4]．

イトラコナゾールの内服療法を行う際には，肝疾患など既往疾患の有無，併用禁忌薬，併用注意薬に十分注意して処方する．また表在性皮膚真菌症の治療に多く使用されているテルビナフィンは，外用薬は癜風にのみ保険適用があるが，錠剤は癜風およびマラセチア毛包炎に対して適用はない．

治療以外に，予防策として癜風と同様に夏季，発汗時のスキンケアも重要である．

処方例

癜風

処方A ケトコナゾールクリーム　1日1回　単純塗布

処方B ルリコナゾールクリーム　1日1回　単純塗布

● アゾール系外用薬が使用できない場合

処方A テルビナフィンクリーム　1日1回　単純塗布

処方B アモロルフィンクリーム　1日1回　単純塗布

● 病変が広範囲，あるいは再発を繰り返す場合

処方 イトラコナゾールカプセル（あるいは錠）100 mg
1日1回　食直後14日間

マラセチア毛包炎

処方A ケトコナゾールクリーム　1日1回　単純塗布

処方B イトラコナゾールカプセル（あるいは錠）100 mg
1日1回　食直後14日間

専門医に紹介するタイミング

夏季の発汗量が多くなる時期に，胸部，背部に褐色の斑状の病変がみられたら癬風を，また体幹の痤瘡様丘疹が難治性の場合はマラセチア毛包炎も考えて専門医へ紹介することが望ましい．

専門医からのワンポイントアドバイス

癬風は自覚症状に乏しいことから，単なる"シミ"や"色素沈着"と考えられることも多い．直接鏡検を行って，適切に確定診断を行うことで治療および予防もできる．

またマラセチア毛包炎では，痤瘡としての

治療を長期に行われている例もある．体幹に難治性の痤瘡様丘疹がある場合は，本症も鑑別に考えておく必要がある．

――――――― 文　献 ―――――――

1) 杉田　隆，張　音実：皮膚マイクロバイオームとしてのマラセチアと皮膚炎―マラセチアは宿主にとって『善』か『悪』か―．日皮会誌 134：2261-2266，2024

2) 畑　康樹：マラセチア症．臨と微生物 43：41-44，2016

3) Robertson Li：Itraconazole in the treatment of widespread tinea versicolor. Clin Exp Dermatol 12：178-180, 1987

4) 望月　隆，坪井良治，五十棲健 他：日本皮膚科学会皮膚真菌症診療ガイドライン 2019．日皮会誌 129：2639-2673，2019

17. 細菌感染症

蜂窩織炎・丹毒・壊死性筋膜炎

盛山吉弘
土浦協同病院 皮膚科

POINT
- ●局所培養の困難な丹毒および蜂窩織炎は，ともにβ溶血性レンサ球菌（以下，溶連菌）が起因菌であることが多く，両者を区別せずに扱われることが多くなってきている．
- ●壊死性筋膜炎を含む壊死性軟部組織感染症は，診断の遅れにより致死率が上がる．初期には丹毒・蜂窩織炎と鑑別が困難なことがあり，常に注意が必要である．迅速な外科的介入に加え，起因菌が判明するまで想定される細菌すべてを網羅する投薬が必要となる．

ガイドラインの現況

2014年に改訂されたInfectious Diseases Society of America（IDSA）による皮膚・軟部組織感染症の診断・治療ガイドラインが広く用いられている[1]．わが国では，日本感染症学会，日本化学療法学会による「感染症治療ガイド2023」がある．日本皮膚科学会のガイドラインはない．

【本稿のバックグラウンド】 本稿では，2014年に改訂されたInfectious Diseases Society of Americaによる皮膚・軟部組織感染症に対するガイドラインを基盤として解説した[1]．治療については，わが国での使用可能な薬剤，薬剤感受性を踏まえて処方例を提示した．

どういう疾患・病態か

1 丹毒・蜂窩織炎

古典的に，丹毒は真皮を炎症の主座とする細菌感染症，蜂窩織炎は脂肪織を炎症の主座とする細菌感染症として区別して記載されてきた．ともに細菌の侵入門戸は明確でないことが多く，膿瘍を作らないため局所培養が困難である．治療としては，抗菌薬の投与のみで重篤な合併症を起こさず改善することが多い．

世界的には丹毒の用語は，3つの使用法がある[1]．①前述のように，炎症の起こる深さで蜂窩織炎と区別して使用する．②顔面に発症する場合に限定して使用する．③蜂窩織炎と同義語として用いる．

わが国では，現在でも丹毒と蜂窩織炎を炎症の深さで区別し，さらに前者は溶連菌，後者は黄色ブドウ球菌が主な起因菌と記載されているのが主流である．しかし，2000年頃

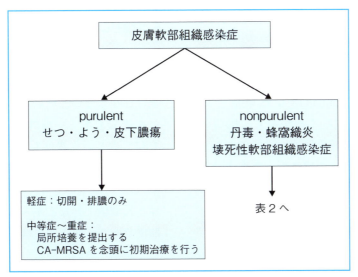

図1 IDSAガイドラインにおける皮膚軟部組織感染症の診断・治療方針

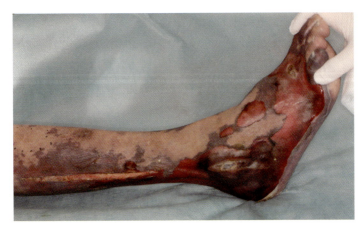

図2 壊死性筋膜炎の症例
救急外来にて応急処置後の臨床写真．水疱蓋の除去と，浅筋膜（筋膜上の疎な結合組織の層）の開放を可及的に行っている．

から広まった強毒性の市中型メチシリン耐性ブドウ球菌（community-acquired methicillin-resistant *Staphylococcus aureus*：CA-MRSA）の登場により，世界的に起因菌の再検討がなされ，今日では両者ともに溶連菌が主要な起因菌であることが明らかになってきた．そのため，世界的には両者はあえて区別せず記載されることが多くなってきている．

丹毒・蜂窩織炎では，血液培養・局所培養ともに陽性率が低く，個々の症例での起因菌特定は困難であることが多い．全般的な起因菌の推定は，主に多数例でのペア血清での抗体価変動や，実臨床での抗菌薬への反応を基に検討されている[1, 5]．

2014年のIDSAガイドラインでは，局所培養が容易であるせつ・よう・皮下膿瘍などのpurulentな疾患と，一般に局所培養が困難な丹毒・蜂窩織炎などのnonpulurentな疾患を区別することを，最優先事項としている（図1）．"Purulent/nonpurulent"は直訳

すると，「化膿した/化膿していない」となるが，「局所培養が容易な/局所培養が困難な」と意訳したほうがわかりやすい．Nonpurulentな感染症の多くの起因菌が，溶連菌であるのに対して，purulentな感染症ではCA-MRSAが関与することが多く，抗菌薬の使用法に関して明確な区別が必要である．また，既存の潰瘍からの感染や，薬物注射を含む貫通創，滲出液を伴う感染などもCA-MRSAが検出されることが多く，purulentな感染症として初期抗菌薬を選択する[1]．

2 壊死性筋膜炎

壊死性筋膜炎（図2）は，筋膜上の疎な組織（浅筋膜）の層を急速に広がる細菌感染症である．初期には丹毒や蜂窩織炎と臨床的な鑑別が難しい場合も多い．遅れて，皮膚・脂肪織の壊死が起こる．壊死性筋膜炎およびその周辺疾患は，病態，基礎疾患，解剖学的部位，起因菌などによってさまざまな名称が使用されている．近年では，これら皮膚・軟部に広範な組織壊死をもたらす細菌感染症を，壊死性軟部組織感染症と総称して，まとめて検討することが主流となってきている[2]．症例によって進展速度が異なり，劇症型（時間の単位で進行），急性型（日），亜急性型（日〜週）に分類される．特に，劇症型では早期診断・早期治療が救命率に直結する．壊死性軟部組織感染症に共通する治療方針として，抗菌薬の適切な使用に加え，早期の外科的介入，集中治療が必要とされる．

起因菌に関しては，糖尿病などの基礎疾患を基盤として嫌気性菌を含む複数の細菌が関与するⅠ型と，単一菌によるⅡ型に分類される．Ⅱ型の代表例としては，A群β溶連菌，*Aeromonas hydrophila*，*Vibrio vulnificus*などが挙げられる[2]．

治療に必要な検査と診断

1 丹毒・蜂窩織炎

丹毒・蜂窩織炎を診断するための単一の検査は存在しない．そのため，誤診が非常に多い疾患でもある．海外では，誤診率が30％を超えるという報告もある[3]．全身的な細菌感染症を反映する指標としては，末梢血の好中球増多，CRP上昇，プロカルシトニン上昇，乳酸値上昇などがみられる．下腿が好発部位であり，臨床的には，局所の炎症徴候として発赤，熱感，腫脹，疼痛がみられるが，基礎疾患によってはこれらの所見が明瞭ではないこともある．特に糖尿病の神経障害が強い症例，重度の虚血肢などでは注意が必要である．ときに水疱，紫斑を伴う例もある．発熱などの全身症状が皮膚所見に先行することもある．丹毒・蜂窩織炎に類似する疾患は多数あり，それらをすべて除外した後，丹毒・蜂窩織炎の診断となる[3]（表1）．

溶連菌感染症の評価のため，抗ストリプトリジンO抗体（ASLO）などが測定されるが，原則としてペア血清での評価が必要となる．また，病初期には上昇しないこと，B群溶連菌では上昇しないことを知っておく必要がある．

丹毒・蜂窩織炎は一般に局所培養・血液培養ともに検出率が低いため，全例での培養検査は必要とされない．しかし，中等症から重症例では，起因菌が判明した際のメリットが大きいため，血液培養を必ず提出する．また，局所培養を採取する際は，体表からではなく，必ず炎症が起こっている部位から直接，検体を採取する必要があり，ときに壊死性軟部組織感染症との鑑別の意味も含めて，試験切開が必要となる．

触診で軟らかい部位がある場合は，エコーをあててみると膿瘍が確認されることがあ

表1　丹毒・蜂窩織炎と誤診し得る疾患

- **血管性疾患**
  うっ滞性皮膚炎・潰瘍，うっ血性心不全，深部静脈血栓症，血腫，末梢動脈循環障害，カルシフィラキシス，血栓性静脈炎
- **炎症性疾患**
  痛風・偽痛風，アレルギー性接触皮膚炎，血管炎，薬剤反応，虫刺症，壊疽性膿皮症
- **感染性疾患**
  壊疽性膿瘡，足白癬，化膿性滑液包炎，骨髄炎，帯状疱疹
- **その他**
  筋障害，複合性局所疼痛症候群，転移性腫瘍，多発性硬化症

る．その場合は，まず切開・排膿を行い，必要に応じて局所培養を提出する．膿瘍が確認された場合は，purulent な感染症として治療を行う．初期には nonpurulent であった症例の経過中に膿瘍を作ってくる場合もあり，purulent/nonpurulent の境界が不明瞭なのは事実である．しかし，膿瘍を伴う細菌感染症に蜂窩織炎の用語を使用することは適切ではなく，"周囲に炎症を伴う膿瘍" と表現することを IDSA ガイドラインでは推奨している[1]．

2 壊死性軟部組織感染症

初期には丹毒・蜂窩織炎との鑑別が困難なことも多く，IDSA ガイドラインでは，壊死性軟部組織感染症は nonpurulent に分類されている．壊死性軟部組織感染症は，診断の遅れにより致死率の上昇が起こるため，重症例では常に念頭におく必要がある．IDSA ガイドラインでは重症例の具体的な指標として，初期の抗菌薬投与への反応不良例，全身的な感染徴候（体温 38℃ 超，脈拍 90/min 超，呼吸数 24/min 超，末梢白血球数 12,000/μL 超あるいは 4,000/μL 未満），免疫不全患者，深部感染を疑う徴候，低血圧，臓器障害が挙げられている[1]．

脂肪織より深部の巻き込みを示唆する臨床所見としては，以下が挙げられている[1]．①臨床像と不釣り合いな激痛，②初期抗生剤への反応不良，③明らかな皮膚所見がある部位より広範に広がる板状硬の領域，④全身的な毒性，特に意識障害，⑤皮膚の発赤部を超えて広がる浮腫，圧痛，⑥握雪感，⑦水疱，⑧壊死ないし出血斑．

CT や MRI などの画像診断は，感度，特異度ともに，質的診断としての精度は高くなく，臨床像が診断のためにもっとも重要とされている[1, 2]．また，採血データなどを利用したスコアリングシステムがいくつか提唱されているが，壊死性軟部組織感染症の否定に使用すべきではなく，疑った際は，試験切開あるいは術中所見での肉眼的な観察が，確定診断のために欠かせない[2]．

治療の実際

1 丹毒・蜂窩織炎（表2）

個々の症例での起因菌の検出が困難であるため，各地域，各時代の疫学情報が必要となる[1, 5]．現在，重症例を除く丹毒・蜂窩織炎の初期治療には，世界的に CA-MRSA をターゲットとする必要はないとされている[1, 4, 5]．しかし，メチシリン感受性ブドウ球菌（methicillin-sensitive *Staphylococcus aureus*：MSSA）の関与については明確となっていないため，溶連菌に加えて，MSSA をターゲットとした初期治療が無難とされる[4]．投与期間については，IDSA ガイドラ

表2　Nonpurulent な皮膚軟部組織感染症の診断・治療方針

> 軽症：溶連菌と MSSA をターゲットに内服加療
> 　　処方例：セファレキシン or セファクロル
>
> 中等症：溶連菌と MSSA をターゲットに点滴加療
> 　　処方例：セファゾリン or スルバクタム・アンピシリン
>
> 重症：まずは，壊死性軟部組織感染症の十分な否定を！
> 　　処方例：タゾバクタム・ピペラシリン ± バンコマイシン
> 　　　　　　　　　　　　or
> 　　　　　　メロペネム ± バンコマイシン
>
> 局所培養（試験切開時），血液培養で起因菌が判明したら
> de-escalation する．

インでは5日を推奨しているが，改善が乏しい場合は適宜延長するとしている[1]．

2 壊死性軟部組織感染症

想定される起因菌を網羅する抗菌薬の十分量の投与，迅速な外科的介入，適切な全身管理が治療の3本柱である．治療開始時の血液培養や手術中に採取した局所培養の結果，起因菌が特定できた場合は，de-escalation を行う．外科的介入が必要な理由は以下の2点である．細菌量を物理的に減らすため，そして壊死部位には抗菌薬が到達しないためである．連日，創部の評価を行い，状況によっては複数回の手術が必要となることもある．

処 方 例

丹毒・蜂窩織炎

●初期治療・軽症例

処方A　セファレキシン　経口
　　　　1回 250～500mg　1日4回

処方B　セファクロル　経口
　　　　1回 250～500mg　1日3回

●初期治療・中等症（～重症）

処方A　セファゾリン　点滴静注
　　　　1回 1～2g　1日3回

処方B　スルバクタム・アンピシリン　点滴
　　　　静注 1回 1.5～3g　1日4回

●溶連菌の関与が濃厚である場合

軽症　アモキシシリン　経口
　　　　1回 250mg　1日3～4回

中等症～重症　アンピシリン　点滴静注
　　　　1回 1g　1日3回～
　　　　1回 2g　1日6回

壊死性軟部組織感染症

●初期治療

処方A　タゾバクタム・ピペラシリン　点滴
　　　　静注 1回 4.5g　1日4回

処方B　メロペネム　点滴静注
　　　　1回 1g　1日3回

＊上記に加えて，MRSA の関与が疑われる場合は，以下を追加する．
　　バンコマイシン　点滴静注 1回 1g　1日2回（血中濃度を測定し，投与量・間隔を調整する．）

＊起因菌判明後は，de-escalation を行う．

●起因菌が溶連菌と判明した場合

処方A　①ペニシリンG　点滴静注
　　　　1回 400万単位　1日6回

340　17．細菌感染症

②クリンダマイシン　点滴静注
1回600mg　1日4回
2剤を併用する.

处方B ①アンピシリン　点滴静注
1回2g　1日6回
②クリンダマイシン　点滴静注
1回600mg　1日4回
2剤を併用する.

●起因菌がエロモナスと判明した場合
（*Aeromonas hydrophila, Aeromonas sobria* など）

处方A ①ミノサイクリン　点滴静注
1回100mg　1日2回
②シプロフロキサシン　点滴静注
1回400mg　1日2回
2剤を併用する.

处方B ①ミノサイクリン　点滴静注
1回100mg　1日2回
②セフトリアキソン　点滴静注
1回2g　1日2回
2剤を併用する.

●起因菌が *Vibrio vulnificus* と判明した場合

处方A ①ミノサイクリン　点滴静注
1回100mg　1日2回
②セフォタキシム　点滴静注
1回2g　1日6回
2剤を併用する.

处方B ①ミノサイクリン　点滴静注
1回100mg　1日2回
②セフトリアキソン　点滴静注
1回2g　1日2回
2剤を併用する.

専門医に紹介するタイミング

　診断に自信がもてない場合，初期治療への反応が不良な場合は，すみやかに専門医に相談する．特に壊死性軟部組織感染症の診断の遅れは，致死率に直結することを忘れてはいけない.

専門医からのワンポイントアドバイス

　わが国では，丹毒・蜂窩織炎の診断・治療を行う科は病院によってさまざまである．丹毒・蜂窩織炎の治療に不慣れだからといって，安易な広域抗菌薬の乱用は避けなければならない.

　また，壊死性軟部組織感染症の診断・治療にかかわる科もさまざまである．劇症型の場合は，緊急手術，集中治療が必要となり，中小病院で遭遇した場合は地域の基幹病院に早急に連絡，搬送をする必要がある．自施設で治療が困難な場合は，実際に遭遇する前に，どの病院のどの科に相談するべきか，確認しておく必要がある.

──────── 文　献 ────────

1) Stevens DL, Bisno AL, Chambers HF et al：Practice guidelines for the diagnosis and management of skin and soft tissue infections：2014 update by the infectious diseases society of America. Clin Infect Dis 59：147-159, 2014

2) Stevens DL, Bryant AE, Goldstein EJ et al：Necrotizing soft tissue infections. Infect Dis Clin North Am 35：135-155, 2021

3) Weng QY, Raff AB, Cohen JM et al：Costs and consequences associated with misdiagnosed lower extremity cellulitis. JAMA Dermatol 153：141-146, 2017

4) Karakonstantis S：Is coverage of S. aureus necessary in cellulitis/erysipelas? A literature review. Infection 48：183-191, 2020

5) 盛山吉弘, 岩本和真, 片桐正博 他：本邦での蜂窩織炎の起因菌, および適切な抗菌薬選択の検討. 感染症誌 92：115-119, 2018

17. 細菌感染症

伝染性膿痂疹

玉城善史郎
埼玉県立小児医療センター 皮膚科

POINT
- 伝染性膿痂疹は，近年 MRSA が原因菌となる症例が増加していることから，初診時に必ず創部培養・感受性検査を行い，皮疹の範囲や症状の程度を考慮して，抗菌外用薬のみで行うか，内服薬も追加投与するかを判断する必要がある．
- アトピー性皮膚炎をベースにもつ場合，症状が非典型的になりやすいこと，アトピー性皮膚炎も同時に治療する必要があることに留意し，専門医への紹介も検討する．

ガイドラインの現況

2005 年に IDSA（Infectious Diseases Society of America）より皮膚・軟部組織感染症の抗菌薬使用のガイドラインが発表され，そのなかで膿痂疹に対する治療方針も解説されており，2014 年に改訂が行われている．またわが国でも 2005 年に日本感染症学会（JAID）・日本化学療法学会（JSC）より「抗菌薬使用のガイドライン」が発表され，そのなかの皮膚感染症の一つとして伝染性膿痂疹が取り上げられており，現在では 2023 年に刊行された「JAID/JSC 感染症治療ガイド 2023」として引き継がれている．

【**本稿のバックグラウンド**】 本稿は 2014 年に改訂された IDSA による皮膚・軟部組織感染症のガイドラインおよび「JAID/JSC 感染症治療ガイド 2023」の内容を参考に伝染性膿痂疹について概説した．

どういう疾患・病態か

伝染性膿痂疹は直接接触により感染し，通常「とびひ」とも呼ばれる皮膚の細菌感染症である．伝染性膿痂疹は，小児の皮膚感染症のなかでももっともよくみられる疾患の一つであり，臨床症状から主に水疱性膿痂疹と痂皮性膿痂疹に分類される．水疱性膿痂疹は，黄色ブドウ球菌の皮膚局所の感染・伝播によ

り引き起こされる疾患で，乳幼児から学童期に好発する．夏季に多くみられ，全身症状はないかごく軽度である．顔面や手足などの露出部位などをいじったりすることや，虫刺，小外傷，アトピー性皮膚炎や伝染性軟属腫などの掻破部位から始まることが多い．透明な水疱として出現し，徐々に膿疱となる．患部の掻破などにより菌が播種することで伝播し，急速に弛緩性水疱が全身に拡大（とび

342　17. 細菌感染症

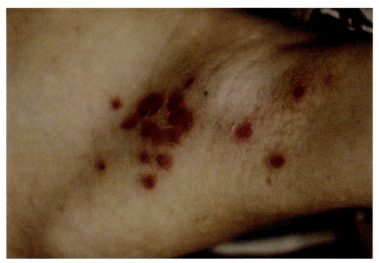

図1　水疱性膿痂疹
4歳男児．水疱が出現後すぐに増数するとともに，破疱しびらんになった．左腋窩に大小のびらんが多数みられる．

ひ）する．水疱や膿疱の大きさは均一でなく大小不同であることが特徴の一つである．水疱・膿疱は破れた後に乾燥して鱗屑を伴う薄い痂皮となり（図1），その後上皮化し，通常瘢痕を残さずに治癒する．水疱形成は，角層で増殖した黄色ブドウ球菌の産生する表皮剝脱酵素（exfoliative toxin）が表皮の細胞接着因子であるデスモグレイン1を傷害することで棘融解を引き起こし，疱膜の薄い弛緩性水疱を形成する．また，近年では，メチシリン耐性黄色ブドウ球菌（methicillin-resistant Staphylococcus aureus：MRSA）を原因とする伝染性膿痂疹の割合が高くなっているとされており，その頻度は20～40％程度であるといわれている[1]．MRSA感染症には大きく分けて，医療関連施設で多くみられる院内感染型（HA-MRSA：hospital-associated MRSA）と，市中でよくみられる市中獲得型（CA-MRSA：community-associated MRSA）に分類され，おのおのの薬剤感受性が異なることが知られている．これまでのわが国での報告では，MRSA皮膚感染症の原因菌のほとんどはCA-MRSAであることが知られている．

痂皮性膿痂疹は，A群β溶血性連鎖球菌を中心とした連鎖球菌群が角層下に感染することにより発症するとされているが，実際には連鎖球菌単独であることはほとんどなく，多くの場合，黄色ブドウ球菌との混合感染である[2]．痂皮性膿痂疹は水疱性膿痂疹とは異なり，年齢や季節を問わずみられ，アトピー性皮膚炎に合併することも多いことが特徴として挙げられる．はじめに，顔面や手足などを中心に水疱を伴わない紅斑や丘疹が急速に出現し，すぐに小膿疱，びらんとなった後に厚い痂皮を形成する．ときに全身に広範囲にみられることもある．水疱性膿痂疹と異なり，皮疹の周囲に発赤を強く伴い，咽頭痛や有痛性リンパ節腫脹，発熱などの全身症状を伴うことが多いことが特徴である．またA群β溶血性連鎖球菌による膿痂疹の合併症として，特に6歳以下の小児おいては，感染1～2週間後より，浮腫や高血圧，発熱，血尿などを呈する糸球体腎炎を発症する場合があ

ることにも注意する.

治療に必要な検査と診断

　典型的な皮膚症状を含めた臨床所見をとる
場合には診断は比較的簡単であるが，ブドウ
球菌性熱傷様皮膚症候群やカポジ水痘様発疹
症，コクサッキー A6 ウイルスによる手足口
病，アトピー性皮膚炎の増悪などとは鑑別を
要する場合がある．また，MRSA を原因菌
とする伝染性膿痂疹の割合が増えていること
からも，初診時に菌同定および薬剤感受性検
査のために水疱・膿疱内容またはびらん部か
らの細菌培養が必須である．

治療の実際[2～4]

　伝染性膿痂疹の治療においては，年齢や症
状の範囲・重症度・原因菌の種類や薬剤感受
性を十分に考慮したうえで行うことが重要で
ある．

1 皮疹が狭い範囲で限局し，症状の軽い場合

　シャワー浴にて石鹸を用いてしっかりと洗
浄を行い，抗菌薬塗布および感染拡大予防の
ためのガーゼ保護だけでも十分なこともあ
る．消毒薬に関しては細胞毒性・障害性，強
い刺激性，接触皮膚炎の可能性などがあるこ
とから，基本的には使用する必要はない．

2 皮疹が広範囲に及ぶ場合や，症状が強い場合

　経口抗菌薬投与も追加する．また，起因菌
に対する感受性を考慮して，初診時に必ず皮
疹部からの細菌培養検査を行う．また，アト
ピー性皮膚炎をベースとしてもつ患児におい
ては，これらの皮膚感染症は重症化あるいは

難治になるケースが非常に多いことから，ス
テロイド外用薬や免疫調整外用薬の塗布およ
び抗ヒスタミン薬内服をしっかり行うことが
非常に重要である．

1. 外用薬

　外用薬に関して，ゲンタマイシンは近年耐
性の黄色ブドウ球菌が増加していることか
ら，感受性の高いとされているナジフロキサ
シンやフシジン酸ナトリウム軟膏が推奨され
ているが，特にナジフロキサシンは，耐性菌
の誘導が少なく有効性が高いとされている．
また，近年では，オゼノキサシンクリームも
伝染性膿痂疹に高い有効性が示されたと報告
されている[5]．さらに実際の治療にあたって
は，外用薬を塗布し，ガーゼで覆うだけの処
置をすることが多いが，亜鉛華軟膏系製剤の
重曹塗布により，滲出液の吸収・乾燥効果お
よび消炎・皮膚保護効果があり非常に有用で
ある．また，湿潤が改善しても瘙痒を伴う紅
斑が診られる場合には，ステロイド外用薬な
ども適宜追加する．

2. 内服薬

・水疱性膿痂疹

　水疱性膿痂疹の原因菌となる黄色ブドウ球
菌は，ペニシリン感受性が高いとされてお
り，第一世代セファロスポリンなどの β ラク
タム系抗菌薬が第一選択である．その他，ペ
ニシリンアレルギーなどの場合は，マクロラ
イド系抗菌薬も代替薬となる．成人であれ
ば，ニューキノロン系なども選択肢の一つで
あるが，関節毒性の問題などから一部を除い
て 16 歳未満の小児での適応がないことにも
留意が必要である．内服 3 日を経過しても症
状の改善がみられない場合には，感受性検査
の結果が出ている場合にはそれに従い，結果
が出ていない場合でも MRSA 感染を疑って
内服薬の変更を検討する必要がある．MRSA
による膿痂疹では，ほとんどが CA-MRSA

344　17. 細菌感染症

とされており，CA-MRSA は HA-MRSA と異なり，β-ラクタム薬には耐性となっていることが多いが，それ以外の抗菌薬にはほぼ感受性が保たれていることが特徴とされている．8歳未満の場合には，抗菌活性が高いとされるファロペネムや比較的有効とされるホスホマイシンなどを使用し，8歳以上であれば，それらに加えてミノサイクリン内服を行い，必要に応じてST合剤の使用を検討する．ただし，ST合剤はわが国での皮膚軟部組織感染症には保険適用がないことに注意が必要である．また，米国ではクリンダマイシンが推奨されているが，わが国のCA-MRSAには抗菌活性が低いとされている．また，MRSA感染と判明した場合でも，市中型MRSAでは比較的耐性となる抗生物質が少ないことや，膿痂疹の場合は浅在性皮膚感染症であることから全身症状を悪化させるような重症な状態に陥ることは稀であることを考慮して，すぐにバンコマイシンのような抗MRSA薬の投与を行う必要はないと考えられている．

・痂皮性膿痂疹

痂皮性膿痂疹に関しては，A群β溶血性連鎖球菌を中心とした連鎖球菌群を考慮して，ペニシリン系抗菌薬が第一選択薬になり，また実際には黄色ブドウ球菌との混合感染も多くみられることから，連鎖球菌にも黄色ブドウ球菌にも抗菌力のあるβラクタマーゼ阻害薬配合ペニシリン薬やファロペネムをはじめに選択するのがよい．さらに，糸球体腎炎を稀に合併することから，軽快後も10日間は内服を継続する必要がある．

処 方 例

軽症・小範囲の場合

処方 アクアチム® 軟膏

中～重症・広範囲の場合

●水疱性膿痂疹

処方 L-ケフレックス® 小児用顆粒　1回 12.5～25mg/kg　1日2回

上記で改善しない場合や，MRSAと判明した場合は，以下の処方を行う．

処方A ファロム® ドライシロップ小児用　1回5mg/kg　1日3回

処方B ホスミシン® ドライシロップ　1日量40～120mg/kg　3～4回に分けて内服

処方C （8歳以上）　ミノマイシン® 顆粒　1日量2～4mg/kg　1～2回に分けて内服　12時間または24時間ごと

●痂皮性膿痂疹

処方A サワシリン® 細粒　1日量20～40mg/kg　3～4回に分けて内服

処方B クラバモックス® ドライシロップ　1日量96.4mg/kg　2回に分けて内服　食直前

専門医に紹介するタイミング

治療が奏効しない場合は，カポジ水痘様発疹症や手足口病などの他の疾患との鑑別などが必要となるため，専門医の紹介が必要となると考える．また，症状が非典型になる場合の多いアトピー性皮膚炎などを合併している場合などにも，膿痂疹と同時にアトピー性皮膚炎のコントロールも必要となるため，同様に紹介を検討したほうがよい．

伝染性膿痂疹　345

専門医からのワンポイントアドバイス

　近年の伝染性膿痂疹は市中型 MRSA が増加していることなども考慮し，初診時に創部培養検査を確実に行い，皮疹の範囲や症状の程度に応じた迅速な治療・対応が必要である.

―――――― 文　献 ――――――

1) 渡邊みどり，猪又直子：小児の難治性細菌感染症―MRSA 膿痂疹と MRSA せつ腫症. Derma 236：51-57, 2015
2) JAID/JSC 感染症治療ガイド・ガイドライン作成委員会 編：JAID/JSC 感染症治療ガイド 2023. 日本感染症学会・日本化学療法学会, 2023
3) Stevens DL, Bisno AL, Chambers HF et al：Practice guidelines for the diagnosis and management of skin and soft tissue infections：2014 update by the Infectious Diseases Society of America. Clin Infect Dis 59：e10-52, 2014
4) 玉城善史郎：伝染性膿痂疹. Derma 325：9-14, 2022
5) 常深祐一郎，藤川　晃，岸田　諭 他：オゼノキサシン油性クリーム剤の安全性，有効性および細菌学的効果に関する検討―1 歳以上の伝染性膿痂疹患者を対象とした一般臨床試験の成績―. 日小児皮会誌 40：27-36, 2021

18. スピロヘータ感染症

梅 毒

石地尚興
いしじ たかおき
すぎのこ皮ふ科クリニック

POINT
- ●梅毒の患者数が増加しており，早期診断早期治療の重要性が増している．
- ●抗体検査の転換期にあり，検査の種類を確認したうえで結果を正しく評価する必要がある．
- ●ペニシリン製剤の注射薬が認可され，内服療法と選択できるようになった．

ガイドラインの現況

WHO guidelines for the treatment of Treponema pallidum (syphilis)[1] は 2016年，CDC の Sexually Transmitted Infections Treatment Guidelines[2] は 2021年のものが最新であり，もっとも新しいのは英国の BASHH UK guidelines for the management of syphilis 2024[3] である．わが国では，「性感染症診断・治療ガイドライン2020年度版」[4] がもっとも新しいものであるが，ペニシリン製剤の注射薬が認可されたために 2022年3月，2023年6月に一部改訂されている．新しいガイドラインについては現在改定作業中である．また，2024年4月には，厚生労働行政推進調査事業費補助金（新興・再興感染症及び予防接種政策推進研究事業）研究：梅毒患者の実態把握及び対策に資する研究（山岸由佳班）による「梅毒診療の考え方」が日本性感染症学会を通じて公表されている[5]．

【本稿のバックグラウンド】　梅毒の検査については，使用されている検査キットが世界的に統一されておらず，特にわが国では複数のキットが認可されているため，その解釈法は海外のガイドラインとは若干異なっている．また，治療についても，わが国では長年ペニシリン製剤の経口薬が主に使用されてきたことがあり，そこも海外のガイドラインとは異なる部分である．本稿では，わが国のガイドラインを中心に海外での知見も加えて概説した．

どういう疾患・病態か

梅毒トレポネーマ（*Treponema pallidum*：TP）が皮膚や粘膜より体内に侵入して生じる感染症である．感染経路は主に性的接触で

あり，代表的な性感染症の一つである．感染後 TP は血行性・リンパ行性に散布されて全身性慢性感染症に移行し，発疹を含め種々の症状を発現する．

わが国の感染状況は長く感染者がきわめて

梅 毒　347

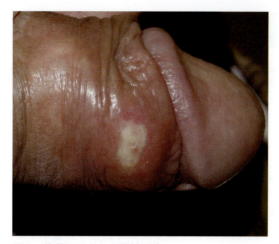

図1　陰茎にみられた硬性下疳

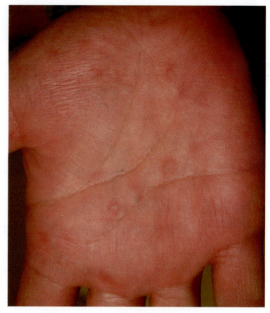

図2　手掌にみられた丘疹性梅毒疹

少ない状況であったが，2013年から急速な増加に転じ，2018年には年間7,000例に達した[6]．2019年には増加傾向が止まったものの2022年には再び増加し2024年まで3年連続で10,000例を超えている．それとともに妊婦の梅毒も増加し，胎児が経胎盤性に感染して生じる先天梅毒の症例も増えている．

梅毒は感染時期から1年未満の早期梅毒とそれ以降の後期梅毒に分けられる．早期梅毒はさらに侵入局所の症状が主の第1期（primary syphilis），散布後の全身にわたる症状が主の第2期（secondary syphilis）に分けられる．第1期では初期硬結，硬性下疳（図1），無痛性のリンパ節腫脹（無痛横痃）などがみられる．第2期では梅毒性バラ疹，丘疹性梅毒疹（図2），扁平コンジローマなどがみられる．1年を過ぎると血中のTP量は大きく減少するために性的接触による感染の原因にはなりにくくなり，以降を後期梅毒（tertiary syphilis）とする．後期梅毒では，臓器にとどまったTPの活動性により，長期間経過すると軟部組織の症状（ゴム腫など）や動脈瘤などの血管病変，脊髄癆などの神経病変を生じる．これらの症状は，かつては第3期と第4期に分けられていたが，近年は後期梅毒として一つにまとめることが多い．

神経梅毒は，かつては後期梅毒の症状の一部として，実質型の脊髄癆や進行麻痺が知られていた．実際には無症状ではあっても感染者の25～60％でTPは中枢神経系に広がっており，近年では髄膜型は病期によらず生じることが明らかになっている[7]．英国のガイドラインでは髄膜型は0～7年，進行麻痺は10～20年，脊髄癆は15～25年で生じるとされている．

治療に必要な検査と診断

梅毒の診断法は大きく分けて病原体診断と血清診断に分けられる．病原体診断では以前より暗視野法，パーカーインク法といった直接顕微鏡検査が紹介されているが，手技の問題や感度の低さが問題であり，現在わが国ではほとんど行われていない．英国のガイドライン[3]や「性感染症診断・治療ガイドライン2020」[4]では核酸検査法（PCR法など）が紹

介されているが，現時点では保険適用がなく一部の施設で行われているのにすぎない．

病原体診断の利点は血清診断が困難な感染初期であっても診断が可能であることである．硬性下疳の段階で確定診断を行うには病原体検査が必要であり，イムノクロマト法の抗原検査の開発やPCR法の保険適用化が期待される．

現在診断の中心的役割を担っているのは，血清診断である．これまでの用手的に行う倍数希釈法では，梅毒の抗体は感染初期数週間の陰性期を経てまずカルジオリピンなどの非特異的抗原に対する抗体（脂質抗原法）が陽性化し，続いてTPに対する特異抗体（TP抗原法）が陽性化するのが通常であった．しかし，近年移行しつつある自動化法では，TP抗原法がTPに対するIgM抗体を検出するため先に陽性化することが多くなっている．

海外でも同様なことが起きているため，CDCのSexually Transmitted Infections Treatment Guidelines 2021[2]では，最初のスクリーニングを脂質抗原法で行っていたTraditional Algorithmに加え，自動化法のTP抗原法を先に行うReverse Sequence Algorithmについても記載されている．より新しい英国のガイドライン[3]では最初のスクリーニングはTP抗原法で行うことが推奨されており，そちらが主流になりつつある．TP抗原法では治療の必要がない過去の感染（陳旧梅毒）まで拾ってしまうため，陽性者は必ず脂質抗原法やTP抗原法の定量を行って確認する必要がある．わが国の「性感染症診断・治療ガイドライン2020」[3]では，脂質抗原法とTP抗原法を同時に行うことが推奨されている．この両者を行うことで感染の状況を正確に判断することができる．現在わが国では複数の検査試薬が認可されており，試薬間の比較はできない．経過観察には同じ試薬を使用しなくてはならない．また，定量は連続した数字で微妙な変化も感知できる自動化法を可能な限り用いるべきである．TP抗原法の抗体価は治療によっても陰性化しないため，治療効果の判定は脂質抗原法を用いる．かつては治療が必要な活動性の目安は，倍数希釈法では16倍以上と考えられていた．しかし，CDCのSexually Transmitted Infections Treatment Guidelines 2021[2]では，治療の必要性の有無を抗体価の数字のみから判断してはならないと明記されている．感染機会から検査までの期間がどれくらいか，症状があるかどうか，治療歴はあるのかなどの臨床情報を勘案して判断しなくてはならない．

また，脂質抗原法，TP抗原法いずれにも偽陽性がありうる．特に膠原病などで起きる脂質抗原法での生物学的偽陽性が有名であるが，最近ではCOVID-19のワクチン接種で脂質抗原法の一種であるRPRに偽陽性が生じるとの報告があり，CDCのガイドライン上で注意喚起がなされている．

治療の実際

■1 早期梅毒（第1期，第2期の顕症梅毒，潜伏梅毒）

梅毒にはペニシリン製剤が有効であり，第一選択はペニシリンである．諸外国においては持続型のベンザチンペニシリンGの筋注が第一選択であり，WHOのガイドライン[1]でもCDCのガイドライン[2]でも240万単位の一回投与が推奨されている．わが国では，ペニシリンアレルギーによるショック死が発生したために筋注製剤が長期間使用できない状態が続いていたため，ペニシリン製剤の内服療法が行われてきた．内服療法のエビデンスも蓄積されたため，わが国のガイドラインでは，第一選択としてアモキシシリン1日

梅 毒 **349**

1.5gを4週間内服させることが推奨されている。一方，ガイドライン改訂後の2021年9月に筋注療法が承認されたため，持続型のベンザチンペニシリンG 240万単位の筋注一回投与も第一選択として追記された。

ペニシリンアレルギーなどでどうしてもペニシリン製剤が使用できない場合に限り，ミノサイクリン200mg/日もしくはドキシサイクリン200mg/日を4週間内服させる。CDCや英国のガイドライン[2,3]では，エビデンスが豊富なドキシサイクリンが推奨されているが，わが国のガイドライン[4]では保険適用のあるミノサイクリンが推奨されている。

妊娠中でかつペニシリン製剤が使用できない場合，テトラサイクリン系が使用できないためマクロライド系が使用される。わが国ではアセチルスピラマイシンが推奨されている。だだし，世界的にマクロライド耐性TPが広がっているために，注意が必要である。

投与後は，特に第2期では1日以内に発熱や頭痛，倦怠感，発疹といった症状がみられることがある。これはJarisch-Herxheimer反応と呼ばれ，急速に体内のトレポネーマが死滅することによる反応である。あらかじめ伝えておく必要があり，症状の程度によっては対症的に治療する。

治癒判定については間隔をおいて再検査を行い，抗体価が低下していることを確認する。倍数希釈法では試験管2本分の1/4に低下することを目安としていたが，自動化法では1/2程度でよいと考えられている。ただし，根拠となるデータは十分でないため，さらなる検討が必要である。

2 後期梅毒

海外のガイドラインでは，持続型のベンザチンペニシリンG 240万単位を1週間ごとに3回，トータルで720万単位筋注すること

が推奨されている。後期梅毒の内服療法についてはエビデンスがほとんどなく，わが国で筋注製剤が認可されていない時代のガイドラインでは，バイシリン®G：1日120万単位/分3またはアモキシシリン，アミノベンジルペニシリン1日1,500mg/分3を8～12週間内服させることが推奨されていた。最新のガイドライン[4]では後期梅毒の内服療法についての記載がなく，2024年に公表された「梅毒診療の考え方」[5]では後期梅毒について筋注療法のみが紹介されている。後期梅毒については海外のガイドラインに準じて筋注製剤を使うのがよいと考えられる。

3 神経梅毒

海外のガイドラインもわが国のガイドラインも同様で，ベンジルペニシリンカリウム1回300～400万単位を1日6回，10日から14日連続で点滴静注する。

処方例

早期梅毒

処方A　サワシリン®　1回500mg　1日3回　4週間

処方B　ステルイズ®240万単位　筋注　単回

●ペニシリンアレルギーがある場合

処方　ミノマイシン®　1回100mg　1日2回　4週間

●妊娠中でペニシリンアレルギーがある場合

処方　アセチルスピラマイシン　1回200mg　1日6回　4週間

後期梅毒

処方　ステルイズ®240万単位　筋注　1週間隔で3回

神経梅毒

処方 注射用ペニシリンGカリウム1,800万単位　点滴静注　1日6回　10日間

専門医に紹介するタイミング

　梅毒の症状は多臓器にわたり，神経梅毒以外にも内耳梅毒，眼梅毒などがある．また，HIV感染症など他の性感染症の合併もみられる．さまざまな症状に目を配り，必要に応じて専門医へ紹介すべきである．また，標準的治療を行っても，十分な抗体価の低下がみられない場合は，治療の失敗，膠原病などによる生物学的偽陽性，神経梅毒などの可能性が考えられるため，専門医へ紹介するのがよい．

専門医からのワンポイントアドバイス

　わが国では梅毒の症例が増加しており，皮膚科のクリニックを受診するケースも増えている．第1期では局所の症状が中心で，性器ヘルペスや亀頭包皮炎との鑑別が必要である．第2期では多彩な発疹がみられる．薬疹やウイルス性発疹症，中毒疹，ジベルばら色粃糠疹などとの鑑別が必要になる．重要なの

は，常に梅毒の可能性を頭に入れて診療にあたることであり，少しでも可能性を考えたら梅毒の抗体価を調べるべきである．また，活動性を正確に判断するためには単回の検査では不十分であり，可能な限り間隔を空けて再検しておくのがよい．

--- 文　献 ---

1) WHO guidelines for the treatment of *Treponema pallidum* (syphilis). WHO Press, World Health Organization, pp1-24, 2016
2) Centers for Disease Control and Prevension：Sexually Transmitted Infections Treatment Guidelines, 2021. https://www.cdc.gov/std/treatment-guidelines/syphilis.htm
3) Kingston M, Apea V, Evans C et al：BASHH UK guidelines for the management of syphilis 2024. Int J STD AIDS 35：1142-1160, 2024
4) 日本性感染症学会 編：梅毒．"性感染症診断・治療ガイドライン2020"．診断と治療社，pp46-52，2020
5) 厚生労働行政推進調査事業費補助金（新興・再興感染症及び予防接種政策推進研究事業）研究，梅毒患者の実態把握及び対策に資する研究（山岸由佳班）：梅毒診療の考え方．https://jssti.jp/pdf/syphilis-medical2403.pdf
6) 厚生労働省：性感染症報告数．「感染症発生動向調査」https://www.mhlw.go.jp/topics/2005/04/tp0411-1.html
7) Lukehart SA, Hook EW 3rd, Baker-Zander SA et al：Invasion of the central nervous system by *Treponema pallidum*：implications for diagnosis and treatment. Ann Intern Med 109：855-862, 1988

19. ウイルス感染症

帯状疱疹

わたなべだいすけ
渡辺大輔
愛知医科大学 皮膚科

POINT
- ●帯状疱疹では抗ウイルス薬の早期の全身投与が重要である.
- ●核酸アナログ製剤は腎排泄性であり, 腎機能低下患者では適切な減量を行う.
- ●帯状疱疹では, 急性期から積極的な疼痛対策を行う.
- ●帯状疱疹後神経痛に対しては, 「神経障害性疼痛薬物療法ガイドライン」に応じて, 患者に適切な薬剤を選択していく.

ガイドラインの現況

現在, わが国では帯状疱疹に関するガイドラインはなく, 日本皮膚科学会で「帯状疱疹診療ガイドライン」が作成中である. 一方, 世界に目を向けると, 欧州では European Dermatology Forum (EDF) と European Academy of Dermatology and Venereology (EADV) による "European consensus-based (S2k) Guideline on the Management of Herpes Zoster" が存在する[1]. 帯状疱疹後神経痛 (PHN) に関しては, 日本ペインクリニック学会の「神経障害性疼痛薬物療法ガイドライン 改訂第2版」[2] のなかに, 診断, 治療について述べられている.

【本稿のバックグラウンド】 ガイドラインはないが, 上記の作成中のガイドライン, 欧州のガイドラインおよび「神経障害性疼痛薬物療法ガイドライン改訂第2版」を基に, 最新の情報やエキスパートオピニオンを加えて解説した.

どういう疾患・病態か

帯状疱疹 (herpes zoster) は水痘・帯状疱疹ウイルス (varicella-zoster virus: VZV) の再活性化で生じる皮膚疾患で, 体の片側の神経支配領域に沿って水疱病変が帯状に配列する有痛性の疾患である (図1). 帯状疱疹は水痘既感染者なら誰でも発症しうる疾患であるが, 50歳をすぎるとその発症リスクは上昇する. 日本皮膚科学会が行った皮膚科受診患者の多施設横断調査においても, 55歳以上で患者数の著明な増加がみられた. 宮崎県での10年間にわたる大規模疫学調査では, 帯状疱疹患者数は10年間で23%増加していたが, その要因として, 50代以下での発症率がほとんど変わらない一方で, 60歳以降での発症率の顕著な増加があるためと考えられた. ただし近年では, 小児の水痘ワク

352　19. ウイルス感染症

チン定期接種化の影響で20～49歳の比較的若年層の帯状疱疹の患者数は増加傾向である．加齢による帯状疱疹発症の増加の原因としては，VZV特異細胞性免疫が低下することが考えられている．また，この細胞性免疫低下は帯状疱疹の重症化や帯状疱疹後神経痛（postherpetic neuralgia：PHN）の発症にかかわっていることが明らかになってきている．

帯状疱疹の合併症は中枢神経系，血管系，末梢神経系，眼科系，耳鼻科系のものがあり，特に頭頸部の帯状疱疹では注意すべきである（表1，図2）[3]．合併症を疑った際には，原疾患である帯状疱疹の治療とともに，関連他科と連携して合併症の治療も行っていく必要がある．もっとも頻度の高い後遺症としてPHNがある．最近の日本の疫学調査では，外来で抗ウイルス薬治療を受けた患者の12.4％が90日後に，4.0％が360日後に疼痛が残存していた．高齢者，初診時の皮疹や疼痛が重症な群では疼痛残存率が上昇する傾向にあった．PHNにかかわらず，帯状疱疹の痛みは患者QOLを低下させる．フランスでの9,038名の帯状疱疹患者（急性期痛8,013名，PHN 935名）をMedical Outcome Study Short Form 36（MOS SF-36）を用いてQOLを調べた調査では，急性期痛，PHNともさまざまな尺度でQOLの低下がみられた．

治療に必要な検査と診断

典型的な帯状疱疹は視診や臨床経過で診断可能であるが，臨床的に虫刺症，接触皮膚炎，丹毒などとの鑑別が必要なときがある．また，顔面や臀部に生じた例では，ときに単純疱疹との鑑別が難しい．帯状疱疹の迅速診断，確定診断のための検査としてはウイルス分離，Tzanck試験，蛍光抗体法，血清抗体価（抗体検出），PCR法などがある．いずれ

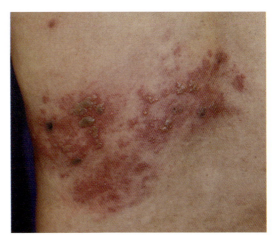

図1　体幹の帯状疱疹

表1　帯状疱疹の合併症

● 中枢神経系	● 眼科系
● 脳髄膜炎	● 眼瞼結膜炎
● 脊髄炎	● 角膜炎
● 血管系	● ぶどう膜炎
● 脳血管障害	● 網膜炎
● 末梢神経系	● 耳鼻科系
● 運動神経麻痺	● 耳鳴
● 帯状疱疹後神経痛	● 目眩
	● 顔面神経麻痺

（文献3より引用，改変）

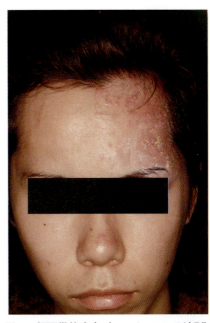

図2　顔面帯状疱疹（ハッチンソンの法則）

表2 帯状疱疹検査の利点と欠点

方　法	利　点	欠　点	診断時間
臨床診断		他疾患との鑑別には熟練を要する	—
Tzanck 試験	簡便，外来で可能	HSV と VZV の鑑別はできない	数分
蛍光抗体法	簡便（Tzanck 試験と同様）	陽性率低い	2〜3 日
抗体価測定	感染の既往がわかる	ペア血清でないと判定つかない	数日（数週間）
ウイルス培養	確定診断可能	低い陽性率	1 週間
生　検	非典型的症例の診断可能	侵襲高い	1 週間
核酸診断法（PCR, LAMP）	確定診断，ウイルスの定量化	限られた施設	数時間（数日）

の検査にもそれぞれの利点，欠点がある（**表2**）．イムノクロマト法による VZV 抗原検出キット「デルマクイック®VZV」は，VZV 感染症の診断の補助に適用がある．ただし，典型的な帯状疱疹は臨床診断が可能なため，すべての症例で行う必要はない．ワクチン接種後の水痘や帯状疱疹の初期で，発疹数が少なく診断が難しい場合や，前述のような疾患との鑑別が必要な症例，特に HSV 感染症との鑑別に効力を発揮する．

治療の実際

　帯状疱疹治療の目的は，①早期に診断し，抗ウイルス薬による治療を始めることで，重症化を阻止する，②急性期痛および PHN の管理，の2点である．治療の基本は抗ウイルス薬の全身投与であり，重症度や合併症の有無に応じて点滴あるいは内服薬を選択する．

　PHN の治療に関しては，日本ペインクリニック学会の「神経障害性疼痛薬物療法ガイドライン」も参照されたい．

1 急性期治療

　帯状疱疹急性期の治療は，抗ヘルペスウイルス薬の全身投与が基本となる．現在承認されている経口抗ヘルペスウイルス薬にはアシ

クロビル，バラシクロビル，ファムシクロビル，アメナメビルの4種類が，注射薬にはアシクロビルとビダラビンの2種類がある．重症度に応じて内服と点滴を使い分ける（**図3**）．このうちバラシクロビル，ファムシクロビルはそれぞれアシクロビル，ペンシクロビルのプロドラッグのため高い血中濃度が得られる．これは，抗ウイルス作用を発揮するうえで効果的であるが，抗ヘルペスウイルス薬は腎排泄性の薬剤であり，用量依存性に腎障害や精神神経系の障害（脳症，構語障害，幻覚，譫妄など）を引き起こす可能性のある薬剤である．そのため，抗ウイルス薬投与時には腎機能の程度に応じ，適切に減量し，副作用を出さないようにすることが重要となる．一方，加齢により腎機能は低下する．70歳以上の高齢者ではクレアチニンクリアランス（CCr）の平均は $56 \pm 21\,mL/min$ と若年正常者の50％程度まで低下していることから，高齢者に対しては初めから抗ウイルス薬の減量投与を考える場合もある．また，一般に高齢者は水分摂取量が低下しているため，抗ウイルス薬内服中は飲水を促したほうがよい．**表3**に CCr に応じた抗ヘルペスウイルス薬の用量についてまとめた．アメナメビルはヘリカーゼ・プライマーゼ阻害薬であり，腎機能に応じた減量の必要はない．

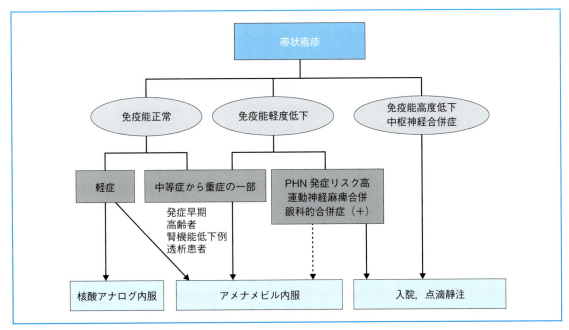

図3 抗ヘルペスウイルス薬の使い分け

表3 腎機能障害帯状疱疹患者における抗ヘルペスウイルス薬の用量

CCr (mL/min)	アシクロビル錠	アシクロビル注射用	CCr (mL/min)	バラシクロビル錠	CCr (mL/min)	ファムシクロビル錠	アメナメビル錠
>50	1回800mgを1日5回	8時間ごと5mg/kg	≧50	8時間ごと1,000mg	≧60	1回500mgを1日3回	減量の設定なし
25〜50	1回800mgを1日5回	12時間ごと5mg/kg	30〜49	12時間ごと1,000mg	40〜59	1回500mgを1日2回	
10〜25	1回800mgを1日3回	24時間ごと5mg/kg	10〜29	24時間ごと1,000mg	20〜39	1回500mgを1日1回	
<10	1回800mgを1日2回	24時間ごと2.5mg/kg	<10	24時間ごと500mg（*1）	<20	1回250mgを1日1回（*2）	

*1 血液透析患者では24時間ごと250mg（血液透析日は透析後に投与）．
*2 血液透析患者には250mgを透析直後に投与する．なお次回透析前に追加投与は行わない．
ビダラビン…CCr＜10mL/minの場合，使用量を75%に減量（透析患者は透析後）．
アメナメビル…透析を必要とする腎障害患者における試験は行われていない．

2 疼痛対策

急性期痛に対しては非麻薬系鎮痛薬の内服が第一選択となる．NSAIDs は COX 阻害作用を有するため，胃粘膜障害や腎血流量減少といった副作用があり，日本老年医学会の「高齢者の安全な薬物療法ガイドライン 2015」[4]においても，「全ての NSAIDs は高齢者に対して使用をなるべく短期間にとどめること」とされており[4]，高齢者に多く，腎排泄性の薬剤である抗ウイルス薬を投与中の急性期帯状疱疹患者では NSAIDs の使用は推奨されない．米国老年医学会による高齢者

の疼痛治療ガイドラインにおいては，アセトアミノフェンが第一選択薬として推奨されている．また，急性期の高度な持続痛や電撃痛など患者のQOLが著しく低下している場合には，ペインクリニックでの神経ブロックや，オピオイドの使用は効果がある．

PHNに対しては三環系抗うつ薬，鎮痛補助薬の内服はエビデンスも高く，治療の中心となる．三環系抗うつ薬であるアミトリプチリンとノルトリプチリンは10mg/日の少量から始め，疼痛の軽減がみられるまで漸増していくが，口腔内乾燥，眠気，鎮静，起立性低血圧，便秘，排尿困難の副作用に注意する．高齢者では抗コリン作用の少ないノルトリプチリンが推奨される．鎮痛補助薬であるミロガバリン，プレガバリンもふらつき，眠気，悪心などの副作用を防ぐために少量から始め，効果と副作用のバランスをみながら漸増する．ミロガバリン，プレガバリンは腎排泄性の薬剤であるため，腎機能低下患者では減量が必要である．オピオイドは上記の治療でPHNが軽減しない場合に考慮する．弱オピオイドであるトラマドールは，PHNを含む慢性疼痛に対して使用可能である．嘔吐，ふらつき，便秘，皮膚掻痒感などの副作用が出現するため，副作用に対する対症療法を併用しながら，少量から使用していく．また，強オピオイドの使用を考慮する場合は，副作用や依存性も強いため，疼痛専門医に依頼すべきである．図4に日本ペインクリニック学会の「神経障害性疼痛薬物療法アルゴリズム」を示す[2]．

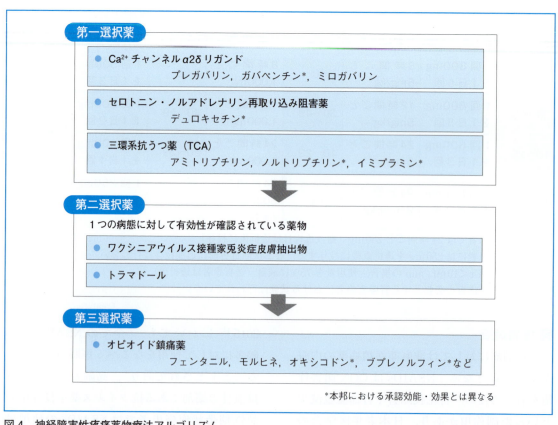

図4　神経障害性疼痛薬物療法アルゴリズム

（文献2を参照して作成）

処方例

抗ウイルス薬による治療

●軽症〜中等症例

処方 ①アメナリーフ®錠（200mg）

1回2錠 1日1回 朝食後 7日間

②ファムビル®錠（250mg）

1回2錠 1日3回 毎食後 7日間

③バルトレックス®錠（500mg）

1回2錠 1日3回 毎食後 7日間

●重症例，合併症を伴う例

処方 ①ゾビラックス®注（250mg）

1回5mg/kg 1日3回 点滴静注 7日間 1時間以上かけて

②アラセナ-A®注（300mg）

1回5〜10mg/kg 1日1回 点滴静注 5日間 輸液500mL当たり2〜4時間かけて

皮疹部への外用療法

処方 白色ワセリン

1日1回患部に塗布 病変部の保護目的

急性期疼痛の管理

処方 カロナール®錠（500mg）

1回1錠 1日3〜4回 毎食後，眠前 疼痛の程度に応じて適宜増減

PHN の薬物療法

下記の薬剤を単剤，あるいは組み合わせて使用する．

処方 ①タリージェ®錠（5mg）

1回1錠 1日1〜2回 眠前（＋朝食後）（徐々に増量し20〜30mg/日で用いる）

②トリプタノール®錠（10mg）

1回1〜6錠 1日1回 眠前（徐々に増量し2〜6錠/日で用いる）

③ノイロトロピン®錠（4単位）

1回2錠 1日2回 朝・夕食後

④トラムセット®錠

1日1回 就寝前（徐々に増量し2〜8錠/日 毎食後および就寝前で用いる）

専門医に紹介するタイミング

初診時診断がつかない非典型例や汎発疹，皮疹が広範囲で重症，疼痛の強い場合，また頭頸部の帯状疱疹で眼科的，耳鼻科的，神経内科的な疾患が合併していると思われる場合や運動神経麻痺（四肢麻痺，尿閉，腹壁膨隆）を伴う場合は，入院適応も考え専門医に紹介する．

急性期から激しい疼痛を伴う場合は，ペインクリニックなど麻酔科専門医に紹介する．

専門医からのワンポイントアドバイス

帯状疱疹はワクチンで予防可能な疾患である．現在，生ワクチンとサブユニットワクチンの2種類がある．治療も重要だが，ワクチンの啓発も今後大切になっていく．

―――― 文 献 ――――

1) Werner RN, Nikkels AF, Marinović B et al：European consensus-based（S2k）Guideline on the Management of Herpes Zoster - guided by the European Dermatology Forum（EDF）in cooperation with the European Academy of Dermatology and Venereology（EADV），Part 2：Treatment. J Eur Acad Dermatol Venereol 31：20-29, 2017

2) 日本ペインクリニック学会 編：神経障害性疼痛薬物療法ガイドライン改訂第2版. 真興交易医書出版部, 2016

3) 渡辺大輔：グラフ 帯状疱疹の合併症のサイン. 医事新報 4672：18-20, 2013

4) 日本老年医学会 編：高齢者の安全な薬物療法ガイドライン2015. 日本老年医学会, 2015

19. ウイルス感染症

疣　贅

川瀬正昭
東京慈恵会医科大学葛飾医療センター 皮膚科

POINT

● いぼの角質の除去を丁寧に行う.

● 液体窒素療法のみで治らないときは，既存の外用薬を用いた ODT 治療をまず行う.

● それでも改善がない場合は，次に専門医に紹介し特殊療法や外科的治療を行う.

● 一つの治療法に固執せず 3 ヵ月ごとに治療効果を評価し，随時次の治療法の選択肢を示し変更するローテーション治療をお勧めする.

ガイドラインの現況

最近，英国の診療ガイドライン[1] や疣贅治療のシステマティックレビュー[2] など，疣贅治療に関するエビデンスは蓄積されつつある. わが国のガイドライン作成のため，策定委員を中心に討議を重ね「尋常性疣贅診療ガイドライン第 1 版」として 2019 年度版[3] が出された. 2022 年，中国からも疣贅に対する診断と治療のガイドライン[4] が発表されている. わが国では，尖圭コンジローマに関する治療は，日本性感染症学会にて出されている「性感染症 診断・治療 ガイドライン 2020」[5] の項目で書かれている.

【本稿のバックグラウンド】 本稿では，2019 年に作成された「尋常性疣贅診療ガイドライン」はわが国における疣贅の現時点での標準的治療指針を示すものなのでそれを参考に，いぼに対していかにして治療していくかをわかりやすく解説した.

どういう疾患・病態か

いぼ（ウイルス性疣贅）はヒト乳頭腫ウイルス（human papillomavirus：HPV）がヒトの皮膚・粘膜上皮に感染して生じる腫瘍の総称である. HPV は健常皮膚に感染し得ず，微小外傷を通して初めて皮膚に侵入し，表皮深部に存在する幹細胞に感染すると考えられている. HPV の感染標的が，幹細胞の局在

部位とされる表皮深部以外に，毛隆起部や手掌・足底の深表皮突起部にもあるとの知見が得られている. HPV は型特異的に各部の毛包に潜伏感染している. 尋常性疣贅は，主として HPV2/27/57 型（α 属）の感染疣贅である. 疣贅は日常診療でよくみられる疾患であり，典型例では臨床所見から診断が容易である（**図 1**）. 視診にて部位や分布が左右対称性でない（不規則），列序性，接触する両

358　19. ウイルス感染症

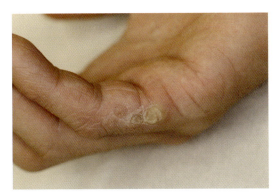

図1 臨床像：尋常性疣贅

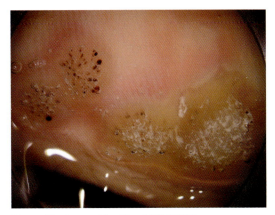

図2 ダーモスコピー像：尋常性疣贅

方，毛孔一致，外傷や圧迫される部位かどうかなどを確認する．通常状態では，疣贅の臨床像はHPV型，発症部位と病変の新旧（時間経過）を主要3因子によってその座標上で決定されるが，免疫状態などの宿主因子や治療により修飾を受ける．

感染様式としてヒトからヒトへの直接感染，器具などを介した間接的な感染経路や掻破行為に伴う自家接種がある．潜伏期間は数週～数年と一定しないが，通常1～6ヵ月，平均3ヵ月であり不顕性感染もある．

治療に必要な検査と診断

ダーモスコピーは，色素性病変だけでなく，疣贅の臨床症状を観察するときにも非常に有力な器具の一つである．ダーモスコピーがない場合はルーペでも構わない．普通の診察と同様に，ダーモスコピーをみる場合はいぼを削る前後で観察する．その理由は，いぼでも表面を削る前だと点状出血がみえず鶏眼や胼胝に見えることがある．疣贅は手掌や足底には毛がないため皮丘に存在している．ウイルス性疣贅のダーモスコピー像は，基本的に血管構造はdotted vessels，配列は不規則で出血，黒色小点，紅色小点がある（図2）．ダーモスコピーは，ウイルス性疣贅の診断や治療経過中の残存を確認するためにも活用できる．ただし保険請求はできない．

典型例では臨床所見から診断が容易であるが，他疾患と鑑別を要する場合は，病理検査を行う必要がある．尋常性疣贅の病理所見としては，角質肥厚，乳頭腫症を伴う表皮肥厚，顆粒層を中心とした空胞細胞や粗大ケラトヒアリン顆粒などがみられる．疣贅の各病型と原因HPV型はある程度相関し，「HPV型特異的細胞変性効果」や「細胞病原性効果」（cytopathic or cytopathgenic effect：CPE）と呼ばれる．特徴的な病理組織像から原因ウイルスをある程度推定できる．

最近，病理部では，免疫組織染色で抗パピローマウイルスモノクローナル抗体（K1H8，アブカム）によるヒト乳頭腫ウイルス抗原の検出を行わない場合が多い．もし行われても，通常の尋常性疣贅でも陰性の場合も多いため，パピローマウイルス感染を否定できない．陽性のときだけが有効である．

治療の実際

ガイドラインのエビデンスでは，液体窒素，サリチル酸外用：推奨度A，電気凝固，レーザー：推奨度B以外ほとんどC1レ

ベルである．絶対的な治療法がなく，また治療法の多くは保険適用がない．治療方針として，一つの治療法に固執せず3ヵ月ごとに治療効果を評価し，随時次の治療法の選択肢を示し変更するローテーション治療をお勧めする．

1 角質の除去と液体窒素療法

「尋常性疣贅診療ガイドライン」において尋常性疣贅治療のアルゴリズムが示されている．"基本的には疣贅の切削（削り）+冷凍凝固治療から治療を開始し，難治な場合は作用機序を考慮しながら推奨度の高い治療法から実施していく"となっている．尋常性疣贅は，角質の増生があり硬く隆起している場合が多い．忙しい外来で多発しているいぼを外来でいちいち削っていくのは面倒である．しかし，いぼは表皮に病変があるため，厚い角質があると冷凍凝固治療を行ってももしかすると液体窒素自体がいぼに届かず，実際治療になっていない可能性がある（通常痛みを感じるくらいまで冷凍凝固治療は行う）．いぼが多発しているときや大きいときは，胼胝の削り処置で使われているゾーリンゲン ペディーを使う．細かいところはメス No.15 で行う．角質を削ったことにより角質が薄くなると，液体窒素を同じように綿棒であてても噴霧しても効果が上がるようになる．いぼを削ると出血をしやすいので，あらかじめ患者に伝えておく必要がある．刃は毎回交換するが，器具もいくつか用意できれば，血がついて毎回消毒する手間をはぶくことができる．

液体窒素療法は，綿棒法（大，小），スプレー法，鑷子法などがあり，数，大きさや形態にて選択して1~2週間間隔施術する．痛みを感じるところと病変から1mm くらいが白くなるところまで凍結，融解を3回繰り返す．

2 内服療法

処 方 例

処方A　ヨクイニンエキス（保険適用あり）
成人　1回6錠　1日3回　食前
小児　散剤3~6g　1日2~3回 に分割して服用

処方B　シメチジン（保険適用なし）
成人　1回2錠　1日2回　食後
小児　30~40mg/kg　1日3回に分割して服用

保険適用外の治療を行う場合は，病院においては倫理委員会に申請を行う．方法，効果，起こり得ることの説明と患者本人の同意をとって使用することが必要である．

3 外用療法

保険適用があるものとして，サリチル酸外用療法がある．10%サリチル酸ワセリンを絆創膏の綿の部分につけ疣贅にあて作用させる．50%サリチル酸絆創膏を貼付し，白く浸軟した角質をメスで除去する．50%サリチル酸絆創膏を貼るときは，疣贅の大きさと同等にして範囲を大きくしないようにする．

次に外来において行える手立てとしては以下が挙げられる．

保険適用がない既存の外用薬を用いた occlusive dressing technique（ODT）治療には，
①活性型ビタミン D₃ 軟膏（適用：尋常性乾癬）ODT-50%サリチル酸ワセリン絆創膏連結療法
②ビダラビン軟膏（適用：ヘルペス）
③イミキモド5%の外用（適用：尖圭コンジローマ）の既存の薬剤を用いた ODT 治療（軟膏を絆創膏の綿の部分につけ疣贅にあて作用させる）
これらは難治のときだけでなく，子どもの

ために痛くない治療としても行っている.

それ以外の保険適用がない治療は，特殊療法（試薬から作っているもの）がある．専門医に依頼する．特殊療法には，①モノクロロ酢酸塗布，②グルタルアルデヒド塗布，③squaric acid dibutylester（SADBE）療法，④フェノール塗布などがある.

外科的治療法は（いぼ剥ぎ法や外科的切除）保険適用はあるが，侵襲があるので難治なものに限られる．専門医に依頼する.

他にはレーザー（炭酸ガスレーザー，色素レーザー（自費），YAGレーザー（自費）など）も有効ではあるが，器械がないとできないので言及しなかった.

専門医に紹介するタイミング

一番よくやられている液体窒素療法が，皮膚科以外だと外来に置いてあるとはいいがたいので，最初から専門医への紹介が必要である.

専門医からのワンポイントアドバイス

やはり増えてくる場合は多くならないうちに治療する．小児に対しても痛くないやり方もあるので専門医に相談する.

--- 文 献 ---

1) Sterling JC, Gibbs S, Haque Hussain SS et al：British Association of Dermatologists' guidelines for the management of cutaneous warts 2014. Br J Dermatol 171：696-712, 2014

2) Kwok CS, Gibbs S, Bennett C et al：Topical treatments for cutaneous warts. Cochrane Database Syst Rev 2012：CD001781, 2012

3) 渡辺大輔，五十嵐敦之，江川清文 他：尋常性疣贅診療ガイドライン 2019（第1版）．日皮会誌129：1265-1292，2019

4) Zhu P, Qi RQ, Yang Y et al：Clinical guideline for the diagnosis and treatment of cutaneous warts（2022）. J Evid Based Med 15：284-301, 2022

5) 日本性感染症学会 編：尖圭コンジローマ．"性感染症診断・治療ガイドライン 2020"．診断と治療社，pp71-76，2020

疣 贅　361

20. 寄生虫

疥　癬

よしずみじゅんこ
吉住順子
吉住皮膚科クリニック

POINT

●疥癬は，皮膚の角層にヒゼンダニが寄生することによって起こる痒みの強い皮膚疾患で，主に疥癬患者の皮膚に接触して感染する．ヒゼンダニを検出することにより診断が確定する．

●保険適用のある内服薬イベルメクチン，外用薬5%フェノトリンローションで駆虫する．適切な治療と感染予防対策を併用すれば完治する．

●疥癬は診断が難しく，誤ってステロイド外用を続ければ，感染力の強い角化型疥癬に移行し集団発生を引き起こす．

ガイドラインの現況

　2005年3月付けでイベルメクチンが疥癬に対して特定療養費の適用になったことを受け，疥癬の適正な診断および治療が行われることを期待し，日本皮膚科学会理事会から委嘱された委員によりガイドラインの第1版が作成された．イベルメクチンは2006年8月，疥癬に対し保険適用になり，2007年に第2版，2008年には第2版の英語版が作成された．さらに2014年8月，5%フェノトリンローションが疥癬治療の外用薬として初めて保険適用になり，2015年に第3版，2018年には第3版追補版が発表された．

【本稿のバックグラウンド】　「疥癬診療ガイドライン（第3版）」およびその追補版を参考に，疥癬の診断と治療につき，わかりやすく解説した．

どういう疾患・病態か

1 疥癬の歴史

　疥癬は，ヒトヒゼンダニ *Sarcoptes scabiei* variety *hominis*（以下，ヒゼンダニ）がヒトの皮膚角層に寄生することによって発症する痒みの強い伝染性の皮膚疾患である．日本では1975年より性感染症として小流行が始

まり，1980年代からは高齢者施設での集団発生が始まり現在も続いている．その要因として高齢化のほか，誤診，ステロイド剤の誤用が挙げられる[1]．

2 ヒゼンダニの生活史・形態・生態

　ヒゼンダニの成熟メス虫は角層に潜りこみ，寿命4〜6週の間，1日2〜4個ずつ産卵

しながら角層内を水平に掘り進める．この産卵の道筋が疥癬トンネルである．卵は3～5日で孵化して幼虫になり，トンネルを這い出して別の場所で角層に潜り込む．数日ごとに脱皮しては別の場所の角層に移動を繰り返し，若虫，オスまたはメスの成虫になる．オスは角層に潜んでいるメスを見つけて交尾ののち死滅し，メスは受胎して成熟メス虫となる．卵が生まれてから第2世代のメス虫が卵を産むまでに要する時間は10日～14日である[2]．

成熟メス虫は各成熟段階のヒゼンダニのなかでもっとも大きく，体長約0.4 mm，幅0.3 mm，亀のような体に前後各2対の脚をもつ．体はクリーム色だが，体の前方にある口器（顎体部）と前脚2対のつけ根は褐色である．

ヒゼンダニは吸血せず人肌の環境で這って移動する．飛んだり跳ねたりせず16℃以下では動かない．50℃，10分間で死滅する[2]．

3 2つの病型：通常疥癬と角化型疥癬

どちらも同じヒゼンダニが原因である．通常疥癬では感染力のある成熟メス虫はトンネルの先端に1匹いて，トンネルから這い出すことは稀とされる．そのため同じ寝具で寝る，長時間手をつなぐなど疥癬患者との皮膚の接触が長く続かなければ感染しない．患者の使用した衣類やリネンを介する感染も稀である．

角化型疥癬は免疫能の低下した人や高齢者に発症する稀な病型である．肥厚した角層に各成熟段階のヒゼンダニが無数に寄生している．皮疹に直接触れる，多数のヒゼンダニを含んだ鱗屑が飛び散って未感染者の皮膚に付着するなどして容易に感染，爆発的な集団発生を引き起こす．瘙痒を欠く場合がある．

4 症 状

疥癬患者の皮膚から這い出した成熟メス虫が未感染者の角層に潜り込むことによって感染する．感染後1～2ヵ月の無症状の潜伏期間中に，ヒゼンダニに対する感作が成立，その後痒みの強い散在性紅色丘疹を形成して発症する．皮疹は3種類に大別される[2]．

1．疥癬トンネル（図1，2）

疥癬に特異的な皮疹で掌蹠，特に手掌，手関節屈側のシワの上，指間などに，幅0.4 mm，長さ5 mm程度の白っぽくにょろにょろと蛇行，皮膚面よりわずかに隆起したスジ状の鱗屑として見つかる．その後方にV字型の鱗屑を伴っていることもある（水尾徴候）[3]．

2．散在性紅色丘疹（図3）

前腕，腋窩，腹部，特に臍周囲，大腿内側，下腿などの健常な皮膚に散在性に形成される痒みの強い紅色丘疹．当初は週単位で増えていく．成熟メス虫以外の各成熟段階のヒゼンダニが数日間角層内に留まっていたところに，遅延型アレルギー反応により形成される．駆虫が行われないと丘疹の新生が続き，掻破も加わり湿疹などと区別が困難になる．

3．疥癬結節

陰囊，陰茎，腋窩，鼠径部，臀部などにみられることのある直径7～10 mm程度，暗紫赤色の結節．激痒．新しい結節の表面には疥癬トンネルが見つかることがある．

4．角化型疥癬

灰色～黄白色調，ざらざらと肥厚した角質増殖が掌蹠，臀部，肘頭部や膝蓋部，麻痺側の間擦部や拘縮部，寝たきりの患者が下にしている部位などにみられる．全身の皮膚が潮紅する紅皮症，角質増殖した爪からヒゼンダニが検出される爪疥癬を伴うこともある．1～3の皮疹も併存し得る．

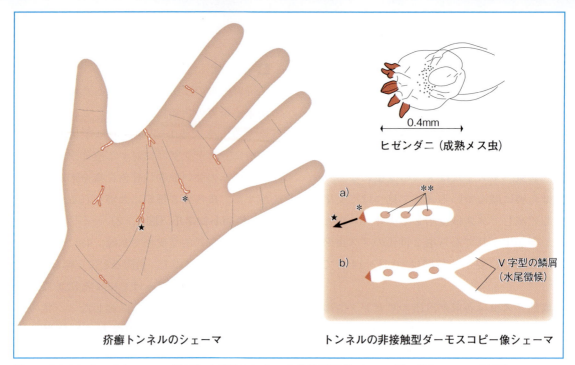

図 1　疥癬トンネルのシェーマ（左図）と疥癬トンネルの非接触型ダーモスコピー像シェーマ（右図）
　左図：疥癬トンネルは幅 0.4 mm，長さ 5 mm 程度の白っぽく，にょろにょろと蛇行したスジ状の鱗屑（＊）として手掌や手，指関節のシワの上や母指球に見つかる．スジ状の鱗屑の後方に V 字型の鱗屑を伴い，全体として Y 字型（★）に見えることもある（水尾徴候[3]）．
　右図：白っぽいスジ状の鱗屑（トンネル）の先端に，成熟メス虫体の褐色の着色部（＊；口器と 2 対の前脚の付け根）が褐色三角として角層下に透見される．トンネルの天井には等間隔で天井穴（＊＊）が開いている．成熟メス虫は矢印★の方向に角層内を水平に掘り進めながら産卵を続ける．a）トンネルはスジ状（I 字型）の鱗屑の場合と，b）スジ状の鱗屑の後方に V 字型の鱗屑を伴い，全体として Y 字型の場合がある．

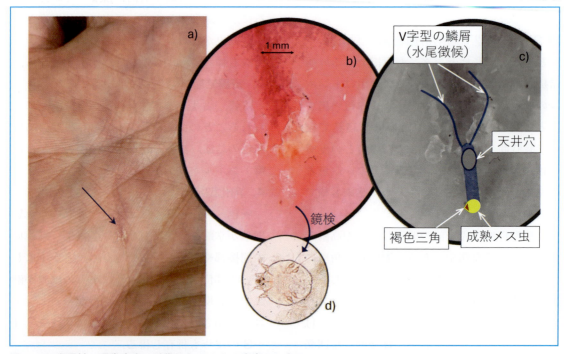

図 2　50 歳男性，通常疥癬　手掌のシワの上の疥癬トンネル
　　a）トンネルの臨床像（→）　　b）トンネルの非接触型ダーモスコピー像
　　c）b のシェーマ（図 1 参照）　　d）ヒゼンダニ成熟メス虫の光学顕微鏡像

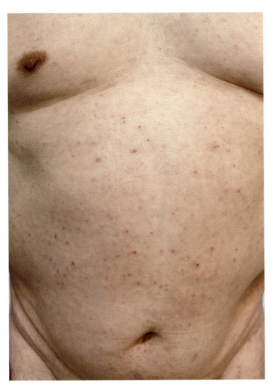

図3 50歳男性，通常疥癬（図2と同症例）
腹部に多発する散在性紅色丘疹．

5 ステロイド外用の影響

ステロイド外用により散在性紅色丘疹は一旦軽快するが，ヒゼンダニの寄生数は増加する．丘疹は数週間後に再発，ステロイド外用を行っても悪化する．さらに続ければ角化型疥癬に移行する[3]．

治療に必要な検査と診断

皮疹からヒゼンダニを検出すれば疥癬の診断が確定する．ヒゼンダニは，①顕微鏡検査と②ダーモスコピー検査で疥癬トンネルから検出できる．散在性紅色丘疹から検出されることはまずない．

1 検　査

1．顕微鏡検査（直接鏡検）

白っぽいスジ状の鱗屑として掌蹠などに見つかる疥癬トンネルの，白さが目立つ側（成熟メス虫が角層に侵入した側）からもう一方の先端（成熟メス虫が1匹いる盲端）に向かってスジ状の鱗屑の角層全層をピンセットで剥がしとる．これをスライドグラスに載せ，真菌の直接鏡検と同じ要領で10〜30％KOH溶液を滴下，カバーガラスをかぶせて100倍にて観察する．4対の脚を持った楕円形の成熟メス虫体や卵を確認する[2]．角化型疥癬を疑った場合は厚く肥厚した角層全層を剥がしとり，同様に鏡検する．1視野に複数の成熟メス虫を含む各成熟段階のヒゼンダニを検出する．

2．ダーモスコピー検査（図1，2）

疥癬トンネルを偏光フィルタ内蔵の非接触型ダーモスコープで観察すると，スジ状の鱗屑の白さの目立たない側の先端に，成熟メス虫体の褐色の着色部が褐色三角として角層下に透見される．非接触型ダーモスコピーでは皮膚にジェルを塗布する必要がなく，トンネル全体の構造を観察できる．角化型疥癬では角層が厚く褐色三角は見えない．角化部の周辺に，トンネルとその先端の褐色三角を確認する．ただし角化型の診断は顕微鏡検査が原則となる．

2 診　断

疥癬の皮疹であっても顕微鏡検査でヒゼンダニを検出できるのは10％から70％と幅がある[2]．そこで，①臨床症状，②顕微鏡検査やダーモスコピー検査によるヒゼンダニの検出，③疥癬患者との接触機会を含めた疫学的流行状況の3項目を勘案して診断する．ヒゼンダニを検出できなくても疥癬を否定できないときは，再度間隔をおいて検出を試みる[2]．

疥癬の感染者数は全世界で2億人以上，特に熱帯地域の発展途上国に蔓延している．International Alliance for the Control of

Scabies は 2020 年，発展途上国を含めた世界標準の診断基準を発表し，診断の確かさにより，A（ヒゼンダニが検出された確定診断例），B（ヒゼンダニは検出されないが，典型的な皮疹，瘙痒，疥癬患者との接触機会のあった臨床診断例），C（Bの要件の一部を満たす疑い例）の 3 つのレベルで診断することを提唱した[3]．診断の確かさを共有する提案は画期的である．

治療の実際

角層に寄生しているヒゼンダニの駆虫，感染予防対策の 2 本立てで行う．週 1 回診察し駆虫効果を判定する．トンネル，散在性紅色丘疹，結節の新生なく，ダーモスコピー，顕微鏡検査でヒゼンダニが検出されない状態が 2 回続けば治癒とする．駆虫が完了しても数週間以上，瘙痒が続く場合がある[2]．

駆虫薬として内服薬イベルメクチン（ストロメクトール®），外用薬フェノトリン（スミスリン® ローション 5%）が保険適用となり，疥癬は非常に治療しやすくなった．イベルメクチン，フェノトリンとも神経毒で，殺虫作用を示すが殺卵効果はないとされる[4]．そのため両者とも 1 週間 ±2 日後に 2 回目の投与を行う．これは初回投与時，卵であったヒゼンダニが 3〜5 日で孵化し，かつ第 2 世代のメス虫が産卵する前のタイミングである[2,4]．スミスリン® ローション 5% は 1 回の処方で 2 回分，イベルメクチンは 1 回の処方で 1 回分のみ保険適用が認められている．

1 通常疥癬の治療

フェノトリンの外用またはイベルメクチンの内服で駆虫する．スミスリン® ローション 5%（30g/本）は，成人では体幹，四肢に，寝たきり高齢者や乳幼児では頭部，眼，鼻，口周囲を除く顔も含めて全身にくまなく外用する．1 回の外用で 1 本 30 g を使い切る．その際手指と足趾間，耳後部，腋窩，鼠径部などのシワへの塗り残しに注意する．外用後 12 時間以上経過してから洗い流し，白色ワセリンなどで保湿する．皮膚に直接触れる肌着，リネンをすべて洗濯済みのものに取り替える．

イベルメクチン（3mg/錠）は脂溶性で高脂肪食摂取後に吸収量が 2 倍以上になったという報告もあり，空腹時投与が望ましい[2]．内服 1 回につき体重 15kg 当たり 1 錠（200 μg/kg）投与する．経管や胃瘻から注入する場合，55℃の温湯に崩壊懸濁しシリンジで投与する．水に難溶なのでシリンジ内に残った沈殿物を再度洗浄して投与する[2]．イベルメクチンの皮膚への移行は内服後 4〜8 時間で最高に達し，その後徐々に低下していく[2]．内服前に全身に白色ワセリンを外用，内服後 24 時間以上経過してからシャワー，その後白色ワセリン外用，皮膚に直接触れる肌着，リネンをすべて洗濯済みのものに取り替える．

体重 15kg 未満の小児，妊婦，授乳婦へのイベルメクチン投与の安全性は確立していない[2]が，フェノトリンの小児，妊婦，授乳婦への投与は市販後調査で安全性と有効性は成人とほぼ同等と報告されている[5]．十分な説明を行い，同意を得て使用し，小児においては体表面積に応じて投与量を減らす．授乳婦においては 1 週間は授乳を中止する[2]．

現在のように有効な駆虫薬がなかった時代には毎日入浴，肌着，リネンをすべて洗濯，などが行われた．しかし通常疥癬であれば寝たきり高齢者であっても，上記の駆虫薬投与後の 1 回を含め，週 2 回のシャワーおよび肌着，リネン交換で駆虫できる場合が多い．

いずれの駆虫薬を投与後も一過性に皮疹や

痒みが悪化することがある．ヒゼンダニの死体がアレルギー反応を増強するためともいわれている．対策として白色ワセリンや保湿剤の外用，抗ヒスタミン薬の内服を行う．ステロイド外用は行わない[2, 4]．通常1週間後の2回目投与時には軽快する．駆虫前に誤ってステロイド外用をしていた場合ステロイド外用は中止する．この場合，駆虫薬投与後の皮疹悪化が顕著なことがある．

感染予防対策として疥癬患者の肌に長時間，直接触れない，触れた後は流水で手を洗い，タオル，寝具など肌に直接触れるものを共用しない．掃除や洗濯は通常通りでよい．

2 角化型疥癬の治療

隔離，ガウンテクニックを行う．洗濯物は個別に扱い，50℃のお湯に10分以上浸してから洗う，または乾燥機を用いて乾かす．

駆虫はイベルメクチンとフェノトリンを併用する．いずれも神経毒であるが，作用部位が異なる[2]ので数日間投与日をずらし，それぞれ1週間間隔で投与する．肥厚した角層はサリチル酸含有ワセリンなどを外用後，入浴などでふやかし，ブラシや布で擦り除去する．入浴，肌着とリネン交換は1日1回行うことが望ましい．皮膚から剥がれた鱗屑は粘着ローラーでこまめに取り除く．通常2週間程度で通常疥癬に移行する．

専門医に紹介するタイミング

ステロイド外用で一旦軽快した散在性丘疹が数週間後に再発し，ステロイド外用をランクや外用頻度を上げて行っても悪化する皮疹は疥癬の可能性がある．従来ステロイド外用で安定していた皮疹の悪化が続く場合も同様である．集団発生を引き起こす前に専門医に紹介する．

専門医からのワンポイントアドバイス

コロナ禍以降も疥癬の流行は続いている．疥癬は，疥癬患者との接触機会があれば老若男女，誰でも感染し得る．ステロイド外用で軽快しない皮疹の鑑別疾患の一つとして，疥癬も忘れてはならない．

--- 文　献 ---

1) 大滝倫子：疥癬の歴史，30年周期について．“疥癬対策パーフェクトガイド”南光弘子 編．秀潤社，pp30-41，2008
2) 石井則久，浅井俊弥，朝比奈昭彦 他：疥癬診療ガイドライン（第3版）．日皮会誌 125：2023-2048，2015
3) 吉住順子：グローバルな疥癬診断基準：2020 International Alliance for the Control of Scabies（IACS）Consensus Criteria for the Diagnosis of Scabies. 臨皮 75（5増）：37-42，2021
4) 石井則久，浅井俊弥，朝比奈昭彦 他：疥癬診療ガイドライン（第3版追補）．日皮会誌 128：2791-2801，2018
5) 柴原美穂，粟飯原史孝：疥癬に対するフェノトリン（スミスリン® ローション5%）の使用成績調査．新薬と臨 69：147-166，2020

コラム

トコジラミ

夏秋 優

兵庫医科大学 皮膚科学

▶ トコジラミの再興

　トコジラミは「シラミ」という名称ながらシラミ類（シラミ目）ではなく，カメムシ目トコジラミ科の吸血性昆虫である．第二次世界大戦の前後には世界の温帯域に広く分布し，国内にも生息していた．その後，生活環境の改善や有効な殺虫剤の使用などにより，1970年代には激減し，1980年代以降はほぼ撲滅されていた．しかし，2000年頃からピレスロイド系殺虫剤抵抗性トコジラミ（いわゆるスーパートコジラミ）が人や荷物の移動とともに世界各地に拡散し，問題になり始めた[1]．わが国でも外国からの観光客が増加し始めた2003年頃から徐々に国内に持ち込まれ，宿泊施設を中心に繁殖するようになった．そのため，トコジラミ刺症の症例も徐々に増加していたが，2020年からのコロナ禍の3年間は人流が抑制されたため，被害も減少した．2023年にコロナ禍がほぼ収束したことで人流が戻り，2023～2024年にフランスや韓国でトコジラミ被害が大きな問題となったことは記憶に新しい[2]．そして国内でも，再びトコジラミ刺症例が増加している[3]．

▶ トコジラミの形態と生態

　トコジラミは扁平な体型で，羽は退化しているため飛ぶことはできない．幼虫（**図1**）は体長1～4mm，体色は白色～黄土色で，吸血しながら成長し，1～5齢を経て約40日で成虫になる．成虫（**図2**）の体長は約5mmで体色は茶褐色である．成虫は雄，雌ともに吸血し，数ヵ月生きる．雌は1日に2～5個の卵を産み，200～500個を産卵する[4]ので，交尾済みの雌が1匹でも室内に持ち込まれると数ヵ月後には数100個体以上に増殖することになる．活動は気温が高いと活発だが，気温が低いと鈍くなり，冬は休眠状態になる．ただし，ホテルなど温暖な環境が維持されている場所では，冬でも活動が継続される．

　生息場所は室内の壁や柱の割れ目，畳の隙間や裏側，カーテンのひだ，寝具や調度品の隙間などで，昼間は潜んでいて目に付かないが夜になると吸血のために隙間から出てくる．1回の吸血時間は成虫で7～27分（平均，約15分）と長く[3]，吸血が終わると潜伏場所である寝具周囲の隙間に戻

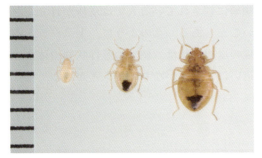

図1　トコジラミ幼虫（左から1齢，2齢，3齢）

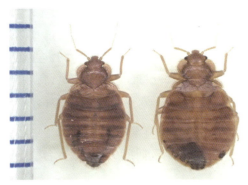

図2　トコジラミ成虫（左：雄，右：雌）

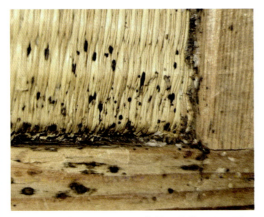

図3　畳の裏面に付着した多数の血糞による黒いシミ

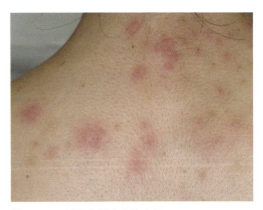

図4　トコジラミ刺症の臨床像
就寝中の露出部に皮疹が集中する．

る．そして血糞という黒い液状物を排泄するので，潜伏場所の近辺には多数の点状の黒いシミが認められる（図3）．

トコジラミ刺症の病態と臨床的特徴

　トコジラミ刺症でみられる皮疹は，吸血の際に注入される唾液腺物質に対するアレルギー反応によって出現する．初めての吸血では唾液腺物質に対する感作が成立していないので無反応であるが，何度か刺されると遅延型アレルギー反応として吸血の2～3日後に瘙痒を伴う浸潤性紅斑あるいは紅色丘疹が出現する．トコジラミは就寝中に衣服から露出した頸部や前腕，手，足などから吸血するので，皮疹はこれら露出部に集中して認められる（図4）．また，吸血の際に口器を何度か刺し変える習性がある[5]ため，狭い範囲に1～数個の不規則に分布した紅色丘疹が認められるのが特徴である．個々の皮疹は1～2週間で軽快するが，毎日のように刺されていると，新鮮な皮疹（紅斑，紅色丘疹）と軽快後の色素沈着が混在した臨床像になる．

さらに刺され続けると即時型アレルギー反応として吸血直後から痒みを伴う膨疹が出現するようになる．そして，これらの皮膚反応は徐々に減弱し，最終的には刺されても症状が出現しなくなる[5]．そのため，

頻繁に刺されている人では皮疹が目立たないこともある．このように，トコジラミ刺症の皮膚症状は，個々の感作状態や体質の違いにより，かなりの個人差がある．

▶ トコジラミ刺症の診断と治療

的確な診断のためには，経過や臨床所見からまずトコジラミ刺症を疑う必要がある．4〜10月に首や手足などの露出部に繰り返し痒みの強い孤立性の紅色丘疹が出現する場合は本症を想定する．トコジラミ刺症の患者はトコジラミ虫体を持参しないことが多いが，診断を確定するためには虫体の確認が必須である．まずは寝室内の柱や畳，寝具などに付いた血糞による黒い点状のシミを探す．昼間は虫体の発見が困難なので，捕獲には筆者が提唱する「うそ寝作戦」が有用である[3, 5]．これは夜に寝室内の布団の上で肌を露出した状態で横になり，照明を消して，約30分後に照明を点灯した際に，吸血のために隙間から出てき

たトコジラミを寝具の上や皮膚で探す方法である．多数の個体が室内で繁殖していれば，1回でほぼ確実に捕獲できるが，個体数が少ない場合は1回だけでは捕獲できないので，間隔をあけて数回，実施する必要がある．なお，冬場はトコジラミの活動が休止状態なので，捕獲は困難である．

治療として，個々の皮膚症状に対してはステロイド外用薬を塗布することで1〜2週間で軽快する．炎症反応や痒みが強い場合は抗ヒスタミン薬の内服や短期間のステロイド内服を併用してもよい．本種の吸血によって感染症が媒介されることはないので，感染症の心配は不要である．

▶ トコジラミの駆除対策

国内外ともに，現在，各地で繁殖しているトコジラミのほとんどはピレスロイド系殺虫剤抵抗性であり，一般的によく使用されるピレスロイド系殺虫剤では対応できない．宿泊施設などで発生が確認された場合は，専門の駆除業者に処置を依頼するほうがよい．

一般家庭で駆除する場合はカーバメート系のプロポクスル，あるいはオキサジアゾール系のメトキサジアゾンを配合した待

ち伏せ式の噴霧剤，またはメタジアミド系のブロフラニリドを配合した燻煙式，あるいは定量噴射式の殺虫剤を用いる[6]（**表1**）．待ち伏せ式では，トコジラミの潜伏する壁や柱の隙間部分だけではなく，潜伏場所から寝具付近までの移動ルートに噴霧しておく必要がある．また，燻煙式の場合，火災報知器，精密機器や食器などにあらかじめカバーをして処理する必要があることに留意する．実際には部屋の状態に

表1　トコジラミ駆除に用いられる主な家庭用殺虫剤

薬品名 （系統）	処理のタイプ	商品名	メーカー
メトキサジアゾン （オキサジアゾール系） イミプロトリン （ピレスロイド系）	待ち伏せ式 （スプレー）	トコジラミゴキブリアース	アース製薬 株式会社
		コックローチ ME	大日本除虫菊 株式会社
プロポクスル （カーバメート系）	待ち伏せ式 （スプレー）	バルサンまちぶせスプレー	レック 株式会社
ブロフラニリド （メタジアミド系）	燻煙式	ゼロノナイト G	アース製薬 株式会社
	ワンプッシュ式 （スプレー）	ゼロノナイト ゴキブリ・トコジラミ用 1 プッシュ式スプレー 60 回分	

よって，待ち伏せ式と燻煙式，定量噴射式を組み合わせる，あるいは使い分けて駆除するのがよい．いずれのタイプも，個々の製品の使用上の注意をよく読んで正しく使用する必要がある．

トコジラミに関しては，皮膚科診療で皮疹の治療だけを行うのではなく，その駆除方法まで助言することが望ましい．そのため，皮膚科臨床医向けの総説もあるので，参照されたい[6,7]．

───────── 文　献 ─────────

1) 平尾素一：トコジラミの再興と防除の現況. Med Entomol Zool 61：211, 2010
2) 平尾素一：海外のトコジラミ最新情報. ペストコントロール 206：10-13, 2024
3) 夏秋　優：トコジラミ刺症の実情と殺虫剤抵抗性トコジラミの駆除対. Visual Dermatol 23：486-491, 2024
4) 駒形　修：トコジラミの基本的な性質. 生活と環境 785：4-8, 2024
5) 夏秋　優：トコジラミ刺症の診断と対応. Visual Dermatol 18：840-848, 2019
6) 夏秋　優：皮膚科医に役立つ殺虫剤と忌避剤の知識. Visual Dermatol 23：713-719, 2024
7) 佐藤俊次，山本香織，夏秋　優 他：トコジラミについて詳しく知ろう！ 日臨皮会誌 41：77-83, 2024

21. 付属器疾患

痤瘡

林　伸和
虎の門病院 皮膚科

POINT
- 痤瘡の原発疹は面皰であり，炎症を生じて丘疹や膿疱への炎症性皮疹へ移行する．
- 急性炎症期の治療は，面皰に対する治療（アダパレン，過酸化ベンゾイル）と，炎症に対する治療（過酸化ベンゾイル，外用・内服抗菌薬）を併用する（配合薬も含む）．
- 炎症軽快後の維持期には，面皰に対する治療を継続し，炎症の再発を防ぐ．
- 瘢痕の治療は難しいため，瘢痕をつくらないように，早期から積極的な治療を行う．

ガイドラインの現況

　2008年まで日本の痤瘡治療は，抗菌薬とイオウ製剤が中心であった．2008年に日本初の外用レチノイドであるアダパレンの導入に伴って，治療方法の混乱を防ぎ，面皰治療を推進することを目的に，エビデンスに基づいた標準治療を示す「尋常性痤瘡治療ガイドライン」が策定された．

　その後，海外の標準治療薬であった過酸化ベンゾイルが承認され，さらに過酸化ベンゾイルとクリンダマイシン，過酸化ベンゾイルとアダパレンの配合薬の承認に伴って，薬剤耐性アクネ菌対策の重要性を強調するために，2016年，2017年[1]と改訂された．背景には海外でも国内でも薬剤耐性アクネ菌増加の懸念があり，抗菌薬の単独使用をなくし，配合薬や併用療法による効果の高い急性炎症期の治療と，抗菌薬を使用しない維持療法の定着を目的としていた．2022年酒皶へのメトロニダゾールゲル外用薬が承認されたことを受けて，2023年「尋常性痤瘡・酒皶治療ガイドライン2023」として改訂版が発行された[3]が，痤瘡の推奨度A，Bの項目については大きな変更はない．

【本稿のバックグラウンド】　痤瘡は思春期に90％以上の人が経験する疾患であり，個人の経験に基づいたスキンケア指導や日常生活での対処が行われ，丘疹・膿疱のような炎症性皮疹への治療のみが選択されることが多い．本稿では，最新の日本皮膚科学会の「尋常性痤瘡治療ガイドライン」に従ってエビデンスに基づいて推奨されている治療を紹介し，現状の痤瘡治療における問題点と適切なスキンケアについて，その考え方をわかりやすく具体的に解説した．

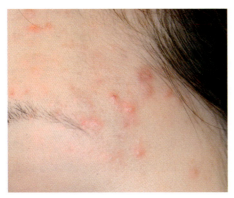
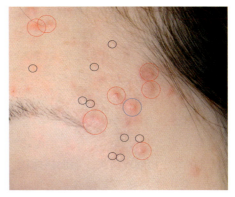

図1a　こめかみの尋常性痤瘡の臨床像

図1b　紅色丘疹や膿疱の周りには面皰が存在する
赤丸：紅色丘疹，青丸：膿疱，黒丸：面皰

どういう疾患・病態か

　痤瘡（尋常性痤瘡）は，脂腺性毛包において，皮脂の分泌亢進と毛包漏斗部の閉塞により，皮脂が毛包内に貯留して生じる．この状態を面皰と呼ぶ．この段階では炎症を生じておらず，白色から常色（閉鎖面皰あるいは白色面皰と呼ぶ）あるいは黒色（開放面皰あるいは黒色面皰と呼ぶ）を呈している．皮脂の分泌亢進は男性ホルモンの作用で起きることから，思春期になって性ホルモンの分泌が盛んになることで痤瘡を生じる．女性の場合も卵巣などからアンドロゲンは分泌されている．多嚢胞性卵巣症候群などではアンドロゲンの分泌が増えるため，無月経や多毛のほか痤瘡が一つの徴候となっている．

　面皰内は皮脂が豊富で嫌気の環境であることから，好脂性通性嫌気性菌であるアクネ菌（*Cutibacterium acnes*：*C. acnes*）が増菌して炎症を生じ，紅色丘疹や膿疱のような炎症性皮疹となる．強い炎症が毛包の深いところに生じると，囊腫となる．囊腫が多発したものは集簇性痤瘡あるいは囊腫性痤瘡と呼び，尋常性痤瘡とは別の治療が必要となる場合がある．なお，集簇性痤瘡の治療に関するエビデンスは少なく，日本皮膚科学会の「尋常性痤瘡治療ガイドライン」では言及していない．

　炎症が軽快した後の丘疹や膿疱は，炎症後紅斑あるいは炎症後色素沈着となることがあるが，炎症の再発がなければ，次第に色が薄れて治癒する．炎症性皮疹の一部は陥凹して萎縮性瘢痕となる場合もある．また，体質や部位によっては肥厚性瘢痕やケロイドとなって隆起することがある．肥厚性瘢痕やケロイドは顎，前胸部，肩甲部に生じやすい．鼻背や頤では半米粒大程度の常色の丘疹を残すこともある．

治療に必要な検査と診断

　痤瘡は臨床像から診断する．痤瘡患者は紅色丘疹や膿疱といった炎症性皮疹を主訴に来院することが多いが，痤瘡の初発疹は面皰であり，診断の際には必ず炎症性皮疹の周りに面皰が存在する（図1a，1b）ことを確認する．面皰が紅色丘疹や膿疱に混在していることが痤瘡の特徴であり，診断根拠となる．痤瘡は脂腺性毛包に生じることから，脂腺性毛

包のある顔面，前胸部，上背部，上腕の一部に分布する．脂腺性毛包のない眼瞼周囲にはできない．また，思春期の男女に好発するが，思春期後も継続あるいは思春期後に発症する場合もあり，思春期後痤瘡と呼ぶ．思春期後痤瘡は 20 代から 30 代の成人女性に多い．

痤瘡の鑑別疾患としては，丘疹膿疱型酒皶，酒皶様皮膚炎，口囲皮膚炎，顔面播種状粟粒性狼瘡，毛孔性苔癬，毛包炎，毛包虫症，マラセチア毛包炎などがある．鑑別のポイントは面皰の有無である．アダパレンによる副作用で紅斑を伴い酒皶と区別しづらかったり，過酸化ベンゾイルの接触皮膚炎でステロイド外用が必要となり，次第に酒皶様皮膚炎の臨床像を取るようになったりすることもある．治療中に迷うことがないように初診時のカルテに面皰の有無を記載する習慣をつけることが望ましい．思春期になって目立つようになった結節性硬化症の血管線維腫を，難治性の痤瘡と訴えて受診された例もあるので，痤瘡を主訴にしている場合に患者の言葉だけで診断することなく，化粧を落とした状態で毛包一致性の有無などの最低限の皮疹の観察を行う必要がある．

痤瘡の治療方針の決定や診断に検査は不要であるが，鑑別診断として毛包虫症を疑った場合には毛包虫を顕微鏡検査で確認する．顔面播種状粟粒性狼瘡では皮膚生検により診断する．マラセチア毛包炎はマラセチアの検出を行うのが理想であるが，検査に時間がかかるため，特徴的な臨床像から診断していることが多い．細菌検査については，アクネ菌は常在菌であり，一般細菌培養検査では検出対象としていない．アクネ菌の薬剤感受性を調べたい場合には，専門とする研究機関や検査会社に依頼して別途検査をする必要がある．

治療の実際

1 推奨度の高い治療薬（推奨度 A）

日本皮膚科学会の「尋常性痤瘡・酒皶治療ガイドライン」で強く推奨されている推奨度 A の治療薬には，アダパレン，過酸化ベンゾイル，外用抗菌薬（クリンダマイシン，ナジフロキサシン，オゼノキサシン）と内服抗菌薬（ドキシサイクリン，ミノサイクリン）があり，さらに外用薬ではアダパレンと過酸化ベンゾイルの配合薬，クリンダマイシンと過酸化ベンゾイルの配合薬がある（**表 1**）．アダパレンは毛包漏斗部の角化異常に作用して，毛包漏斗部の閉塞を改善して面皰を改善する．過酸化ベンゾイルはアクネ菌に対して殺菌作用があり，また毛包漏斗部にはピーリング作用で角栓を取り除く作用がある．したがって，過酸化ベンゾイルは炎症性皮疹にも面皰にも有効である．過酸化ベンゾイルに対

表 1 推奨度 A の痤瘡治療薬の作用機序

	毛包漏斗部の閉塞改善作用	皮脂の分泌亢進改善作用	アクネ菌に対する抗菌作用
アダパレン	○		
過酸化ベンゾイル	○		○
抗菌薬（外用・内服）			○
エピデュオ® ゲル	◎		○
デュアック® 配合ゲル	○		◎

○薬理作用あり．◎ 2 剤配合により相加的，相乗的な薬理作用が期待できる．

374 21. 付属器疾患

する薬剤耐性菌は現時点でないことから，維持療法として継続して使用することが可能である．外用および内服抗菌薬は，アクネ菌に対する抗菌作用と一部のものは抗炎症作用を有する．外用抗菌薬については，基剤が面皰形成性を示さないことが重要であり，痤瘡患者を対象とした臨床試験が行われていて有効性が確立しているクリンダマイシンゲル・ローション，ナジフロキサシンクリーム・ローション，オゼノキサシンゲル・ローションが強く推奨されている．ナジフロキサシン軟膏は剤型の問題から，ゲンタマイシンなどはアクネ菌に対する感受性の問題から痤瘡に対する適応を有していない．

2 急性炎症期と維持期の治療（図2）

尋常性痤瘡の治療は，急性炎症期と維持期で異なる．急性炎症期は，初診から3ヵ月以内を目安とし，丘疹や膿疱などの炎症性皮疹を早期に改善することを目標としている．炎症性皮疹が改善すると，炎症の再燃を防ぎ，原発疹である面皰のさらなる改善を求めて維持療法に移行する．以下にその詳細を述べる．

急性炎症期は，炎症の重症度によって推奨する治療が異なっている．日本皮膚科学会策定の「尋常性痤瘡・酒皶治療ガイドライン」では，片顔に炎症性皮疹数（紅色丘疹数と膿疱数の和）が5個以下を軽症，20個以下を中等症，50個以下を重症，51個以上を最重症と位置づけている．海外のガイドライン[2]では集簇性痤瘡を重症としていることから，日本のガイドラインでは重症度評価が異なることに注意が必要である．

急性炎症期の治療をまとめると，軽症は外

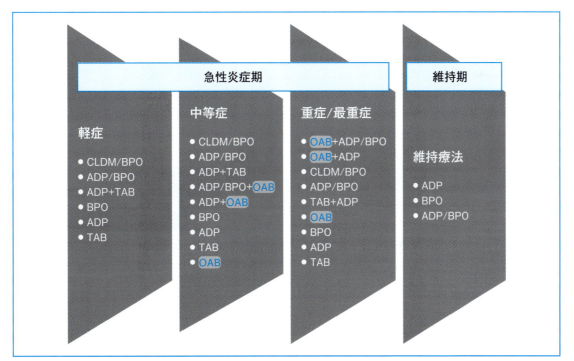

図2 ガイドラインにおける推奨度A（強く推奨する）治療
　　CLDM：クリンダマイシン，BPO：過酸化ベンゾイル，ADP：アダパレン，TAB：外用抗菌薬，OAB：内服抗菌薬，CLDM/BPO：CLDMとBPOの配合薬，ADP/BPO：ADPとBPOの配合薬，＋：併用療法
（文献1を参照して作成）

用薬のみで治療し，中等症では症例によって内服抗菌薬の併用を選択肢に入れ，重症・最重症では内服抗菌薬を併用する治療の優先度が高くなっている．これはエビデンスとして取り上げた臨床試験の患者母集団が，外用薬では軽症から中等症であり，内服抗菌薬では中等症以上であることを反映した結果だが，実臨床でも受け入れやすい形と考える．

外用薬の選択に際しては，より多くの作用をもたせることで相加的，相乗的な高い効果と早期の改善を目指すため，併用療法や配合薬を強く推奨し，特にアドヒアランスの観点から外用薬の併用療法よりも配合薬をより強く推奨している．

抗菌外用薬と抗菌内服薬の併用や，抗菌外用薬の2剤併用に関しては，現時点で2剤使用することの有用性を示すエビデンスはない．痤瘡を感染として捉え多剤併用療法を勧める向きもあるが，痤瘡は感染症ではなく，またアクネ菌は常在菌であることから多剤耐性を誘導する懸念もあり，抗菌薬を2剤以上併用することの是非についての結論は出ていない．

維持期には，薬剤耐性菌を誘導するため，抗菌薬を用いての維持療法は避けるべきである．そのため維持療法としては，アダパレン，過酸化ベンゾイルのいずれか，あるいは両者を配合したエピデュオ®ゲルが強く推奨されている．いずれで維持するかは，各薬剤での副作用や効果の状況によって異なる．いずれの薬剤も開発段階で1年の長期安全性を確認したおり，症状軽快後長く継続して使用できる．

3 瘢痕の治療

肥厚性瘢痕に対しては，ステロイド局注が有効である．また，萎縮性瘢痕にはフラクショナルレーザーやトリクロロ酢酸によるケミカルピーリングなどが試みられている．しかし，瘢痕をもとの皮膚の状態に戻すことは難しい．不可逆的な変化にならないために，早期から積極的な治療を行うことが肝要である．

4 スキンケア

痤瘡の発症要因の一つが皮脂の分泌亢進であることから，痤瘡患者は脂性肌の場合が多い．近年，痤瘡はバリア機能障害で生じ，保湿が痤瘡の改善に役立つといった間違った情報が広がり，痤瘡があるから乾燥肌と思いこんで，洗顔料を用いた洗顔を避け，過剰な保湿をして痤瘡を悪化させている患者を経験する．

患者の申告によるのではなく，診察によって肌質を正しく判断し，それに適したスキンケアを指導する必要がある．ガイドラインでは，1日2回の洗顔料を用いた洗顔と，治療による皮膚への刺激を緩和するために低刺激，ノンコメドジェニックテスト済みの保湿性のある痤瘡用基礎化粧品を推奨しているが，保湿によって痤瘡が改善することは示されていない．脂性肌の場合には保湿の中止をアドバイスすることも必要である．

処 方 例

急性炎症期

●軽症例・比較的軽症の中等症

処方A　デュアック®配合ゲル　1日1回洗顔後，患部に適量を塗布

処方B　エピデュオ®ゲル　1日1回　洗顔後，患部に適量を塗布

処方C　ディフェリン®ゲル　1日1回　洗顔後，患部に適量を塗布＋　ダラシン®Tゲル　本品の適量を1日2回，洗顔後，患部に塗布

● 比較的重症の中等症，重症，最重症

処方A　エピデュオ®ゲル　1日1回　洗顔後，患部に適量を塗布＋
　　　　ビブラマイシン®錠100mg　1回1錠　1日1回食後

処方B　ディフェリン®ゲル　1日1回　洗顔後，患部に適量を塗布＋
　　　　ビブラマイシン®錠100mg　1回1錠　1日1回食後

維持期

処方A　ディフェリン®ゲル　1日1回　洗顔後，患部に適量を塗布

処方B　ベピオ®ゲル　1日1回　洗顔後，患部に適量を塗布

処方C　エピデュオ®ゲル　1日1回　洗顔後，患部に適量を塗布

専門医に紹介するタイミング

痤瘡は，思春期に90％以上の人が経験する疾患である．小児科，内科などさまざまな科を受診する可能性がある．早期からアダパレンや過酸化ベンゾイルを用いた維持療法を開始することで重症化が防げる可能性が期待できるので，皮膚科医以外の医師にも抗菌薬のみの対症療法ではなく，その後の維持療法まで見込んだ積極的な治療をしていただきたい．ガイドラインに沿った治療を行っていても，スキンケアに問題があったり，アドヒアランスが低かったりして通常の治療に反応しないことがある．このような難治な尋常性痤瘡に，メトロニダゾールやイオウ製剤，抗真菌薬などを混ぜて外用している例があるが，より混乱をまねくのみである．ガイドラインに沿った治療に反応しない難治な症例は，専門医にご紹介いただきたい．

また，日本皮膚科学会の「尋常性痤瘡・酒皶治療ガイドライン」は，囊腫が多発する集簇性痤瘡を対象としていない．炎症の強い症例では，治療に難渋することが多く，また瘢痕を残す可能性もあるので，早期から専門医に紹介していただきたい．

専門医からのワンポイントアドバイス

一般論として痤瘡患者の多くは脂性肌である．患者は痤瘡ができると乾燥肌と思いこんでいることが多い．過剰な保湿をしている場合には，その中止が改善をもたらす場合がある．肌質に合ったスキンケアを指導することが大切である．

副作用が少ない治療を第一選択として，抗菌薬のみを処方する考えもあるが，薬剤耐性アクネ菌への対策の必要性や，再発を予防したいという患者の希望を考えると，過酸化ベンゾイルやアダパレンを用いた維持療法を目指して治療計画を立てていただきたい．

──────── 文　献 ────────

1) 林　伸和, 赤松浩彦, 岩月啓氏 他：尋常性痤瘡治療ガイドライン 2017. 日皮会誌 127：1261-1302, 2017

2) Nast A, Dréno B, Bettoli V et al：European evidence-based (S3) guideline for the treatment of acne‒update 2016‒short version. J Eur Acad Dermatol Venereol 30：1261-1268, 2016

3) 山﨑研志, 赤松浩彦, 大森遼子 他：尋常性痤瘡・酒皶治療ガイドライン 2023. 日皮会誌 133：407-450, 2023

21. 付属器疾患

酒皶

山﨑研志
(やまさきけん し)
ALOOP CLINIC & LAB

POINT
- 酒皶は，眉間部，鼻部・鼻周囲，頬部，頤部の顔面中央部に皮疹が分布し，脂腺性毛包を主座とする慢性炎症疾患である．
- 2022 年に国際的標準酒皶治療薬の一つであるメトロニダゾール外用薬・ロゼックス® ゲルが酒皶に対して保険適用拡大となった．
- 2023 年の痤瘡酒皶ガイドラインでは，酒皶の病型別治療推奨を設定した．患者ごとに酒皶の病型と症候を丁寧に診察し，適切な治療薬・治療方法を選択することが望まれる．

ガイドラインの現況

　2008 年に日本皮膚科学会から「尋常性痤瘡治療ガイドライン」が初めて策定され，2014 年と 2017 年に改訂が行われた．2008 年，2014 年，2017 年の「尋常性痤瘡治療ガイドライン」は，尋常性痤瘡を適応として販売承認された治療薬をその都度に取り込みつつ，尋常性痤瘡治療の推奨度設定と治療アルゴリズムの策定を行った．2017 年に改訂した痤瘡ガイドラインには酒皶の項目を設け，酒皶の剤形別治療方法の推奨を設定した．2023 年改訂のガイドラインは「尋常性痤瘡・酒皶治療ガイドライン」と改名し，酒皶の項目では剤形別の治療推奨から酒皶病型別の治療推奨に内容を改訂している．2023 年の酒皶病型別の治療推奨の背景には，酒皶の病型と症候ごとに異なる病理病態背景を理解し，病型と症候ごとに適切な治療薬・治療方法を選択していただきたいという願いが込められている．

【本稿のバックグラウンド】　「尋常性痤瘡・酒皶治療ガイドライン 2023」（日本皮膚科学会尋常性痤瘡・酒皶ガイドライン策定委員会，日本皮膚科学会誌）を基にわかりやすく解説した．

どういう疾患・病態か

　酒皶は，眉間部，鼻部・鼻周囲，頬部，頤部の顔面中央部に皮疹が分布し，脂腺性毛包を主座とする慢性炎症疾患である．酒皶の病理組織学的病変の主体は，脂腺性毛包周囲の真皮内にある．酒皶の個疹は，脂腺性毛包を取り囲む紅斑と毛細血管拡張，脂腺性毛包の分布と一致しない不規則な毛細血管拡張，毛孔開大・脂腺拡張，痤瘡様の丘疹や膿疱，皮

膚硬化・線維化による瘤腫形成，などからなっており，これらの個疹・症候が混在しているのが酒皶である．酒皶は，主たる症候・皮疹性状に基づいて，紅斑血管拡張型酒皶，丘疹膿疱型，瘤腫型酒皶・鼻瘤，眼型酒皶の4病型・サブタイプに分類される．

治療に必要な検査と診断

　酒皶の診断は，顔面の皮疹分布に加えて火照り感や一過性潮紅・flushingなどの自覚症状の経過を聴取し，総合的に判断する．

　顔面に紅斑をきたす疾患や丘疹と膿疱をきたす疾患が酒皶の鑑別疾患になる[1~3]．疾患名の詳細などは他誌[1,3]に譲るが，これらの疾患を考慮することが酒皶の鑑別に必要であると同時に，酒皶に併存しうる疾患であることに注意する．酒皶に併存しやすい顔面の皮膚疾患を確認することは，酒皶と赤ら顔治療を成功に導くためにも重要である．また，併存症に隠れる酒皶の要素を理解することは，不用意なステロイド使用による医原性のステロイド酒皶の誘発を避けるためにも重要である．

　顔面の酒皶の存在は，その他の顔面に起こりうる皮膚疾患を排他するものではなく，複数の疾患が複合して赤ら顔の形成に寄与していることがある[4]．酒皶に併存しやすい疾患・状態として，アレルギー性鼻炎/花粉症（スギ，ヒノキ，カモガヤ，オオアワガエリ），空気曝露性接触皮膚炎（ハウスダスト，ヤケヒョウダニ），ペットアレルギー（イヌ，ネコ），化粧品などの日用品による接触皮膚炎，脂漏性皮膚炎がある[4]．これらの併存症の確認のために，View39やMAST36などの特異的IgE検査やパッチテストを適宜に行う．

治療の実際

　酒皶の4病型・サブタイプには，真皮炎症反応による紅斑，脂腺増大を伴う丘疹・膿疱，真皮結合組織の変成に伴う血管拡張と瘤腫形成など，複数の組織学的変化に伴う症候が種々の程度で混在しており，主たる症候を見きわめて治療薬と治療方法を選択していくことが重要である．

1 紅斑血管拡張型酒皶

　紅斑血管拡張型酒皶（図1）は，顔面の持続性紅斑や毛細血管拡張を主たる症候とする．酒皶の赤ら顔の皮疹形状は脂腺性毛包を取り囲む紅斑が主体である．脂腺性毛包周囲の炎症に対しては，メトロニダゾール外用薬を用いる．

　脂腺性毛包の分布と一致しない不規則な毛細血管拡張は真皮細胞外マトリックスの変成を伴った病変であるので，薬物治療の効果は限定的である．酒皶患者の毛細血管拡張に対して，パルス色素レーザー（pulsed dye laser：PDL）（595 nm），Nd：YAGレーザー（1,064 nm，ロングパルス），intense pulsed light（IPL）の治療効果が検証されている[5,6]．

　日本未発売のためガイドラインには記載していないが，紅斑毛細血管拡張型酒皶に対する外用薬として，0.5％ブリモニジンゲル[7]と1％オキシメタゾリンクリーム[8]が欧米では紅斑毛細血管拡張型酒皶に対する効能で販売が承認されている．これらの外用薬は末梢毛細血管の収縮作用により，6~10時間程度の毛細血管拡張と末梢皮膚血流増加による顔面紅斑を抑制する．1％オキシメタゾリンクリームを52週間使用した臨床試験結果では，持続性紅斑の改善が報告されている[8]．

酒　皶　379

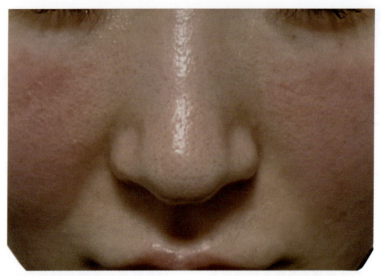

図1 紅斑毛細血管拡張型酒皶

2 丘疹膿疱型酒皶

丘疹膿疱型酒皶は，脂腺性毛包を中心とする丘疹と膿疱を主たる症候とし，丘疹と膿疱の炎症性皮疹の性状は尋常性痤瘡に類似する．丘疹と膿疱を形成する脂腺性毛包周囲の炎症に対しては，メトロニダゾール外用薬が有効である[9]．欧米では，メトロニダゾール外用薬が酒皶標準治療薬として1980年代から使用されている．イオウカンフルローションは，わが国では1970年代から発売承認され，酒皶に対して保険適用がある．イオウカンフルローションは50年以上にわたって皮膚疾患に使われている外用薬であるが，現在のガイドライン評価基準に則したわが国での良質なエビデンスはない．アゼライン酸も丘疹膿疱型酒皶に対する有効性が検証されている．わが国では，20%アゼライン酸含有の低刺激性の製剤が化粧品の含有成分の一つとして販売されているが，わが国での酒皶に対する有効性の検証試験は未施行である．その他に，日本未発売のためガイドラインには記載していないが，丘疹膿疱型酒皶に有効な本邦未発売の外用薬には，1%イベルメクチンクリーム[10,11]，1.5%ミノサイクリンフォーム剤[12,13]や過酸化ベンゾイルの徐放性外用薬[14,15]がある．

丘疹膿疱型酒皶の炎症性皮疹は，内服薬による抗炎症療法のよい適応である．特にテトラサイクリン系抗菌薬のドキシサイクリンとミノサイクリンの有用性が知られている[16]．ドキシサイクリンによる光線過敏症や小児の歯牙黄染，ミノサイクリンによる皮膚色素沈着や間質性肺炎，薬剤過敏症症候群などの重篤な有害事象に留意する．

3 瘤腫型酒皶・鼻瘤

瘤腫型酒皶は，真皮の細胞外マトリックスの変成と線維化による瘤腫形成と形態変形を主たる症候とし，鼻部に病変が形成されることが多いため鼻瘤の呼称が広く使われる．瘤腫型酒皶・鼻瘤では，鼻部の毛包周囲の紅斑，鼻部と鼻翼周囲の毛細血管拡張，毛孔開大，脂腺拡張・増大と皮脂貯留，皮膚硬化・線維化，鼻形態の変形を種々の程度に認める．脂腺性毛包周囲の炎症に対してはメトロニダゾール外用薬を用いる．しかしながら，

メトロニダゾール外用薬は，瘤腫型酒皶・鼻瘤の主たる症候である皮膚硬化・線維化や鼻形態の変形には効果がない．形態変化を伴う瘤腫型酒皶・鼻瘤に対しては，外科治療や，Nd：YAG レーザー，CO_2 レーザーを用いた症例報告があり，症状に合わせて整容的な治療を考慮する．

4 眼型酒皶

眼型酒皶は，眼瞼縁の毛包である睫毛周囲と脂腺の一種であるマイボーム腺周囲に炎症が波及することで，眼瞼辺縁から眼瞼結膜，そして眼球結膜に紅斑，充血，ドライアイ，眼脂の増加などの眼症状をきたす[17, 18]．紅斑血管拡張型酒皶や丘疹膿疱型酒皶と同様の病理・炎症反応が眼瞼縁の睫毛や粘膜上皮を中心に病態をきたすとともに，マイボーム腺の機能不全も病態の形成に関与していると考えられている[17, 18]．眼型酒皶の多くは近傍の前額部や頬部の紅斑血管拡張型酒皶や丘疹膿疱型酒皶の症候を伴っており，併存する症候の消長に併せて眼型酒皶の症候・症状も消長することが多い．眼型酒皶に対するコンセンサスの得られた治療方法は確立されていない．抗炎症作用をもつステロイド点眼薬と抗菌薬点眼薬などが，一般的に眼瞼炎と結膜炎の症候に対して用いられる．眼型酒皶は眼瞼炎から結膜症状が主体であり，治療に用いる薬剤剤形を皮膚に用いる剤形と変える必要があること，また眼型酒皶以外の眼疾患の鑑別が必要であることなどを鑑み，眼科専門医と共同して治療にあたることが勧められる．

処方例

処方	ロゼックス® ゲル15g　1日2回顔に外用

専門医に紹介するタイミング

酒皶を含む赤ら顔や顔面の炎症性丘疹をきたす症候は鑑別する疾患が多く，また酒皶を含めて安易なステロイドの使用が症状を悪化させてしまう疾患が顔面の炎症性疾患には含まれているため，すみやかに専門医に紹介するのが望ましい．

専門医からのワンポイントアドバイス

ロゼックス® ゲルが酒皶に対して保険適用拡大されることにより，ようやく日本でも酒皶に対する国際的標準治療薬の一つが保険診療に導入された．「日本人には酒皶患者が少ない」という文言が日本語皮膚科学書に記載されていたこともあり，酒皶や赤ら顔は日本では軽視されている疾患である．結果として，適切な診断を受けられずに「ステロイド酒さ」として医原性に症状を悪化させてしまう酒皶患者がしばしば観察される．ロゼックス® ゲルが酒皶に保険適用になった2022年を契機に酒皶の診断について検証しつつ，「顔の痒みに取りあえずステロイド」という診療姿勢を顧みることが求められる．

--- 文　献 ---

1) 山﨑研志：尋常性ざ瘡，酒さ．月刊レジデント 13：57-66，2020
2) 山﨑研志：赤ら顔．Derma 294：87-90，2020
3) 山﨑研志：酒皶をみたとき．皮膚病診療 41：907-912，2019
4) Wada-Irimada M, Yamamoto H, Terui H et al：Characterization of rosacea patients in Tohoku area of Japan：Retrospective study of 340 rosacea cases. J Dermatol 49：519-524, 2022
5) Husein-ElAhmed H, Steinhoff M：Light-based therapies in the management of rosacea：a systematic review with meta-analysis. Int J Dermatol 61：216-225, 2022

6) Chang HC, Chang YS : Pulsed dye laser versus intense pulsed light for facial erythema of rosacea : a systematic review and meta-analysis. J Dermatolog Treat 33 : 2394-2396, 2022

7) Fowler J Jr, Jackson M, Moore A et al : Efficacy and safety of once-daily topical brimonidine tartrate gel 0.5% for the treatment of moderate to severe facial erythema of rosacea : results of two randomized, double-blind, and vehicle-controlled pivotal studies. J Drugs Dermatol 12 : 650-656, 2013

8) Draelos ZD, Gold MH, Weiss RA et al : Efficacy and safety of oxymetazoline cream 1.0% for treatment of persistent facial erythema associated with rosacea : Findings from the 52-week open label REVEAL trial. J Am Acad Dermatol 78 : 1156-1163, 2018

9) Miyachi Y, Yamasaki K, Fujita T et al : Metronidazole gel (0.75%) in Japanese patients with rosacea : A randomized, vehicle-controlled, phase 3 study. J Dermatol 49 : 330-340, 2022

10) Stein L, Kircik L, Fowler J et al : Efficacy and safety of ivermectin 1% cream in treatment of papulopustular rosacea : results of two randomized, double-blind, vehicle-controlled pivotal studies. J Drugs Dermatol 13 : 316-323, 2014

11) Taieb A, Ortonne JP, Ruzicka T et al : Superiority of ivermectin 1% cream over metronidazole 0.75% cream in treating inflammatory lesions of rosacea : a randomized, investigator-blinded trial. Br J Dermatol 172 : 1103-1110, 2015

12) Stein Gold L, Del Rosso JQ, Kircik L et al : Open-label extension study evaluating long-term safety and efficacy of FMX103 1.5% minocycline topical foam for the treatment of moderate-to-severe papulopustular rosacea. J Clin Aesthet Dermatol 13 : 44-49, 2020

13) Jones TM, Stuart I : Safety and pharmacokinetics of FMX103 (1.5% minocycline topical foam) in subjects with moderate-to-severe papulopustular rosacea under maximum-use treatment conditions. J Clin Aesthet Dermatol 14 : E53-E57, 2021

14) Baldwin H, Elewski B, Hougeir F et al : Sixty years of benzoyl peroxide use in dermatology. J Drugs Dermatol 22 : 54-59, 2023

15) Epsolay - a benzoyl peroxide cream for rosacea. Med Lett Drugs Ther 65 : 21-22, 2023

16) van der Linden MMD, van Ratingen AR, van Rappard DC et al : DOMINO, doxycycline 40 mg vs. minocycline 100 mg in the treatment of rosacea : a randomized, single-blinded, noninferiority trial, comparing efficacy and safety. Br J Dermatol 176 : 1465-1474, 2017

17) Jabbehdari S, Memar OM, Caughlin B et al : Update on the pathogenesis and management of ocular rosacea : an interdisciplinary review. Eur J Ophthalmol 31 : 22-33, 2021

18) Rodrigues-Braz D, Zhao M, Yesilirmak N et al : Cutaneous and ocular rosacea : Common and specific physiopathogenic mechanisms and study models. Mol Vis 27 : 323-353, 2021

21. 付属器疾患

円形脱毛症

福山雅大, 大山 学
杏林大学医学部 皮膚科学教室

POINT
- ●円形脱毛症は, 成長期毛包の毛球部を標的とした自己免疫疾患の一種と考えられており, 日常診療において比較的遭遇頻度が高い.
- ●病型・病態により治療の選択およびそれに対する反応性が異なるため, 抜毛テストやトリコスコピー, 病理組織学的所見を総合的に考慮し治療にあたることが重要である.
- ●近年, 円形脱毛症に対する研究の進歩によりさらなる病態解明が進み, JAK 阻害薬の処方が可能になり, 新規薬剤も開発が進んでいる.

ガイドラインの現況

　2010 年に日本皮膚科学会により「円形脱毛症診療ガイドライン」がはじめて作成され, 2017 年, 2024 年に改訂された. 最新のガイドラインでは円形脱毛症の疫学や病態, 治療法について詳細に解説されている. 特に注目すべき点として, 年齢や病期, 重症度に応じた治療法の選択についてシェーマを用いた解説が加わったこと, JAK 阻害薬に関する Clinical Question が新たに加わったことが挙げられる. 近年, 円形脱毛症に対する基礎研究の進歩および臨床データの蓄積によりさらなる病態解明が進み, JAK 阻害薬を代表とした薬剤の使用が可能となり, 新規薬剤の開発も進んでいる. ガイドラインのさらなる改訂が今後も期待される.

【本稿のバックグラウンド】　本稿では, 2024 年に改訂された「日本皮膚科学会円形脱毛症診療ガイドライン 2024 年版」に記載されている内容を踏まえつつ, これまでに報告されている円形脱毛症の疫学, 病態, 治療法の最新知見を含め概説した.

どういう疾患・病態か

　円形脱毛症は, 円形～類円形の脱毛斑を呈する非瘢痕性（可逆性）の後天性脱毛症（**図1**）であり, 頭部のみならず毛髪が存在するあらゆる部位に発生する[1]. 統計にもよる

が, わが国における有病率は 0.16～0.27% と報告されており[2], 日常診療で遭遇する機会は比較的多い. 脱毛斑の数や罹患部位, 面積から, 単発型, 多発型, 全頭型, 汎発型, 蛇行型の臨床型に分類され, 特に全頭型や汎発型, 蛇行型は難治で予後不良とされる[1]. ま

円形脱毛症　383

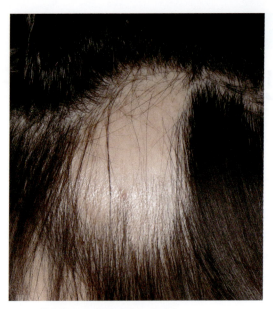

図1 代表的な円形脱毛症の臨床像

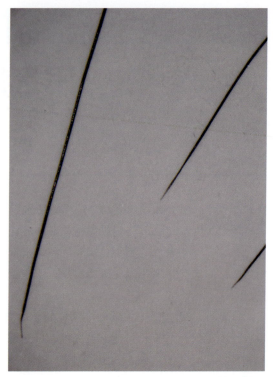

図2 抜毛テストにて得られた dystrophic anagen hair

た，頭部全体に急性かつびまん性に脱毛するタイプは急速進行型円形脱毛症（rapidly progressive alopecia areata：RP-AA）と称され，重症な亜型として知られている[3]．幼少期での発症や円形脱毛症の家族歴，爪の病変，1年以上持続する慢性病変は予後不良因子であるとされる[3]．また，アトピー性皮膚炎やアレルギー性鼻炎，甲状腺疾患，エリテマトーデス，尋常性白斑など，さまざまな自己免疫疾患を合併することが知られており，特にアトピー性皮膚炎の既往は予後不良因子の一つとして注目されている[1]．さらに近年の研究では，不安やうつ病に代表される精神疾患も円形脱毛症の発症と密接に関与していることが示唆されている[3]．

円形脱毛症は成長期毛包の毛球部において細胞傷害性T細胞（CTL）を主たるエフェクターとする自己免疫応答により毛包周囲の免疫学的特権が破綻した結果，毛が破壊され脱毛に至る自己免疫性毛髪疾患の一種と考えられている[1]．脱毛斑部では，CTLにより過剰に分泌されたIFN-γが毛包ケラチノサイ

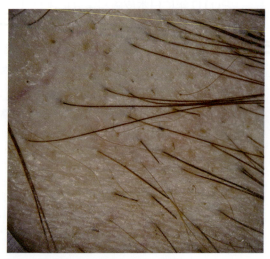

図3 代表的なトリコスコピー所見
断裂毛や黒点が確認される．

トの受容体に結合することでケラチノサイトからのIL-15産生が亢進する．これがさらにCTLからのIFN-γの産生を亢進させるというサイトカインループが形成されており，疾

患の難治化に関与するとされる．これらのサイトカインの下流には JAK-STAT シグナル経路が存在しており，それが疾患の治療ターゲットとして注目され創薬につながった[3]．近年，ゲノムワイド関連解析（GWAS）により，NKG2D 活性化リガンドや CTLA4，IL-2 受容体 A に代表される T 細胞機能調節に関する遺伝子の関与が報告されている[3]．また，*HLA* 遺伝子（HLA-DQB1*03 アリル）や Th2 関連遺伝子，フィラグリン遺伝子などが円形脱毛症発症，重症化にも関与する可能性も示唆されており，遺伝学的，免疫学的機構の観点から円形脱毛症の病態が解明されつつある[3]．

治療に必要な検査と診断

1 抜毛テスト

通常の皮膚疾患で重要な視診，触診などに加えて円形脱毛症の診療には脱毛症の診断に用いられる特有のテクニックが必要となる．

抜毛テストは"髪を櫛でとかすように"軽く牽引する"gentle hair pull test"を指す．円形脱毛症の脱毛斑部およびその周囲では毛髪が容易に抜去される（易脱毛性）．抜毛される毛の量は病勢の把握に重要ではあるが，得られた毛の下端の性状を確認することはより診断学的意味をもつ．得られた毛の下端が先細りの形状の場合（萎縮性，dystrophic anagen hair，**図2**），毛包周囲の免疫応答の存在が示唆される（急性期）．一方，得られた毛の下端が棍棒状（［telogen］club hair）であれば，休止期への移行が示唆される（症状固定期）．つまり，抜毛テストにて得られた毛の下端を確認することで，診断だけでなく，円形脱毛症の病勢もある程度把握することが可能となる．

2 トリコスコピー

トリコスコピーは今や円形脱毛症の診療には欠かせない手技であり，抜毛テストと同様に診断だけでなく病勢の把握にも有用なツールである[4]．急性期には毛が破壊されたことを示す黒点や断裂毛，毛の産生障害を示唆する漸減毛がみられる（**図3**）．一方，症状固定期では前述の所見は少なく，黄色点や空の毛孔像，短軟毛が主体となる．また，円形脱毛症ではメラニンが毛に組み込まれる部位である毛球部が傷害されるため，毛の下端に向かって色素が脱失する"color-transition sign"がみられることもある[3]．

3 病理組織学的所見

抜毛テストとトリコスコピーにより円形脱毛症の診断，病勢はある程度評価可能となるが，円形脱毛症の診断確定が困難な場合や，より正確な病勢の把握が必要な場合には，皮膚生検を積極的に検討する．円形脱毛症の急性期では，成長期の毛球部周囲に密なリンパ球主体の炎症細胞が浸潤する，いわゆる"swarm of bees"が確認される[1]．一方，症状固定期には，毛球部周囲のリンパ球浸潤はむしろ少なく，休止期毛やミニチュア化した毛包が主体に観察される[1]．

治療の実際

「日本皮膚科学会円形脱毛症診療ガイドライン 2024 年版」において，ステロイド外用療法，ステロイド局所注射療法，JAK 阻害薬内服が推奨度1（強い推奨），ステロイドパルス療法や局所免疫療法などが推奨度2（弱い推奨）の治療法として挙げられている[1]．その他，かつらの着用（推奨度1）なども記載されている[1]．実際の臨床現場では急性期と症状固定期における病態の違いを考

慮して治療を選択することが重要である[3]. つまり, 自己免疫応答が前面に出る急性期では抗炎症作用を期待した治療法が適している一方, 毛周期の遷延や毛包のミニチュア化が主体となる症状固定期には短期に免疫抑制作用を期待する治療法よりも徐々に病変部の免疫状態を変調させる治療, たとえば局所免疫療法など, が好ましいと考えられる[3]. 病期のほか, 年齢, 重症度（脱毛面積）を合わせた3つの要素を考慮し, 治療を選択していくとよい. その治療の選択の考え方はalopecia areata（AA）-cubeとして図示され,「日本皮膚科学会円形脱毛症診療ガイドライン2024年版」において「治療の考え方」として紹介されている[1]. 以下, 各治療法について紹介する.

1 ステロイド外用療法

ガイドラインでは, 単発型から融合傾向のない多発型の円形脱毛症に対して, 1日1〜2回のストロング, ベリーストロング, ストロンゲストクラスのステロイド外用が推奨されている[1]. 全頭型や汎発型の患者に対しては, 治療効果を高める方法として密封療法の有効性が報告されている. 毛包炎や皮膚萎縮, 血管拡張といった有害事象の出現に注意が必要であり, 漫然と長期に使用しないようガイドラインに記載されている[1].

2 ステロイド局所注射療法

脱毛面積が25％以下の単発型あるいは多発型成人症例に推奨される治療法である[1]. トリアムシノロンアセトニド（ケナコルト®A水懸注皮内用）を生理食塩水などで4倍に希釈し使用する. 1ヵ所につき50μLを5〜10mm間隔で脱毛斑を埋めるように局所注射する. 施術間隔は4〜6週に1回が推奨されている.

ステロイド局注では, 施術時の痛み, 皮膚萎縮や陥凹, 毛細血管拡張など軽微な有害事象が起こる可能性があるが, 比較的安全に施行できる治療法である[3]. ただし, 累積投与量が500mg以上, 50歳以上, BMIが18.5kg/m^2未満, 骨粗鬆症の家族歴や既往, 荷重運動量の低下, 喫煙, 閉経が骨粗鬆症のリスク因子となる可能性が示唆されており, 長期間ステロイド局注療法を受けている患者には, 骨密度の定期的なモニタリングを検討するとよい[3].

3 局所免疫療法

スクアリン酸ジブチルエステル（squaric acid dibutyl ester：SADBE）とジフェニルシクロプロペノン（diphenylcyclopropenone：DPCP）の2種類が使用されている. ガイドラインでは年齢を問わず, 脱毛範囲が25％以上の症例にて検討してもよいと記載されている[1]. 既報のシステマティックレビューでは, 何らかの発毛が得られた割合が65.5％, 完全な再発毛が得られた割合が32.2％と比較的良好な臨床効果が示されている[3]. 一方, 予後不良因子として爪甲病変, アトピー素因, 色素沈着が挙げられている[3]. 特に局所免疫療法によりアトピー性皮膚炎が悪化する可能性があり, 注意が必要である[1]. 症状軽快後も一定期間治療を継続することが重要であると考えられる[3]. 薬剤の具体的な調整法や本治療法実施の手続きなどに関してはガイドラインに詳しく記載されている.

4 ステロイドパルス療法

ガイドラインでは発症後6ヵ月以内で, 急速に進行している脱毛面積25％以上の成人症例に原則1回行ってもよい, と記載されている[1]. ステロイドパルス療法の目的はすで

に傷害された毛を修復することではなく，毛球部周囲の免疫応答を抑制し，新たな毛周期により成長期毛の再発毛を得ることにある[3]．つまり，傷害された毛が退行期，休止期を経て新たに成長期毛に入ることとなるため，ステロイドパルス療法の治療効果判定には投与後2〜3ヵ月を要することに注意が必要である．また，初回治療に抵抗性であった症例では，ステロイドパルス療法を繰り返し行うことの有用性は示されておらず，上述のとおり原則1回の施行に止めるべきである[3]．

5 経過観察

単発型の67％は発症後1年以内に自然軽快するという報告がある[3]．また，急速にびまん性に脱毛するRP-AAの亜型として，無治療で自然軽快するself-healing acute diffuse and total alopecia（sADTA）と呼ばれる病型が存在することが近年明らかとなっている[3]．「日本皮膚科学会円形脱毛症診療ガイドライン2024年版」には記載されているように，sADTAを疑う所見がみられる場合には，患者の心理的側面に配慮しつつ経過観察することも治療選択肢の一つとなり得る．

6 JAK阻害薬

最近，国際共同治験（BRAVE-AA1および2試験）[5]にてJAK阻害薬の一種であるバリシチニブの重症円形脱毛症に対する有効性が示され，2022年わが国にて適応追加が承認された．投与対象は，発症から半年以上経過し各種治療に抵抗性である脱毛面積50％以上の成人症例である．副作用として，上気道症状，痤瘡や帯状疱疹などの感染症，クレアチニンキナーゼやコレステロールなどの血液検査異常などがある[5]．注意すべき点として，内服開始後すみやかに効果が出現するわけではないことが挙げられる．国際共同治験によれば治療開始約4ヵ月後より改善率が高まり，約35％強の患者が9ヵ月後に脱毛面積が2割以下になるまで改善したとされる[5]．治療開始時に，有効性を評価するためには少なくとも9ヵ月程度は内服を継続するよう，患者に説明することが重要である．

また，別の国際共同治験（ALLEGRO試験）においてJAK3/TEC（tyrosine kinase expressed in hepatocellular carcinoma）ファミリーキナーゼ選択的阻害薬であるリトレシチニブの重症円形脱毛症患者に対する有効性が示され[6]，2023年にわが国で初めて上市された．投与対象は，発症から半年以上経過した各種治療に抵抗性である脱毛面積50％以上の12歳以上の症例である．上述のバリシチニブと合わせ，両者ともに質の高いエビデンスに基づく新規治療法であり，「日本皮膚科学会円形脱毛症診療ガイドライン2024年版」においても推奨度1，エビデンスレベルAの治療法として使用条件についての説明とともに新たに記載された．現在もいくつかの経口JAK阻害薬について開発が進んでおり，今後のさらなる治療の最適化が期待される．

7 そのほかの治療法

ガイドラインには，抗ヒスタミン薬やセファランチン，グリチルリチン・グリシン・メチオニン配合錠の内服およびカルプロニウム塩化物外用，紫外線療法などが推奨度2の治療法として記載はされている[3]．しかしこれらの有効性はエビデンスレベルの高い知見に基づいたものではなく，他国のガイドラインなどには記載がない．

専門医に紹介するタイミング

2〜3cm程度の脱毛斑が数個程度までの軽

症例であれば，自然軽快も期待できる．治療開始後3ヵ月程度経過しても拡大傾向が止まらず，治療抵抗性である場合には，専門医への紹介を検討する．急速に全頭性に脱毛するRP-AAでは，16歳以上であればステロイドパルス療法によって予後が改善する可能性があり，施術可能な高次医療機関へ早急に紹介するのが望ましい．また，発症から半年以上経過し各種治療に抵抗性である脱毛面積50％以上の12歳以上の症例であれば経口JAK阻害薬が使用できるため，投与可能な医療機関への紹介が望ましい．

専門医からのワンポイントアドバイス

　円形脱毛症は，自己免疫性毛髪疾患という側面からもわかるように，しばしば再燃する慢性疾患である．JAK阻害薬が登場した現在も，治療への応答が不良な例や内服を断念せざるを得ない症例もあるため，患者に対し安易に「治る」とは言わずに，「上手に病気をコントロールし，付き合っていく」ことを伝え，丁寧にコミュニケーションしながら診療を進めていくことが重要である．

―――――― 文　献 ――――――

1) 大山　学，伊藤泰介，天羽康之 他：円形脱毛症診療ガイドライン2024．日皮会誌134：2491-2526, 2024

2) Campos-Alberto E, Hirose T, Napatalung L et al：Prevalence, comorbidities, and treatment patterns of Japanese patients with alopecia areata：A descriptive study using Japan medical data center claims database. J Dermatol 50：37-45, 2023

3) Fukuyama M, Ito T, Ohyama M：Alopecia areata：Current understanding of the pathophysiology and update on therapeutic approaches, featuring the Japanese Dermatological Association guidelines. J Dermatol 49：19-36, 2022

4) Kinoshita-Ise M, Sachdeva M：Update on trichoscopy：Integration of the terminology by systematic approach and a proposal of diagnostic flowchart. J Dermatol 49：4-18, 2022

5) King B, Ohyama M, Kwon O et al：Two Phase 3 Trials of Baricitinib for Alopecia Areata. N Engl J Med 386：1687-1690, 2022

6) King B, Zhang X, Harcha WG et al：Efficacy and safety of ritlecitinib in adults and adolescents with alopecia areata：a randomised, double-blind, multicentre, phase 2b-3 trial. Lancet 401：1518-1529, 2023

21. 付属器疾患

男性型および女性型脱毛症

伊藤泰介
<small>い とうたいすけ</small>

浜松医科大学 皮膚科

POINT
- ●思春期以降に発症するパターン化した脱毛症状である.
- ●女性型は，脱毛パターンや病態が男性型と同一ではない.
- ●男性型は 5α 還元酵素阻害薬の内服，男性型および女性型はミノキシジル外用が強く勧められる.

ガイドラインの現況

わが国では，2017 年に「男性型および女性型脱毛症診療ガイドライン 2017 年版」が日本皮膚科学会によって作成された[1]. 2010 年版と比較して，女性の男性型脱毛症を「女性型」と名称し，推奨度 A にデュタステリド，推奨度 B に LED および低出力レーザー照射が追加され，男性型脱毛症に対してアデノシンの外用が C1 から B にランクアップされた（表 1）.

【**本稿のバックグラウンド**】　本稿は，2017 年に改訂された日本皮膚科学会による「男性型および女性型脱毛症診療ガイドライン 2017 年版」を参考に，男性型脱毛症についてわかりやすく解説した.

どういう疾患・病態か

男性型は頭頂部から前頭部にかけて薄毛となり，女性型は頭頂部から側頭部にかけて広い範囲に薄毛がみられ，男性型は Hamilton-Norwood 分類，女性型は Ludwig 分類で示されるようにパターン化した脱毛症である. 発症はいずれも思春期以降であるが，男性型は年齢とともに発症率が高まり 50 代以降で 40 数％にみられる. 一方，女性型は更年期前後に始まることが多い. 一度発症すると自然治癒はない. 毛周期を繰り返すなかで徐々

に成長期の短縮が生じ，毛髪の長さと毛径が短くなることで薄毛が生じる. さらに長期化すると毛包形成がミニチュア化し，ほぼ毛成長が停止した状態となる. 男性型では，毛乳頭細胞の細胞質でテストステロンが 5α 還元酵素 II 型によってジヒドロテストステロン（DHT）に変換され，毛乳頭細胞質のアンドロゲン受容体に 2 量体で結合した後，核内へ移行する. その結果，前頭部や頭頂部の毛乳頭細胞では TGF-β2 や DKK-1 が発現し，毛母細胞のアポトーシスが誘導され成長期の停止，休止期誘導が起こる（**図 1**）. 一方

表1 男性型および女性型脱毛症治療の推奨度

治療法	男性型	女性型
フィナステリドの内服	A	D
デュタステリドの内服	A	D
ミノキシジルの外用	A（5％）	A（1％）
自毛植毛	B	C1
人工毛植毛	D	D
LEDおよび低出力レーザー照射	B	B
アデノシンの外用	B	C1
カルプロニウム塩化物の外用	C1	C1
t-フラバノン	C1	C1
サイトプリン・ペンタデカンの外用	C1	C1
ケトコナゾール	C1	C1
かつらの着用	C1	C1
ビマトプロスト・ラタノプロストの外用	C2	C2
ミノキシジルの内服	D	D

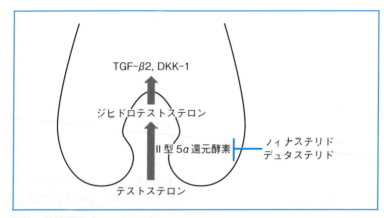

図1 男性型脱毛のメカニズム

で，女性型は男性型ほど男性ホルモン依存型ではない．更年期前後に自覚することが多いことから，エストロゲンをはじめとする女性ホルモンの低下など複合的な影響があるが，詳細は不明である．

治療に必要な検査と診断

男性型脱毛症はパターン脱毛であるため，Hamilton-Norwood分類ⅣやⅣa以上のある程度進行した患者では，診断は視診のみでも可能であろう（図2）．しかし分類ⅠやⅡの早期では，視診のみの診断は困難なケースがある．男性型・女性型脱毛症の脱毛部位は，徐々に毛周期が短縮するため，もともとの終毛と毛径が細くなりつつある毛髪や軟毛が混在し，ダーモスコピーで毛径の多様性が観察される．また頭頂部の薄毛部位は日焼けが起きやすくなり，honey comb signが観察される．大切なのは後頭部も観察し，前頭部や頭頂部と比較することである．きわめて稀であるが筋強直性ジストロフィーでは前頭部の薄毛がみられる．女性型では薄毛部位が頭頂部から側頭部にかけて比較的広い範囲にみられ

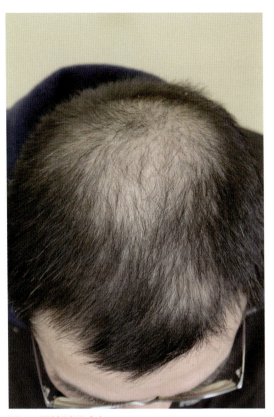

図 2 男性型脱毛症
Hamilton-Norwood 分類Ⅳ型.

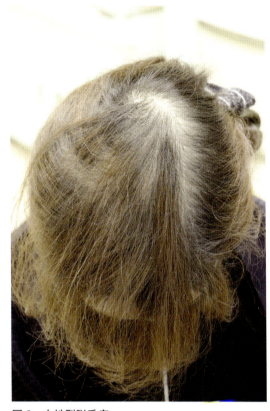

図 3 女性型脱毛症
Ludwig 分類Ⅲ型.

ることが多い（図3）．そのため慢性休止期脱毛症との鑑別を要する．血清鉄，血清亜鉛，プロラクチン，甲状腺ホルモン値，抗サイログロブリン抗体，抗甲状腺ペルオキシダーゼ（TPO）抗体，抗TSH受容体抗体（TRAb），抗核抗体，抗DNA抗体などを測定する．また初期では頭皮の観察では薄毛変化がわからないこともある．抜毛試験を行い毛周期の比率を確認することも大切である．男性型の場合，抜毛試験により頭頂部や前頭部の成長期毛の比率が8割より少ないときには休止期毛が増化していると理解され，診断の一助となる．一方，女性型の場合には頭頂部や側頭部の観察が有用である．前頭部はあまり薄毛にならないことが男性型と異なる点である．一方，紳士的に軽く毛髪を引っ張る牽引試験は，慢性化した男性型・女性型脱毛症では有意な所見が得られないことが多い．

治療の実際

1 男性型脱毛症

フィナステリド内服，デュタステリド内服，ミノキシジル外用が推奨度A（行うよう強く勧める）である[2]．いずれかの内服とミノキシジル外用の併用が有効である．赤色LEDの照射を併用してもよい[3]．

アデノシンの作用機序はミノキシジルに近い（図4）．

外用薬，内服薬で改善が乏しい場合には自家植毛も選択肢となる．

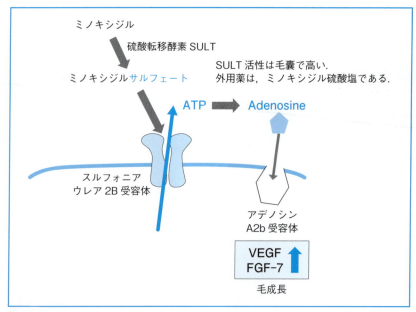

図4 ミノキシジルの作用機序

表2 女性のびまん性脱毛症の原因

● 血清鉄の低下	● 肝不全
● 血清亜鉛の低下	● 末期癌
● 甲状腺疾患	● 膵臓疾患
● 全身性エリテマトーデスなど膠原病	● 吸収障害を伴う消化管障害
● 高プロラクチン血症	● HIV 感染
● 慢性腎不全	● 薬剤性

2 女性型脱毛症

わが国では1%ミノキシジル1 mL/回を1日2回外用が認可されている.

処方例

男性型脱毛症

処方A　プロペシア®（1 mg）錠　1錠　1日1回

処方B　ザガーロ®（0.5 mg）カプセル　1カプセル　1日1回

● OTC 医薬品
上記の処方Aまたは処方Bと併用する.

処方　5%ミノキシジル外用液　1 mL/回　1日2回

女性型脱毛症

● OTC 医薬品

処方　1%ミノキシジル外用液　1 mL/回　1日2回

専門医に紹介するタイミング

未成年の非常に早期から薄毛を気にする場合がある．思春期以降は発症する可能性があり，早期診断のため専門医への紹介がよい．

専門医からのワンポイントアドバイス

女性の薄毛の診断は難しい．慢性休止期脱毛症をしっかりと鑑別することを常に念頭におく（**表2**）．

文　献

1) 眞鍋　求，坪井良治，板見　智 他：男性型および女性型脱毛症診療ガイドライン2017年版．日皮会誌 127：2763-2777，2017
2) 伊藤泰介：デュタステリド（ザガーロ）．皮膚臨床 58：925-931，2016
3) 伊藤泰介：男性型および女性型脱毛症診療ガイドラインのポイント．日皮会誌 131：701-706，2021

21. 付属器疾患

限局性多汗症

藤本智子
池袋西口ふくろう皮膚科クリニック

- 原発性局所多汗症は，鑑別疾患の適切な除外のうえで診断される．
- 重症度は発汗量の多少ではなく，多汗により受ける患者の生活の支障度についての自覚的判断による．
- 多汗を訴える部位に対する治療選択肢を，費用負担や侵襲度，副作用を加味したうえで段階的に行うことが推奨される．
- 原発性腋窩多汗症と原発性手掌多汗症に新たに保険適用の抗コリン外用薬が加わった．

ガイドラインの現況

わが国では2010年に初回のガイドラインが日本皮膚科学会より作成された．その後，重度の原発性腋窩多汗症に対してボツリヌス毒素療法が保険適用になったことから，2015年に一度改訂された後，多汗症患者にかかる精神的負荷や，労働生産性の損失についてのエビデンスが集積してきたことや，2020年より原発性腋窩多汗症に対して，さらに2023年より原発性手掌多汗症に対して外用抗コリン薬が登場したことにより，2023年に再度改訂されるに至った[1]．本稿では今回の改訂版で主に変わった点として，「抗コリン外用薬について」「抗コリン内服薬の適正使用について」「侵襲の高い胸部交感神経遮断術を選択する前に神経ブロックなどの非侵襲的治療を試してもよい点」「原発性腋窩多汗症に対する保険適用外の医療機器の使用に関しての現在のエビデンス」について言及した．詳細について確認されたい．

【本稿のバックグラウンド】原発性多汗症は，特に誘因となる基礎疾患はないが，通常以上の発汗が起こることで対人関係や社会生活上での活動に多大な悪影響を及ぼす病態である．本人がその症状のことで困らなければ特に治療自体必要ではないため，本人の意思確認をもって治療を開始する疾患である．本稿では，改訂された日本皮膚科学会ガイドラインの「原発性局所多汗症診療ガイドライン2023改訂版」の概略を提示した．

どういう疾患・病態か

エクリン汗腺は全身に分布し，主に体温調節機能を担っている．発汗現象は温熱性発汗・精神性発汗・味覚性発汗といった分類があるが，発汗経路に基づく病態を考慮して発

汗部位による分類を行うと，精神性発汗（掌蹠）と温熱性発汗（掌蹠以外）に大別される．

まず手足の発汗は，発生学的にマウスや犬猫の肉球における発汗と同一であり，主に精神的負荷（緊張や恐怖，痛み，不安など）や深呼吸，触刺激で誘発される精神性発汗と呼ばれ，睡眠中は発汗が消失することからも，温熱性発汗中枢（視床下部体温調節中枢）とは異なる経路によるものであることがわかる．

一方でその他の部分については，体温上昇を感知した視床下部からの命令に端を発する体温調節を目的として誘発される温熱性発汗と考えられる．緊張するとより発汗をするため，精神負荷を考えたいが，頭部・顔面は脳の冷却が重要なため，また腋窩については走る血管が多く，部位的に熱がこもりやすい状況から，体温上昇の閾値が低い部位のため，容易に発汗する部位であると考えられている．

発汗が多いと自覚した際，発汗誘発するような要因（薬剤，感染症，内分泌・代謝疾患，神経学的疾患など）を認めず，生活に支障が出ている状態を多汗症と呼び，発汗過多の部位に応じて原発性局所（頭部・顔面，手掌，足底，腋窩）多汗症，原発性全身性多汗症と分類される．同じ湿度や気温の環境のもと，ペーパーワークやさまざまな作業下，多汗症患者は明らかに発汗が過多であることが自覚的，他覚的にもみられる（シャワーを浴びたような，ジャケットまで染みてしまうような，電子機器が反応しないような汗など）．

治療に必要な検査と診断

原発性局所多汗症の診断基準は，局所的に過剰な発汗が明らかな原因がないまま6ヵ月以上認められ，以下の6症状のうち2項目以上当てはまる場合を多汗症と診断する[1]．

①最初に症状がでるのが25歳以下
②左右対称性に発汗がみられる
③睡眠中は発汗が止まっている
④1週間に1回以上多汗のエピソードがある
⑤家族歴がみられる
⑥それらにより日常生活に支障をきたす

この症状から明らかに外れる症例に関しては，続発性多汗症（**表1**）の鑑別が必要である．

さらに，多汗症の重症度は発汗量によるのではなく，患者の自覚症状により以下の4つに分類したHyperhidrosis disease severity scale（HDSS）[2]で行う．

①発汗は全く気にならず，日常生活に全く支障がない．
②発汗は我慢できるが，日常生活にときど

表1　続発性多汗症

全身性	局所性
● 薬剤性・薬剤乱用	● 脳梗塞
● 循環器疾患	● 末梢神経障害
● 呼吸不全	● 中枢または末梢神経障害に起因する無汗
● 感染症	から起こる代償性発汗
● 悪性腫瘍	（脳梗塞，脊椎損傷，神経障害，Ross
● 内分泌・代謝疾患	syndrome）
（甲状腺機能亢進症，低血糖，褐色細胞	● Frey症候群
腫，末端肥大症，カルチノイド腫瘍）	● エクリン母斑
● 神経学的疾患（パーキンソン病）　など	● 不安障害　など

き支障がある．
③発汗はほとんど我慢できず，日常生活に頻繁に支障がある．
④発汗は我慢できず，日常生活に常に支障がある．

③，④を重症の指標とする．

治療の実際（表2）

1 原発性腋窩多汗症（図1）

侵襲度が低く簡便な方法から行う．抗コリン外用薬は2種類あり，9歳以上から使用可能である．2週間から4週間の使用期間で効果を評価する．また10～20％塩化アルミニウム溶液（処置薬）は年齢制限はなく，抗コリン外用薬同様に2週間から4週間程度で評価する．効果が不十分であったり，外用に伴う副作用により使用の継続ができない場合については，重度の原発性腋窩多汗症としてA型ボツリヌス毒素製剤の局所投与を行う．

A型ボツリヌス毒素の効果は平均約半年（4ヵ月～1年程度）である．さらに十分でない場合には抗コリン薬の内服，機器による治療（保険適用外）を試してもよい．ミラドライ®は現在保険適用外であり，重度の腋窩多汗症のみに対して施術が認められる医療機器である．

2 原発性掌蹠多汗症（図2）

原発性手掌多汗症に対して，抗コリン外用薬が使用できるようになった．2～4週間の使用で効果の評価を行う．また，原発性掌蹠多汗症に対しては20～50％塩化アルミニウム溶液/軟膏の外用（またはODT）（処置薬）を連日行う．有効であれば症状に合わせて間隔を空ける．また，水道水イオントフォレーシス療法を定期的に行うことでも発汗は抑制される（月4回まで保険適用）．これらで効果不十分な場合には，A型ボツリヌス毒素製剤局注（50～100単位/片手）を選択する

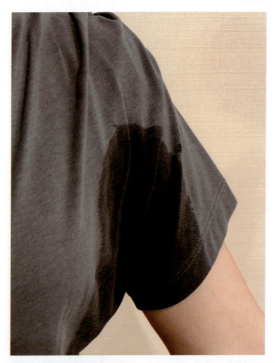

図1　原発性腋窩多汗症

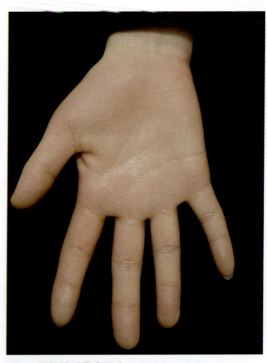

図2　原発性手掌多汗症

表2 皮膚科で行う部位別の多汗症診療（概略）

腋窩多汗症	掌蹠多汗症
1. 抗コリン外用薬	1. 抗コリン外用薬（手掌のみ）
2. 10〜20％塩化アルミニウム溶液	2. 20〜50％塩化アルミニウム溶液/軟膏
3. ボツリヌス毒素製剤	3. 水道水イオントフォレーシス
4. 抗コリン内服薬	4. 抗コリン内服薬
5. 医療機器による施術	5. ボツリヌス毒素製剤
6. 手術，交感神経遮断術（紹介）	6. 神経ブロック，交感神経遮断術（紹介）
頭部・顔面多汗症	**全身性多汗症**
1. 10〜20％外用抗コリン薬	1. 抗コリン内服薬
2. 抗コリン内服薬	
3. ボツリヌス毒素製剤	

ことで，4ヵ月〜1年程度の発汗抑制効果を認める．さらに抗コリン内服薬などを必要時に服用することもよい．これらの治療は単独でなく併用可能である．以上の保存的治療を行うにもかかわらず治療困難な場合，十分なインフォームド・コンセントによる同意のうえで，胸部交感神経遮断術（ETS）が選択される（手掌のみ（足底は適用外），ETS後の代償性発汗を伴う）．

③ 原発性頭部顔面多汗症

10〜20％塩化アルミニウム単純外用（処置薬）を行う．刺激性接触皮膚炎が起こりやすく，場合により精製水で濃度を薄め，外用間隔を空けて使用する．頭皮にはスポイトなどを用いると塗布しやすい．これらで効果不十分な場合，抗コリン内服薬の頓服（発汗を抑制したいイベントの前に服用）を併用する．さらに効果が不十分な場合には，A型ボツリヌス毒素製剤局注を行う．特に顔面へのA型ボツリヌス毒素製剤局注については，筋肉と神経の走行を確認のうえ，施術後に起こる表情筋の低下に伴う影響を考え投与部位を計画する．

処 方 例

原発性腋窩多汗症

処方A　エクロック® ゲル
　　　　1日1回　腋窩に単純塗布

処方B　ラピフォート® ワイプ
　　　　1日1回　腋窩に単純塗布

処方C　20％塩化アルミニウム溶液（保険適用外）
　　　　1日1回　腋窩に単純塗布，場合により精製水にて薄める

●**上記で軽快しない場合，接触皮膚炎や，抗コリン作用などにより治療継続不可能な場合**

処方A　ボトックス®（100単位）
　　　　2〜2.5単位/0.1mL 生食/ヵ所に濃度調整後，15〜20ヵ所/片腋窩皮内に分注

処方B　プロ・バンサイン®　1錠
　　　　頓服　1日3回まで

●**上記で軽快しない場合や抗コリン作用の副作用などにより治療継続不可能な場合**

処方　ミラドライ® 施術（保険適用外）（医療機器製造販売承認番号 23000BZX00161000）重度の原発性腋窩多汗症を治療するために使用

原発性掌蹠多汗症

処方A アポハイド®ローション 1日1回
寝る前に単純塗布（手掌のみ，足底
は適用外）

処方B 30～50％塩化アルミニウムクリーム（保険適用外）
1日1回寝る前に外用ODT，翌朝流水で洗い流す

処方C 水道水イオントフォレーシス処置（医療機器製造販売承認番号
22800BZX00255000）10～15mA,
10～15分，手足に週1回程度通院

● 上記で軽快しない場合，接触皮膚炎などで
継続加療が困難な場合

処方 プロ・バンサイン® 1錠 頓服
1日3回まで

● 上記で軽快しない場合や抗コリン作用の副
作用などにより治療継続不可能な場合

処方 ボトックス®（100単位～）（保険適用外）
2～3単位/0.1mL 生食/ヵ所に濃度調整後，25～30ヵ所/片手皮内に分注

● 上記で軽快しない場合

処方 胸部交感神経遮断術 術後の代償性
発汗についての十分なインフォームド・コンセントのうえ，希望があれば
施術を行う（手掌のみ，足底は適用外）

原発性頭部顔面多汗症

処方A 10～20％塩化アルミニウム溶液
（保険適用外）
1日1回 腋窩に単純塗布，場合により精製水にて薄める

処方B プロ・バンサイン® 1錠 頓服
1日3回まで

● 上記で軽快しない場合

処方 ボトックス®（100単位～）（保険適用外）
1～2単位/0.1mL 生食/ヵ所に濃度

調整後，額から被髪頭部の発汗が多
い部分皮内に投与

専門医に紹介するタイミング

多汗症の治療は，発汗部位により侵襲の低いものから行うことが勧められ，治療選択肢に悩むことはあまりないものの，発汗量がかなり多く治療効果が十分でない場合や，発症が典型的でなく，続発性多汗症が疑われる症例に関しては鑑別精査目的で専門医に紹介することが望ましい．また，他の治療を十分行っていないのにもかかわらず，不可逆的な外科的治療を行うことは勧めないこと．

専門医からのワンポイントアドバイス

受診患者が多汗で困る内容は多岐にわたり，関連する労働生産性の低下，精神的な負担は事実として存在する．ひと昔前には多汗は疾患として認知されていなかった常識は変わり，むしろcommon diseaseであり，治療を希望する患者には多汗部位に応じた適切な治療を行うことが望まれている．また，発汗に伴うにおいの主訴については，まず汗の治療を併用して行い，効果が乏しい場合には外科的手術を含めた専門医に紹介することが望ましい．

───────── 文 献 ─────────

1) 日本皮膚科学会原発性局所多汗症診療ガイドライン策定委員会：原発性局所多汗症診療ガイドライン2023年改訂版（2023年12月一部改訂*）．日皮会誌 133（13）：3025-3056，2023

2) Hornberger J, Grimes K, Naumann M et al：Recognition, diagnosis, and treatment of primary focal hyperhidrosis. J Am Acad Dermatol 51：274-286, 2004

3) Strutton DR, Kowalski JW, Glaser DA et al：US prevalence of hyperhidrosis and impact on individuals with axillary hyperhidrosis：results from a national survey. Am J Acad Dermatol 51：241-248, 2004

22. 皮膚瘙痒症

皮膚瘙痒症

室田浩之
むろ た ひろゆき
長崎大学大学院医歯薬学総合研究科 皮膚病態学

POINT
- ●原因となる基礎疾患のある場合は，基礎疾患の治療を優先する．
- ●保湿外用薬の使用などスキンケアの指導を行う．
- ●スキンケアで効果不十分の場合，抗ヒスタミン薬の内服，鎮痒性外用薬，漢方薬，ワクシニアウイルス接種家兎炎症皮膚抽出液などの適用を考慮する．
- ●難治例では紫外線治療，抗不安薬，ガバペンチノイドによる治療が考慮される（保険適用外）．
- ●肝疾患，腎疾患に伴う痒みには，ナルフラフィン塩酸塩が治療選択肢の一つとなる．

ガイドラインの現況

　皮膚瘙痒症は，皮膚病変を認めないにもかかわらず痒みを訴える疾患である．汎発性皮膚瘙痒症の長期にわたる強い痒みは就眠，就業などの日常生活に支障をきたし，QOL および生産性を著しく低下させる．既存の治療に抵抗性を示す症例も少なくなく，治療方針の決定に苦慮することがある．そのため症状と重症度に応じた適切な診療・治療指針が必要である．2020 年にわが国における皮膚瘙痒症診療ガイドラインがアップデートされた[1]．

【本稿のバックグラウンド】　本稿は 2020 年版の「皮膚瘙痒症診療ガイドライン」を基に解説した．

どういう疾患・病態か

　皮膚瘙痒症は，皮膚病変が認められないにもかかわらず瘙痒を生じる疾患である．ただし，掻破により二次的に掻破痕や色素沈着を生じることがある．高齢者で多くみられ，性別では女性のほうが多い傾向にある．皮膚瘙痒症は，ほぼ全身に痒みを生じる汎発性皮膚瘙痒症，体表面の限られた部位に痒みを生じる限局性皮膚瘙痒症に分類される．汎発性皮膚瘙痒症の原因として乾皮症（ドライスキン）がもっとも多く，その他，特発性，加齢性，症候性，妊娠性，薬剤性，心因性などがある．限局性皮膚瘙痒症は肛囲・陰部や頭部に多い．痒みの性状は多彩で，乾皮症ではむずむず/チクチクとなり，肝・腎疾患では体

皮膚瘙痒症　**399**

の中から沸くような痒さなどと表現される[1].

代謝・内分泌疾患については甲状腺機能亢進症と糖尿病患者の約10%程度で瘙痒がみられる. 甲状腺機能低下症に合併する乾皮症は, しばしば瘙痒の原因となる. 腎疾患で瘙痒の生じるメカニズムは明らかではないが, カルシウム/マグネシウムなどの二価イオン, 副甲状腺ホルモン, ヒスタミン, トリプターゼ, オピオイドのバランスの異常, 乾皮症などは起痒因子として考えられている. 肝疾患では, オピオイド変調および胆汁うっ滞に伴う血液中オートタキシン (リゾホスホリパーゼ) の増加は瘙痒の要因とされる[1, 2].

治療に必要な検査と診断

皮膚瘙痒症は症状の分布によって, ほぼ全身に痒みを生じる汎発性皮膚瘙痒症 (generalized pruritus), 体表面の限られた部位に痒みを生じる限局性皮膚瘙痒症 (localized pruritus) に分類される. 瘙痒が誘発される機序は, ヒスタミン誘発性/非誘発性経路, 神経生理学的に中枢/末梢神経の増感を介するなど複数存在し, 互いに複雑に絡み合うため, 推奨される治療は臨床症状の観察および検査によって患者ごとに決定される. 上述したように, 汎発性皮膚瘙痒症の原因としてもっとも多いのは乾皮症である. 乾皮症の診断は視診に頼る部分が大きい. 汎発性皮膚瘙痒症には, 肝・胆道疾患, 腎疾患, 内分泌・代謝疾患 (糖尿病, 甲状腺機能異常など), 血液疾患 (白血病, リンパ腫などの造血系腫瘍), 内臓悪性腫瘍などの基礎疾患を伴うものがある. 薬剤, 食物もまた瘙痒を誘発することがあるため, 内服薬の種類, サプリメントや健康食品などの習慣的な摂取の有無を問診で確認する. 既往歴, 生活歴の詳細な聴取を行ったうえで, 身体所見を参考に内臓悪性

腫瘍の合併も念頭においた基礎疾患のスクリーニング (便潜血, 腫瘍マーカーの測定, 胸部X線, 造影CTなどの画像評価) を行うことが推奨される. ガイドラインでは, 精神および心因的要因による皮膚瘙痒症症例が多いとされる. その実態は明らかでないものの, おそらく心因的側面は, 複合的および付随的に瘙痒症の発症および悪化に貢献すると考えられる[2].

治療の実際 (図1)

主たる原因は乾皮症のため, 保湿に配慮した次の生活指導を行う. 悪化因子を回避する生活指導 (温度や汗など) や保湿によるスキンケアが主体となる. 痒み抑制を目的とした保湿剤による皮膚バリア修復は推奨される. なるべく通気性のよい柔らかい衣類を着用し, ぬるめのお湯 (38～40℃) に入浴, 入浴後は皮表の水をタオルで軽くたたくように拭き取る. 石鹸・洗浄剤は必ず十分に泡立てて用いる. 患部の冷却で痒みは軽減することから, 加湿と冷却効果が得られるウェットラップ療法も勧められる. ①通気性のよい柔らかい衣類を着用する, ②夜の室温を低くする, ③保湿に配慮した石鹸・洗浄剤の使用, ④保湿外用薬はその都度塗布してよく, 夜はルーティンで用いる, などの対策を行う[3].

症状の強い場合, 上述した生活指導・スキンケアに加え, 抗ヒスタミン薬の内服, 鎮痒性外用薬の投与を検討する. 保湿外用薬の塗布量は大切で, 塗布する際に皮膚を摩擦しない程度の十分な量を塗る. 塗ったあとにティッシュペーパーが張り付く程度が目安となる. 掻破に伴う湿疹はステロイド外用薬の短期間使用で消退させる.

内臓疾患に伴う瘙痒は原因疾患と症状への対処が必要であり, さまざまな治療の提案が

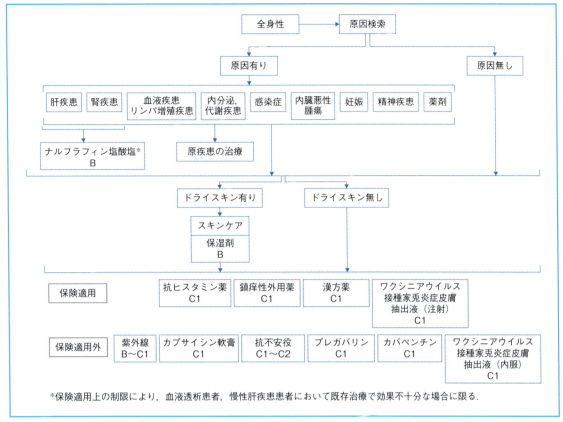

図1 皮膚瘙痒症治療アルゴリズム
（佐藤貴浩，横関博雄，室田浩之 他：皮膚瘙痒症診療ガイドライン．日皮会誌 130：1589-1606, 2020 より引用）

なされている．肝疾患および胆汁うっ滞性瘙痒症にコレスチラミン，ウルソデオキシコール酸などによる原疾患対策が行われる．その他に，腎疾患に伴う瘙痒に対しガバペンチン，ナルフラフィンなどの薬物療法，そしてUVB照射療法などが有効であったとする対照研究結果が紹介されていた．いずれも保険適用外である[1〜3]．

処方例

●鎮痒性外用薬
- 処方A　レスタミン®クリーム　痒いところ適宜
- 処方B　オイラックス®クリーム　痒いところ適宜

●保湿外用薬
- 処方A　ヒルドイド®ソフト軟膏　乾燥部，適宜
- 処方B　白色ワセリン　乾燥部，適宜

●抗ヒスタミン薬
- 処方A　フェキソフェナジン®　60mg　1日2回
- 処方B　ルパフィン®　10mg　1日1回

●ステロイド外用薬

処方 アンテベート® 軟膏 1日2回塗布
湿疹部

●オピオイドκ受容体作動薬（血液透析，肝疾患に伴う痒み）

処方 レミッチ® 2.5μg 1日1回 夕食後または就寝前

専門医に紹介するタイミング

生活指導・スキンケアの指導に加え，抗ヒスタミン薬や鎮痒性外用薬などによる薬物介入においても改善の乏しい場合，痒みによって患者の QOL が著しく損なわれている場合に紹介を検討する．

専門医からのワンポイントアドバイス

洗浄剤，保湿剤，入浴温度などのスキンケア方法の誤りが痒みを助長させることがある．難治な皮膚瘙痒症には上述したような丁寧な生活指導を心がけたい．痒みは危機を知らせる印であり，ストレスや疲れ，睡眠不足によって誘発・増強するため，生活リズムを適正にすることも指導に加えるとよい．

文　献

1) 佐藤貴浩，横関博雄，室田浩之 他：皮膚瘙痒症診療ガイドライン 2020. 日皮会誌 130：1589-1606，2020
2) 室田浩之：かゆみを起こす病態・疾病とその治療標的．実験医学 39：384-387，2021
3) Weisshaar E, Szepietowski JC, Dalgard FJ et al：European S2k Guideline on Chronic Pruritus. Acta Derm Venereol 99：469-506, 2019

索 引

【 和 文 】

あ

赤ら顔　379
悪性腫瘍　99
アザチオプリン　79，97
足白癬　324
アセトアミノフェン　356
アゼライン酸　380
アダパレン　372
アダリムマブ　154，158，273
圧迫療法　24
アデノシン　391
アデノシンの外用　390
アトピー型手湿疹　35
アトピー性皮膚炎　1，9，34，39，45
アニフロルマブ　80
アプレミラスト　185
アポトーシス　252，257
アリル炭化水素受容体　46
アレルギー性接触皮膚炎　35
アレルゲン　28

い

維持期　375
一過性潮紅　379
遺伝学的検査　165，227，276
イトラコナゾール　48，334
イベルメクチン　362
イミキモド　297
イムノクロマト法　354

う

うそ寝作戦　370

ウパダシチニブ　43

え

液体窒素　360
壊死性筋膜炎　336
壊死性軟部組織感染症　336
エストロゲン　390
エストロゲン受容体　222
壊疽　115
壊疽性膿皮症　154
エタネルセプト　256
遠位側縁爪甲下真菌症　325
円形脱毛症　15，383
円形脱毛症診療ガイドライン　383
炎症性サイトカイン　46
炎症性腸疾患　71，155
エンホルツマブベドチン　260

お

黄色ブドウ球菌　343
オピオイド　356
オマリズマブ　124
オレイン酸　46

か

外陰部潰瘍　63
外陰腟カンジダ症　330
疥癬　362
疥癬結節　363
疥癬トンネル　363
外用療法　249
ガウンテクニック　367
化学熱傷　236
角化型疥癬　363
核酸アナログ　352
隔壁性脂肪織炎　70
過酸化ベンゾイル　372
下肢静脈瘤　22，106
下肢創傷処置指導管理料　25
下肢創傷処置料　25
下肢閉塞性動脈疾患　103
家族性良性慢性天疱瘡　142

か

下腿潰瘍　22
活性型ビタミン D_3 外用薬　179
化膿性汗腺炎　158
痂皮性膿痂疹　342
貨幣状湿疹　51
顆粒球単球吸着除去療法　194
顆粒変性　165
カルシウムポンプ　143
カルシトニン遺伝子関連ペプチド　127
カルシニューリン阻害薬　79
間欠的大量シクロホスファミド静注療法　99
眼瞼外反　168
間質性肺疾患　99
関節痛　73
乾癬　49，189
乾癬性関節炎　183
肝斑　221
乾皮症　399
眼皮膚白皮症　208
鑑別疾患　374
顔面の血管線維腫　283

き

稀少難治性疾患　189
基底細胞癌　293
気道熱（損）傷　232
急性炎症期　375
急性蕁麻疹　117
急性動脈閉塞症　103
急速進行型円形脱毛症　384
急速進行性 ILD　99
共焦点反射顕微鏡　223
強皮症腎クリーゼ　87
胸肋鎖関節症　150
局所陰圧閉鎖療法　242
局所免疫療法　386
棘融解　133，144
魚鱗癬　163
筋炎特異的自己抗体　94
菌状息肉症　317
金属アレルギー　36，197

筋痛　　73

く

空気容積脈波　　106
クラーク分類　　305
クリオグロブリン血症性血管炎　　111
グルココルチコイド　　77

け

蛍光抗体直接法　　111
外科的治療　　291
削り　　360
血管筋脂肪腫　　283
血管障害　　82
血管性浮腫　　116
血管内焼灼術　　24
血漿交換療法　　99, 134, 254, 260
血漿第 XIII 因子　　112
血清 SCCA2 値　　41
血清 TARC 値　　41
結節　　113
結節・潰瘍型　　294
結節型　　295
結節性硬化症　　281
結節性硬化症ガイドライン 2024　　281
結節性紅斑様皮疹　　63, 72
結節性多発動脈炎　　109
結節性痒疹　　126
血栓後症候群　　106
血栓性静脈炎　　63
ケトコナゾール　　48
ケブネル現象　　205
限局性強皮症　　89
限局性多汗症　　394
限局性皮膚瘙痒症　　400
限局皮膚硬化型 SSc　　86
剣創状強皮症　　91
減張切開　　237
原発性腋窩多汗症　　394
原発性手掌多汗症　　394
顕微鏡検査　　365

顕微鏡的多発血管炎　　113

こ

抗 ARS 抗体　　97
抗 ARS 抗体症候群　　97
抗 HMGCR 抗体　　97
抗 MDA5 抗体　　97
抗 Mi-2 抗体　　97
抗 NXP2 抗体　　97
抗 PD-1 抗体　　297
抗 RNA ポリメラーゼⅢ抗体　　85
抗 SAE 抗体　　97
抗 SRP 抗体　　97
抗 TIF1-γ 抗体　　97
抗 TNFα 抗体　　256
肛囲　　201
硬化性苔癬　　201
硬化療法　　25
口腔カンジダ症　　330
口腔内アフタ性潰瘍　　63
口腔扁平苔癬　　196
抗合成酵素抗体症候群　　97
抗コリン外用薬　　394
好酸球性多発血管炎性肉芽腫症　　113
抗真菌外用薬　　333
硬性下疳　　348
光線過敏症　　226
抗セントロメア抗体　　85
光線療法　　177
好中球の機能亢進　　155
後天性表皮水疱症　　137
抗トポイソメラーゼⅠ抗体　　85
広汎線維型　　272
高プロラクチン血症　　392
高分化型　　290
抗ヘルペスウイルス薬　　354
高リスク群　　296
抗リン脂質抗体症候群　　113
国際分類基準　　94
ゴットロン丘疹　　98
ゴットロン徴候　　98

コルヒチン　　66
コレクチム® 軟膏　　10
コンピュータ断層血管造影　　105

さ

サイトメガロウイルス　　262
再発性環状紅斑様乾癬　　192
ザガーロ®　　392
痤瘡　　14, 372
痤瘡様皮疹　　63
サルコイドーシス　　269
サルコイドーシス様反応　　273
三環系抗うつ薬　　356
散在性紅色丘疹　　363
蚕食性潰瘍　　154
サンスクリーン剤　　231

し

紫外線　　222, 226
紫外線感受性試験　　228
自家培養表皮移植　　238
自家皮膚非培養細胞移植　　238
磁気共鳴血管造影　　105
色素性乾皮症　　226
色素沈着型皮膚炎　　223
糸球体腎炎　　110
シクロスポリン　　97, 124
シクロホスファミド　　78, 97
刺激性接触皮膚炎　　35
自己抗体　　83
自己免疫異常　　89
脂質抗原法　　349
脂性肌　　376
自然免疫　　190
指定難病　　189
ジヒドロテストステロン　　389
ジファミラスト軟膏　　42
自毛植毛　　390
シャグリンパッチ　　283
ジャスミン™　　218
ジャパニーズベースラインシリーズ　　31

集団発生　367

縮小マージン切除　296

酒皶　49，378

手指潰瘍　87

手指硬化　83

手指腫脹　85

手術療法　293，296

手掌法　234

術後補助療法　308

腫瘍随伴性天疱瘡　131

硝子様均質化　204

掌蹠外病変　150

掌蹠角化症　169

掌蹠膿疱症　148，192

掌蹠膿疱症性骨関節炎　148

掌蹠膿疱症の定義　149

小児・成人統一診断基準　94

上皮内有棘細胞癌　289

小分子化合物　5

静脈高血圧　103

静脈性潰瘍　101

小葉性脂肪織炎　70

初期輸液療法　235

職業性強皮症　85

職業性接触皮膚炎　28

職業性皮膚疾患　34

褥瘡　239

女性型脱毛症　389

女性ホルモン　222

脂漏性湿疹　45

シロリムスゲル　285

心横紋筋腫　282

神経障害性疼痛薬物療法ガイドライン　354

神経成長因子　127

神経線維腫症1型　276

神経梅毒　348

進行性壊死　233

浸潤型　295

浸潤度　290

尋常性乾癬　177

尋常性痤瘡・酒皶治療ガイドライン2023　378

尋常性天疱瘡　131

尋常性白斑　213

腎嚢腫　283

深部静脈血栓後遺症　22

蕁麻疹　116

蕁麻疹診療ガイドライン　117

蕁麻疹様血管炎　111

す

水疱性膿痂疹　342

水疱性類天疱瘡　137

水疱内膿疱　150

スキンケア　37，43，376，400

頭痛　14

ステロイド　48，91，249

ステロイド外用　205，367

ステロイド外用薬　42

ステロイド局所注射療法　386

ステロイド剤の誤用　362

ステロイドパルス療法　254，260，386

ストロメクトール®　366

スミスリン® ローション　366

せ

生活指導　53，400

性器　201

性機能障害　201

生検　274

生物学的製剤　2，185，194

赤色LED　391

せつ　337

接触皮膚炎　28，34，45

セルフメディケーション　54

全異栄養性爪真菌症　325

線維化　82，89

洗顔料　376

全身性エリテマトーデス　74

全身性強皮症　82

全身療法　297，321

全切除生検　307

センチネルリンパ節生検　301，307

先天性爪甲厚硬症　174

そ

爪郭部毛細血管異常　83

叢状神経線維腫　276

爪線維腫　283

相補性試験　228

瘙痒　50

足関節上腕血圧比　104

即時型　245

た

ダーモスコピー　293，305，359，364

体細胞モザイク　90

帯状疱疹　352

帯状疱疹後神経痛　353

体表面積　232

大量免疫グロブリン静注療法　99

タキサン系抗がん薬　311

タクロリムス　48，91，97

タクロリムス外用薬　42

タクロリムス含有軟膏外用　205

多形紅斑型薬疹　246

多形紅斑重症型　253

多形滲出性紅斑　57

多形慢性痒疹　126

多発血管炎性肉芽腫症　113

多発性筋炎　94

多発性単神経炎　114

タピナロフ　13

短冊形の菌糸　333

男性型脱毛症　389

丹毒　336

蛋白質接触皮膚炎　35

ち

遅延型　245

チャレンジテスト　248

中毒性表皮壊死症　246，251，256

超音波検査　23
直接蛍光抗体法　133
鎮痛補助薬　356

つ

通常疥癬　363
爪白癬　324

て

低分化型　290
低リスク群　296
手湿疹　34
デスモグレイン　131
デスモコリン　131
デスモソーム　131
テトラサイクリン　273
テトラサイクリン系抗菌薬　380
デュタステリドの内服　390
デュピルマブ　43, 124, 130
デルゴシチニブ軟膏　42
てんかん　283
電撃傷　232
伝染性膿痂疹　342
癜風　332

と

道化師様魚鱗癬　164
頭部白癬　47
動脈性潰瘍　101
特異的 IgE 検査　379
特殊療法　361
特発性炎症性筋疾患　94
トコジラミ　368
ドセタキセル　299
トラネキサム酸　224
トラロキヌマブ　43
トリコスコピー　383

な

長島型掌蹠角化症　173
難治性下腿潰瘍　101
難病申請　274

に

肉芽腫型　272
ニコルスキー現象　132
日光角化症　288
日光角化症癌　289
日光黒子　223
ニボルマブ　298, 299
乳房外 Paget 病　299

ね

ネクロプトーシス　252, 257
ネザートン症候群　164
熱傷　232
熱傷深度　233
熱傷面積　233
ネモリズマブ　43, 130
粘膜類天疱瘡　137

の

膿疱性乾癬　189

は

肺動脈性肺高血圧症　87
梅毒　347
梅毒トレポネーマ　347
ハイドロキノン　224
排尿障害　203
排便管理チューブ　236
白色の局面　201
白癬筋塊　327
白斑　282
播種性紅斑丘疹型薬疹　246
白血球破砕性血管炎　111
パッチテスト　31, 36, 248, 258
発熱　73
抜毛テスト　383
パテルギー　155
バラ疹　348
バリア機能　163
バリシチニブ　16, 43, 387
針反応　64

ひ

瘢痕　376
斑状強皮症型　294, 295

ひ

非 aggressive 型　295
皮下膿瘍　337
非乾酪性類上皮細胞肉芽腫　269
皮脂欠乏症　50
皮脂欠乏性湿疹　51
皮質結節　283
非手術局所療法　297
微小結節型　295
ヒゼンダニ　362
非鎮静性第二世代抗ヒスタミン薬　122
ヒト免疫グロブリン製剤大量静注療法　254
ヒドロキシクロロキン　78
美白剤　224
皮膚潰瘍　115
皮膚型結節性多発動脈炎　113
皮膚カンジダ症　330
皮膚筋炎　94
皮膚血管肉腫　311
皮膚硬化　86
皮膚サルコイド　269
皮膚生検　271
皮膚切削術　175
皮膚瘙痒症　399
皮膚動脈炎　109
皮膚粘膜カンジダ症　328
皮膚白血球破砕性血管炎　111
皮膚バリア機能　39
皮膚リンパ腫　317
びまん性脱毛症　392
びまん皮膚硬化型 SSc　86
ビメキズマブ　158
ヒュミラ®　154
表在型　294, 295
表在性血栓性静脈炎　71
病巣感染　149
病的バリアント　165

標的病変　58
ピレスロイド系殺虫剤　370

ふ

ブイタマー®クリーム　10
フィナステリドの内服　390
フィラグリン　12
封入体筋炎　95
フェノトリン　366
フェノトリンローション　362
副腎皮質ステロイド　97
ぶどう膜炎　63
部分生検　307
プリックテスト　36
プレドニゾロン　156
ブレンツキシマブ ベドチン　322
プロゲステロン受容体　222
プロペシア®　392
プロポクスル　370
分子標的薬　304

へ

閉塞性動脈硬化症　103
ベーチェット病　63
ヘリオトロープ疹　98
ヘリカーゼ・プライマーゼ阻害薬　354
ベリムマブ　80
ベンザチンペニシリンG　349
扁平コンジローマ　348
扁平苔癬　196

ほ

蜂窩織炎　336
防御対策　37
放射線治療　291
放射線療法　296
ボーエン病　288
保湿剤　52
ホスホジエステラーゼ4B　11
汎発性皮膚瘙痒症　400

ま

マイコプラズマ　257
マイボーム腺　381
マラセチア　46，332
マラセチア毛包炎　332
慢性休止期脱毛症　393
慢性刺激誘発性蕁麻疹　116
慢性蕁麻疹　117
慢性特発性蕁麻疹　116

み

水尾徴候　363
ミコフェノール酸モフェチル　79，97
ミノキシジル　391
ミノキシジルの内服　390

む

無筋症性皮膚筋炎　95
無菌性膿疱　149

め

メトキサジアゾン　370
メトトレキサート　92，97，185，272
メトロニダゾール外用薬　379
メラニン　222
メラノーマ　304
メラノサイト　213
免疫異常　82
免疫介在性壊死性ミオパチー　95
免疫グロブリン大量静注療法　260
免疫チェックポイント阻害薬　298，304
面皰　372

も

モイゼルト®軟膏　10
毛細血管拡張　378
網状皮斑　113

や

毛嚢炎様皮疹　63
毛包炎　14
モガムリズマブ　322
モルフェア　90

や

薬剤性過敏症症候群　246，262
薬剤耐性菌　376
薬剤リンパ球刺激試験　258，265
薬疹　245

ゆ

有棘細胞癌　204，288
疣贅　358

よ

よう　337

ら

ライラック輪　90
落葉状天疱瘡　47，131
ラパリムス®ゲル　285

り

リツキシマブ　136
リトレシチニブ　16，387
リベド　113
両側性太田母斑様色素斑　223
臨床型　245
鱗屑　50

れ

レチノイド　175

ろ

ローテーション治療　360
ロゼックス®ゲル　381
ロリクリン　12

わ

ワクチン　357

【 欧 文 】

A

ABI　104
acquired reactive perforating
　collagenosis　128
AECT　120
Aggressive 型　295
AhR　46
AhR 調整薬　179
air plethysmography　106
ANCA 関連血管炎　111
Angioedema Control Test
　120
APG　106
aryl hydrocarbon receptor　46
ATP2C1　143
Atrophoderma of Pasini and
　Pierini　91
Autoallergy type 型　122
Autoimmunity type 型　122
AZA　79

B

Behçet 病　71
Ber-EP4　296
Blau 症候群　271

C

Candida auris　331
CGRP　127
Chapel Hill 分類 2012　110
CHCC 2012　110
Chédiak-Higashi 症候群　209
chronic prurigo　126
CLASI　76
CLEIA 法　134
cortical tuber　283
CPG　126
CTA　105
CU　117

Cutaneous Lupus Erythematosus
　Disease Area and Severity
　Index　76
Cutibacterium acnes　270，373

D

D-CHCC　110
DDS スコア　266
de-escalation　340
Dermatologic Addendum to the
　CHCC 2012　110
dermatophytoma　327
dermopanniculitis　72
DESIGN 分類　240
DIHS　246
distal and lateral subungual
　onychomycosis　325
DITRA　190
DLSO　325
DLST　248
DPP-4 阻害薬　137

E

EAACI 国際ガイドライン　117
EEMCO　52
ELISA 法　134
EMA　296

F

finger-tip unit　53
flat atypical targets　252，257
flushing　379
FricTest®　122
FTU　53

G

Good 症候群　197
GRADE　293
Griscelli 症候群　209

H

Hamilton-Norwood 分類　389

Hermansky-Pudlak 症候群
　209
herpes zoster　352
HIV 感染症　49
HLA-B51　64
HPV　358

I

IgA 血管炎　109
IgA 腎症　110
IgE　47
IL-17 阻害薬　185
IL-23 阻害薬　185
IL-33　11，13
ILD　99
International Psoriasis Council
　189
interstitial lung disease　99
IVIG（IVIg）　134，260

J

JAK-STAT 経路　9
JAK 依存性経路　9
JAK 阻害内服薬　177
JAK 阻害薬　17，43，185，
　213，274，387
JAK 非依存性経路　9
Jarisch-Herxheimer 反応　350

K

Kogoj 海綿状膿疱　190
KOH 直接鏡検法　333

L

LAM　283
late responder　19
lipogranuloma　72
livedo racemosa　113
livedo reticularis　113
LLDAS　76
Ludwig 分類　389
Lupus Low Disease Activity
　State　76

M

malassezin　47

MEK 阻害薬　276

Microsporum canis　47

Minds　293

MIRM　58

MMF　79

MRA　105

MRSA　343

mTORC1　282

mTORC1 阻害薬　285

Mycoplasma pneumonia-Induced Rash and Mucositis　58

N

nerve growth factor　127

NETs　257

neutrophil extracellular traps　252, 257

NF1　276

NGF　127

nodular vasculitis　72

Nonpulurent　338

NSAIDs　185, 355

NUDT15 遺伝子多型　79

O

ODS　52

P

palpable purpura　109

pathergy　155

PDAI　134

PDE4B　11

PHN　353

p-i コンセプト　247

PsA　183

purulent　338

Q

Q スイッチレーザー　225

R

raised atypical target　58

rapidly progressive-ILD　99

Raynaud 現象　85

RP-ILD　99

S

SCORTEN　258

SDT　321

SEGA　283

Semaphorin3A　13

SJS　251

skin-directed therapy　321

SLE disease activity index　76

SLEDAI　76

SLNB　307

Stage 分類　240

Stevens-Johnson 症候群　57, 246, 251, 256

substance P　127

Sweet 病　71

T

TAND　282

TARC　47, 265

TBSA　232

TDO　325

TempTest®　122

TEN　251, 256

TEN 型薬疹　246

Th1 型細胞免疫反応　270

TNF 阻害薬　66, 185

total body surface area　232

total dystrophic onychomycosis　325

TP 抗原法　349

Treat to Target　76

TYK2 阻害薬　179

Tzanck 試験　353

U

UAS7　119

UCT　119

Urticaria Activity Score 7　119

Urticaria Control Test　119

V

vitiligo　213

VZV　352

W

whole-exome sequencing 解析　166

Wood 灯　223

数字・その他

5 の法則　234

9 の法則　234

IV型アレルギー　270

＊本書籍の訂正などの最新情報は，当社ホームページ
（https://www.sogo-igaku.co.jp）をご覧ください．

皮膚疾患診療 最新ガイドライン 第2版

2023年5月20日発行	第1版第1刷
2025年4月25日発行	第2版第1刷Ⓒ

編　集　石河　晃（いしこう あきら）

発行者　渡辺嘉之

発行所　株式会社　総合医学社
　　　　〒101-0061　東京都千代田区神田三崎町1-1-4
　　　　電話 03-3219-2920　FAX 03-3219-0410
　　　　URL：https://www.sogo-igaku.co.jp

Printed in Japan　　　　　　　　　　　　　　日本ハイコム株式会社
ISBN978-4-88378-480-6

・本書に掲載する著作物の複製権・翻訳権・上映権・譲渡権・公衆送信権（送信可能化権を含む）は株式会社総合医学社が保有します．

・JCOPY　＜出版者著作権管理機構　委託出版物＞
本書の無断複写は著作権法上での例外を除き禁じられています．複写される場合は，そのつど事前に，出版者著作権管理機構（電話 03-5244-5088，FAX 03-5244-5089，e-mail：info@jcopy.or.jp）の許諾を得てください．

総合医学社の好評シリーズ

ガイドライン・診療指針 シリーズ

消化器診療 最新ガイドライン 第5版

2025年3月 新刊

編集：中島　淳
横浜市立大学大学院医学研究科
肝胆膵消化器病学教室 主任教授

- 国内外の最新ガイドラインの要点と，改訂点を判りやすく解説！
- ガイドラインに則った専門医の診療の実際と処方を解説！
- 消化器疾患診療に携わるすべての医師に必携の一冊！

B5判／本文 432頁／定価 11,000円（本体 10,000円＋税）
ISBN978-4-88378-485-1

皮膚疾患診療 最新ガイドライン 第2版

2025年4月 新刊

編集：石河　晃
東邦大学医学部 皮膚科学講座 教授

- 国内外の最新ガイドラインの要点と，改訂点を判りやすく解説！
- ガイドラインに則った専門医の診療の実際と処方を解説！
- 皮膚疾患診療に携わるすべての医師に必携の一冊！

B5判／本文 424頁／定価 14,300円（本体 13,000円＋税）
ISBN978-4-88378-480-6

最新ガイドラインに基づく 呼吸器疾患 診療指針 第6版

編集：弦間 昭彦
日本医科大学 学長

- 国内外の最新ガイドラインの要点と，改訂点を判りやすく解説！
- ガイドラインに則った専門医の診療の実際と処方を解説！
- 好評の「呼吸器疾患 診療指針 2023-'24」が大幅改訂．新たにトピックス6本を加え，最新の知見にアップデート！

B5判／本文 516頁／定価 14,300円（本体 13,000円＋税）
ISBN978-4-88378-467-7

救急・集中治療 最新ガイドライン 2024-'25

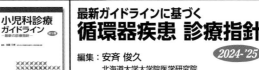

編著：土井 研人
東京大学大学院医学系研究科
救急・集中治療医学 教授

- 救急・集中治療に必須の「診療ガイドライン」110項目を網羅！
- 要点をまとめ，最新の情報がひと目で判る！
- Emergency&Intensive Care 必携の1冊！

B5判／本文 440頁／定価 15,400円（本体 14,000円＋税）
ISBN978-4-88378-478-3

小児科診療 ガイドライン —最新の診療指針— 第5版

編集：加藤 元博
東京大学大学院医学系研究科 小児医学講座 教授

- 4年ぶりの改訂！
- この一冊に，小児科疾患診療の ゴールデンスタンダードが満載！
- 臨床で遭遇するほとんどの疾患について，7つの視点からエキスパートが簡潔に解説！

B5判／本文 848頁／定価 18,700円（本体 17,000円＋税）
ISBN978-4-88378-470-7

最新ガイドラインに基づく 循環器疾患 診療指針 2024-'25

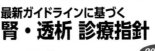

編集：安斉 俊久
北海道大学大学院医学研究院
循環病態内科学教室 教授

- 国内外のガイドラインの要点と，改訂点を判りやすく解説！
- ガイドラインに則った専門医の診療の実際と処方を解説！
- 循環器疾患診療に携わるすべての医師に必携の一冊！

B5判／本文 420頁／定価 12,100円（本体 11,000円＋税）
ISBN978-4-88378-935-1

最新ガイドラインに基づく 神経疾患 診療指針 2023-'24

編集：鈴木 則宏
湘南慶育病院 院長
慶應義塾大学 名誉教授

- 国内外の最新ガイドラインの要点と，改訂点を判りやすく解説！
- ガイドラインに則った専門医の診療の実際と処方を解説！
- 神経疾患診療に携わるすべての医師に必携の一冊！

B5判／本文 588頁／定価 16,500円（本体 15,000円＋税）
ISBN978-4-88378-938-2

最新ガイドラインに基づく 腎・透析 診療指針 2023-'24

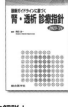

編集：岡田 浩一
埼玉医科大学医学部 腎臓内科 教授

- 「エビデンスに基づくCKD診療ガイドライン2023」をはじめ，国内外の最新のガイドラインの要点と，改訂点をわかりやすく解説！
- ガイドラインに則った専門医の診療の実際と処方を解説！
- 腎・透析疾患診療に携わるすべての医師に必携の一冊！

B5判／本文 316頁／定価 11,000円（本体 10,000円＋税）
ISBN978-4-88378-939-9

総合医学社　〒101-0061　東京都千代田区神田三崎町1-1-4
TEL 03(3219)2920　FAX 03(3219)0410　https://www.sogo-igaku.co.jp

総合医学社の好評シリーズ

レビュー シリーズ

最新主要文献とガイドラインでみる
整形外科学レビュー

2025年4月新刊

監修
竹下 克志　自治医科大学 整形外科学教室 教授

- 直近2年間に発表された整形外科領域の重要論文を厳選して解説！
- 整形外科各領域のエキスパートによって、各論文の位置づけとコメントも掲載！

AB判／本文 320頁／定価 16,500円（本体 15,000円＋税）
ISBN978-4-88378-481-3

集中治療医学レビュー 2025-'26
最新主要文献と解説

2025年2月新刊

監修 岡元 和文　**編集** 大塚 将秀
　　　　　　　　　　　　 佐藤 直樹
　　　　　　　　　　　　 松田 直之

- 直近3年間の最新文献を渉猟し、約1,200編を抽出！
- 各領域における進歩と論点を第一人者がレビュー！
- 待望の 2025-'26 年度版が出来上がりました！

AB判／本文 360頁／定価 13,200円（本体 12,000円＋税）
ISBN978-4-88378-483-7

最新主要文献とガイドラインでみる
循環器内科学レビュー 2025-'26

監修
坂田 泰史　大阪大学大学院医学系研究科 循環器内科学 教授
家田 真樹　慶應義塾大学医学部 循環器内科 教授

- 循環器内科学のエキスパートによって厳選された、直近2年間を中心に国内外で発表された最新の文献レビュー！
- 広く循環器内科関連の最近のトピックスを把握でき、循環器内科医だけでなく、専門医を目指す方にも役立つ1冊！

AB判／本文 432頁／定価 15,400円（本体 14,000円＋税）
ISBN978-4-88378-479-0

最新主要文献でみる
脳神経外科学レビュー 2025-'26

監修
新井 一　順天堂大学 名誉教授
若林 俊彦　名古屋大学 名誉教授

- 脳神経外科学分野のエキスパートによって厳選された、直近に国内外で発表された最新の文献レビュー！
- 広く脳神経外科学関連の最近のトピックスを把握でき、専門医だけでなく、専門医を目指す方にも必携の1冊！

AB判／本文 448頁／定価 19,800円（本体 18,000円＋税）
ISBN978-4-88378-475-2

最新主要文献とガイドラインでみる
脳神経内科学レビュー 2024-'25

総監修
鈴木 則宏　湘南慶育病院院長／慶應義塾大学名誉教授

編集
永田 栄一郎　東海大学医学部内科学系脳神経内科 教授
伊藤 義彰　大阪公立大学大学院医学研究科脳神経内科 教授

- 直近1～2年に発表された脳神経内科領域の重要論文を厳選して解説！
- 脳神経内科各領域のエキスパートによって、各論文の位置づけとコメントも掲載！

AB判／本文 488頁／定価 19,800円（本体 18,000円＋税）
ISBN978-4-88378-477-6

最新主要文献とガイドラインでみる
呼吸器内科学レビュー 2024-'25

監修
弦間 昭彦　日本医科大学 学長

- 呼吸器分野のエキスパートによって厳選された、直近2年間を中心に国内外で発表された最新の文献レビュー！
- 広く呼吸器内科関連の最近のトピックスを把握でき、呼吸器内科専門医だけでなく、専門医を目指す方にも役立つ1冊！

AB判／本文 360頁／定価 14,300円（本体 13,000円＋税）
ISBN978-4-88378-476-9

最新主要文献とガイドラインでみる
麻酔科学レビュー 2024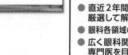

監修
山蔭 道明　札幌医科大学医学部麻酔科学講座 教授
廣田 和美　青森県立中央病院 病院長

- 麻酔科学領域の最新文献 約1,200編を渉猟し、各領域における進歩と論点を、第一人者がわかりやすくレビュー！　待望の 2024 年度版！

AB判／本文 376頁／定価 15,400円（本体 14,000円＋税）
ISBN978-4-88378-482-0

最新主要文献でみる
眼科学レビュー 2023-'24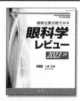

監修
大鹿 哲郎　筑波大学 教授

- 直近2年間に発表された眼科領域の重要論文を厳選して解説！
- 眼科各領域のエキスパートによって、各論文の位置付けとコメントも掲載！
- 広く眼科関連の最近のトピックスを把握でき、眼科医だけでなく、専門医を目指す方にも役立つ1冊！

AB判／本文 324頁／定価 13,200円（本体 12,000円＋税）
ISBN978-4-88378-473-8

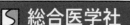 総合医学社　〒101-0061　東京都千代田区神田三崎町 1-1-4
TEL 03(3219)2920　FAX 03(3219)0410　https://www.sogo-igaku.co.jp

服薬コンプライアンス向上を目指して

クラシエの漢方

粒が小さい細粒剤

クラシエ KB2 スティック

1日2回※1の漢方

飲みやすさに配慮したスティック包装

85.4％の方が

1日2回製剤が良い※3 と回答1)

抽出方法を選択

湯剤を目指した

生薬の配合量と種類に着目

小さな飲み口※4

こだわりの品質

賦形剤を少なくしエキスの含有率を高めた製剤※2

暮らしに寄り添う漢方へ。

※1 通常、成人1日量を2〜3回に分割し、食前又は食間に経口投与する。なお、年齢、体重、症状により適宜増減する。※2 厚生労働省:医療用漢方エキス製剤の取り扱いについて（厚生省薬務局審査課長通知、薬審2第120号、1985）以前以後を比較。※3 1日1回のほうがよい」「どちらかといえば1日2回のほうがよい」と回答した方の合計。※4 旧品は飲み口が50mm、現行品は24.3mm。

1) 一般生活者を対象としたインターネット調査（n=103）　調査時期:2023年12月
調査会社:株式会社インテージヘルスケア　調査本体:クラシエ薬品株式会社

クラシエ薬品株式会社　〒108-8080 東京都港区海岸3-20-20
［文献請求先］医薬学術統括部 TEL 03(5446)3352 FAX 03(5446)3371
［製品情報お問合せ先］お客様相談センター TEL 03(5446)3334 FAX 03(5446)3374
〈受付時間〉10:00〜17:00（土、日、祝日、弊社休業日を除く）

2024年1月作成

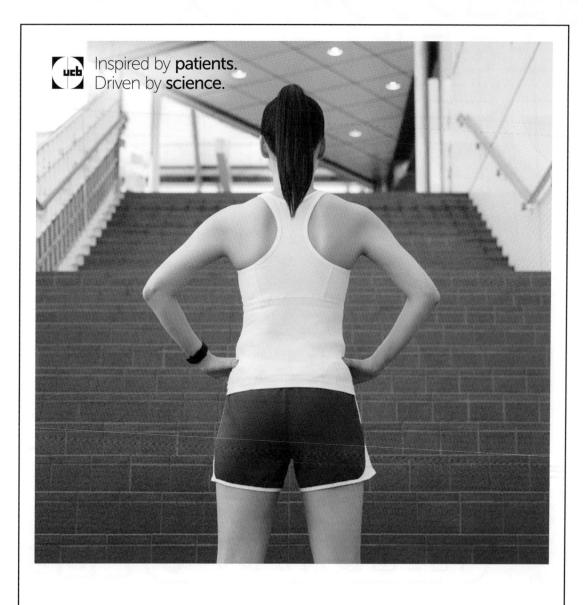